护理常规速查手册：
思维导图与要点提炼

主 编 田 莹 梁红敏

辽宁科学技术出版社
LIAONING SCIENCE AND TECHNOLOGY PUBLISHING HOUSE

拂石医典
FU SHI MEDBOOK

图书在版编目（CIP）数据

护理常规速查手册：思维导图与要点提炼 / 田莹，梁红敏主编 . -- 沈阳：
辽宁科学技术出版社，2024.9. -- ISBN 978-7-5591-3730-2

Ⅰ . R47-62

中国国家版本馆 CIP 数据核字第 2024KR7856 号

出版发行：辽宁科学技术出版社

北京拂石医典图书有限公司

地址：北京海淀区车公庄西路华通大厦 B 座 15 层

联系电话：010-57262361/024-23284376

E - m a i l：fushimedbook@163.com

印 刷 者：天津淘质印艺科技发展有限公司

经 销 者：各地新华书店

幅面尺寸：185mm×260mm

字　　数：818 千字　　　　　　　印　张：34.5

出版时间：2024 年 9 月第 1 版　　印刷时间：2024 年 9 月第 1 次印刷

责任编辑：陈　颖　　　　　　　　责任校对：梁晓洁

封面设计：黄墨言　　　　　　　　封面制作：黄墨言

版式设计：天地鹏博　　　　　　　责任印制：丁　艾

如有质量问题，请速与印务部联系　　联系电话：010-57262361

定　　价：148.00 元

在医疗领域日新月异的发展浪潮中，护理工作作为连接医生与患者之间的桥梁，其重要性愈发凸显。它不仅关乎患者的康复进程，更是医疗质量与安全的重要保障。为了回应这一时代需求，昆明医科大学附属第一医院医护团队，汇聚了集体的智慧与经验，精心编纂了《护理常规速查手册：思维导图与要点提炼》一书。

本书旨在为广大临床护理人员提供一本便捷、全面、实用的护理常规速查工具书。全书共分为14章，涵盖了呼吸系统、心血管系统、血液系统、消化系统、泌尿系统、内分泌与代谢、神经系统、感觉系统、运动系统、感染性疾病、妇产科、小儿常见疾病等多个领域的护理常规，共计收录了203个疾病条目的详细护理指南。我们力求通过这本书，为护理人员提供一套系统、科学、规范的护理操作流程，助力他们在繁忙的临床工作中更加高效、准确地完成护理任务。

为了增强本书的可读性和实用性，我们创新性地引入了思维导图这一工具。在每个护理常规的开头，我们都用思维导图的形式清晰地呈现了护理评估的关键内容，帮助读者迅速抓住重点，形成直观的知识框架。同时，我们还对治疗与护理的要点进行了提炼，确保读者能够在短时间内掌握核心信息，为制定个性化的护理计划提供有力支持。

在详细阐述护理措施时，我们力求做到全面、具体、易于理解。我们不仅描述了护理措施的具体步骤和方法，还针对护理过程中可能遇到的问题提出了相应的解决方案，以便读者能够在实际操作中得心应手。此外，我们还特别关注了护理技术的最新进展和研究成果，确保本书内容与时俱进，紧跟时代步伐。

在此，我们要特别感谢所有参与本书编写和审校的护理同仁们。是你们的辛勤付出和无私奉献，才使得这本书能够顺利问世。同时，我们也要感谢医院领导的支持与鼓励，以及患者和家属的理解与配合。没有你们的支持与合作，我们无法完成这样一项艰巨而意义深远的任务。

当然，我们也清醒地认识到，尽管我们在编写过程中付出了巨大的努力，但书中难免存在疏漏和不足之处。我们真诚地希望广大读者能够在使用过程中提出宝贵的意见和建议，帮助我们不断完善和改进这本书。我们相信，在大家的共同努力下，这本书一定能够成为临床护理人员不可或缺的得力助手，为推动我国护理事业的进步和发展贡献一份力量。

最后，祝愿每一位读者都能够在本书中找到自己所需的答案，不断提升自己的护理技能和服务水平，为患者提供更加优质、高效的护理服务。

目录

第一章　呼吸系统疾病护理常规

第一节　肺炎护理常规

一、护理评估

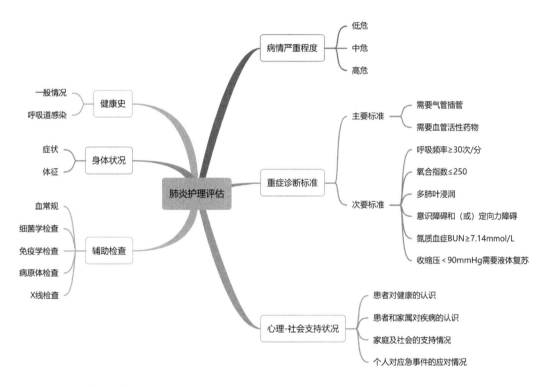

肺炎护理评估

- 健康史
  - 一般情况
  - 呼吸道感染
- 身体状况
  - 症状
  - 体征
- 辅助检查
  - 血常规
  - 细菌学检查
  - 免疫学检查
  - 病原体检查
  - X线检查
- 病情严重程度
  - 低危
  - 中危
  - 高危
- 重症诊断标准
  - 主要标准
    - 需要气管插管
    - 需要血管活性药物
  - 次要标准
    - 呼吸频率≥30次/分
    - 氧合指数≤250
    - 多肺叶浸润
    - 意识障碍和（或）定向力障碍
    - 氮质血症BUN≥7.14mmol/L
    - 收缩压＜90mmHg需要液体复苏
- 心理-社会支持状况
  - 患者对健康的认识
  - 患者和家属对疾病的认识
  - 家庭及社会的支持情况
  - 个人对应急事件的应对情况

二、治疗要点

（一）抗感染治疗——最主要的环节

（二）对症支持治疗

祛痰、降温、吸氧、维持水电解质平衡、改善营养及增强免疫。

（三）预防并及时处理并发症的治疗

护理关键点

发热护理、合理氧疗、有效排痰、心理护理

三、护理措施

（一）休息与环境

病室应保持安静并维持温度 18 ～ 22℃、湿度 50% ～ 60%。

（二）发热的护理

1. 发热患者应卧床休息，可给予温水擦浴、冰袋、冰帽等物理降温措施，逐渐降温，防止虚脱。及时更换衣服，避免受凉。必要时遵医嘱使用退热药。

2. 及时送检血常规、血培养、痰培养。

3. 遵医嘱给予抗生素，同时观察药物疗效及不良反应。

（三）休克的护理

1. 给予去枕平卧位。

2. 密切观察患者意识状态、体温、脉搏、呼吸、血压、尿量、皮肤黏膜等，并做好记录，重点观察儿童、年老体弱患者病情的变化。

3. 注意水电解质平衡，必要时遵医嘱静脉补液。感染性休克患者快速建立两条静脉通路，以维持有效血容量，输注过程中注意防止溢出血管外引起局部组织坏死，根据血压调整滴速，维持收缩压在 90 ～ 100mmHg 为宜。心脏病或老年人应注意补液速度，避免过快导致急性肺水肿。有明显酸中毒时可应用 5% 碳酸氢钠静脉滴注，因其配伍禁忌较多，宜单独输注。

4. 联合广谱抗菌药物控制感染，并应注意药物疗效和不良反应。应用头孢唑林钠可出现发热、皮疹、胃肠道不适等不良反应，喹诺酮类药物偶见皮疹、恶心等不良反应；氨基糖苷类抗生素有肾、耳毒性，老年人或肾功能减退者应特别注意有无耳鸣、头晕、唇舌发麻等不良反应。患者一旦出现不良反应，应及时与医师沟通，并作相应处理。

5. 口唇疱疹局部涂抗病毒软膏，防止继发感染。

（四）合理氧疗

呼吸困难患者应给予氧气吸入，以改善血氧饱和度，纠正组织缺氧，缓解呼吸困难。感染中毒性休克给予中、高流量吸氧，维持 $PaO_2 > 60mmHg$，改善缺氧状况。

（五）有效排痰

1. 观察咳嗽的性质。

2. 指导患者有效咳嗽、咳痰，观察患者痰液的性质、颜色及量。

3. 遵医嘱给予祛痰药、雾化吸入等治疗。

4. 协助患者翻身、叩背，以帮助咳痰，必要时给予吸痰。

（六）饮食护理

提供足够热量、蛋白质和维生素的流质或半流质饮食，以补充高热引起的营养消耗，如乳制品、豆制品、蔬菜、水果等。避免食用辛辣刺激性食物。鼓励患者多饮水，以保证足够的入量并有利于稀释痰液。

（七）心理护理

加强心理护理，消除患者烦躁、焦虑等情绪。

第二节 支气管哮喘护理常规

一、护理评估

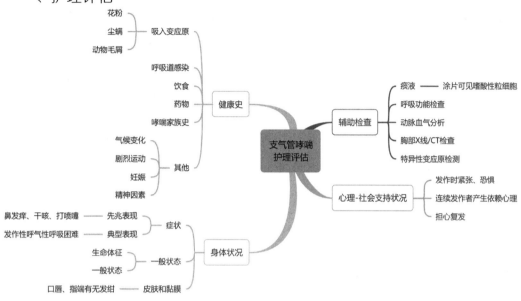

二、治疗要点

（一）脱离过敏原

脱离过敏原是防治哮喘最有效的方法。

（二）药物治疗

治疗哮喘的药物可以分为控制药物和缓解药物，以及重度哮喘的附加治疗药物，见表 1-2-1。

（三）急性发作期的治疗

急性发作期的治疗在于尽快缓解症状、解除气流受限和改善低氧血症，同时还需要制订长期治疗方案以预防再次急性发作。

（四）慢性持续期的治疗

慢性持续期的治疗应在评估和监测患者哮喘控制水平基础上，定期根据长期治疗分级方案调整，以维持患者的控制水平。哮喘患者长期（阶梯式）治疗方案见表 1-2-2。

表 1-2-1 哮喘常用药物类别

控制药物	缓解药物
吸入性糖皮质激素（ICS）	速效吸入和短效口服 β_2 受体激动剂
全身性激素	吸入性抗胆碱能药物
白三烯调节剂	短效茶碱
长效 β_2 受体激动剂（LABA）	全身性激素
缓释茶碱	
甲磺司特	
色甘酸钠	

表 1-2-2　哮喘患者长期（阶梯式）治疗方案

药物	1级	2级	3级	4级	5级
推荐选择控制药物	按需 ICS+ 福莫特罗	低剂量 ICS 或按需 ICS+ 福莫特罗	低剂量 ICS+ LABA	中剂量 ICS+ LABA	参考临床表型加抗 IgE 单克隆抗体，或加抗 IL-5 或加抗 IL-5R 或加抗 IL-4R 单克隆抗体
其他选择控制药物	按需使用SABA时即联合低剂量 ICS	LTRA、低剂量茶碱	中剂量 ICS 或低剂量 ICS 加 LTRA 或加茶碱	高剂量 ICS 加 LAMA 或加 LTRA 或加茶碱	高剂量 ICS+LABA 加其他治疗，如加 LAMA，或加茶碱或加低剂量口服激素（注意不良反应）
首选缓解药物	按需使用低剂量 ICS+ 福莫特罗，处方维持和缓解治疗的患者按需使用低剂量 ICS+ 福莫特罗				
其他可选缓解药物	按需使用 SABA				

注：ICS，吸入性糖皮质激素；LABA，长效 β_2 受体激动剂；SABA：短效 β_2 受体激动剂；LAMA，长效抗胆碱能药物；LTRA，白三烯受体拮抗剂

护理关键点

对呼吸困难、咳嗽咳痰、吸入剂治疗、重症哮喘的护理

三、护理措施

（一）一般护理

1. 按呼吸系统疾病的一般护理常规护理。

2. 保持室内空气清新、定时通风，避免接触过敏原及刺激性气体，温、湿度适宜。

3. 喘息者绝对卧床，给予半坐卧位或端坐位。

4. 进食营养丰富的流质或半流质，如蛋羹、面条、稀饭等。多饮水，饮水量2500～3000ml。避免冷、硬、辣、油炸食物，禁止进食已知过敏或可能引起过敏的食物，如蟹、姜、木瓜等。戒烟酒。

5. 观察意识及生命体征、血氧饱和度变化，必要时监测血气分析。观察哮喘发作持续时间及伴随症状，及时正确判断哮喘的严重程度。

6. 保持呼吸道通畅，及时氧疗。痰多不易咳出者指导有效咳嗽、雾化吸入、翻身叩背，必要时行吸痰。

7. 根据医嘱及时准确应用抗生素及平喘药，并观察用药后反应（表 1-2-3）。

8. 保持皮肤、口腔清洁。使用激素类吸入剂时注意使用前后漱口，防止口腔霉菌感染。

9. 安慰患者哮喘发作时勿紧张、焦虑，必要时进行放松训练，积极配合治疗。

表 1-2-3 哮喘常用药物及观察重点

常用药物	观察重点
茶碱类	有无恶心、心律失常症状
β_2 受体激动剂	有无心悸及骨骼肌震颤等副作用
糖皮质激素	有无消化性溃疡等副作用
呼吸兴奋剂	呼吸、意识情况

（二）急性发作期护理

1. 环境与体位：①发作时为患者采取舒适的坐位或半坐位，衣着宽松，有利于呼吸肌的运动；②安置在洁净、温暖、光线充足、通风良好的病房；③病室内没有刺激性气味，不铺地毯，不放花草；④采用湿式清扫，避免扫地和整理床铺时尘土飞扬；⑤病室物体表面定期消毒，避免使用刺激性气味强的消毒液。

2. 氧疗护理：按医嘱给予吸氧；一般为 1～3L/min 鼻导管吸氧，氧浓度 ≤ 40%，呼吸困难严重的患者可予 6～8L/min 面罩吸氧；观察患者吸氧的效果，监测氧饱和度；必要时给予人工呼吸机辅助治疗，缓解患者呼吸困难。

3. 哮喘持续状态者，注意观察病情变化，保持呼吸道通畅，给予持续低流量吸氧，慎用或禁用镇静药，以免抑制呼吸中枢和咳嗽反射；注意出入量的平衡，注意补液的速度，特别是使用大量激素时，必须慢速静脉滴注。

4. 哮喘发作时勿进食。

5. 心理护理：加强巡视，关心、体贴患者，缓解紧张情绪。

（三）慢性持续期护理

1. 排痰护理 指导有效咳嗽，必要时协助拍背。遵医嘱给予痰液稀释剂或雾化吸入治疗；给予支气管舒张剂、激素等药物，以缓解气道炎症水肿；痰液难排出者，必要时吸痰。

2. 观察药物疗效和不良反应

（1）β_2 受体激动剂：按医嘱用药，不宜长期规律、单一、大量使用；宜与吸入激素等抗炎药配伍使用；注意心悸、骨骼肌震颤等不良反应的发生。

（2）糖皮质激素：正确掌握药物吸入方法；吸入药物后立即用清水充分漱口；口服用药宜在饭后服用；严格按医嘱用药，不得自行减量或停药；观察药物不良反应，如肥胖、糖尿病、高血压、骨质疏松、消化性溃疡等。

（3）氨茶碱：稀释后缓慢静脉注射，注射时间 > 10 分钟；缓（控）释片必须整片吞服，不能嚼服；发热、妊娠、小儿或有心、肝、肾功能障碍的老年人及甲状腺功能亢进者慎用。

（4）慎用引起哮喘的药物，如阿司匹林。

3. 指导使用吸入器

（1）定量雾化吸入器：使用方法见图 1-2-1。

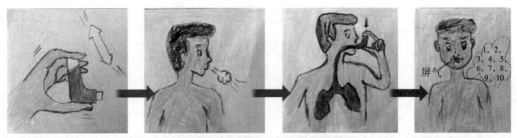

图 1-2-1　定量雾化吸入器使用方法

（2）干粉吸入器：准纳器使用方法见图 1-2-2。

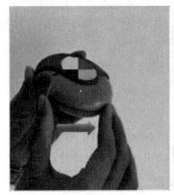 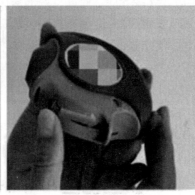 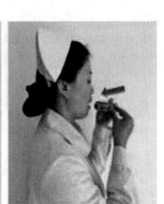

打开　　　　　　　　　外推滑动杆　　　　　　　　　吸入

图 1-2-2　准纳器使用方法

（四）重症哮喘的护理

1. 饮食护理：重症哮喘发作期间，应进清淡、易消化、高营养的食物，避免过饱，避免太甜、太咸及过于油腻的食物摄入。对某食物过敏者劝其忌食。

2. 观察有无诱发因素及并发症。

3. 密切观察生命体征及呼吸节律、频率、深浅度。

4. 氧疗护理：鼻导管或面罩吸氧，根据呼吸困难的程度随时调节氧流量。

5. 气雾剂的使用。

6. 监测患者电解质，记录 24 小时出入量。

第三节 慢性阻塞性肺疾病护理常规

一、护理评估

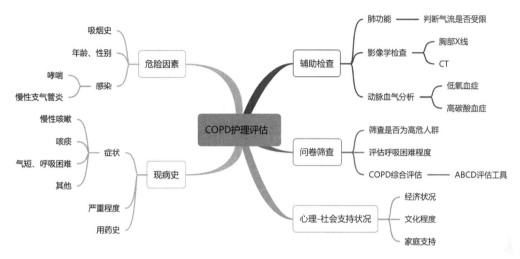

COPD：慢性阻塞性肺疾病（chronic obstructive pulmonary disease）

二、治疗要点

（一）一般治疗

1. 严密监测生命体征。

2. 积极呼吸、营养支持。

3. 保持呼吸道通畅，协助排痰。

4. 保持大便通畅。

（二）稳定期的治疗

1. 避免诱发因素：教育与劝导患者戒烟，脱离污染环境。

2. 支气管舒张药：是控制症状的主要措施。根据其严重程度，选择合适的药物进行治疗。

3. 给予长期家庭氧疗：适用于Ⅲ级重度 COPD 患者，具体指征如下。① $PaO_2 < 55mmHg$ 或者 $SaO_2 < 88\%$，伴或不伴有高碳酸血症患者；② PaO_2 55 ～ 70mmHg 或者 $SaO_2 < 89\%$，且伴有肺动脉高压、红细胞增多症、心力衰竭或水肿患者。

（三）急性加重期的治疗

1. 药物治疗：支气管舒张药、糖皮质激素、祛痰药等。

2. 低流量给氧：吸氧浓度一般控制在 25% ～ 29%，防止吸氧浓度过高而出现二氧化碳麻醉现象，导致呼吸衰竭加重。

3. 控制感染。

护理关键点

生活指导、用药指导、氧疗指导、肺康复指导

三、护理措施

（一）生活指导——养成良好的生活习惯

1. 合理膳食，不暴饮暴食，食物种类多样。不过多食用高碳水化合物的食物。多补充蛋白质，如鸡蛋、牛奶、豆制品等，可以提高免疫力。

2. 适量运动，增强个人的身体素质。保持良好的生活习惯，经常性的疲劳过度会导致免疫力下降。避免感冒，反复感冒容易导致慢性咳嗽，随后发展为 COPD。

3. 戒烟限酒：长期吸烟是 COPD 的高危因素，所以一定要戒烟，同时避免吸二手烟。成年男性一天饮酒量不超过 25g，女性不超过 15g。

4. 自我防护：长期暴露于粉尘、有毒有害化学物质环境的人群，一定要做好个人防护。

5. 心理平衡：保持积极乐观的心态，建立良好的人际关系，适当参加社交活动。

（二）用药指导——遵医嘱，长期规律服药

1. 常规吸入治疗药物：有噻托溴铵粉雾剂 / 软雾剂、沙美特罗氟替卡松粉雾剂、布地奈德福莫特罗粉雾剂、沙丁胺醇气雾剂、特布他林气雾剂、复方异丙托溴铵气雾剂、乌美溴铵酸维兰特罗粉雾剂、茚达特罗格隆溴铵粉雾剂、氟替美维吸入粉雾剂、布地格福吸入气雾剂等（表 1-3-1）。

2. 常用口服药物：有茶碱、氨溴索、乙酰半胱氨酸、羧甲司坦、标准桃金娘油、桉柠蒎、泼尼松、甲泼尼龙、地塞米松、抗生素等。

表 1-3-1　治疗 COPD 常用药物类别及代表药

药物类别	代表药
短效 β_2 受体激动剂（SABA）	非诺特罗、左旋沙丁胺醇、沙丁胺醇、特布他林
长效 β_2 受体激动剂（LABA）	阿福特罗、沙美特罗、福莫特罗、奥达特罗、茚达特罗
短效抗胆碱能药物（SAMA）	异丙托溴铵 / 氧托溴铵
SABA+SAMA	阿地溴铵、噻托溴铵、格隆溴铵、芜地溴铵、雷芬那辛
LABA+LAMA	非诺特罗 / 异丙托溴铵、沙丁胺醇 / 异丙托溴铵
甲基黄嘌呤	氨茶碱、茶碱
LABA+ 吸入糖皮质激素（ICS）	福莫特罗 / 倍氯米松、福莫特罗 / 布地奈德、福莫特罗 / 莫米松、沙美特罗 / 丙酸氟替米松、维兰特罗 / 糠酸氟替米松
LABA+LAMA+ICS（三联制剂）	氟替米松 / 芜地溴铵 / 维兰特罗、倍氯米松 / 福莫特罗 / 格隆溴铵、布地奈德 / 福莫特罗 / 格隆溴铵
磷酸二酯酶（PDE）-4 抑制剂	罗氟司特
黏痰溶解剂	厄多司坦、羧甲司坦、N- 乙酰半胱氨酸

3.COPD 急性加重期的药物治疗，见表 1-3-2。

4. 根据 AECOPD 分级治疗见表 1-3-3。

表 1-3-2　COPD 急性加重期的药物治疗

分类	干预措施
支气管扩张剂	LABA
	LAMA
	LABA+LAMA
包含激素的治疗方案	LABA+ICS
	LABA+LAMA+ICS
抗炎（非激素）	罗氟司特
抗感染	疫苗、长效大环内酯类
黏液调节剂	N- 乙酰半胱氨酸、羧甲司坦、厄多司坦
其他	戒烟、肺康复、防护措施

表 1-3-3　AECOPD 分级治疗

AECOPD 分级	治疗
轻度	使用短效支气管扩张剂，如 SABA
中度	SABA+ 抗菌药物和（或）口服糖皮质激素
重度	患者应立即就医

（三）氧疗指导——坚持低流量低浓度氧疗

当患者的血氧饱和度＜ 90％时，进行氧疗。若条件允许，可以买一台制氧机在家吸，吸氧流量为每分钟 2 ～ 3L，每天吸 8 ～ 20 小时（视病情而定）。COPD 患者的气流受限多呈进行性发展，缺氧贯穿始终，坚持吸氧，可以减轻红细胞计数增多、降低血液黏稠度、改善内环境、减少酸性物质的产生，降低 COPD 急性发作的频率，延缓 COPD 发展成为肺源性心脏病。

（四）肺康复指导——坚持肺康复运动，保持自身运动耐力

大部分 COPD 患者可通过呼吸肌锻炼，改善呼吸肌的耐力。最常见的两种方法：缩唇呼吸和腹式呼吸。COPD 患者运动锻炼以有氧运动为主，避免无氧运动。有氧运动的方式可根据自己的病情、肺功能而定。

1.缩唇呼吸　是指经鼻吸气，然后通过鼓肋、缩唇(口形如吹口哨状)缓慢用口呼气(尽量延长呼气时间)，呼气时发出"呼"的字音，可产生 2 ～ 5cmH_2O 的阻力，防止气道闭塞。这种方法有利于肺内气体的充分排出，缓解呼吸困难（图 1-3-1）。

2. 腹式呼吸　又称膈肌呼吸，可增强膈肌的肌力和活动度，从而增加肺泡通气量，改善通气功能，缓解缺氧症状（图 1-3-2）。

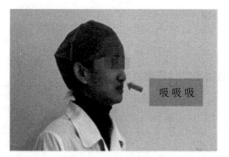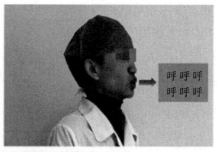

图 1-3-1　缩唇呼吸锻炼示意图

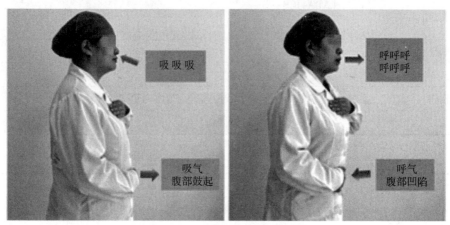

图 1-3-2　腹式呼吸锻炼示意图

第四节　支气管扩张护理常规

一、护理评估

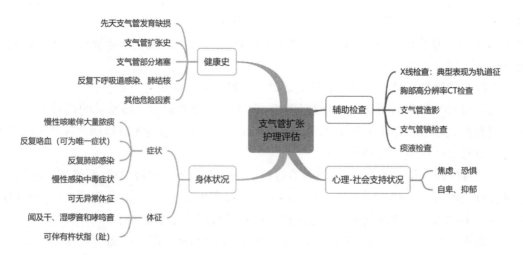

二、治疗要点

（一）去除病因，控制感染

合理应用抗生素。

（二）缓解气流受限

可使用支气管扩张剂，如短效和长效 β_2 受体激动剂、白三烯拮抗剂、茶碱及抗胆碱能剂等缓解气流受限。

（三）促进痰液排出

可使用祛痰药、雾化吸入、叩背、振动排痰、体位引流等方式促进痰液排出。

（四）外科手术治疗

支气管扩张患者若反复抗感染后未得到有效控制或合并大咯血时应及时给予肺叶切除 / 肺段切除 / 肺切除手术治疗。

（五）中医治疗

合理运用四逆加人参汤扶脾阳，对于气管的修复、痰液的祛除及改善预后等具有较积极的临床意义。

护理关键点

体位引流、咯血的护理、营养支持与休息、病情观察

三、护理措施

（一）体位引流的护理

体位引流是利用重力作用促使呼吸道分泌物流入气管、支气管并排出体外。其效果与需引流部位所对应的体位有关（图 1-4-1）。

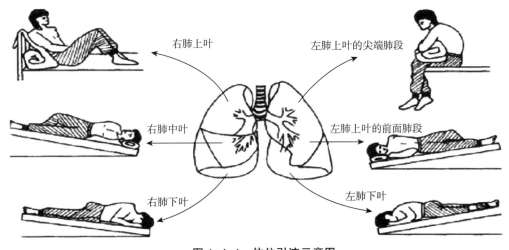

右肺上叶　　左肺上叶的尖端肺段

右肺中叶　　左肺上叶的前面肺段

右肺下叶　　左肺下叶

图 1-4-1　体位引流示意图

具体引流方法如下：

1. 引流前 15 分钟遵医嘱给患者使用支气管扩张剂，以稀释痰液。备好排痰的纸巾或一次性容器。

2. 引流时间为餐前 1 小时或餐后 1～2 小时。鼻饲患者可在鼻饲后 1～3 小时进行引流。

3. 根据患者分泌物潴留的部位及耐受程度，原则上抬高病灶位置，使引流支气管开口朝下。首先引流上叶，而后引流下叶后基底段。

4. 引流过程中严密观察患者有无出汗、脉搏细弱、头晕、疲劳、面色苍白等不适。评估患者对引流的耐受程度，若有心率超过 120 次 / 分、心律失常、高血压、低血压、眩晕或缺氧等情况，需要立即停止体位引流并通知医师。

5. 引流过程中，可采用叩击或振荡病变相应部位以提高引流效果。协助并鼓励患者在保持引流体位时咳嗽，也可取坐位以产生足够气流促使分泌物易排出。

6. 引流结束后协助患者采取舒适体位，使用清水或漱口液漱口，去除痰液气味，降低呼吸道感染概率。观察患者咳痰情况，包括性质、量和颜色，听诊患者肺部呼吸音和啰音的改变，评价引流效果和耐受情况，并及时记录。

（二）咯血的护理

1. 体位　患者咯血时应平卧，取头低足高位，头偏向一侧。明确出血部位者取患侧卧位，以防病灶向健侧扩散。告知患者咯血时应轻轻将血液咯出，不可屏气，以免因喉头痉挛而妨碍血液排出，导致血块形成从而引发或加重窒息。

2. 动态观察患者咯血情况

（1）小量咯血者，嘱其卧床安静休息。及时与患者沟通，疏解其紧张情绪，必要时可遵医嘱使用适量镇静药、镇咳药。痰液黏稠不易咳出者，可遵医嘱给患者雾化吸入，从而稀释痰液及血块，便于痰液咳出。

（2）中量咯血者，需要绝对卧床休息。情绪紧张者，必要时可遵医嘱给予地西泮 10mg 或巴比妥钠 0.1～0.2g 肌内注射，或口服地西泮镇静。此阶段须积极治疗，防止大咯血的发生。

（3）大量咯血者，需要绝对卧床。患侧卧位，防止血液溢入健侧肺。指导患者尽量咯出痰血，保持呼吸道通畅。配合医师做好抢救工作，避免窒息发生。咯血窒息是咯血致死的主要原因，如果患者出现大咯血骤然停止、神志淡漠、发绀等情况，当考虑有窒息可能，一旦发生，应及时告知医师并紧急配合抢救，及时取头低足高 45° 的俯卧位，为其拍背，使血块排出，也可使用粗吸引管将气管内积血吸出。必要时，须行气管插管吸引处理，从而有效解除梗阻。及时做好输血、补液等相关抗休克处理。及时建立静脉通路，遵医嘱静脉滴注垂体后叶素，从而有效地控制肺出血。

（三）用药护理

遵医嘱合理应用抗生素、祛痰药及支气管扩张剂等，使用过程中注意观察药物疗效及副作用。

（四）营养支持与休息

结合患者喜好给予高热量、高蛋白、高维生素食物，食物宜温凉，大咯血时暂禁食。无摄水禁忌证者，每日饮水量保持在 1500ml 以上，以利于稀释痰液。急性感染期或咯血患者应卧床休息并保持舒适体位，患者耐受情况下，可采取坐位或半坐位，以利于肺部扩张。

（五）病情观察

严密观察患者体温、咳嗽、咳痰、咯血等情况，准确记录痰液的量、颜色、黏稠度及气味等。大咯血时密切监测患者生命体征、咯血量、咯血次数、有无窒息表现等。

（六）心理护理

及时与患者交流，了解其心理状态，有针对性地进行护理。鼓励患有同种疾病的患者互相交流成功经验，增加对疾病治疗的信心。

第五节 呼吸衰竭护理常规

一、护理评估

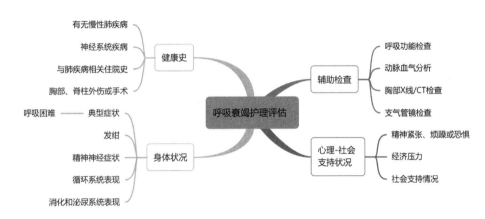

二、治疗要点

（一）保持气道通畅，纠正缺氧，增加通气量，解除二氧化碳潴留

1. 保持气道通畅　患者昏迷时保持仰卧位，头后仰，托起下颌使口张开；清除气道内分泌物及异物；必要时建立人工气道。人工气道有 3 种：简易人工气道、气管插管、气管切开；若有支气管痉挛，选用静脉 β_2 受体激动剂、茶碱、激素用药。

2. 纠正缺氧　采用鼻导管、面罩都可。注意氧疗只能纠正缺氧，不能解除二氧化碳潴留，甚至中高流量吸氧会加重二氧化碳潴留。只要 PaO_2 低于正常，就可氧疗。慢性呼吸衰竭 $PaO_2 < 60mmHg$ 是氧疗的绝对适应证，目的就是使 $PaO_2 > 60mmHg$。

3. 增加通气量，解除二氧化碳潴留　主要是呼吸兴奋剂的使用和机械通气治疗。

（二）纠正酸碱失衡和电解质紊乱

1. 呼吸性酸中毒　只要保持气道通畅，二氧化碳潴留解除（加大潮气量）即可纠正。原则上不必补碱性药物，但 pH < 7.20，又无法使通气量增加时，为了减轻酸血症对机体的损害，可以一次补 5% 碳酸氢钠 40～60ml。

2. 呼吸性酸中毒合并代谢性酸中毒　如果 pH < 7.20，一次可以补充 5% 碳酸氢钠 80～100ml；补完以后根据血气分析酌情补充。代谢性酸中毒的原因是缺氧、血容量不足、心功能不全、周围循环障碍、体内固定酸如乳酸增加、肾功能损害影响酸性药物的排泄。

此时应提高通气量纠正二氧化碳潴留，并积极治疗代谢性酸中毒的原因。

3.碱中毒 呼吸性碱中毒主要是二氧化碳呼出过多，故潮气量应该减少。代谢性碱中毒多为医源性，注意预防，只要患者尿量在 500ml 以上，常规补钾 3 ～ 4.5g/ 日，原则是"见尿补钾、多尿多补、少尿少补、无尿不补"。

（三）治疗病因、去除诱因

1.慢性呼吸衰竭发病的重要因素是支气管到肺的感染，也是呼吸衰竭加重的原因，而使用呼吸机治疗时更容易加重感染。

2.去除诱因：支气管扩张剂、雾化吸入等治疗，也是保持气道通畅的辅助措施。

（四）并发症的治疗及支持治疗

1.心血管系统：慢性呼吸衰竭合并心力衰竭——强心药、利尿药的使用。

2.消化道出血的预防及处理。

3.营养支持。

4.激素小剂量使用减轻气道炎症及脑水肿。

护理关键点

保持呼吸道通畅、纠正缺氧、病情观察、预防受伤

三、护理措施

（一）一般护理

1.按呼吸系统疾病一般护理常规护理。

2.保持病室安静、清洁、空气流通，病情较重者应减少探视。

3.做好心理护理，避免患者激动和烦躁，保证足够的睡眠。

4.休息及卧位：呼吸衰竭患者绝对卧床休息，予半坐卧位，予低流量吸氧。

5.饮食护理：宜给高维生素、易消化饮食，少量多餐，避免刺激性食物。

6.排泄护理：长期卧床患者鼓励多吃蔬菜、水果及富含纤维素食物，养成每日解便习惯，按摩腹部，必要时给予缓泻剂。

7.密切监测呼吸频率、节律，必要时使用呼吸兴奋剂。

8.做好皮肤护理，以防压疮。

9.准备好抢救物品和药品。

（二）急性呼吸衰竭的护理——保证呼吸道通畅，改善肺泡的气体交换，用呼吸机辅助呼吸

1.保持呼吸道通畅，促进痰液引流 呼吸衰竭患者的呼吸道净化作用减弱，炎性分泌物增加，痰液黏稠，引起肺泡通气不足。在氧疗和改善通气之前，必须采取各种措施，使呼吸道保持通畅，具体措施包括：清理呼吸道分泌物及异物；昏迷患者可使用仰头抬颏法打开气道并将口打开；缓解支气管痉挛，如使用支气管扩张剂；建立人工气道等。痰液引流时应注意观察痰液的色、质、量、味及实验室检查结果。

2. 病情观察　观察患者的呼吸频率、节律和深度，使用辅助呼吸机的情况，呼吸困难的程度。监测生命体征包括意识状况，重症患者需要 24 小时监测血压、心率和呼吸等情况，注意 SaO_2 的变化及有无肺性脑病的表现。观察缺氧及二氧化碳潴留的症状和体征，如有无发绀、球结膜水肿、肺部呼吸音及啰音变化；有无心律不齐及腹部膨隆，肠鸣音情况；患者有无心力衰竭的症状和体征，尿量减少及水肿情况。昏迷者应评估瞳孔、肌张力、腱反射及病理反射。及时了解血气分析、尿常规、血电解质等检查结果。在病情观察过程中，有异常情况应及时通知医师。

3. 预防受伤　缺氧和二氧化碳潴留可能引起谵妄，患者躁动会增加坠床及非计划性拔管等风险；气管插管和机械通气可能造成患者气道或肺部的损伤；长期卧床和营养不良可能出现受压部位皮肤的损伤；应用肌肉松弛药的患者，由于无法自主呼吸、说话和移动也增加了受伤的危险。护理人员应注意观察患者，防止上述危险因素导致受伤。

4. 用药护理　茶碱类、β_2 受体激动剂这些药物能松弛支气管平滑肌，减少气道阻力，改善通气功能，缓解呼吸困难。呼吸兴奋剂静脉滴注时速度不宜过快，注意观察呼吸频率、节律、神志变化及动脉血气的变化，以便调节剂量。如出现恶心、呕吐、烦躁、面色潮红、皮肤瘙痒等现象，需要减慢滴速，禁用镇静催眠药物。Ⅱ型呼吸衰竭患者常因咳嗽、咳痰、呼吸困难而影响睡眠，缺氧及二氧化碳潴留引起烦躁不安，护理人员在执行医嘱时注意加以判断，禁用对呼吸有抑制作用的镇静催眠药物。

5. 氧疗的护理　氧疗的原则是保证迅速提高 PaO_2 到 60mmHg 或脉搏容积血氧饱和度（SpO_2）达 90% 以上的前提下，尽量降低吸氧浓度。Ⅰ型呼吸衰竭可短时间内采取间歇高浓度（> 50%）或高流量（4 ~ 6L/min）吸氧。对于伴有高碳酸血症的急性呼吸衰竭，往往需要低浓度给氧，以免引起二氧化碳潴留。氧疗的方法有鼻导管、鼻塞、面罩、气管内和呼吸机给氧。

6. 机械通气的护理　在机械通气治疗中应：①严密监测患者病情变化，观察患者胸廓活动幅度，有无与呼吸机发生对抗，以及心率、血压、神志和精神反射等改变。②检查呼吸机运转情况，根据病情随时调整呼吸机工作参数，及时解除呼吸机故障。③加强呼吸道湿化和保持呼吸道通畅，这是控制呼吸道感染和预防呼吸机治疗中并发肺部感染最重要的措施之一。④加强和鼓励患者的被动与主动活动。积极开展康复锻炼，注意营养并做好呼吸机的清洁、消毒和保养工作。

（三）慢性呼吸衰竭的护理

1. 心理护理　慢性呼吸衰竭患者因缺氧造成的呼吸困难限制了其活动范围和强度，而使患者丧失工作能力甚至生活自理能力，此时患者容易产生自卑、沮丧、忧郁、焦虑等情绪。指导患者学会放松肌肉，可减压和控制惊慌，有助于减轻呼吸困难及焦虑。鼓励家属多与患者展开交流，予以其精神鼓励与关心，以改善其心理状况，加强战胜疾病的信心。

2. 排痰训练　有效咳嗽和体位引流同支扩管扩张，见前文图 1-4-1。

3. 皮肤与口腔护理　每隔 1 ~ 2 小时翻身 1 次。帮助患者翻身时，应避免推、拉、拖等动作，以免损伤皮肤。对长期卧床者，应定时进行按摩处理，勤更换被罩，并做好皮肤清洁，以免发生压疮。指导患者有效漱口。开展雾化治疗时，密切观察患者口腔黏膜状况，以防止发生溃疡出血。

4.通畅气道，改善通气 ①及时清除痰液。清醒患者鼓励用力咳痰；痰液黏稠患者，要加强雾化，稀释痰液；咳嗽无力者定时协助翻身、拍背，促进排痰；昏迷患者可机械吸痰，保持呼吸道通畅。②按医嘱应用支气管扩张剂，如氨茶碱等。③对病情重或昏迷患者气管插管或气管切开，使用人工机械呼吸器。

5.监测严重并发症的征象 密切注意生命体征及神志改变，及时发现肺性脑病及休克；注意尿量及粪便颜色，及时发现上消化道出血。

第六节　肺血栓栓塞症护理常规

一、护理评估

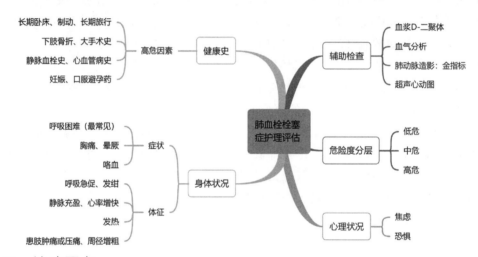

二、治疗要点

肺血栓栓塞症的治疗策略主要是根据患者危险度分层决定治疗方法（具体分层见表1-6-1），其治疗要点包括一般治疗、呼吸循环支持、溶栓治疗、抗凝治疗、介入治疗及手术治疗等。

表1-6-1　急性肺栓塞早期死亡风险的危险度分层及其治疗

早期死亡风险	危险度分层指标			推荐治疗
	休克或低血压	右心功能不全	心肌损伤	
高危＞15%	+	+	+/-	溶栓或栓子切除术
中危3%～15%	-	+	+	住院治疗
	-	+/-	-/+	
低危＜1%	-	-	-	早期出院或院外治疗

（一）一般治疗

对高度疑诊或确诊肺血栓栓塞症的患者，应进行严密监护，监测呼吸、心率、血压、静脉压、心电图及动脉血气的变化。必要时给予镇静、镇痛、镇咳等对症处理。

（二）呼吸循环支持

低氧血症患者可使用鼻导管或面罩给氧。

（三）溶栓治疗

1. 适应证　主要适用于大面积肺血栓栓塞症患者。

2. 禁忌证　绝对禁忌证有活动性内出血，近期出现自发性脑出血。

3. 常用溶栓药物　尿激酶、链激酶、重组组织型纤溶酶原激活剂。

（四）抗凝治疗

抗凝治疗是肺血栓栓塞症和深静脉血栓的基本治疗方法，也是抗栓治疗的关键。常用药物包括肝素和华法林。当临床疑诊肺血栓栓塞症时，即可开始使用肝素进行抗凝治疗。

护理关键点

恢复肺血液灌注、并发症的观察及护理、心理护理

三、护理措施

（一）溶栓、抗凝治疗护理

1. 用药前评估　①充分评估患者是否有活动性出血等禁忌证（表1-6-2）；②评估出血的危险性；③行常规检查，作为基线资料，肝素应用前还应测定基础活化部分凝血活酶时间（APTT）、凝血酶原时间（PT）及血常规；④备血；⑤使用尿激酶溶栓不能同时使用普通肝素。

表1-6-2　溶栓治疗和抗凝治疗禁忌证

溶栓治疗		抗凝治疗禁忌证
绝对禁忌证	相对禁忌证	
任何时间出血性或不明来源的脑卒中 6个月内缺血性脑卒中 中枢神经系统损伤或肿瘤 3周内重大外伤、外科手术、头部损伤 近1个月内胃肠道出血 已知的活动性出血高风险患者	6个月内短暂性脑缺血发作 应用口服抗凝剂 近期大手术 妊娠和分娩后1周 活动性溃疡 严重创伤 难以控制的高血压（收缩压＞180mmHg） 严重肝肾功能不全等	活动性出血 凝血功能障碍 未予控制的严重高血压

2. 抗凝剂皮下注射方法

（1）注射部位：腹部为首选部位（上起自左右肋缘下1cm，下至耻骨联合上1cm，左右至脐周10cm，避开脐周2cm以内），另外还可选择双侧大腿前外侧上1/3、双侧臀部外上侧、上臂外侧中1/3。

（2）注射体位：腹壁注射时，患者宜取屈膝仰卧位，嘱患者放松腹部；上臂外侧注射

时，患者宜取平卧位或坐位，坐位注射时上臂外展 90°（置于椅背），患者肩部放松。

（3）注射方法：采用预灌式抗凝针剂，左手拇指、示指相距 5～6cm，提捏皮肤成一皱褶，右手持注射器以执笔姿势，于皱褶最高点垂直穿刺进针，注射前不抽回血；持续匀速注射 10 秒，注射后停留 10 秒，再快速拔针。

（4）拔针与按压：注射完毕后停留 10 秒，迅速拔针，拔针后无须按压。如有穿刺处出血或渗血，以穿刺点为中心，垂直向下按压 3～5 分钟。

3. 溶栓、抗凝注意事项　①溶栓时密切监测患者心率、心律、呼吸、血压、血氧饱和度等变化；②溶栓后需要密切观察患者有无过敏反应，如寒战、发热、皮疹等；③溶栓、抗凝均须密切观察患者出血征象，如皮肤黏膜的淤点淤斑、血管穿刺处出血过多、牙龈出血、黑便、血尿等，观察有无严重头痛、呕吐、神志改变等脑出血征象；④如患者出现血压过高应及时通知医师，并遵医嘱进行妥善处理；⑤操作过程中避免反复穿刺血管，拔针后压迫穿刺部位止血时需要加大力量，并且延长压迫时间。

（二）并发症的观察与护理

1. 呼吸衰竭

（1）监测：患者有无缺氧表现，如呼吸增快、浅表，动脉血氧饱和度下降，以及心率增快、烦躁、嗜睡、意识模糊、定向力障碍等。

（2）护理：低氧血症患者，给予鼻导管吸氧、面罩吸氧；合并呼吸衰竭者，给予无创性机械通气或气管插管等。给患者无创通气时，应注意人机配合是否良好，避免患者烦躁不安而加重病情，并及时调节压力。

2. 循环功能不全

（1）监测：患者有无颈静脉充血或怒张、肝大、肝颈静脉回流征阳性、下肢水肿及静脉压升高等表现。严重缺氧者可出现心动过速及心律失常，需要严密监测患者心电变化。

（2）护理：遵医嘱给予正性肌力药物，限制水钠摄入，按肺源性心脏病进行护理。低血压甚至休克时，遵医嘱给予静脉输液及升压药物，严格记录液体出入量。伴有右心功能不全者应及时调整液体出入量。

3. 再栓塞

（1）急性期：绝对卧床，避免下肢过度屈曲。一般在充分抗凝的前提下卧床时间为2～3 周，并保持大便通畅，避免用力排便、避免磕碰、避免进硬质食物。

（2）恢复期：需要预防下肢血栓形成。卧床休息患者可在床上进行适当的下肢或被动关节活动，穿弹力袜等。腿下不可垫枕，避免下肢循环障碍加重。密切观察患者下肢肿胀程度、皮肤颜色及皮温等。便秘患者可口服润便药物、肛用开塞露等措施。

（3）下肢深静脉血栓形成的观察：单侧下肢肿胀最为常见，判断方法包括观察局部皮肤颜色及测量和比较双侧下肢周径。下肢周径测量方法见图 1-6-1。

（三）心理护理

1. 护士应尽量主动陪伴患者，讲解疾病相关知识并告知其目前的病情变化。

2. 采用非言语性沟通技巧。

3. 在不影响抢救的前提下，可允许家属陪伴。

4. 如有必要，可遵医嘱适当使用镇静、镇痛、镇咳等药物对症治疗，从而减轻患者不适及紧张情绪。

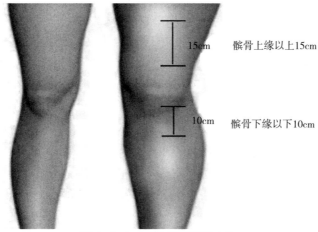

图 1-6-1　下肢周径测量方法

髌骨上缘以上15cm

髌骨下缘以下10cm

第七节　慢性肺源性心脏病护理常规

一、护理评估

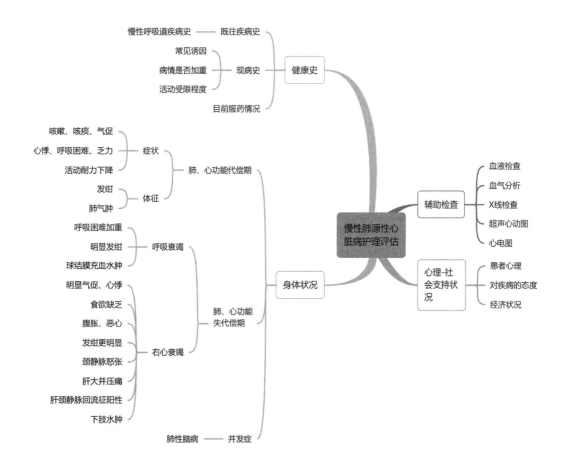

二、治疗要点

（一）急性加重期

1. 控制呼吸道感染　选择广谱抗生素是治疗的关键。

2. 改善通气，纠正缺氧　氧疗。

3. 控制心力衰竭　①利尿药：氢氯噻嗪、呋塞米等；②强心药：洋地黄类药物（剂量宜小）；③血管扩张药：扩张肺动脉，降低肺动脉高压，减轻右心负荷。

4. 控制心律失常　常选用西地兰、利多卡因等。但要注意，如果心律失常是由于使用洋地黄类药物引起的，则按洋地黄中毒处理。

5. 抗凝治疗　普通肝素或低分子肝素。

（二）缓解期

原则上采用中西医结合治疗措施，控制原发病，避免诱因，积极控制感染，培养良好的生活方式，促进肺、心功能恢复，增强免疫等。治疗措施如长期家庭氧疗、调节免疫功能和营养疗法等。

护理关键点

环境调整、合理氧疗、饮食护理、用药护理、运动护理、病情观察、促进有效排痰、心理护理

三、护理措施

（一）环境调整

保持病房整洁、舒适，定时开窗通风，温度为 $18 \sim 22℃$、湿度为 $50\% \sim 60\%$。应特别注意对患者进行保暖，避免冷空气刺激呼吸道。减少探视，减少不良环境刺激。

（二）合理氧疗

慢性肺源性心脏病患者呼吸中枢对二氧化碳刺激敏感性低，高流量、高浓度给氧反而会抑制呼吸中枢，可引发肺性脑病。因此，宜采用低流量、低浓度持续给氧，一般氧流量 $1 \sim 2L/min$，浓度 $20\% \sim 30\%$。吸氧时，需要湿化氧气，以免形成呼吸道干痂。遵医嘱进行血气分析，根据血气分析结果实时调整吸氧参数。

（三）饮食护理

加强患者的饮食护理，针对患者病情、喜好及体质特点，制订合理科学的膳食方案。鼓励患者少食多餐，避免进食辛辣刺激、油腻生冷食物。坚持清淡易消化、高热量、高蛋白、高维生素饮食，保持合理的营养结构。为缓解心肺压力，可适当补充富含钙、钾、膳食纤维等物质的食物。鼓励患者多食新鲜的蔬菜和水果，多喝水，预防便秘。

（四）用药护理

慢性肺源性心脏病患者使用排钾利尿药时，督促其遵医嘱补钾，利尿药尽可能在白天给药，避免夜间频繁排尿而影响患者睡眠。在使用血管扩张药物时，须遵医嘱严格控制输液速度，并密切观察患者心率及血压情况，如发生不良反应，需要及时处理。

（五）运动护理

为改善患者的心肺功能，可根据患者当前体质采取合适的运动方式。①呼吸训练：有助于改善肺功能。指导患者进行腹式呼吸，通过吹气球的方式，每天 3～5 次，逐渐改善呼吸功能。②有氧运动：引导患者在床上适当锻炼四肢，通过屈伸、抬高等方式增强四肢力量。下床后可进行缓慢的走动及做简单体操等以改善呼吸功能。

（六）病情观察

密切观察患者生命体征变化，呼吸的深浅度、频率、节律，口唇及四肢末梢发绀情况，咳嗽、咳痰、痰液的量及颜色等情况；准确记录出入量；观察静脉输液情况。

（七）促进有效排痰

通过指导患者深呼吸和有效咳嗽，给予雾化吸入稀释痰液，定时给患者胸部叩击和振动机械排痰，必要时用体位引流等方式，及时清除呼吸道分泌物，保持气道通畅。

（八）心理护理

医务人员应及时与患者进行有效沟通，了解其心理状态。通过聆听、心理疏通、心理支持、转移注意力、社会关系支持、纠正错误认知等措施，帮助患者建立正面的心理情绪，提高其治疗的信心。

参考文献

[1] 郭爱敏，周兰姝，王艳玲 . 成人护理学 [M]. 3 版 . 北京：人民卫生出版社，2017.

[2] 尤黎明，吴瑛 . 内科护理学 [M].6 版 . 北京：人民卫生出版社，2017.

[3] 范玲 . 护理管理学 [M].4 版 . 北京：人民卫生出版社，2017.

[4] 中华医师协会心血管内科医师分会 . 急性肺血栓栓塞症诊断治疗中国专家共识 [J]. 中华内科杂志，2010，49（1）：74–81.

第二章　心血管系统疾病护理常规

第一节　心律失常护理常规

一、护理评估

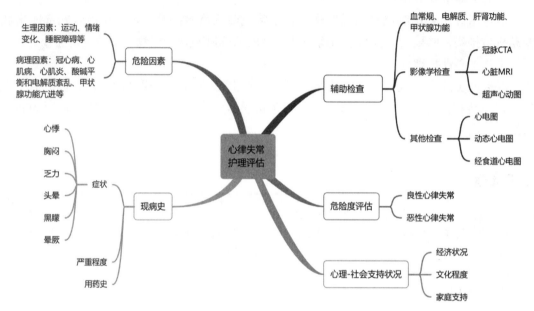

二、治疗要点

（一）病因治疗

治疗冠心病、心肌病、心肌炎等原发性疾病，去除可以纠正的诱因，如电解质紊乱、贫血等。

（二）药物治疗

长期服用抗心律失常药物均有不同程度的副作用，严重的可引起室性心律失常或心脏传导阻滞。因此，临床应用时应严格掌握适应证，注意不良反应。根据药物对心脏的不同作用原理将抗心律失常药物分为以下 4 类，其中Ⅰ类药又分为 A、B、C 3 个亚类。

1. Ⅰ类　即钠通道阻滞剂。①ⅠA 类：适度阻滞钠通道，代表药物为奎尼丁。②ⅠB 类：轻度阻滞钠通道，代表药物为利多卡因。③ⅠC 类：明显阻滞钠通道，代表药物有普罗帕酮。

2. Ⅱ类　为 β 肾上腺素受体阻断药，因阻断 β 受体而起效，代表药物有美托洛尔、比索洛尔和普萘洛尔。

3. Ⅲ类　是选择性延长复极过程的药物，代表药物为胺碘酮。

4. Ⅳ类　即钙通道阻滞剂。它们阻滞钙通道而抑制 Ca^{2+} 内流，代表药物为维拉帕米。

（三）非药物治疗

非药物治疗包括压迫眼球、按摩颈动脉窦、捏鼻用力呼气和屏气等反射性兴奋迷走神经的方法；电复律、电除颤、心脏起搏器置入和消融术等电学治疗方法；外科手术治疗等。

1. 反射性兴奋迷走神经的方法可用于终止多数阵发性室上性心动过速，可在药物治疗前或同时采用。

2. 电复律和电除颤分别用于终止异位快速心律失常发作和心室扑动、心室颤动。

3. 心脏起搏器多用于治疗窦房结功能障碍、房室传导阻滞等缓慢性心律失常。

4. 导管消融术可以根治多种室上性心动过速如预激综合征、房室折返性心动过速等。

5. 外科手术目前主要是用于治疗心房颤动合并其他心脏病需要开胸手术者。

护理关键点

一般护理、用药护理、心理护理、健康指导

三、护理措施

（一）一般护理

1. **休息**　对于偶发、无器质性心脏病的心律失常，无需卧床休息，注意劳逸结合。对有血流动力学改变的轻度心律失常患者应适当休息，避免劳累。严重心律失常者应卧床休息，直至病情好转后再逐渐起床活动。

2. **心电监测**　密切观察患者体温等生命体征、皮肤颜色、尿量、心电图等，判断心律失常的类型，如频发、多源性、成联律的室性期前收缩，或室性前的收缩落在前一心搏的T波上（R on T），二度Ⅱ型房室传导阻滞，室性阵发性心动过速，心室颤动，三度房室传导阻滞，应立即报告医师，配合紧急处理。

3. **卧位**　当心律失常发作导致胸闷、心悸、头晕时，嘱患者采取高枕卧位、半坐位或其他舒适体位，尽量避免左侧卧位，以免患者感觉心脏的波动而加重不适感。必要时应用床栏，防止坠床。

4. **饮食与排泄**　给予低热量、易消化的饮食，增加富含维生素C的蔬菜和水果；保持大便通畅，切忌用力排便，以免加重病情。

5. **氧疗**　对伴有缺氧指征的患者，给予氧气持续吸入。

6. **其他监测**　血气分析、电解质、血药浓度、心肌酶、血糖、X线和超声心动图结果。

（二）用药护理

1. 去除病因。分析致心律失常原因，立即停用和避免使用相关致心律失常的药物。

2. 遵医嘱正确给予患者抗心律失常药物，密切监测患者生命体征及意识变化，观察药物疗效及不良反应。

3. 口服药应按时按量服用，静脉注射时速度应缓慢。

4. 做好抢救药物及仪器的准备，必要时配合医师抢救。

（三）心理护理

1. 加强巡视病房，观察并了解患者的心理状态，分析有无焦虑、恐惧等及其原因。

及时与患者进行沟通，鼓励患者说出焦虑的原因，评估焦虑的等级；说明心律失常的可治性，解除患者的思想顾虑。

2. 指导患者采用放松技术，如全身肌肉放松、缓慢深呼吸；鼓励患者参加力所能及的活动或适当的娱乐，以分散注意力。嘱患者积极配合治疗，尽早控制病情，从而减轻躯体不适和紧张情绪。焦虑程度严重而影响休息或加重病情时，按医嘱适当使用镇静药、抗焦虑药。

（四）健康指导

1. 心理调适 ①向患者及家属讲解心律失常的常见病因、诱因及防治知识，指导患者保持乐观、稳定的情绪。②避免情绪的波动，特别是生气、情绪过激会导致交感兴奋，诱发心律失常。③家庭成员应给予患者心理支持，同时鼓励患者参加各种娱乐活动，调动生活情趣，使其思想放松，从而减少复发。

2. 生活方式指导 ①避免熬夜、劳累、情绪激动、感染，以防止诱发心律失常。②注意劳逸结合、生活规律，保证充足的休息和睡眠。③无器质性心脏病者，应积极参加体育锻炼，调节自主神经功能；有器质性心脏病者，根据心功能情况适度活动，一般以打太极拳、慢跑、步行等为主。④教会患者及家属测量脉搏的方法，以利于自我监测病情。⑤对反复发生严重心律失常、有高危猝死风险者，教会患者家属心肺复苏术。

3. 饮食指导 ①指导患者戒烟酒，避免摄入刺激性食物如咖啡、浓茶等；饮食应低脂、易消化、富营养。②少食多餐，避免饱餐，保持大便通畅，避免用力排便。③注意预防电解质紊乱，饮食不调会导致低钾，诱发心律失常。

4. 用药指导 说明服用抗心律失常药物的重要性，嘱患者遵医嘱按时服药，不可随意增减药量、停药或更换药物；教会患者观察药物疗效和不良反应，有异常时及时就诊。

5. 随诊 积极随访，严格遵医嘱复诊，如有不适，常规药物无法缓解，立即就医。

第二节　心力衰竭护理常规

一、护理评估

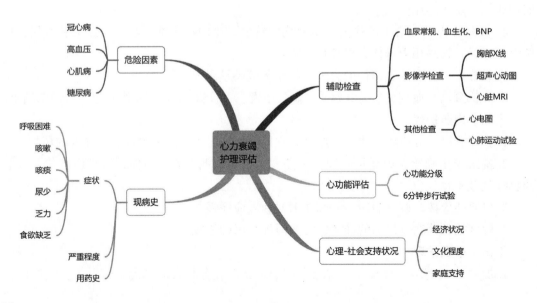

二、治疗要点

（一）病因治疗

1. 病因治疗　早期对可能导致心脏功能受损的常见疾病进行有效治疗。

2. 消除诱因　积极消除诱发或加重心力衰竭的各种因素。

（二）药物治疗

1. 利尿药　包括排钾和保钾利尿药两大类。一般口服给药，重度心力衰竭患者可用呋塞米静脉注射或静脉滴注。

2. 肾素 - 血管紧张素 - 醛固酮系统抑制剂　①血管紧张素转化酶抑制药（ACEI）：目前种类很多，如卡托普利12.5～25mg，每天2次；贝那普利、培哚普利等为长效制剂，每天1次，可提高患者服药的依从性。②血管紧张素受体拮抗药（ARB）：当心力衰竭患者因 ACEI 引起干咳而不能耐受时，可改用 ARB。小剂量起用，逐步增至目标推荐剂量或可耐受最大剂量。③醛固酮受体拮抗药：螺内酯是应用最广泛的醛固酮受体拮抗药，小剂量（亚利尿量）20mg，1～2次/天。

3. β 受体阻断剂　常用药物有美托洛尔、比索洛尔、卡维地洛。症状改善常在用药后2～3个月才出现。①洋地黄类药物：常用药物有地高辛、毛花苷丙（西地兰）、毒毛花苷 K 等。②非洋地黄类正性肌力药：多巴胺、多巴酚丁胺及米力农。③左西孟旦。

4. 伊伐布雷定　适用于窦性心律的患者，药物治疗已达最大耐受剂量或不能耐受 β 受体阻断药，心率仍 ≥ 70 次/分，并持续有症状者。

5. 扩血管药物　伴有心绞痛或高血压的患者可考虑联合治疗，对存在心脏流出道或瓣膜狭窄的患者禁用。

（三）非药物治疗

1. 心脏再同步化治疗。

2. 左室辅助装置。

3. 心脏移植。

4. 细胞替代治疗。

护理关键点

一般护理、用药护理、心理护理、健康教育

三、护理措施

（一）一般护理

1. 环境　保持室内空气新鲜及适宜的温度、湿度，以利患者休息。

2. 体位　根据患者情况采取适当体位。严重呼吸困难时，应协助患者取端坐位，必要时双腿下垂，减少回心血量，改善肺淤血。

3. 皮肤情况　要保持床铺整洁，无渣，骨隆突处垫软枕，定期翻身，水肿部位应轻触轻碰。

4. 病情观察　注意观察生命体征的变化，特别是要了解呼吸困难在何种情况下出现，有无心悸、咳嗽、咳痰、胸痛、食欲减退、腹胀等，及时处理，并做好记录。

5. 出入量　严格记录 24 小时出入量。每日测腹围和定时测体重，以了解体内体液潴留情况。

6. 吸氧　根据患者病情选择不同给氧方式，同时注意监测血氧浓度及血气结果变化。

7. 输液速度　向患者说明控制输液速度的重要性，注意输液时速度不可过快（20～30滴/分），不可过多，防止发生急性肺水肿。

8. 体重监测　帮助患者每日测量体重，如在 3 天内体重突然增加 2kg 以上，应立即告知医师进行处置。

9. 限制钠盐及水　轻度心力衰竭患者钠盐摄入应控制在每日 2～3g，中到重度心力衰竭患者每日应＜ 2g。严重低钠血症（血钠＜ 130mmol/L）患者，液体摄入量每日应 ＜2L。避免食用腌制食物、碳酸饮料、海产品、发酵面食、罐头等含钠量较高食物。

10. 饮食　给予高蛋白、高维生素的易消化清淡饮食，少量多餐，避免过饱。严重心力衰竭伴明显消瘦者，应给予营养支持，包括给予血清白蛋白静脉滴注。

（二）用药护理

1. 利尿药　尽量在白天用，防止夜尿过多，影响睡眠。用强效利尿药时注意电解质情况，并定期复查，防止低钾等电解质紊乱的发生。

2. 洋地黄类　使用洋地黄类药物时应注意当脉搏＜ 60 次/分，节律不规则时，应暂停药并报告医师；密切观察洋地黄毒性反应。

3. 血管扩张药　应用硝普钠时应避光，每 4～6 小时更换药物一次，以免影响疗效。同时监测血压变化，防止低血压的发生。

4. 其他常见药物不良反应观察

（1）ACEI 可引起低血压、肾功能一过性恶化、高血钾、干咳和血管性水肿。使用时要做好血压、电解质和尿量监测。

（2）β 受体阻断剂能导致低血压，液体潴留和心力衰竭恶化，心动过缓和房室传导阻滞等不良反应，故使用时应注意监测。① 低血压：一般在开始用药或增加剂量的24～48 小时内发生。②液体潴留和心力衰竭恶化：治疗前和治疗中应监测患者体重情况，如在 3 天内体重增加＞ 2kg，立即加大利尿药用量。③ 心动过缓和房室传导阻滞：如心率＜ 55 次/分，或伴有眩晕等症状，或出现二、三度房室传导阻滞时，应减量。

（三）心理护理

给予患者鼓励支持，讲明心理因素对疾病的影响，增强治疗信心。向患者说明情绪与健康的关系，保持情绪稳定极为重要，应避免焦虑、忧郁、紧张及过度兴奋，以免诱发或加重心力衰竭。

（四）健康教育

1. 疾病知识指导　①指导患者治疗原发病，注意避免心功能不全的诱发因素，如感染、受凉、饱餐、情绪激动等。②指导患者和家属学习疾病知识和急救、自救知识。③自我监测，注意观察体温、脉搏、呼吸、血压、体重的变化，如有异常及早就诊。

2. 饮食指导　①饮食宜清淡，宜少量多餐，避免刺激性食物。严格控盐，每天摄入盐量不超过 5g，病情严重者不超过 3g，以减少水钠潴留的情况。②适量补充蛋类、瘦肉和鱼类，保持营养均衡，多食蔬菜、水果等膳食纤维多的食物，保持大便通畅，饮食中增加膳食纤维。③控制饮水。限制液体摄入量，每天控制在 1500 ～ 2000ml。

3. **休息与活动**　合理安排活动和休息。在病情稳定时，可以适度活动，建议选择散步等低强度的活动，当脉搏大于 110 次 / 分，或是感觉心慌、气急时，要立即停止活动并休息。

4. **用药指导**　严格按医嘱坚持服药，切记不能自行更改或停用药物以免发生严重后果。用药期间定期随访，以帮助调整剂量，充分发挥药物的治疗作用。

5. **随诊**　①定期复查：定期抽血，复查钾、钠、尿素氮、肌酐等。定期体检，复查心电图和心功能。②随诊时间：出院以后，前 2 ～ 3 个月之内，每 2 个星期复诊一次，病情稳定些则每 1 个月复诊一次，病情更为稳定后则每 2 ～ 3 个月复诊一次。

第三节　心脏瓣膜病护理常规

一、护理评估

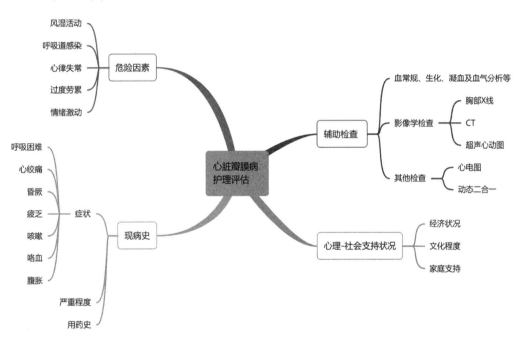

二、治疗要点

（一）一般治疗

1. 避免过度劳累、情绪激动和剧烈运动，预防感染。

2. 体温监测与高热处理。

3. 氧疗，减轻呼吸困难症状，维持有效呼吸。

4. 限制钠盐摄入，积极营养支持。

5. 预防电解质紊乱。

（二）药物治疗

1. **原则**　主要为对症治疗，改善患者的症状，减轻心脏的负担。积极治疗病因，由风湿性疾病引起的要尽早地给予青霉素对症治疗。

2. 心功能不全治疗　强心药、利尿药、血管扩张药等。

3. 抗心律失常药物　房性期前收缩可选用普罗帕酮、胺碘酮等药物，能减少心房颤动的发生率。急性心房颤动可首选去乙酰毛花苷注射液，如控制心率不满意，也可静脉缓慢注射胺碘酮，以减慢心室率。转复后仍须考虑以抗心律失常药维持正常心律。慢性心房颤动可口服地高辛、β受体阻滞剂，控制心率至 75 次 / 分左右为宜，但注意急性失代偿期心力衰竭者禁用 β 受体阻滞剂。

4. 抗凝治疗　对于有血栓危险和并发症者应用华法林、利伐沙班等抗凝治疗，根据国际标准化比值（INR）等凝血功能指标调整用药。

（三）手术治疗

心脏瓣膜病主要依靠外科手术治疗和介入治疗。

1. 外科手术治疗　主要包括心脏瓣膜置换术和瓣膜修复术。

2. 介入治疗　①经导管瓣膜置入术，如经皮主动脉瓣置入术；②经皮球囊瓣膜成形术，主要包括经皮二尖瓣球囊成形术和经皮主动脉瓣球囊成形术。

护理关键点

一般护理、用药护理、术前护理、术后护理、健康教育

三、护理措施

（一）一般护理

1. 心理护理：心脏瓣膜疾病多为慢性疾病，病情反复发作，使患者及家属承受沉重的经济负担和心理压力，易产生恐惧、焦虑、消极等不良情绪。护理人员应多关心患者和家属，多交流、解释，鼓励患者树立信心，战胜疾病。

2. 皮肤护理：多汗者应及时更衣，防止受凉，预防呼吸道感染。

3. 体温过高者给予物理降温或遵医嘱给予药物降温。

4. 保证充足的睡眠，避免过度劳累，限制探视。

5. 给予低流量氧气吸入，根据病情调节氧流量或选择其他给氧方式。

6. 严密观察患者心率、脉搏、呼吸、血压等生命体征变化，监测体重变化，及时发现病情的变化。

7. 积极预防和治疗风湿热，避免感冒和上呼吸道感染。

8. 饮食护理：少食多餐，限制钠盐的摄入，限制脂肪的摄入，少食腌制品和罐头食品，多摄取清淡、高蛋白、高维生素、易消化食物，可进适量蔬菜、水果等高纤维食物。保持大便通畅，避免便秘。

（二）用药护理

1. 指导患者遵医嘱长期服药，告知服药注意事项。

2. 服用阿司匹林时，为减少对胃黏膜的刺激，告知患者饭后服用，并注意是否有上腹疼痛、食欲下降、黑便等不良反应发生。服用其他抗凝药时，积极监测凝血功能，注

意观察有无出血倾向，观察有无肢体偏瘫、失语等栓塞的征象。

3. 服用洋地黄及利尿药时，定时监测心率、心律、电解质变化，注意有无心律失常、胃肠道反应、神经系统异常体征等不良反应。

（三）术前护理

1. 指导患者控制活动，予以强心、利尿和扩张血管等治疗护理，控制心率在正常范围。

2. 吸氧，加强和改善全身营养状况，增进食欲，维持水、电解质平衡。

3. 保持口腔、皮肤、会阴清洁，控制室温及加强空气流通预防呼吸道感染，尽量减少探视、陪护。

4. 指导患者练习深呼吸。

5. 训练咳痰方法，即深吸气后突然从气管内咳出，且不断做发声动作。

6. 指导患者练习床上排便。

（四）术后护理

1. 病情监测：密切观察患者的体温、心率、心律、血压、呼吸的变化，同时密切观察神志的变化、尿量、末梢循环、体温及四肢活动情况。

2. 麻醉清醒后取半卧位，鼓励患者主动配合做咳嗽、咳痰、深呼吸活动，先做床上下肢的主动或被动的活动，后逐步过渡：坐位—站位—扶床移步—独立步行—室内走动，逐渐增加活动量。

3. 观察穿刺点或伤口部位有无出血、血肿或淤青，有无持续扩大等。

4. 遵医嘱进行动脉血气分析，及时监测血生化，防止电解质紊乱。

5. 注意观察胸廓的呼吸运动，并给予充分吸氧，鼓励和协助患者多做深呼吸、做雾化吸入及胸部物理治疗促进有效咳嗽、咳痰，保持呼吸道通畅。

6. 管道护理：①引流管护理。注意观察引流量、颜色、性质，注意观察引流瓶内有无气体溢出、引流瓶中水柱波动幅度的大小。在翻身活动时，要注意避免引流管扭曲、受压，定时挤压引流管保持通畅。如引流瓶破裂或引流管脱出时应及时夹住引流口的皮肤或无菌敷料覆盖引流口暂时固定，并立即通知医师。②保持各种管口和接头无菌。输液管、输血管及输入血管活性药物管分开。③保持尿管通畅，观察尿量、颜色、比重，循环稳定后及早拔除尿管。

7. 教会患者及家属自我发现问题，注意观察皮肤有无出血点、牙龈出血、鼻出血、血尿、黑便、皮肤广泛青紫淤斑等，女性有无月经量增多或经期延长，如出现上述问题，应在医师指导下及时调整药物剂量。

（五）健康教育

1. 休息与活动 术后3个月内休息为主，3～6个月后逐步恢复至正常活动。

2. 饮食指导 少食多餐，限制钠盐的摄入，心功能差的限制饮水，注意食物对抗凝药物的影响。多食优质蛋白、易消化食物，适量食用蔬菜、水果，保持大便通畅，避免便秘。

3. 用药指导 严格服药，包括强心、利尿、抗凝药物，不可擅自停药。注意观察用药不良反应及出血倾向。

4. 病情监测 自我监测病情，避免劳累、受凉、发热、感冒，及时治疗自身感染病灶。

当病情有变化如出现发热、呼吸困难、稍微用力即感胸痛等症状，或对药物剂量有疑问时，及时复诊。

5. 常规随访　术后1、3、6个月至1年复查肝、肾功能，出凝血时间，血常规，心电图，胸部X线，超声心动图等检查。重症术后者前6个月每1～2周复查1次，6个月后每2～3个月复查1次，1年后每3个月复查1次。具体时间由医生根据患者病情及康复情况给予指导。

第四节　二尖瓣狭窄护理常规

一、护理评估

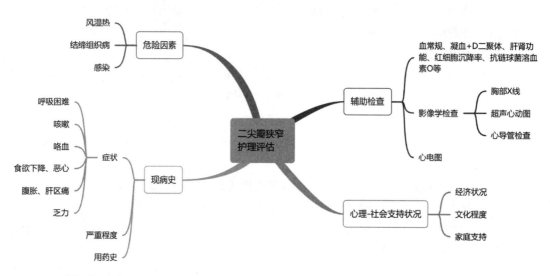

二、治疗要点

轻度二尖瓣狭窄无症状者，无需特殊治疗。风湿热是二尖瓣狭窄的主要病因，感染过风湿热的患者需要进行预防性抗风湿治疗。药物治疗主要为缓解症状和预防并发症，而手术治疗可缓解二尖瓣的狭窄。

（一）一般治疗

1. 严密监测生命体征。

2. 减少体力活动，限制钠盐摄入，以减轻心脏负荷，改善症状。

3. 避免劳累，避免感冒和肺炎，注意保暖，给予营养支持。

4. 保持呼吸道通畅，室内空气流通，避免室内潮湿阴暗，预防风湿活动。

5. 保持大便通畅。

6. 适当进行有氧体育锻炼，但要避免剧烈运动和重体力活动，以免增加心脏负担。

（二）药物治疗

1. 抗感染，预防风湿复发，一般需要长期甚至终生使用苄星青霉素。

2. 应用利尿药减少循环血容量。

3. 应用硝酸酯类药物扩张血管。

4. 应用 β 受体阻滞剂及钙通道阻滞剂控制心率。

5. 合并心房颤动、左心房血栓、既往有血栓栓塞病史及左心房过大的患者，需要进行抗凝治疗，以防发生血栓栓塞症。

（三）手术治疗

1. 介入治疗　经皮二尖瓣球囊扩张术（PBMV 术），二尖瓣介入瓣膜置换术（TMVR 术）。

2. 外科手术治疗　二尖瓣成形术 / 修复术，二尖瓣置换术。

护理关键点

术前护理、术中护理、术后护理、抗凝药物护理、健康教育

三、护理措施

（一）术前护理

1. 充分休息，适量活动。避免感冒，病房尽量减少陪探视人员。定期开窗通风，保持室内空气新鲜。

2. 吸氧：持续低流量 1 ～ 2L/min，病情危重者加大氧流量、更换面罩吸氧或使用呼吸机。

3. 术前常规准备：完善术前各项检查，两侧腹股沟及会阴部、胸部等皮肤备皮，交叉配血，药物过敏试验。

4. 指导患者戒烟，有效咳痰及深呼吸训练，必要时雾化吸入，改善肺功能。

5. 指导患者床上使用便器，练习床上大小便。

6. 局部麻醉可适量进清淡易消化饮食，但注意不要太饱，以免进食过多造成胃部不适，或因呕吐造成窒息。全身麻醉术前禁饮 4 小时，禁食 8 ～ 12 小时。

7. 心理护理：加强健康宣教，使用通俗易懂的语言耐心与患者沟通，耐心为患者讲解麻醉方式、手术的安全性及术中术后可能出现的问题和应对措施，提高患者及家属对疾病和手术的认识，坚定患者信心，消除顾虑及恐惧，增加信任感。

（二）术中护理

1. 准备好术中需要的各类药品及抢救药品、物品。

2. 连接心电监护仪、测压装置。定时测量血流动力学参数如心搏量、肺楔压等，并做好记录。严密观察患者病情及生命体征，及时发现心率、心律、血压、血氧饱和度的变化，观察患者有无心悸、气短、胸痛等情况，发现异常及时通知医师并处理。

3. 充分暴露手术部位，严格无菌操作。

4. 术中需要抗凝治疗，密切观察有无不良反应，防止凝血发生。

5. 加强呼吸道管理，保持呼吸道通畅，防止呕吐窒息。

6. 仔细观察术中可能发生的并发症，如有期前收缩、室性心律失常等，可能为导管刺激所致，移动导管部位即可消失。若无法消失，遵医嘱对症处理。

（三）术后护理

1. 监测　严密监测体温、脉搏、呼吸、血压、心率、心律、尿量、意识、瞳孔和神经反射等变化，观察电解质有无紊乱，记录客观、真实、及时、严谨。

（1）血压：一般成年人血压维持在收缩压 90～139mmHg，舒张压 60～89mmHg；平均动脉压 65～75mmHg。新生儿（90/60mmHg），婴幼儿（100/60mmHg），学龄前儿童（110/70mmHg），学龄期儿童（120/80mmHg）。

（2）心率：正常成年人术后心率 60～100 次/分。

（3）尿：观察尿液的颜色、性状与量。正常成年人尿量 > 1ml/（kg·h），小儿 > 1ml/（kg·h）。

（4）中心静脉压（CVP）：正常值 5～12cmH$_2$O。及时与医师沟通 CVP 指数，遵医嘱处置。

2. 呼吸机的使用及护理　①根据患者情况调节呼吸机参数，并根据血气分析结果进行调整，直到取得满意效果。②若为气管插管，妥善固定气管插管，每班交接，预防非计划拔管发生。③保持呼吸道通畅，防止误吸，及时清理呼吸道分泌物。④2 小时进行翻身、叩背 1 次。叩背时应遵循从下到上、从外向内的顺序进行，刺激咳痰，必要时进行吸痰。

3. 管道护理

（1）心包、纵隔、胸腔引流管：观察引流液的颜色、性状与量，若持续超过 100ml/h 有活动性出血的危险，应立即通知医师。

（2）尿管：保持引流通畅；保持尿道口清洁；防止逆行感染，引流管及集尿袋均不可高于耻骨联合。

（3）中心静脉导管（CVC）：严格无菌操作，测压通路不能输注血管活性药物等，以免测压时药物输入中断或过快引起病情变化。

（4）动脉测压管：严格无菌操作，保持测压管通畅并妥善固定，位置固定要适当以使波形处于最佳状态，操作过程中严防空气、异物等进入测压管路。

（5）胃管（成年人的插管长度 45～55cm，小儿 18～24cm）：判断胃管位置，每次鼻饲前均要检查胃管是否在胃内；妥善固定胃管，保持通畅，预防打折。

（6）气管插管：妥善固定气管插管，每 4 小时测量内囊压，听诊双肺呼吸音是否清楚、对称，胸廓起伏是否对称。不同人群气管插管深度见表 2-4-1。

表 2-4-1　不同人群气管插管深度

项目	气管插管深度	
	经口气管插管	经鼻气管插管
成年人（男）	22～24cm	24～26cm
成年人（女）	20～22cm	22～24cm
新生儿	8～9cm	9～11cm
3～9 个月	12～13cm	14～15cm
9～24 个月	13～14cm	15～16cm

4. 饮食护理 ①拔除气管插管后4～6小时可开始饮水，无不良反应后逐渐进流质、半流质及普通饮食。②术后恶心、呕吐者应短暂禁食几小时，后逐步恢复饮食。③饮食应以清淡、优质蛋白、易消化食物为主，循序渐进，少食多餐，多食富含维生素的蔬菜和水果等。

5. 保持大便通畅 勿用力排便以免加重心脏负担，解不出者可食香蕉或遵医嘱给予开塞露通便。

（四）抗凝药物护理

生物瓣需要6个月左右的短期抗凝，机械瓣必须终生抗凝。

1. 华法林是一种临床已使用近70年的口服抗凝药，是当今瓣膜病口服抗凝制剂的首选。但需要监测INR值，不断调整用药量。中国人瓣膜置换手术后，INR的目标值见表2-4-2。

表2-4-2 INR目标值

项目	机械瓣膜	生物瓣膜	人工瓣环	介入瓣膜（生物瓣）
主动脉瓣	1.5～2.0	1.5～2.0	1.5～2.0	1.5～2.0
二尖瓣	2.0～2.5	1.5～2.0	1.5～2.0	目前二尖瓣、三尖瓣介入瓣膜在临床试验阶段，没有新标准，分别以二尖瓣、三尖瓣生物瓣置换为标准
三尖瓣或肺动脉瓣	2.5～3.0	2.0～2.5	1.5～2.0	

2. 服用抗凝药时应注意观察有无出血倾向（如鼻腔、牙龈出血、女患者月经增多等），如有出血倾向时应报告医师，减用或停用抗凝药。

（五）健康教育

1. 指导患者防寒保暖，注意避免感染。

2. 一般术后休息3～6个月，避免劳累，保持生活规律，注意劳逸结合。

3. 保持心情愉悦，根据心功能恢复情况适度增加活动量，适宜有氧运动。

4. 进食清淡、高蛋白、高维生素、易消化、适量纤维素食物。少量多餐，忌饱餐和刺激性食物。避免进食影响抗凝效果的药物。保持大便畅通，戒烟限酒。

5. 按时服药，不要随意增减或撤换药物。

6. 定期门诊随访，出现不适及时就诊。

第五节　房间隔缺损护理常规

一、护理评估

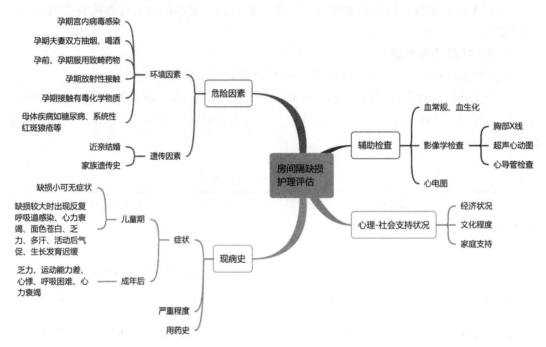

二、治疗要点

（一）一般治疗

1. 严密监测生命体征。

2. 无症状房间隔缺损患者通常不需要限制活动或运动。有心律失常、心力衰竭或肺动脉高压等并发症的患者，应适当限制某些运动，避免加重心脏负荷。

3. 预防感染，注意保暖，避免受凉感冒。

4. 积极营养支持。

5. 保持大便通畅。

（二）药物治疗

目前没有任何药物可以促使房间隔缺损缩小或闭合，但药物可用于减少房间隔缺损伴随的一些症状和体征，也可用于降低手术后并发症的风险，如维持正常心律或降低血栓风险的药物包括β受体阻滞药、抗凝剂等。

（三）手术治疗

1. 介入治疗　房间隔缺损封堵术。

2. 外科手术治疗　房间隔缺损修补术，适用于不能行微创手术的患者。

介入封堵术和开胸外科手术分别适合于不同的病情情况，具体采用哪种手术方式要根据患者病情严重程度而定。

护理关键点

一般护理、术前护理、术中配合及护理、术后护理、并发症的护理、健康教育

三、护理措施

（一）一般护理

1. 严密观察病情变化并预防感染。房间隔缺损出现感染易使病情加重，严重影响心脏健康。

2. 适当运动，据患者的身体状况选择合理的运动方式，但是不能做剧烈运动。

3. 保持愉快的心情。

4. 积极营养支持。多食富含优质蛋白质（牛奶、蛋类、豆制品等）、维生素和纤维素的食物，多食新鲜的蔬菜和水果，有助于提高身体的免疫力和抵抗力。

5. 尽量避免暴露于低气压或高气压环境。

6. 保持居室内空气新鲜和环境卫生。

（二）术前护理

1. 完善术前评估，完善血标本、配血、心脏彩超、心电图、胸部 X 线等检查。

2. 建立静脉通路，尽量留置在左手。

3. 介绍手术方式及可能出现的并发症，了解患者及家属的心理状态，进行有针对性的疏导。术前晚无法入睡的焦虑患者，可遵医嘱口服镇静药。

4. 询问过敏史，双侧腹股沟及会阴部备皮，指导训练床上大小便。

5. 低流量（1～2L/min）吸氧促进心肺功能改善。注意保暖，避免受凉感冒。

6. 根据患者情况，医师评估后，给予局部麻醉或全身麻醉饮食注意事项宣教。

（三）术中配合及护理

取平卧位，充分暴露手术部位。术中密切心电监护，观察心率、心律、呼吸、血压，及时发现心律失常、空气栓塞、封堵器移位及心脏压塞等并发症，并协助术者进行针对性治疗。

（四）术后护理

1. 密切监测患者生命体征，观察意识、心率、心律、呼吸、血氧饱和度、血压、尿量等的变化。

2. 局部麻醉患者术后即可少量饮水，后由流质饮食逐步过渡；全身麻醉患者清醒1～2小时后可少量饮水，无呕吐，按平时量的一半少量多次、循序渐进进食流质或半流质食物。

3. 协助术后1天复查超声心动图、心电图、胸部X线，观察封堵器情况及有无残余分流。

4. 密切观察伤口敷料有无渗血，双侧足背动脉搏动情况是否与术前一致，双侧肢体的皮肤温度、颜色、感觉是否一样，穿刺处/伤口是否有杂音、血肿。

5. 介入治疗术侧肢体制动4～6小时，术后12～24小时可下床活动。外科修补术术后第1天可坐起和床上活动，术后2～3天视病情下床活动，拔除引流管后增加下床活动次数及活动量，3个月内不可进行剧烈运动。

（五）并发症的护理

1. **心律失常** 密切监护心率、心律变化，及早发现患者出现的心律失常。如有异常则立即报告医师，准确实施药物治疗或处置。

2. **封堵器移位或脱落** 早发现、早处置尤其重要。多关心、留意患者主诉。嘱其避免剧烈活动。如出现心率增快、室性期前收缩等心律变化，以及胸闷、头晕、呼吸困难、烦躁不安、面色发绀、皮肤黏膜出血、肉眼血尿等，及时床边行心电图、超声心动图进行甄别。发生封堵器移位或脱落，严重残余分流，配合医师紧急行外科封堵器取出加房间隔缺损修补术。

3. **空气栓塞** 临床表现为突然出现烦躁不安、极度恐惧、呼吸困难、发绀、剧烈的胸背部疼痛、心前区压抑感等。立即：①患者取左侧卧位或头低足高位，吸气时可以增加胸腔内的压力，减少空气进入静脉；也可以使气泡向上漂移至右心室尖部，以避开肺动脉入口，并随着心脏的收缩空气被混成泡沫，较大的气泡破碎，可以逐渐被人体所吸收。②给予高流量氧气吸入，有条件者可以吸高压氧。③密切观察患者病情变化，要做好应急对症处理。

4. **心脏压塞** 出现 Beck 三联征：低血压、心音低弱、颈静脉怒张。典型的临床症状表现为胸闷、呼吸困难、全身冷汗、极度烦躁、面色苍白或发绀、神志不清等。应尽快配合医师行心包穿刺引流减压术或外科切开引流。

（六）健康教育

1. 术后 3 个月内避免剧烈运动，注意休息，合理饮食，保持心情愉悦。

2. 口服阿司匹林、氯吡格雷或抗凝药的患者，注意有无出血倾向，复查凝血指标。

3. 术后 1、3、6 个月及以后每半年复查 1 次。

4. 避免接触 3.0 T 以上磁场。

5. 有龋齿患者，半年内每个月肌内注射 1 次长效青霉素，预防链球菌感染。

第六节　室间隔缺损护理常规

一、护理评估

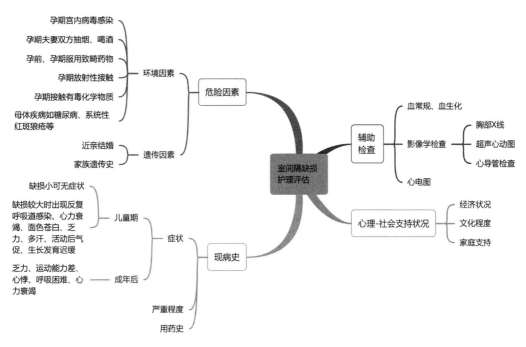

二、治疗要点

（一）一般治疗

1. 严密监测生命体征。

2. 作息规律，保证充足的睡眠，避免熬夜。

3. 防止受凉、感冒，注意防止感染性心内膜炎。

4. 注意均衡饮食营养，保持大便通畅。

5. 根据病情安排适当活动量，尽量减少心脏负担。

（二）药物治疗

目前没有药物能够直接针对性治疗室间隔缺损，药物主要用于治疗该病的并发症。如利尿药，可减轻充血性症状；地高辛，可改善患者心输出量；血管扩张药，可降低左室负荷；肺动脉高压靶向治疗药物，可一定程度控制和治疗肺动脉高压及改善相关症状等。

（三）手术治疗

1. 介入治疗　室间隔缺损封堵术。

2. 外科手术治疗　室间隔缺损修补术，适用于不能行微创手术的患者。

护理关键点

一般护理、术前护理、术中配合及护理、术后护理、并发症的护理、出院指导

三、护理措施

（一）一般护理

1. 严密观察病情变化，密切观察其有无心力衰竭、感冒及肺部感染等症状。

2. 适当运动，严重者卧床休息，尽量减少活动量。有肺动脉高压者避免剧烈活动，防止缺氧发作。

3. 保持愉快的心情，预防感染。保暖防寒，避免受凉后感冒，并发呼吸道感染。

4. 积极营养支持。多食富含优质蛋白质（牛奶、蛋类、豆制品等）、维生素和纤维素的食物，多食新鲜的蔬菜和水果，有助于提高身体的免疫力和抵抗力。

5. 吸氧，提高肺内氧分压，利于肺血管扩张，增加肺的弥散功能，纠正缺氧。

6. 保持居室内空气新鲜和环境卫生。

（二）术前护理

1. 针对不同患者，不同特点，采取相应措施。选择通俗的语言，结合图片、实物讲解介入手术的方法、优点、安全性、可靠性、疗效和可能出现的反应，指导患者及家属了解掌握手术各阶段的护理配合要点，增强手术的信心，主动参与配合治疗，避免心理紧张、焦虑配合不佳。

2. 低流量吸氧 1～2L/min，根据病情调节氧流量或选择其他给氧方式，促进患者心肺功能改善。

3. 完成血常规、交叉配血、出凝血时间、肝肾功能等实验室检查，心电图、胸部 X 线、超声心动图等检查。

4. 完善术前评估，双侧腹股沟及会阴部备皮，指导训练床上大小便。

5. 建立静脉通路，尽量留置在左手。

6. 完成局部麻醉或全身麻醉饮食注意事项宣教。

7. 遵医嘱口服抗血小板聚集的药物，如阿司匹林。

（三）术中配合及护理

取平卧位，充分暴露手术部位。遵医嘱配合用药，术中密切心电监护，观察心率、心律、呼吸、血压，及时发现心律失常、栓塞、封堵器移位、溶血及心脏压塞等并发症，并协助术者进行针对性治疗。

（四）术后护理

1. 密切监测患者生命体征，观察体温、意识、心率、心律、呼吸、血氧饱和度、血压、尿量等的变化。术后 72 小时内体温升高常为手术反应，如体温过高或术后 4～6 天体温仍升高，应警惕有感染的可能，应加强抗感染措施，遵医嘱应用抗生素。

2. 局部麻醉患者术后即可少量饮水，后由流质饮食逐步过渡；全身麻醉患者清醒 1～2 小时后可少量饮水，无呕吐，按平时量的一半少量多次、循序渐进进食流质或半流质食物。

3. 协助术后 1 天复查超声心动图、心电图、胸部 X 线，观察封堵器情况及有无残余分流。

4. 密切观察伤口敷料有无渗血肿胀、疼痛，双侧足背动脉搏动情况是否与术前一致，双侧肢体的皮肤温度、颜色、感觉是否一样，穿刺处 / 伤口是否有杂音、血肿。

5. 介入治疗术侧肢体制动 8 小时，术后卧床 24 小时，穿刺部位沙袋（1～1.5kg）

压迫止血 6 ～ 8 小时。外科修补术术后第 1 天可半坐起和床上主动被动活动，根据患者病情及恢复情况，在医师指导下逐步下床活动，拔除引流管后增加下床活动次数及活动量，3 个月内不可进行剧烈运动。

（五）并发症的护理

1. **心律失常** 密切观察心率及心律变化，如有异常则立即通知医师对症处置。①室性期前收缩呈二、三联律或室性心动过速时可遵医嘱静脉推注利多卡因。②短暂的左束支传导或右束支传导阻滞，可能与封堵器引起局部组织短暂的水肿有关，一般只需要严密观察，72 小时内水肿会减轻或消失，束支阻滞可以自动恢复。③传导阻滞无变化甚至加重，可静脉注射地塞米松，必要时安装临时起搏器。

2. **穿刺部位 / 伤口出血** 密切观察局部有无渗血及血肿形成。术后穿刺股动脉侧局部沙袋压迫 8 小时，下肢制动 24 小时；穿刺股静脉侧局部沙袋压迫 4 小时，下肢制动 12 小时。伤口出血可通知医师采用压迫止血、缝合修补和输血等方式进行治疗。

3. **封堵器移位或脱落** 早发现、早处置尤其重要。多关心、留意患者主诉，避免剧烈活动。如出现心率增快、室性期前收缩等心律变化，以及胸闷、头晕、呼吸困难、烦躁不安、面色发绀、皮肤黏膜出血、肉眼血尿等，及时床边行心电图、超声心动图进行甄别。发生封堵器移位或脱落，严重残余分流，配合医师紧急行外科封堵器取出加室间隔缺损修补术。

4. **空气栓塞** 临床表现为突然出现烦躁不安、极度恐惧、呼吸困难、发绀、剧烈的胸背部疼痛、心前区压抑感等。立即：①患者取左侧卧位或头低足高位，吸气时可以增加胸腔内的压力，减少空气进入静脉；也可以使气泡向上漂移至右心室尖部，以避开肺动脉入口，并随着心脏的收缩空气被混成泡沫，较大的气泡破碎，可以逐渐被人体所吸收。②给予高流量氧气吸入，有条件者可以吸高压氧。③密切观察患者病情变化，要做好应急对症处理。

5. **溶血** 多是由于封堵器型号选择不当或位置不合适，释放后仍有残余分流，血细胞遭受机械性破坏造成的。凡术后有残余分流者，严密观察患者的血常规、肾功能及尿液颜色变化。一旦发生溶血，遵医嘱应用皮质激素，碳酸氢钠碱化尿液，保护肾功能，鼓励患者多饮水、多排尿；随着封堵器内形成血栓、心内膜内皮迅速增生覆盖，阻挡异常血流通过，消除溶血现象。

6. **心脏压塞** 出现 Beck 三联征：低血压、心音低弱、颈静脉怒张。典型的临床症状表现为胸闷、呼吸困难、全身冷汗、极度烦躁、面色苍白或发绀、神志不清等。应尽快配合医师行心包穿刺引流减压术或外科切开引流。

（六）健康教育

1. 指导患者防寒保暖，注意避免感染。

2. 进食清淡、高蛋白、高维生素、易消化、适量纤维素食物，少量多餐，忌饱餐和刺激性食物，保持大便畅通，戒烟酒。

3. 一般术后休息 3 ～ 6 个月，避免劳累，保持生活规律，注意劳逸结合，根据心功能恢复情况适度增加活动量。

4. 按时服药，不要随意增减或更换药物。定期门诊随访，术后 1、3、6 个月及以后每半年复诊 1 次，出现不适时及时就诊。

第七节　先天性心脏病护理常规

一、护理评估

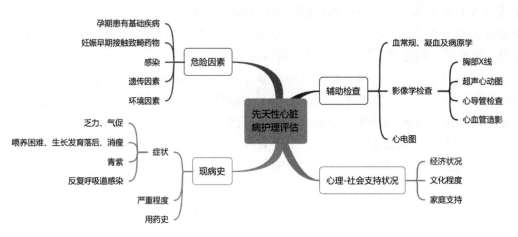

二、治疗要点

（一）一般治疗

1. 给予氧疗。

2. 严密观察患者病情的变化，观察生长发育情况。

3. 积极营养支持和预防感染。

4. 适当运动。

5. 保持大便通畅，避免大哭大闹。

（二）药物治疗

药物治疗只能缓解患者一些症状、减缓病情发展进程，不能治愈先天性心脏病。

1. 洋地黄、利尿药主要应用于先心病患者出现心力衰竭时的缓解治疗。

2. 血管扩张药，包括血管紧张素转换酶抑制剂、钙通道阻滞剂、前列环素类药物等，主要是针对肺动脉高压的治疗，目的是促使肺动脉压力降低，确保患者心输出量增加。

3. 抗凝药物，包括华法林、利伐沙班、低分子肝素、依诺肝素等，主要用于防止血管栓塞和血栓的形成。

（三）手术治疗

1. 介入治疗　①经皮球囊瓣膜成形术：主要用于瓣膜狭窄的治疗。②经导管封堵术：主要用于动脉导管未闭、房间隔缺损和室间隔缺损的治疗。

2. 外科手术治疗　主要用于一些复杂畸形，如法洛四联症、大血管换位、严重的心脏瓣膜畸形等的治疗。

护理关键点

一般护理、术前护理、术中护理、术后护理、随访指导

三、护理措施

（一）一般护理

1. 氧疗：给予患者吸氧，氧流量 1 ～ 2L/min，严重者加大氧流量、更换面罩吸氧或使用呼吸机。

2. 保持病房安静，保证患者足够的休息和睡眠，避免哭闹，以免加重心脏负担。

3. 严密观察病情的变化，严密监测生命体征，注意心率、脉搏、呼吸、血压及心脏杂音变化，防止并发症的发生。

4. 积极营养支持，给予低盐低脂、高蛋白、高热量、维生素含量丰富的饮食。保证营养的摄入，避免发生呛咳气促和呼吸困难等情况。

5. 积极预防感染，严格执行无菌操作技术，给予保护性隔离。保持病房空气新鲜，穿着要冷热适中，防止受凉。一旦发生感染，应积极治疗。

6. 增强体质、锻炼身体，提高机体的抵抗力。注重适量运动，根据体质量力而行，不做剧烈的运动。

7. 保持大便通畅，勿太用力以免加重心脏负担。

（二）术前护理

1. 缓解患者及家属紧张和焦虑的情绪，向患者及家长介绍手术的方法、意义、注意事项和手术的安全性。讲解手术成功的实例，树立信心，解除思想负担，以良好的心态迎接手术。

2. 避免受凉感冒，有局部感染者积极治疗。保证患者充足睡眠，增强免疫力。必要时手术前晚遵医嘱给予口服镇静药，使其全身情况处于最佳手术状态。

3. 完善相关检查，包括实验室检查、胸部 X 线、超声心动图等。

4. 术前详细了解患者病情，掌握心电图、心脏杂音、生命体征、足背动脉搏动及四肢循环情况，为术中术后观察提供依据。

5. 建立静脉通路，了解药物过敏史，遵医嘱必要者做碘过敏试验。

6. 手术穿刺部位的备皮和皮肤清洁。根据需要行双侧腹股沟及会阴部或锁骨下静脉穿刺部位备皮和清洁皮肤。术前避免股动脉、股静脉穿刺，以免损伤血管或形成血肿，影响手术时穿刺的成功率。

7. 训练床上排尿、排便，术前排空膀胱。穿刺股动脉者，术前需要训练患者行床上排尿、排便。

8. 行局部麻醉者，术前不需要禁食，可适量进清淡易消化饮食，但注意不要太饱，以免进食过多造成胃部不适，或因呕吐造成窒息。行全身麻醉者，术前禁饮 4 小时，禁食 8 ～ 12 小时；既要按手术要求严格禁食，又要避免禁食时间过长引起低血糖、酸中毒、脱水等，禁食当天遵医嘱给予输注 5% 葡萄糖液，以供给水、糖及正常需要的电解质液。

（三）术中护理

1. 准备好术中需要的各类药品，如肝素、造影剂、地塞米松、阿托品、盐酸肾上腺素及利多卡因等。

2. 连接心电监护仪、测压装置。严密观察患者病情及生命体征，及时发现心率、心律、血压、脉氧的变化，观察患者有无心悸、气短、胸痛等情况，发现异常及时通知医师并处理。

3. 术中需要抗凝治疗，密切观察有无不良反应，防止凝血发生。

4. 加强呼吸道管理，保持呼吸道通畅，防止呕吐窒息。

（四）术后护理

1. 减少人员探视，让患者充分地休息。监测生命体征，卧床休息，术肢制动。静脉穿刺者肢体制动 4～6 小时；动脉穿刺者以 1kg 沙袋加压伤口 6～8 小时，肢体制动 24 小时。

2. 全身麻醉患者术后去枕平卧头偏向一侧，禁食 4～6 小时，观察呼吸道是否通畅，防止呕吐窒息。

3. 检查穿刺点或伤口部位有无出血和血肿，有无感染，观察足背动脉搏动情况，比较两侧肢端的颜色、温度、感觉与运动功能情况。

4. 严密观察生命体征、尿量及尿液颜色并做好记录，观察有无术后并发症，如残余分流、感染、穿刺点 / 伤口出血或血肿、溶血、心律失常、心脏压塞、封堵器脱落、房室传导阻滞、下肢动脉栓塞等。

5. 全身麻醉患者术后 6 小时后多饮水，局部麻醉者术后即可饮水，加速造影剂的排泄。

6. 注意充分的休息，给予优质蛋白、高热量、高维生素、容易消化饮食，增强营养，增加机体抵抗力，避免刺激性、油腻的食物，避免大便干结。

7. 建议尽早活动，可由床上活动逐步过渡到下床活动。一般情况下对于介入术后者，24 小时以后就可以适当地下床活动。外科开胸者根据患者恢复情况再逐步下床活动。术后 3～6 个月内避免剧烈运动及重体力劳动。

8. 术后第 2 天行胸部 X 线检查、超声心动图检查，观察封堵器的位置或残余分流情况。

9. 抗凝、抗栓治疗期间注意观察有无出血倾向。

（五）随访指导

术后 1、3、6 个月至 1 年复查肝、肾功能，出凝血时间，血常规，心电图，胸部 X 线，超声心动图。

第八节　急性心肌梗死护理常规

一、护理评估

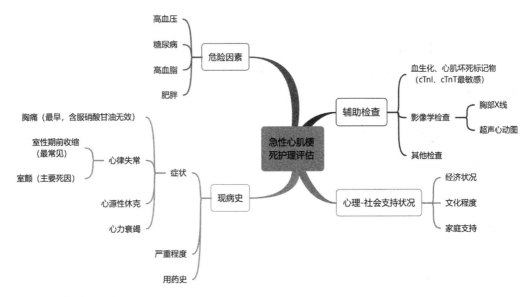

二、治疗要点

（一）一般治疗

1. 急性期卧床休息 12 小时，保持环境安静，减少刺激，24 小时内床上活动肢体，第 3 天床边活动，第 4 天增加活动量，5 ～ 7 天可以在病室行走。早期活动可防治深静脉血栓的形成。

2. 严密监测心电、血压和呼吸，除颤仪处于随时备用状态。

3. 患者若有呼吸困难和血氧饱和度降低，需要通过鼻导管或面罩持续给氧。

（二）药物治疗

1. 抗血小板药物　使用阿司匹林、氯吡格雷、替格瑞洛等抗血小板药物，达到抗血小板聚集目的。

2. 解除疼痛药物　①哌替啶 50 ～ 100mg 肌内注射或吗啡 2 ～ 4mg 静脉注射，必要时 5 ～ 10 分钟可重复使用。②硝酸甘油 0.3mg 或硝酸异山梨酯 5 ～ 10mg 舌下含服或静脉滴注。

（三）再灌注心肌治疗

1. 急诊经皮冠脉介入术　有条件的医院对具备适应证的患者应尽快实施经皮冠脉介入术。

2. 溶栓治疗　无条件施行介入治疗或延误再灌注时机者，若无禁忌证，应立即（接诊后 30 分钟内）予以溶栓治疗。

（四）消除心律失常治疗

1. 发现室性期前收缩或室性心动过速，立刻用利多卡因 50 ～ 100mg 静脉注射，每 5 ～ 10 分钟重复 1 次，至期前收缩消失或总量达 300mg，继以 1 ～ 3mg/min 的速度静脉滴注维持。如室性心律失常反复发作者可用胺碘酮。

2. 发生心室颤动或持续多形室性心动过速时，尽快采用电除颤或非同步直流电复律；单形室性心动过速药物疗效不满意时，应及早同步直流电复律。

3. 缓慢性心律失常，可用阿托品 0.5 ～ 1mg 肌内注射或静脉注射。

4. 二度或三度房室传导阻滞，伴有血流动力学障碍者，宜用临时心脏起搏器。

5. 室上性快速性心律失常药物治疗不能控制时，可考虑同步直流电复律。

（五）控制休克治疗

采用升压药、血管扩张药、补充血容量和纠正酸中毒等抗休克处理。有条件的医院考虑主动脉内球囊反搏术辅助循环，然后立即行经皮冠脉介入术或主动脉 – 冠脉旁路移植术。

（六）控制心力衰竭治疗

主要是治疗急性左心衰竭，以应用吗啡和利尿药为主，也可选用血管扩张药减轻左心室的前、后负荷。

（七）其他治疗

1. 抗凝疗法。

2. β 受体阻断药、钙通道阻滞剂和血管紧张素转化酶抑制药。

3. 极化液疗法。

护理关键点

一般护理、溶栓护理、介入护理、健康教育

三、护理措施

（一）一般护理

1. 休息　急性期卧床休息 12 小时，减少刺激，24 小时内床上活动肢体，第 3 天床边活动，第 4 天增加活动量，5 ～ 7 天可以在病室行走。早期活动可防治深静脉血栓的形成。

2. 吸氧　给予低流量吸氧（1 ～ 2L/min），改善心肌缺血，减轻疼痛。

3. 缓解疼痛　遵医嘱使用哌替啶、吗啡、硝酸甘油等，心肌再灌注可有效减轻疼痛。

4. 饮食护理　低热量、低脂、低胆固醇、低盐饮食，少食多餐。

5. 防止便秘　多食含纤维素和果胶的食物，避免刺激性食物。一般在无腹泻的情况下可使用缓泻剂，必要时低压灌肠。勿屏气用力排便，以免增加耗氧量，扩大梗死面积。

6. 病情观察

（1）观察是否有心绞痛发作或原有心绞痛程度加重，有无胃肠道症状。

（2）心电监测：心电示波、血压、心率、血氧饱和度。

（3）三大并发症的观察：① 心律失常。持续心电监测，及时发现各种心律失常，立即向医师汇报，遵医嘱及时给予治疗，并做好特殊处理的准备，如除颤、临时起搏等。② 心源性休克。每 1 ～ 2 小时测量一次血压、脉搏、呼吸或遵医嘱，如患者出现烦躁不安，呼吸加快，脉搏细速，皮肤湿冷，继之血压下降，脉压变小，为休克征兆，应立即汇报处理。③ 心力衰竭。心力衰竭早期患者突然出现呼吸困难、咳嗽，心率加快、舒张早期奔马律，严重时可出现急性肺水肿，易发展为心源性休克。严密观察，发现异常立即汇报处理。

（二）溶栓护理

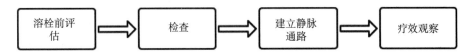

1. 评估是否有溶栓禁忌证　①绝对禁忌证：既往有出血性脑卒中，近半年内发生过缺血性卒中，动静脉畸形，颅内肿瘤，脑外伤及其他严重创伤，外科手术。最近 1 个月出现过胃肠道出血，凝血功能障碍，可疑有主动脉夹层，痴呆。②相对禁忌证：半年内有一过性脑缺血发作，一直口服抗凝药物。妊娠或产后 1 周内有血管穿刺部位无法止血，3 周内有创伤，有心肺复苏操作 20 分钟以上，严重或高血压 3 级，严重肝病，感染性心内膜炎，消化性溃疡，5 天前曾用过溶栓药，溶栓药过敏史。

2. 完善检查　血常规、肝肾功能、出凝血及血型、心肌酶学、心电图等。

3. 实施溶栓　迅速建立静脉通道，遵医嘱溶栓，注意观察有无不良反应：①过敏反应：表现为寒战、发热、皮疹等。②低血压：收缩压低于 90mmHg。③出血：包括皮肤黏膜出血、血尿、便血、咯血、脑出血等。

4. 观察溶栓效果　可根据下列指标间接判断是否溶栓成功。

（1）胸痛 2 小时内基本消失。

（2）心电图 ST 段于 2 小时内回降大于 50%。

（3）2 小时内出现再灌注性心律失常。

（4）cTnI 或 cTnT 峰值提高至发病前至发病后 12 小时内，血清 CK-MB 峰值提高出现（14 小时以内）。

（三）介入护理

1. 术前护理　备皮、备药、完善术前检查。

2. 术后护理　①穿刺术肢护理：经股动脉穿刺，常规压迫穿刺点 30 分钟，若无活动性出血，再进行制动并加压包扎 12 小时，制动 24 小时可正常活动。经桡动脉穿刺，压迫 12 小时即可。②术后多饮水、多排尿。③术后活动：根据病情早期下床活动。④术后病情监测：血压、心率、心律、症状等。

3. 用药护理　终身服用阿司匹林，置入支架者还需要联合应用氯吡格雷至少 1 年。

4. 心理护理　①安慰患者，解除紧张不安情绪，以减少心肌耗氧量；②疾病知识的指导。

（四）健康教育

1. 疾病知识指导　告知患者急性心肌梗死的疾病特点，树立终身治疗的观念，坚持做好危险因素控制将有利于延缓疾病的进展，改善预后。饮食原则为低饱和脂肪和低胆固醇饮食。积极治疗高血压、高脂血症、糖尿病等疾病。

2. 心理调适　指导患者保持乐观、平和的心态，正确对待自己的病情。告知家属对患者要积极配合和支持，为患者创造一个良好的身心修养环境，生活中避免对其施加压力，当患者出现不良情绪时要及时进行疏导。

3. 康复指导　康复运动前应进行医学评估与运动评估，确定康复运动的指征。①运动原则：有序、有度、有恒。②运动形式：以行走、慢跑、简化太极拳、游泳等有氧运动为主，可联合静力训练和负重等抗阻运动。③运动强度：根据个体心肺功能，循序渐进，一般选择 $60\% \sim 70\%$ VO_{2max}（即最大心率的 $70\% \sim 85\%$）范围控制运动。④持续时间：初始是 $6 \sim 10$ 分 / 次，含各 1 分钟左右的热身活动和整理活动；随着患者对运动的适应和心功能的改善，可逐渐延长每次运动持续时间至 $30 \sim 60$ 分钟。⑤运动频率：有氧运动每周 $3 \sim 5$ 天，最好每天运动；抗阻运动、柔韧运动每周 $2 \sim 3$ 天，至少间隔 1 天。

4. 用药指导　告知药物的用法、作用和不良反应，并教会患者定时测量脉搏。

5. 门诊随诊　遵医嘱进行门诊随诊，定期复查，不要随意加药、减药、停药。

第九节　冠状动脉粥样硬化性心脏病护理常规

一、护理评估

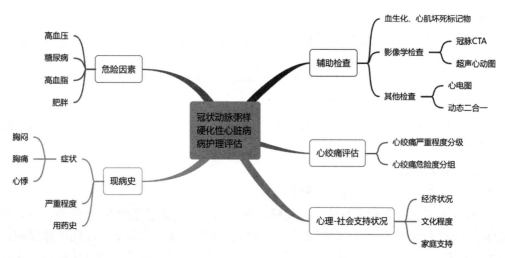

二、治疗要点

（一）一般治疗

1. 冠状动脉粥样硬化性心脏病（简称冠心病）急性期，需要卧床休息，严密监测血压、心率、呼吸等变化。

2. 冠心病引起呼吸困难、血氧饱和度低，需要持续低流量吸氧。

（二）药物治疗

1. 抗血小板药物　使用阿司匹林、氯吡格雷、吲哚布芬、替格瑞洛等抗血小板药物，达到抗血小板聚集、防止血栓形成目的。

2. 抗心肌缺血药物　达到减少心肌耗氧、扩张冠状动脉、缓解心肌缺血等目的，常用药物有硝酸甘油、硝酸异山梨酯等。

（三）手术治疗

包括经皮冠脉介入术和冠脉旁路移植术，可重建冠脉血供。

护理关键点

一般护理、药物护理、介入护理、心理护理、健康教育

三、护理措施

（一）一般护理

1. 休息　发作时应立即休息。

2. 吸氧　1～2L/min 低流量吸氧。

3. 饮食护理　给予高维生素、低热量、低动物脂肪、低胆固醇、适量蛋白质、易消化的清淡饮食，少量多餐，避免过饱及刺激性食物与饮料。

4. 心电监测　心电示波、血压、心率、血氧饱和度。

5. 病情观察　观察疼痛的部位、性质、诱因及持续时间。疼痛有无缓解等及其他的病情变化。

6. 避免便秘　合理饮食，多饮水，定时排便等。若便秘可遵医嘱给予缓泻剂。

（二）药物护理

1. 抗凝药物　观察有无出血及凝血情况，应注意观察有无牙龈出血、血尿、皮下出血等情况。

2. 降压药物　观察血压情况及其他副作用。

3. 降脂药物　观察血脂及肝功能。

4. 硝酸酯类药物　观察胸痛缓解情况及血压变化。

（三）介入护理

经皮冠脉介入造影、治疗后，应给予以下护理：

1. 术后病情监测。

2. 术后多饮水及排尿。

3. 术后穿刺点护理。

（四）心理护理

1. 说明情绪对疾病的影响。

2. 消除紧张、焦虑、恐惧情绪，使心情放松，以利于疾病恢复。

（五）健康教育

1. 用药指导　①遵医嘱服药，指导患者正确使用心绞痛发作期及预防心绞痛的药物。指导患者当心绞痛发作时，自己观察心绞痛持续时间、发作频率、性质，含服硝酸酯类药物并立即就医；含服硝酸酯类药物时，尽量选择卧位或坐位，以免发生意外。②指导患者自我观察使用抗凝药物的不良反应，有无牙龈出血、鼻出血、尿血等，一旦发现，

立即就医。③使用降压药物，应每天观察血压变化。④遵医嘱用药，不要随意加药、减药、停药。

2. 饮食指导　①低盐低脂、清淡、多维生素、多纤维素饮食；②有糖尿病者，少食甜食及富含碳水化合物的饮食；③有高尿酸血症者，少食嘌呤高的食物，如肉汤、动物内脏、豆类等。

3. 生活指导　①多食富含纤维素饮食，多吃蔬菜，避免便秘。若发生便秘可使用缓泻剂，切忌用力解大便。②根据心功能，适当运动，以促进心肺功能，运动以不引起不适为准。

4. 门诊随访　遵医嘱定期随访，查血心肌酶、心电图、血压、肝肾功能、凝血等。

第十节　原发性高血压护理常规

一、护理评估

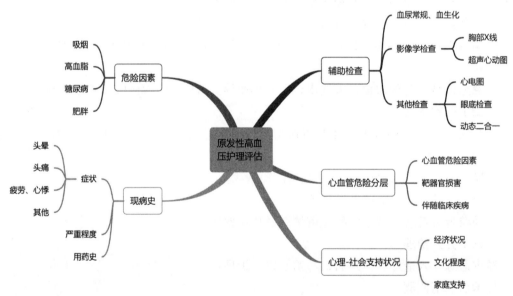

二、治疗要点

（一）非药物治疗

1. 减轻体重。

2. 减少钠盐摄入。

3. 补充钾盐。

4. 减少脂肪摄入。

5. 戒烟限酒。

6. 适当运动。

7. 减少精神压力，保持心理平衡。

8. 管理睡眠。

（二）药物治疗

1. 避免诱发因素　教育患者避免高钠低钾饮食、超重、过量饮酒、精神紧张等因素。

2. 降压药　遵循小剂量开始，优先选择长效制剂，联合用药及个体化原则，选择合适的药物进行治疗。

护理关键点

一般护理、头痛的护理、用药护理、心理护理、健康教育

三、护理措施

（一）一般护理

1. 根据患者的血压合理安排休息和活动，保证充足睡眠。

2. 密切观察患者的生命体征，观察有无头痛、胸闷、恶心等症状，严防高血压危象发生。

3. 避免过热的水洗澡或蒸汽浴，防止血管扩张导致晕厥。

4. 低盐（每天摄入食盐不超过6g）、低脂肪、低胆固醇、优质蛋白质饮食，注意营养均衡，戒烟限酒。

5. 保持大便通畅，忌用力排便。协助患者做好基础护理及生活护理工作。

6. 适当运动，运动频度一般每周 3 ～ 5 次，每次持续 20 ～ 60 分钟。

7. 注意生活规律和劳逸结合，指导患者使用放松技术，如音乐治疗、缓慢呼吸等。

（二）头痛的护理

1. 评估患者头痛情况，如疼痛程度、呕吐等症状。

2. 减少引起或加重头痛的因素。

3. 密切观察血压、脉搏、呼吸、瞳孔及意识状态，注意有无脑疝的前驱症状。

（三）用药护理

遵医嘱给予降压等治疗，观察降压药的疗效和副作用，警惕急性低血压反应。

（四）心理护理

给予心理护理，解除患者的心理压力，引导患者严格遵医嘱服药，让患者解除由疾病伴随而来的不愉快情绪和各种顾虑，增强战胜疾病的信心，积极配合治疗。

（五）健康教育

1. 疾病知识指导　①让患者及家属了解病情及高血压对健康的危害，引起足够重视，避免靶器官的进一步损伤。②多为患者和家属讲解疾病相关知识，树立终身用药的观念，控制危险因素，减少并发症的发生，改善预后。

2. 健康生活方式指导　①避免高脂、高胆固醇、高盐饮食，钠盐摄入应低于6g/d。②控制总热量，适量有氧运动，控制体重，避免肥胖。③控制情绪，避免过度激动和精神高度紧张。④劳逸结合，保证充分的睡眠。⑤戒烟戒酒。⑥避免使用过热的水洗澡或长时间蒸汽浴。

3. 用药指导　①向患者强调长期服药的重要性，告知药物的名称、剂量、用法、作用及不良反应。②遵医嘱用药，不可随意增减药量或突然停药，定期复查。③坐位起立或平卧坐起时，动作尽量缓慢，以免引起昏厥，如出现血压急剧上升、头痛、胸闷、恶心等不适，须立即就地休息，尽快到医院就诊。

4. 运动指导　①根据年龄及病情指导患者选择慢跑、快步走、太极拳等运动。②当运动中出现头晕、心慌、气急等症状时应就地休息。

5. 心理指导　保持平静心情，避免情绪激动及过度紧张焦虑。积极配合并监管好血压，出现不良情绪时要及时进行疏导。

6. 随诊　①教会患者及家属定血压计，定体位、定时间、定部位监测血压并记录。②定期监测血糖、血脂、尿常规及肾功能。③每 1～3 个月定期复诊，高危者每个月至少复诊一次。突然血压升高，心前区疼痛、肢体麻木，少尿，夜尿增多时就诊。

第十一节　下肢深静脉血栓护理常规

一、护理评估

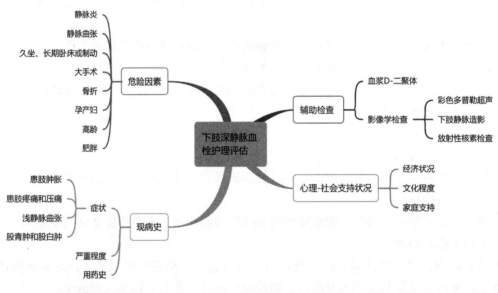

二、治疗要点

（一）一般治疗

1. 急性发病后 10～14 天内绝对卧床休息，包括在床上大小便，患肢禁止热敷、按摩，以免血栓脱落。抬高患肢高于心脏水平 20～30cm，膝关节微屈，下垫宽大软枕，以促进静脉回流并降低静脉压，减轻疼痛与水肿。

2. 密切观察患肢肿胀程度，动脉搏动，皮肤温度、色泽及患肢疼痛等情况。每日测量、比较并记录不同平面的周径，注意固定测量部位，以便进行对比。

3. 密切观察肺动脉栓塞征象。

（二）药物治疗

1. 肠道外抗凝——皮下注射低分子肝素　低分子肝素类药物常见的有低分子肝素钠、依诺肝素钠等，一般每隔 12 小时给药一次，常规给药途径为皮下注射给药，因此常见的不良反应为皮下出血（被注射部位及周围出现淤点、淤斑甚至血肿等）。

2. 口服抗凝——利伐沙班　利伐沙班是一种新型的口服抗凝药，通过抑制 Xa 因子来中断凝血瀑布的内源性和外源性途径，抑制凝血酶的产生和血栓形成，进而发挥抗凝作用。目前国内有 3 种规格，分别为 10mg、15mg、20mg。10mg 片剂可与食物同服，也可以单独服用，15mg 或 20mg 片剂应与食物同服以增加药物与胃黏膜的接触，延长其在胃内的停留时间，利于吸收。急性下肢深静脉血栓的初始治疗推荐剂量是前 3 周 15mg/ 次，每日 2 次，之后维持治疗及降低下肢深静脉血栓复发肺动脉栓塞风险的剂量是 20mg，每日 1 次。利伐沙班有出血风险，服药过程中应注意加强监护。

3. 介入治疗　①下腔静脉滤器置入术、取出术。②溶栓治疗：如经足背浅静脉置入留置针行患肢浅静脉顺行溶栓、导管接触溶栓。③经皮腔内机械性血栓清除术。④经皮腔内血管成形术和支架置入术。

护理关键点

生活指导、饮食指导、用药指导、复诊指导

三、护理措施

（一）生活指导

1. 戒烟：吸烟产生的氧自由基可以直接损伤血管壁，导致血栓形成。

2. 限酒：酒精会影响正常的心脏功能，导致血液黏稠度增加，增加心血管疾病的发生概率。此外，酒精还会刺激消化道黏膜，影响消化功能，甚至引起消化道溃疡。

3. 避免长时间站立、坐、蹲等。

4. 保持正确的坐姿，避免跷"二郎腿"。

5. 穿着宽松衣物，避免腰带束缚过紧。

6. 解大便时使用坐便器。

7. 休息时抬高患肢。

8. 坚持功能锻炼和适当的体育锻炼。

9. 积极控制血压、血糖、血脂。

（二）饮食指导

1. 低盐饮食：世界卫生组织建议普通人每人每天食盐量 < 5g，严格的低盐饮食要求每人每天食用量不超过 2g。

2. 低脂、低胆固醇饮食，多食用新鲜的蔬菜、水果，少食用动物油、动物内脏等，在烹饪时多用蒸、煮、凉拌，少煎、炒、油炸。

3. 多食用高纤维素食物，可促进胃肠道蠕动，帮助保持大便通畅。

4. 多饮水：建议每日饮水量为 1500～1700ml，以加速机体新陈代谢，降低血液黏稠度。

（三）用药指导

1. 严格遵照医嘱的剂型、剂量和频率，在每天相对固定时间服药。不可随意更换药物品种，不可随意调整剂量，不可擅自停药。若每天 1 次，建议每天上午 8 点，与早餐一起服用；若每天 2 次，建议第一次服药在每天上午 8 点与早餐一同服用，第二次服药在每天晚上 8 点，与少量点心一同服用。

2. 每天服药 1 次的患者，如果发生漏服，当天立即补服，第二天继续原剂量服药；如果第二天才发现前一天的药漏服了，仍然按照原剂量服药，不可为了弥补漏服而使剂量加倍。每天服药 2 次的患者，如果发生漏服，当天立即补服，确保当天服药剂量达标，第二天继续原剂量口服；如果第二天才发现前一天的药漏服了，仍然按照原剂量服药，不可为了弥补漏服而使剂量加倍。

（四）介入治疗护理

1. 术前护理　腹股沟区备皮、更换病号服，遵照医嘱置入留置针等，嘱患者好好休息，并做好心理调适，确保以最佳的身体和心理状态接受手术。

2. 术后护理　①持续心电监护及低流量吸氧，密切监测生命体征、血氧饱和度。②密切观察穿刺部位是否渗血、穿刺点弹力绷带加压包扎或者盐袋压迫止血 12～24 小时。经股静脉穿刺者术侧肢体伸直制动 6 小时，卧床休息 24 小时，病情允许即可下床活动。③密切观察患肢的皮肤温度、颜色和动脉搏动情况，防止压迫过紧影响肢体动脉供血。④肢体限制活动期间，定时轴线翻身，观察皮肤是否有淤点、淤斑等，预防并发症的发生。⑤术后指导患者饮水，以促进造影剂的排泄。

3. 溶栓治疗护理　①留置溶栓导管/鞘管患者宜取仰卧位或低半坡卧位，防止管道打折或穿刺部位渗血。卧床期间继续抬高患肢，高于心脏 20～30cm。协助患者定时轴线翻身，防止下肢屈曲引起管道移位、滑脱。②患侧小腿深静脉置管溶栓时，需要延长术侧肢体伸直制动时间至拔管后 6～12 小时，若经健侧股静脉"翻山"至患侧逆行溶栓，则双下肢需要伸直制动。③颈静脉穿刺者头部不可大幅活动，活动范围双向不宜超过30°，以防局部出血，血肿压迫气管。卧床休息 24 小时，病情允许即可下床活动。④指导患者床上进行踝泵运动，以利于静脉回流，减轻患肢肿胀。⑤置管过程中要注意足跟和踝部皮肤保护，必要时给予软枕适当垫起或使用皮肤保护用品，防止压力性损伤发生。⑥尿激酶等溶栓药物应现配现用，用微量泵输注溶栓药物，正确设置输液速度和总量，保证药物按时、按量、准确输入。微量泵报警应立即检查故障发生原因，如阻塞、气泡、欠压等，及时排除故障。⑦溶栓治疗期间注意观察患者穿刺处、皮肤、黏膜、消化道、泌尿系统、神经系统等有无出血和全身出血现象。⑧溶栓期间动态观察并记录患肢皮肤颜色、温度、感觉变化及肿胀程度。

（五）复诊指导

1. 下肢肿胀、疼痛，需要警惕下肢深静脉血栓复发，应及时就诊。

2. 突发咳嗽、呼吸困难、气促、胸痛、晕厥、咯血、心率加快、发热、心悸、烦躁不安、惊恐甚至濒死感等都提示有可能发生了肺栓塞，需要立即就医。

3. 出现严重出血的情况，如小便颜色为茶色或者暗红色，大便颜色为黑色、柏油样便或者肉眼可见的血便，不明原因出现头痛、意识障碍、呕血等，需要立即就医。

第十二节　下肢静脉曲张护理常规

一、护理评估

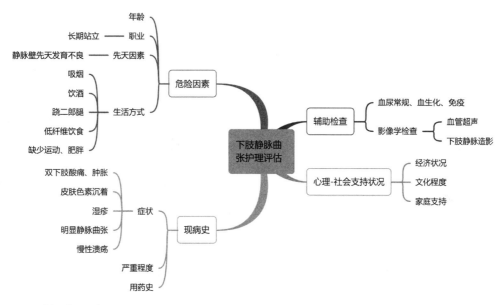

二、治疗要点

（一）非药物治疗

1. 穿弹力袜　指导患者行走时坚持穿弹力袜，以促进静脉回流。

2. 保持合适的体位　日常生活中应避免久站久坐，适当进行运动；休息时抬高患肢，以利于静脉回流。

3. 泡沫硬化剂治疗　可通过将硬化剂注入下肢曲张的静脉，使曲张的静脉萎陷，达到治疗效果。

（二）手术治疗

手术治疗适用于深静脉畅通，无手术禁忌的患者。传统常用的手术方法是行大隐静脉或小隐静脉高位结扎并静脉剥脱术。近年来，根据患者病情可以选择使用静脉旋切刨吸术、腔内热闭合术或采用射频、电凝、静脉硬化治疗等方法。

护理关键点

生活指导、饮食指导、运动指导、术后指导

三、护理措施

（一）生活指导

1. 避免久立久坐及负重行走，注意休息。胀、重、隐痛明显者，可抬高患肢休息。

2. 指导患者用温水泡脚，并用双手轻轻自下而上挤压按摩，促进血液流通；并有意识收缩下肢肌肉，促进静脉血回流，减轻不适。

3. 症状轻者局部包扎弹力绷带或穿弹力袜。

4. 休息时应抬高患肢，以利血液回流。

5. 小腿有溃疡合并感染时，应平卧休息，抬高患肢，控制炎症，平时保持床、衣裤的清洁干燥，并定时创面换药以防交叉感染。

6. 平时饮食宜清淡。高脂饮食容易使血脂升高，血黏稠度增加，容易引起肢体血栓形成。

7. 预防臁疮的发生：长期的静脉曲张、静脉瓣膜功能不全、静脉高压和淤血，可出现轻度肿胀，包括皮肤萎缩、脱屑、色素沉着，皮下组织硬结，甚至溃疡形成，可择期进行大隐静脉或小隐静脉高位结扎剥脱术。

8. 防治腹腔内压长期升高：腹腔内压升高可以影响下肢静脉回流，引起下肢静脉内压升高，增加静脉瓣膜负担或使静脉瓣膜被破坏。因此，应积极治疗能够导致腹腔内压增高的慢性疾病，如慢性咳嗽、便秘等。

（二）饮食指导

1. 多吃新鲜的蔬菜和水果，因为富含纤维素，能够改善下肢的血液循环，减轻下肢酸胀、疼痛及水肿等症状。

2. 多吃高蛋白、低脂肪的食物，因为肥胖能够增加下肢的负重，使静脉曲张的症状越来越重。

（三）运动指导

1. 站立时　站直，尽力提起足后跟，可以明显感到小腿肌肉绷紧。保持一会儿，再慢慢下落（图2-12-1）。

2. 坐姿时　双足轮流踩踏；勾足背时，可以明显感到小腿肌肉绷紧（图2-12-2）。

3. 平躺时　双手放在身体两侧，在足踝处垫一个枕头；然后两腿绷直，先举起左腿（尽量抬高），在空中停留几秒后放下（右腿重复上述动作）。左右两腿交替做1次为1组，每次练习5～10组（图2-12-3）。

（四）术后指导

1. 术后3～5天（根据患者实际情况）打开弹力绷带换药，如果无特殊，可不再用绷带包扎，但需要持续24小时穿着医用弹力袜2周。建议2周后白天穿着医用弹力袜，夜间不用穿，至少持续3～6个月。3～6个月后日常活动可不必穿着医用弹力袜，但需要长时间站立活动时建议穿着医用弹力袜保护患肢，预防静脉曲张复发。

2. 拆除绷带后部分患者皮肤可见片状淤斑，为手术中出血反映至皮肤表面，一般2～6周后即可吸收。个别患者皮肤出现小水疱，数天后即可愈合。

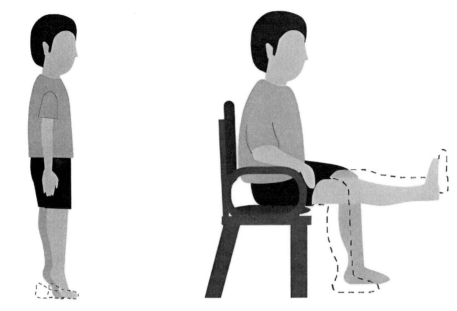

图 2-12-1　站立时运动　　　　　　　　　图 2-12-2　坐姿时运动

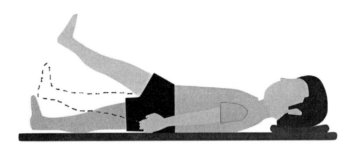

图 2-12-3　平躺时运动方法

3. 需要拆线的患者，应每 3 ～ 4 天换药，术后 7 ～ 9 天拆除腹股沟切口缝线，术后 12 ～ 14 天拆除下肢其余部位切口缝线。采用美容技术无须拆线的患者，坚持穿着医用弹力袜即可，无须换药；若切口出现裂开、红肿、疼痛等不适应及时告知医师处理。

4. 术后患肢可能有轻度肿胀，为正常现象，通常 2 ～ 8 周可缓解。

5. 由于采用硬化剂及微创技术，术后局部静脉可能变硬、皮肤下可能有结节，皮下可能触及条索是术后早期改变，经 3 ～ 6 个月后可逐渐软化消失。

6. 出院后按时口服药物 1 个月。如日后再次出现腿部肿胀酸痛等症状，可再次服用 1 个月促进静脉血回流，缓解症状。

7. 一般术后 1 ～ 2 个月门诊复查。

第十三节　主动脉夹层护理常规

一、护理评估

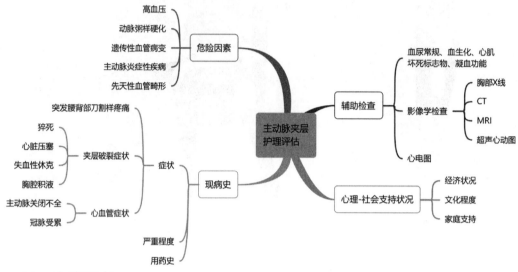

二、治疗要点

（一）一般治疗

卧床休息，减少搬动，监测血压、心率和尿量。

（二）药物治疗

1. 镇痛　首选吗啡静脉注射。

2. 控制血压　将收缩压快速降至 100 ～ 120mmHg。

（三）手术治疗

伴有近端主动脉夹层的患者应予以手术治疗。

（四）介入治疗

经皮股动脉穿刺放置腔内支架移植体。

（五）长期治疗

长期服药以有效控制血压。

护理关键点

术前护理、术后护理、健康教育

三、护理措施

（一）术前护理

1. 嘱患者严格卧床休息，禁止下床活动，避免用力过度（如排便用力、剧烈咳嗽）；

协助患者床上排便，保持大便通畅。

2. 饮食护理：低盐低脂饮食，清淡易消化的半流质饮食或软食。

3. 用药护理：有效快速控制血压和心率，控制心率在 60 ～ 70 次 / 分，控制动脉血压下降幅度不超过基础值的 20% ～ 30% 或维持收缩压在 100 ～ 120mmHg。

4. 心理护理：根据患者不同的心理感受，及时给予患者情感支持，消除患者的恐惧及焦虑心理，使他们获得本疾病治疗及护理知识，从被动接受治疗护理转为主动参与治疗护理。

（二）术后护理

1. 严密监测体温、脉搏、呼吸、血压、中心静脉压等变化，每 30 分钟记录一次，记录要求客观、真实、及时、严谨。①血压：一般成年人血压收缩压维持在 100 ～ 120mmHg，平均动脉压 68 ～ 75mmHg。②心率：正常成年人术后心率 60 ～ 100 次 / 分。③中心静脉压（CVP）的监测：正常值 5 ～ 12cmH$_2$O。

2. 严密监测呼吸功能，改善缺氧状况。鼓励患者深呼吸，定时为患者翻身、拍背，鼓励有效咳嗽，注意观察痰液的量、颜色、性质。对于气管插管或气管切开患者应及时有效吸痰，加强气道湿化，保持呼吸道通畅。

3. 尿量、尿色的观察：每 30 ～ 60 分钟观察记录尿量 1 次，并计算累积尿量。正常成年人尿量 > 1ml/（kg·h），小儿 > 1ml/（kg·h）。尿比重正常值为 1.012 ～ 1.025。尿量少而且比重低，是急性肾衰竭的表现，应予注意。

4. 神经系统的监护：严密观察患者的意识、表情、瞳孔大小、对光反应及肢体活动情况，以了解大脑皮质的功能状态，判断有无脑缺血、缺氧、脑栓塞及脑水肿等。意识状态判断详见表 2-13-1。

表 2-13-1　意识状态判断

意识状态	瞳孔	对光反射	神经反射	神志	握力
麻醉较深未清醒状态	正常	正常	浅反射存在	呼唤患者姓名无反应	无
初步清醒阶段	正常	正常	正常	呼唤患者姓名时能睁眼，但睁眼比较困难	握手时力量不大
完全清醒状态	正常	正常	正常	呼唤患者姓名时睁眼敏捷	握手有力
不同程度的脑神经损害	双侧瞳孔不等大、不等圆	光反射减弱或消失	浅反射减弱或消失；深反射减弱或消失；有的患者深反射可能亢进，有病理征	神志不清，呼之不应	无

5. 消化系统的监护：①术前营养状况正常，术后当天或第一天顺利拔除气管插管，

拔管后 4～6 小时可饮水，无不良反应后逐渐进流质、半流质及普通饮食。术后恶心、呕吐者应短暂禁食几小时，而后逐步恢复饮食。②气管插管数日不能拔除，需要长期应用呼吸机者，若胃肠功能尚可，留置胃管进行营养补充，定时鼻饲肠内营养液，术后第 1 天开始辅助以静脉营养液。对气管切开放置气管套管的患者，应以经口进食为主，辅以静脉补充。

6. 管道护理：①心包、纵隔、胸腔引流管。观察引流液的颜色及性状，每小时测量引流液并准确记录；观察是否有活动性出血或心脏压塞，引流液持续超过 100ml/h 及时通知医师。②尿管。保证引流通畅；保持尿道口清洁；防止逆行感染，引流管及集尿袋均不可高于耻骨联合。③中心静脉导管（CVC）。严格无菌操作，测压通路不能输注血管活性药物等，以免测压时药物输入中断或过快引起病情变化。④动脉测压管。严格无菌操作，保持测压管通畅并妥善固定，位置固定要适当以使波形处于最佳状态，操作过程中严防空气、异物等进入测压管路。⑤胃管（成年人的插管长度 45～55cm，小儿 18～24cm）。判断胃管位置，每次鼻饲前均要检查胃管是否在胃内；妥善固定胃管，保持通畅，预防打折。⑥气管插管。妥善固定气管插管，每 4 小时测量内囊压，听诊双肺呼吸音是否清楚、对称，观察胸廓起伏是否对称。

（三）健康教育

1. 自我监测指导：教会患者自测心率、脉搏，有条件者置血压计，定时测量。若出现胸、腹、腰痛症状及时就诊。

2. 心理指导：学会自我调整心理状态，调控不良情绪，保持心情舒畅，避免情绪激动。

3. 家庭支持指导：患者病后生活方式的改变需要家人的积极配合和支持，指导患者家属给患者创造一个良好的身心休养环境。

4. 行为指导：伤口未拆线之前保持伤口清洁干燥；待病情稳定后适当活动，循序渐进；戒烟戒酒；避免重体力劳动，适当休息。

5. 饮食指导：饮食应清淡，避免高脂肪、高热量及辛辣刺激类食物；多食新鲜蔬菜和水果，长期低盐低脂饮食。

6. 用药指导：按时按量服药。在服用抗凝药物期间要定期检测凝血机制，有出血倾向及时就医，定期复诊。

7. 定期门诊随访，术后 1、3、6 个月及以后每半年复诊 1 次，出现心慌、胸闷等症状及时就诊。

参考文献

[1] 《中国高血压防治指南》修订委员会 .《中国高血压防治指南（2023 年修订版）》[C]. 2022 年中国高血压年会，2023.
[2] 尤黎明，吴瑛 . 内科护理学 [M]. 7 版 . 北京：人民卫生出版社，2022.
[3] 中国老年学和老年医学学会 . 老年冠心病慢病管理指南 [J]. 中西医结合研究，2023 ,15（1）：30-42.
[4] 葛均波，徐永健，王辰 . 内科学 [M]. 9 版 . 北京：人民卫生出版社，2022.
[5] 董威 . 系统心脏康复护理对急性心肌梗死患者经皮冠状动脉介入治疗术后的干预效果 [J]. 中国医药指南 ,2020,18（33）:217-218.

[6] 崔振双，田国祥. 2021 ESC 急慢性心力衰竭指南解读 [J]. 中国循证心血管医学杂志，2022,14（11）：1281-1287.

[7] 王华，李莹莹. 慢性心力衰竭加重患者的综合管理中国专家共识 2022[J]. 中国循环杂志，2022,37（03）:215-225.

[8] 克里斯蒂安·F. 凯姆，A. 约翰·凯姆. 心脏病学临床指南 [M]. 李广平主译. 天津：天津科技翻译出版有限公司，2019.

[9] 先天性心脏病外科治疗中国专家共识 [J]. 中国胸心血管外科临床杂志,2020,27（01）:126.

[10] 李素霞. 心内科临床护理与护理技术 [M]. 沈阳：辽宁科学技术出版社，2020.

[11] 倪志红，薛小玲. 小儿先天性心脏病介入手术的护理 [J]. 护士进修杂志,2011,26（07）:667-668.

[12] 李乐之，路潜. 外科护理学 [M]. 7 版. 北京：人民卫生出版社，2022.

[13] 陈孝平，汪建平，赵继宗. 外科学 [M]. 9 版. 北京：人民卫生出版社，2018.

[14] 李荣，张静，陈丽桢. 重症心脏瓣膜病患者围手术期的护理 [J]. 齐鲁护理杂志，2004（07）：492-493.

[15] 王斌，杨杰，王焱.《2020 ACC/AHA 心脏瓣膜病管理指南》解读 [J]. 华西医学，2021，36（09）：1184-1190.

[16] 董念国，曹红，周廷文，等. 心脏瓣膜病治疗进展 [J]. 临床心血管病杂志，2022，38（06）：429-432.

[17] 郭爱敏，周兰姝，王艳玲，等. 成人护理学 [M]. 4 版. 北京：人民卫生出版社，2023.

[18] 薛世岳，程可洛. 风湿性心脏瓣膜病二尖瓣狭窄的外科治疗进展 [J]. 海南医学，2015，26（04）：540-542.

[19] 翟浩转. 二尖瓣置换术患者的围术期护理 [J]. 全科护理,2014，12（02）：143-144.

[20] 肖熙，邱小芩. 房间隔缺损封堵术并发急性心包填塞的抢救与护理 [J]. 护士进修杂志,2010,25（21）:1981-1982.

[21] 张莎，严秋萍. 边缘不足房间隔缺损患者介入治疗围术期护理 [J]. 护理学杂志,2020,35（24）:44-46.

[22] 朱鲜阳. 常见先天性心脏病介入治疗中国专家共识　一、房间隔缺损介入治疗 [J]. 介入放射学杂志,2011,20（01）:3-9.

[23] 公培娟，刘继英，王新芝. 经导管室间隔缺损封堵术患者的护理 [J]. 中华护理杂志,2005（01）:37-38.

[24] 秦永文. 常见先天性心脏病介入治疗中国专家共识　二、室间隔缺损介入治疗 [J]. 介入放射学杂志,2011,20（02）:87-92.

[25] 郭丽琴. 围手术期护理对小儿先天性室间隔缺损介入治疗效果的影响 [J]. 心血管病防治知识（学术版），2020,10（01）:89-91.

[26] 辛杰. 实用心血管疾病护理规范 [M]. 北京：科学技术文献出版社，2019.

[27] 徐宏耀，吴信. 心脏外科监护 [M]. 北京：人民军医出版社，2003.

[28] 蒋劲松，陈磊. 下肢静脉曲张治疗方法进展及要点 [J]. 中国实用外科杂志，2021，41（12）;1368-1372.

[29]《中国血栓性疾病防治指南》专家委员会. 中国血栓性疾病防治指南 [J]. 中华医学杂志,2018.

[30] 王深明，武日东. 下肢深静脉血栓形成治疗指南与实践 [J]. 中国实用外科杂志，2015，35（12）：1264-1266.

第三章 血液系统疾病护理常规

第一节 缺铁性贫血护理常规

一、护理评估

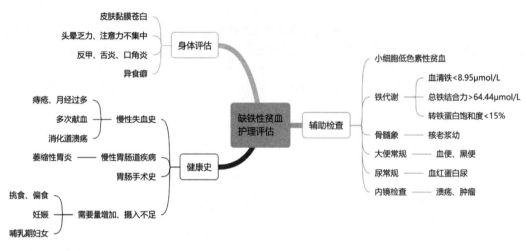

二、治疗要点

（一）病因治疗

根治缺铁性贫血的关键，包括改变不合理的饮食结构与方式，预防性增加含铁丰富的食物或铁强化物，积极治疗原发病。

（二）铁剂治疗

1. 口服铁剂　首选方法，从小剂量开始，逐渐增量。常用口服铁剂有多糖铁复合物、硫酸亚铁、右旋糖酐铁、琥珀酸亚铁、富马酸亚铁等。

2. 注射铁剂　①适应证为胃肠疾病不能耐受口服铁剂患者（消化性溃疡），吸收障碍患者（胃大部切除和慢性腹泻），需要迅速获得疗效者（晚期妊娠、择期手术、严重贫血）。②常用注射铁剂的药物有右旋糖酐铁、山梨醇铁等。③深部肌内注射，首次0.5ml试验剂量，观察1小时后无过敏反应可给足量，第一天50mg，以后每天或隔天100mg。④需铁剂量计算：方法一，补铁总量（mg）=（150–Hb）×0.0034×体重×65+（500～1000mg）；方法二，补铁总量（mg）=（需达到Hb浓度–患者Hb浓度）×0.33×体重。

（三）蔗糖铁注射液

适用于口服铁剂效果不好而需要静脉铁剂治疗的患者；只能用0.9%氯化钠注射液稀释使用。第一次治疗前先给予一个小剂量进行测试，成年人用1～2.5ml（20～50mg铁），体重大于14kg的儿童用1ml（20mg铁），体重小于14kg的儿童用日剂量的1/2（1.5mg/kg），在给药15分钟后未出现任何不良反应，继续给予余下的药液。首选给药方式是静脉滴注。

1ml 最多只能稀释到 20ml 的 0.9% 氯化钠注射液中，为保证药液的稳定，不允许将药液配成更稀的溶液。配好后应在 12 小时内使用。药液的滴注速度应为 100mg 铁滴注至少 15 分钟。

缺铁量计算公式：总缺铁量（mg）= 体重（kg）×（Hb 目标值 — Hb 实际值）（g/L）× 0.24+ 贮存铁量（mg）。体重 ≤ 35kg：Hb 目标值 =130g/L，贮存铁量 =15mg/kg；体重 > 35kg：Hb 目标值 =150g/L，贮存铁量 =500mg。本品总给药量（ml）= 总缺铁量（mg）/20（mg/ml）；如果总需要量超过了最大单次给药剂量，则应分次给药。

护理关键点

一般护理、病情观察、氧气吸入的护理、静脉输血的护理、铁剂不良反应的护理

三、护理措施

（一）一般护理

1. 休息与活动 ①轻度贫血者（血红蛋白 90 ～ 120g/L）：注意休息，避免过度劳累；②中度贫血者（血红蛋白 60 ～ 90g/L）：增加休息时间，活动量以不加重症状为度；③重度贫血者（血红蛋白 30 ～ 59g/L）：应卧床休息，病情好转后逐渐增加活动量；④极重度贫血（血红蛋白低于 30g/L）：应绝对卧床休息，包括大小便均在床上完成。

2. 饮食护理 指导患者纠正不良的饮食习惯，告知患者均衡饮食，勿偏食挑食。进食时应细嚼慢咽、定时定量，必要时少量多餐；避免摄入辛辣、刺激性大的食物；增加含铁丰富的食物的摄入，如鼓励患者多进食肉类、肝脏、血、蛋黄、海带、黑木耳等；促进食物中铁的吸收，指导患者多摄入富含维生素 C 的水果或加服维生素 C，避免同时饮用咖啡、浓茶等影响铁吸收的饮品。

（二）病情观察

观察患者的面色、贫血程度，有无头晕、乏力、皮肤黏膜苍白、活动后气促等；观察患者有无舌炎、口角炎、头发稀疏、匙状甲、异食癖、注意力不集中等；观察患者心率和脉搏的变化，警惕有无左心衰竭的发生。

（三）氧气吸入的护理

严格遵守操作规程，注意用氧安全，切实做好"四防"，即防震、防火、防热、防油；吸氧前应先调节流量，然后再连接鼻导管；停止吸氧时，应先分离鼻导管接头，再关闭流量表小开关，以免一旦关开倒置，大量气体冲入呼吸道会损伤肺组织；在用氧的过程中，经常观察缺氧状况有无改善，氧气装置是否通畅；告知患者及家属切勿擅自调节氧流量，不要折叠、扭曲、压迫氧气管；翻身时避免氧气管滑脱。

（四）静脉输血的护理

严格执行双人查对及"三查八对"制度，从取血到血袋回收的整个过程中，严格使用 PDA 进行扫描核对，完成输血流程的闭环操作，杜绝差错事故的发生。

（五）铁剂不良反应的护理

1. 口服铁剂常见不良反应 包括恶心、呕吐、胃部不适和黑便等。应于餐后服用、小剂量开始。避免与牛奶、茶水、咖啡、碱性药物和 H_2 受体拮抗剂同服，可同时服用维

生素 C、乳酸或稀盐酸以促进铁的吸收。口服液体铁剂时应使用吸管，以防将牙齿染黑（图3-1-1）。服用铁剂期间大便会呈黑色，其原因是服用铁剂后，铁剂在胃肠道内与硫化氢作用而生成黑色的硫化铁，从而会使大便的颜色变黑，应告知患者停药后即可消失，消除患者顾虑。同时观察药物疗效。铁剂治疗有效者，用药后 1 周左右网织红细胞开始增多，10 天左右达高峰；2 周左右血红蛋白开始上升，2 个月左右恢复正常。血红蛋白恢复正常后，应仍继续服用铁剂 3～6 个月，以补足贮存铁；向患者强调按剂量、按疗程服药的重要性，指导患者定期复查。

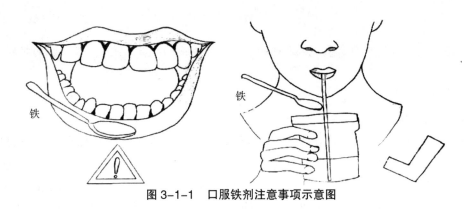

图 3-1-1　口服铁剂注意事项示意图

2. 注射铁剂常见不良反应　包括注射局部肿痛、硬结形成、皮肤发黑和过敏反应（表现为面色潮红、头痛、肌肉关节疼痛和荨麻疹，重者可发生过敏性休克）。采用深部肌内注射法，并经常更换注射部位，首次用药需要用 0.5ml 的试验剂量并备用肾上腺素；抽取药液后更换注射针头，以避免药液溢出引起皮肤染色及针头外的药液污染针道；在非暴露部位采用"Z"形注射法或留空气注射法。

（1）"Z"形注射法：注射前以左手示指、中指和无名指使注射部位皮肤及皮下组织朝同一方向侧移（1～2cm），绷紧固定局部皮肤维持到拔针后迅速松手，常规的垂直进针通道变成"Z"形径路（图3-1-2）。

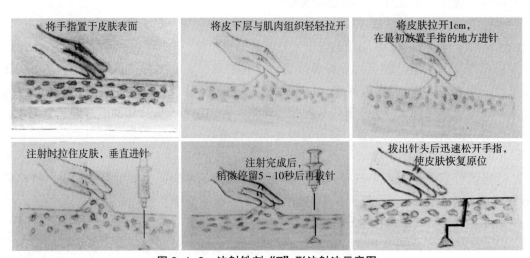

图 3-1-2　注射铁剂"Z"形注射法示意图

（2）留空气注射法：注射器抽吸药液后；再吸入 0.2 ～ 0.3ml 的空气；气泡在上，全部药液注入后再注入空气。使针头部位的药液全部注入肌肉组织内；可防止拔出针头时药液渗入皮下组织；降低组织受刺激的程度，减轻疼痛（图 3-1-3）。

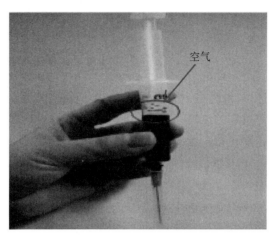

空气

图 3-1-3　注射铁剂留空气注射法示意图

3. 注射铁剂的注意事项　如果注射过程中不慎外渗，可以将相应的肢体抬高，以促进血液回流，促进局部药物吸收，同时在渗出后 24 ～ 48 小时之内可给予冷敷，以减少铁在外渗时引起的炎症反应；超过 24 ～ 48 小时之后可以给予热敷，以加快局部血液循环，促使炎症更好地吸收，同时可以给予 50% 的硫酸镁湿敷，以减轻水肿对局部组织的损伤，促进局部组织修复。也可以使用外涂的药物，如喜辽妥或肝素钠软膏进行局部涂抹，来减轻疼痛并加速炎症的吸收。

第二节　再生障碍性贫血护理常规

一、护理评估

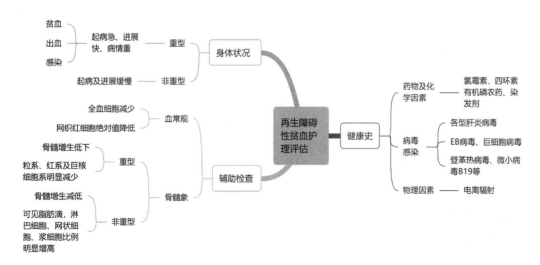

二、治疗要点

（一）治疗原则

骨髓造血、改善微循环、调节免疫功能、外周血造血干细胞移植。

（二）支持治疗

1. 纠正贫血　成分输血，如 Hb ＜ 60g/L，且有明显的缺血缺氧症状，应输悬浮红细胞。

2. 防治出血　如血小板计数 ＜ 20×10^9/L，且有明显的出血症状，应输血小板、止血药物等，并告知患者绝对卧床休息。

3. 防治感染　可疑部位分泌物的细菌培养，合理应用抗生素。

（三）针对不同发病机制的治疗

1. 免疫抑制疗法　主要包括合理应用抗胸腺细胞球蛋白（ATG）、抗淋巴细胞球蛋白（ALG）和环孢素，其中 ATG/ALG 联合环孢素的治疗方案已成为目前再生障碍性贫血治疗的标准疗法之一。

2. 环孢素　适用于各种类型的再生障碍性贫血，与 ATG 或 ALG 合用可提高疗效，被认为是重型再生障碍性贫血非移植治疗的一线方案。口服用药，疗程 1 年以上。

3. 促进造血　①雄激素：适用于各种类型的再生障碍性贫血，是非重型再生障碍性贫血的首选治疗。其作用机制是刺激肾脏产生促红细胞生成素，并直接作用于骨髓，促进红细胞生成。长期应用还可促进粒细胞系统和巨核细胞系统的增生。②造血生长因子：适用于各种类型的再生障碍性贫血，尤其是重型再生障碍性贫血。单用无效，多作为辅助性药物，在免疫抑制治疗时或之后应用，有促进骨髓恢复的作用。③大剂量甲泼尼龙：20 ～ 30mg/（kg·d），共 3 天，以后每隔 4 天减半直至 1mg/（kg·d），30 天后根据病情决定维持量。④造血干细胞移植：采集合适供者外周血干细胞，输注给患者，达到造血重建的目的。主要用于重型再生障碍性贫血。

护理关键点

一般护理、病情观察、贫血的护理、出血的护理、预防感染的护理、用药护理、饮食护理、心理护理

三、护理措施

（一）一般护理

1. 保持病室清洁，空气新鲜，病房定时用紫外线灯消毒。

2. 保持患者口腔、皮肤清洁卫生，尽可能减少感染因素。

3. 急性型再生障碍性贫血以休息为主，病情危重时绝对卧床休息；慢性型无严重贫血时可适当活动，但要防止碰、撞、跌跤等。

4. 给予高蛋白、高维生素、富有营养、易消化食物，如豆腐、牛奶、酸奶、鸡蛋、鹅蛋等。

（二）病情观察

1. 观察患者有无局部或全身感染的表现，如发热、咽痛、咳嗽、流涕、尿痛、牙龈肿

痛、肛周红肿等。

2. 观察患者有无对免疫抑制剂治疗和骨髓移植的反应。免疫抑制剂治疗不良反应有肝肾毒性作用、多毛、肌肉震颤。骨髓移植后主要反应包括皮肤排异、胃肠道排异、肝脏排异。

3. 观察患者皮肤黏膜有无出血点及出血的症状；患者面色，睑结膜、甲床颜色。

（三）贫血的护理

1. 吸氧　遵医嘱给予氧气吸入，以改善组织缺氧。

2. 休息与活动　指导患者合理休息与活动，减少机体的耗氧量；根据贫血程度，与患者共同制订活动计划。

（四）出血的护理

1. 病情观察　观察患者生命体征变化，出血倾向是否增加，皮肤、黏膜有无出血点，有无脑出血的症状和体征；及时了解血常规变化。

2. 休息与活动　血小板$< 50 \times 10^9$/L 应减少活动，增加卧床休息，防止身体受伤。

3. 皮肤出血的预防　保持床单平整，避免皮肤摩擦及机体受压。避免人为创伤，注射部位与穿刺部位交替更换，防止血肿。

4. 鼻出血的预防及护理　保持鼻腔湿润，嘱患者切忌用手挖鼻孔，避免用力打喷嚏，以免损伤鼻腔黏膜。少量出血，用棉球填塞或者用 1 ：1000 肾上腺素棉球填塞，局部冷敷。出血不止时请耳鼻喉科医师用凡士林纱布条做后鼻孔填塞术。

5. 口腔牙龈的护理　用氯己定（洗必泰）漱口；用软毛牙刷刷牙，忌用牙签剔牙；忌食粗、硬、辛辣食物；牙龈渗血可用冰盐水含漱。

6. 关节腔、深部肌肉组织出血的预防及护理　减少活动量，避免过度负重、创伤性运动。一旦出血，立即制动，卧床，抬高患肢，固定于功能位，给予冰袋冷敷，或采取绷带压迫止血。

7. 内脏出血的护理　小量出血可进温凉食物，大量出血禁食、建立静脉输液通路，做好输血及抢救准备工作。

8. 眼底及脑出血的护理　眼底出血尽量少活动，卧床休息，勿揉眼睛。脑出血去枕平卧头偏向一侧，保持呼吸道通畅，吸氧，静脉滴注甘露醇，观察生命体征。

9. 输血的护理　遵医嘱输新鲜全血、浓缩血小板悬液、血浆等，观察有无输血反应。严格执行输血流程，按输血闭环管理进行操作。

（五）预防感染的护理

1. 观察有无感染征象。

2. 鼓励进食高蛋白、高热量、高维生素食物。

3. 预防口腔、皮肤、肛周、肠道感染。

4. 进餐前后，睡前、晨起用盐水漱口。

5. 保持皮肤清洁，定期洗澡。

6. 肛周睡前、便后用 1 ：5000 高锰酸钾溶液坐浴。

7. 预防外源性感染，有条件者可入住层流洁净病房或无菌层流床（图 3-2-1），减少探视，嘱患者及家属戴好口罩。

8. 遵医嘱输浓缩粒细胞液，增强机体免疫力。

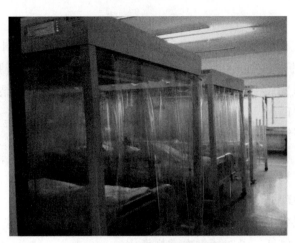

图 3-2-1 　无菌层流床示意图

（六）用药护理

1. 雄激素　①丙酸睾丸酮为油剂，不易吸收，注射处易形成硬结甚至发生无菌性坏死，须深部缓慢分层肌内注射，并注意经常更换注射部位，必要时局部热敷。②长期服用雄激素可出现痤疮、毛发增多、声音变粗、体重增加、女性闭经及男性化、肝功能损害等副作用。建议服药 2 周后复查肝功能，有的患者肝脏对雄激素类药物耐受性差，可能出现明显肝功能损害，如果复查时转氨酶明显增高，则需要减量或者停用雄激素类药物，护肝治疗后再考虑减量服用。③雄激素治疗显效较慢，应向患者做好健康宣教，治疗 2～3个月网织红细胞计数才开始升高，半年无网织红细胞计数及血红蛋白上升才视为无效，需要坚持完成疗程。

2. 环孢素　最常见的副作用为多毛、震颤、胃肠道不适、齿龈增生及肝、肾毒性，亦可见乏力、厌食、四肢感觉异常、高血压、闭经及抽搐发作等。本品必须在专科医师指导下遵照医嘱用药；定期检测肝、肾功能和监测血药浓度，以调整用药剂量；服药期间应避免食用高钾食物（如香蕉、土豆、菠菜、油菜等）、服用高钾药品及保钾利尿药；应避免与有肾毒性的药物一起服用，如氨基糖苷类抗生素等。

3. 重组人粒细胞集落刺激因子——粒生素　不良反应主要为骨和（或）肌肉酸痛乏力；个别患者可见皮疹、发热、流涕等感冒样症状。上述反应均较轻微，易于耐受，一般不需要特殊处理，停药后即自行消失。用药期间应定期（每周 2 次）检查白细胞计数、粒细胞计数，根据情况减量或停药；避免化疗开始前使用此药；不要与其他药物混合注射；对本品过敏者禁用。

（七）饮食护理

1. 忌食辛辣刺激性食物，忌烟酒、忌生冷油腻。

2. 可给予高蛋白、高维生素、易消化食物，对于有出血倾向者应进食一些无渣半流质的食物，少进食带刺、骨等食物，以防因刺伤而引起出血和感染。

（八）心理护理

1. 向患者及家属解释雄激素类药物应用的目的、主要的不良反应，如面部痤疮、毛发增多、声音变粗、女性闭经、乳房缩小、性欲增加等，说明待病情缓解后，随着药物剂量的减少，不良反应会逐渐消失。

2. 帮助患者认识不良心理状态对疾病康复的不利影响。

3. 如病情允许，鼓励患者自我护理。

第三节　急性白血病护理常规

一、护理评估

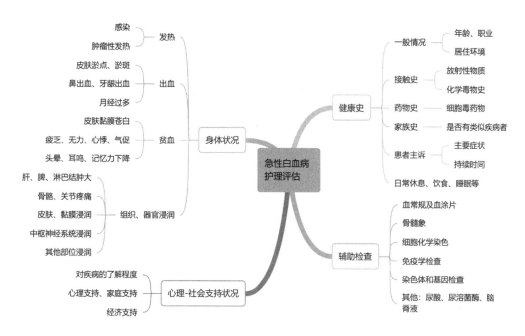

二、治疗要点

（一）化疗

化疗是目前白血病治疗最主要的方法，也是造血干细胞移植的基础。化疗过程分为诱导缓解和缓解后治疗两个阶段。

1. 诱导缓解（起始阶段）　主要是通过联合化疗，迅速、大量地杀灭白血病细胞，恢复机体正常造血功能，使患者尽可能在较短的时间内获得完全缓解。

2. 缓解后治疗（延续阶段）　主要是通过进一步的巩固与强化治疗，彻底消灭残存的白血病细胞，防止病情复发。对延长完全缓解期和无病存活期、争取治愈起决定性作用。

（二）对症支持治疗

1. 高白细胞血症的紧急处理　患者的白细胞计数大于 $100 \times 10^9/L$ 会增加患者的早期死亡率，同时也会增加发病率和复发率。当白细胞计数大于 $200 \times 10^9/L$ 时还可发生白细胞淤滞症，患者可表现为呼吸窘迫、言语不清、反应迟钝、低氧血症、头晕、中枢神经系统出血及阴茎异常勃起等。一旦出现可使用血细胞分离机清除过高的白细胞（图 3–3–1），同时给以化疗药物和水化，并积极预防可能发生的并发症如高尿酸血症、酸中毒、电解质紊乱和凝血异常等。

2.预防出血　若患者血小板计数低于$20×10^9$/L可输注血小板，预防出血。

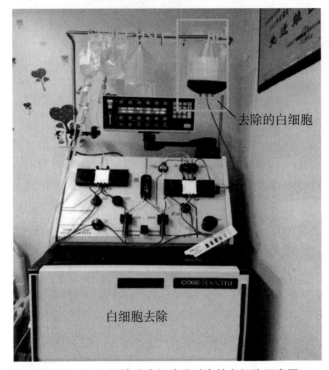

去除的白细胞

白细胞去除

图3-3-1　血细胞分离机清除过高的白细胞示意图

3.改善贫血　贫血时给予吸氧，输注红细胞，维持血红蛋白大于80g/L。

4.防治感染　定时监测体温，若出现发热时及时查明感染部位及查找病原菌，及时使用有效抗生素。

5.防治尿酸性肾病　给予患者碱化尿液和口服别嘌醇以促进尿酸排泄和抑制尿酸结晶于肾内的生成与沉积。同时嘱患者多饮水或给予静脉补液，以保证足够尿量。

6.纠正水、电解质及酸碱平衡失调　化疗前及化疗期间均应监测水、电解质和酸碱平衡，及时发现异常并加以纠正，以保证机体内环境的相对稳定和药物疗效的正常发挥。

护理关键点

对症处理、用药护理、心理护理

三、护理措施

（一）对症处理

1.感染的预防和控制　严密观察患者有无感染灶，以口腔黏膜、牙龈、咽峡最常见，其次是呼吸道及肛周皮肤，局部表现为炎症、溃疡、坏死或脓肿形成，严重者可致败血症或脓毒血症，要做到早期发现，及时控制感染。具体措施如下：①监测患者白细胞计数和生命体征的变化；病室定时通风，每日紫外线空气消毒，消毒液擦拭家具及地面。②限制探视人员，若粒细胞计数 $< 0.5 \times 10^9/L$，实行保护性隔离。③养成良好的卫生习惯，保持皮肤清洁。④保持口腔清洁，餐前餐后、睡前醒后要漱口。⑤保持会阴部及肛周皮肤清洁。⑥注意保暖，防止受凉感冒和呼吸道感染。⑦遵医嘱使用抗生素，现配现用，严格执行无菌操作技术。

2. 出血的预防及护理　①外周血中血小板计数 $< 50 \times 10^9/L$ 或呈进行性下降时，应注意观察患者有无出血倾向。②观察患者全身皮肤有无淤点、淤斑，穿刺完毕延长针眼处的按压时间。③勿用普通牙刷刷牙或用牙签剔牙，可用棉签擦拭牙龈。④勿进食粗糙食物，如煎炸、带刺或含尖硬骨头的食物、坚果类食品及质硬的水果（如甘蔗）等。⑤可进食流质或半流质饮食，如牛奶、豆浆、藕粉、稀饭等。⑥保持鼻腔黏膜的清洁湿润，不用力擤鼻或挖鼻，以防鼻出血。⑦避免活动过度，当血小板计数 $< 20 \times 10^9/L$ 时有自发性出血的可能，应绝对卧床休息。若患者出现剧烈头痛、呕吐、视物模糊等，及时通知医师迅速给予处理。

3. 贫血的观察及护理　①了解患者血常规结果，根据血红蛋白浓度判断贫血程度。②注意观察患者贫血的症状、体征，是否感觉头晕、疲乏无力，睑结膜、口唇与口腔黏膜、舌质、甲床及手掌等部位是否苍白。③评估患者的活动耐受能力，协助出血患者进行适宜的活动。④给予低流量吸氧，改善组织缺氧症状。⑤遵医嘱进行成分输血，严格执行输血查对制度，按照 PDA 输血闭环管理进行操作。

（二）用药护理

1. 骨髓抑制的预防及护理　化疗期间定期复查血常规；避免应用其他抑制骨髓的药物；加强贫血、感染和出血的预防、观察和护理，协助医师正确用药。

2. 胃肠道反应的预防及护理　胃肠道反应主要表现为恶心、呕吐、纳差等。①提供良好的休息与进餐环境。②选择合适的进餐时间，减轻胃肠道反应。建议患者选择胃肠道症状最轻的时间进食，避免在治疗前后 2 小时内进食。③当患者出现恶心、呕吐时暂缓或停止进食，及时清除呕吐物，保持口腔清洁。④给予高热量、富含蛋白质与维生素、适量纤维素、清淡、易消化饮食，如瘦肉、鸡蛋、牛奶、谷物、蔬菜和水果。以半流质为主，少食多餐。⑤烹饪方式尽量以蒸、煮、清炒为宜，避免煎、炸，进食后依据病情适当活动，避免饭后立即平卧。⑥遵医嘱给予止吐药物。若胃肠道症状较严重，应尽早遵医嘱给予静脉补充营养。

3. 口腔溃疡的护理　根据患者的情况选择合适的漱口水及促进溃疡愈合的药物。一般情况下可选用生理盐水、复方硼砂含漱液等交替漱口；若疑为厌氧菌感染可选用 1%～3% 过氧化氢溶液；真菌感染可选用 1%～4% 的碳酸氢钠溶液、制霉菌素溶液、1：2000 的氯己定溶液。指导患者正确含漱漱口液及掌握局部溃疡用药的方法。

4. 心脏毒性的预防及护理　用药前、后监测患者心率、心律及血压；用药时缓慢静脉滴注，小于 40 滴/分；注意观察患者的面色和心率；一旦出现胸闷、心悸、心动过速或心动过缓等表现，立即报告医师并处理。

5. 肝功能损害的预防及护理　用药期间应注意观察患者有无乏力、食欲下降、腹胀、黄疸、肝区隐痛等表现，并定期监测肝功能。

6. 尿酸性肾病的预防及护理　①化疗期间定期检查白细胞计数、血尿酸及尿液分析，记录 24 小时出入量，注意观察有无少尿、血尿或腰痛的发生，一旦出现上述症状，及时通知医师，同时检查肾功能。②鼓励患者多饮水，化疗期间每天饮水量 3000ml 以上，保证足够多的尿量以利于尿酸和化疗药物降解产物的稀释与排泄，减少对泌尿系统的化学刺激；遵医嘱用药以抑制尿酸的形成。③化疗前后遵医嘱给予利尿药，及时稀释并排泄降解的药物。

7. **鞘内注射化疗药物的护理** 协助患者采取头低抱膝侧卧位，协助医师做好穿刺点的定位和局部消毒与麻醉；推注药物速度宜慢；拔针后局部予消毒纱布覆盖、固定，嘱患者去枕平卧 4 ~ 6 小时，注意观察有无头痛、呕吐、发热等化学性脑膜炎及其他神经系统的损害症状。

8. **脱发的护理** 化疗前向患者说明化疗的必要性及化疗可能导致的脱发现象，绝大多数患者在化疗结束后，头发会再生，做好心理护理，使患者有充分的心理准备，坦然面对；出现脱发后指导患者使用假发或戴帽子，以降低患者身体意象障碍；鼓励患者参与正常的社交活动。

9. **静脉通路的建立及选择**

（1）首选中心静脉导管，如中心静脉导管（CVC）、经外周穿刺置入的中心静脉导管（PICC）、置入式中心静脉输液港；如有特殊情况不能置入中心静脉导管时要让患者或家属签署拒绝置管知情同意书。应用外周浅表静脉时尽量选择粗、直、有弹性的静脉，避开手背、手腕及关节处。

（2）化学性静脉炎及组织坏死的防护：①引起化学性静脉炎的原因有长期大量使用化疗药物、反复穿刺、药物的 pH、渗透压及药液本身理化特性等因素；②静脉炎的分级：美国静脉输液协会（INS）将静脉炎按照严重程度分为 5 级。

（3）静脉炎的防护：①合理使用静脉；②输入刺激性药物前，一定要确保针头在血管内再输注；③输入刺激性药物前后，使用生理盐水冲管，减轻药物对局部血管的刺激；④联合化疗时，先输注对血管刺激性小的药物，再输注刺激性大、发疱性药物。

（4）静脉炎的处理：①局部血管禁止继续输注；②患肢勿受压，尽量避免患侧卧位；③使用多磺酸粘多糖乳膏等药物湿敷；④多做肢体活动或红外线理疗以促进血液循环。

（5）发疱类化疗药物外渗的紧急处理：立即停止输液→回抽液体→评估局部皮肤情况→给予利多卡因局部封闭（图 3-3-2）→涂药保护 →根据药物性质选择冷或热敷→外渗肢体制动→抬高肢体。

（三）心理护理

1. 评估患者不同时期的心理反应：护士应了解并根据不同时期的心理反应进行针对性的护理。

2. 帮助患者认识到不良的心理状态对身体的康复不利。

3. 指导患者和家庭成员正确对待疾病，护士应倾听患者诉说，采取多种形式因势利导。嘱家属亲友给予患者物质和精神的支持与鼓励，组织患者或请一些长期生存的患者进行康复经验的交流，帮助患者克服恐惧心理；帮助患者建立良好的生活方式，根据体力做些有益的事情，使患者感受到生命的价值，提高生存的信心。

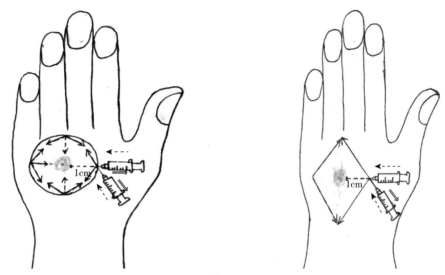

图 3-3-2　化疗药物外渗后封闭示意图

注：1. 根据患者渗漏部位及渗漏范围确定封闭范围，封闭范围超过外渗范围 1cm；2. 每次进针后均须回抽，无回血后方可推药；3. 进针长度以针头在水肿正中处为宜；4. ----▶方向表示封闭进针方向，⇒方向表示封闭边退边推方向。

第四节　血小板减少性紫癜护理常规

一、护理评估

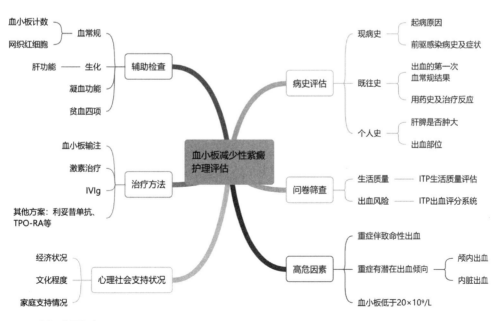

二、治疗要点

（一）治疗目标

视患者与疾病阶段而定，应预防严重出血事件。对于有症状的患者，应将目标血小板计数至少维持在＞（20～30）×10^9/L。治疗遵循个体化原则，在治疗不良反应最小化基础上提升血小板计数安全水平，减少出血事件。对于一些有特殊诊疗需求的患者，其治疗目标应将血小板计数提升到相应临床过程安全值范围。常见的血小板计数安全值范围如下：龈上洁治术及深度清洁≥（20～30）×10^9/L，拔牙或补牙≥（30～50）×10^9/L，小手术≥50×10^9/L，大手术≥80×10^9/L，硬膜外麻醉≥80×10^9/L，神经外科大手术≥100×10^9/L，单一抗血小板或抗凝治疗≥（30～50）×10^9/L，抗血小板联合抗凝治疗≥（50～70）×10^9/L。

（二）需要进行治疗的患者

对于血小板计数≥30×10^9/L、无出血表现且不从事增加出血风险工作、无出血风险因素的患者可以观察随访，若患者有活动性出血症状（出血症状评分≥2分），不论血小板计数减少程度如何都应予以治疗。

（三）一线、二线治疗方法及主要药物

对于新诊断的患者，临床一线治疗使用肾上腺糖皮质激素进行治疗，对于不耐受肾上腺糖皮质激素患者使用静脉注射免疫球蛋白（IVIg）进行治疗。对于经一线治疗无效或复发的患者进入二线治疗。目前二线治疗包括使用促血小板生成药物、利妥昔单抗、脾切除。其他治疗包括硫唑嘌呤、环孢素、吗替麦考酚酯、环磷酰胺、达那唑、长春碱类等。

（四）紧急治疗方案及药物

血小板输注、IVIg和（或）静脉输注甲泼尼龙、TPO-RA（rhTPO）。

（五）特殊人群治疗

1. 妊娠期妇女　基于疗效和安全性考虑，静脉注射免疫球蛋白是较恰当的选择。大剂量泼尼松可能会对胎儿有不良影响，短疗程、低剂量泼尼松对母婴相对安全。

2. 儿童　因糖皮质激素可引起机体代谢、内分泌的紊乱，肌肉骨骼生长障碍，因此，儿童患者长期、大剂量服用激素是可能影响生长发育的。

（六）用药管理

1. 糖皮质激素　在应用糖皮质激素时，应了解认识长期应用激素可能出现的不良反应，如向心性肥胖、骨质疏松、感染、闭经、股骨头坏死、高血压、糖尿病、急性胃黏膜病变、青光眼、白内障等。激素服用期间患者需要注意监测血压、血糖等变化，同时注意预防感染，进食应清淡，保护胃黏膜。激素相关副作用在减药停药后可逐渐消失，嘱患者切忌自行停药，突然停用激素易致病情复发且会带来很多不良反应。

2. 丙种球蛋白（IVIg）　静脉输注IVIg主要用于紧急治疗、不能耐受糖皮质激素时、脾切除前准备、妊娠或分娩前及部分慢作用药物发挥疗效前，若存在IgA缺乏、肾功能不全，应慎用丙种球蛋白。

3. TPO-RA　国内上市的促血小板生成类药物包括重组人血小板生成素（rhTPO）和艾曲泊帕。此类药物一般起效较快（1～2周），但停药后疗效一般不能维持，需要进行个体化维持治疗。

4. 利妥昔单抗　对于不愿选择脾切除术却又想获得持久应答的患者，可以尝试选择利妥昔单抗。应用利妥昔单抗可能出现输注反应、皮肤黏膜反应或乙肝病毒（HBV）再激活，因此在采用利妥昔单抗治疗前应筛查是否有HBV感染，且治疗期间及治疗后数月

应持续监测 HBV 感染。

5. 脾切后管理　近年来随着新的治疗药物的涌现，ITP 脾切除率正在逐步下降，但脾切除仍然是治疗 ITP 非常有效的一种手段。脾切除后 ITP 患者的静脉血栓发生率及感染发生率均升高，因此脾切后患者需要随访观察感染事件、血栓事件、肺动脉高压事件。同时，建议患者通过抗生素预防和疫苗接种预防感染。

护理关键点

出血的护理、休息与活动、指导患者自我监测、生活护理、健康教育

三、护理措施

（一）出血的护理

患者在日常生活中需要注意观察是否有皮肤出血点与淤斑，注意其增减变化，淤斑色泽及范围变化，并注意呕吐物、排泄物的颜色及性质；剪短指甲，温水擦洗，忌用热水、乙醇；应穿宽松柔软的衣裤。

1. 皮肤出血　①症状识别：皮肤出血指广泛或局限性皮肤、黏膜下出血和皮下血肿。ITP 患者皮肤出血时，患者常可见四肢、颈背部甚至头面部皮肤黏膜的红色或暗红色淤点淤斑。医学上将直径在 2mm 以内者称出血点，直径 3 ～ 5mm 者称紫癜，直径大于 5mm 者称淤斑。②一般处理：出现皮肤出血点与淤斑患者需要注意观察其增减变化，淤斑色泽及范围变化，勿抓挠皮肤，同时注意观察是否合并鼻部、口腔等其他部位出血。及时查血常规关注血小板计数情况。③紧急就医：单纯的皮肤黏膜出血，血小板计数 20×10^9/L 以上时可暂时居家密切观察；若出血点不断增加，范围不断扩大，合并其他部位黏膜出血不止，或合并血尿、血便等深部器官出血症状时必须紧急就医。血常规提示血小板计数小于 20×10^9/L 需要及时就医。

2. 鼻出血　①症状识别：ITP 患者鼻出血可表现为单侧或双侧鼻腔出血，可为间歇反复出血，亦可呈持续性出血。出血量多少不一，轻者涕中带血、数滴或数毫升，重者可达几十毫升甚至数百毫升以上，导致失血性休克。②一般处理：保持安静直立，确保头部保持高于心脏水平，身体稍微向前倾斜，避免血液从喉咙后部流出；可先压迫鼻中隔前下区，常能有止血作用；建议通过嘴呼吸，勿擤鼻涕。③紧急就医：少数少量鼻出血可自止或自行压迫后停止，若出血不止，要尽快就医；合并其他部位黏膜出血不止，或合并血尿、血便等深部器官出血症状时必须紧急就医；血小板计数小于 20×10^9/L 时及时就医。

3. 口腔出血　①症状识别：ITP 患者口腔出血常表现为口腔黏膜下血疱、牙龈出血，症状较轻时可为偶发并能自行终止，较重者可为多发且难自止。②一般处理：保持口腔清洁，三餐前后及睡前使用漱口水含漱；勿用牙签剔牙，使用软毛牙刷或棉签代替牙刷清洁牙齿；使用唇膏涂抹嘴唇，防止唇干裂。口腔黏膜出血时，禁用牙刷刷牙，可使用棉签蘸漱口液擦洗牙；牙龈出血时，可用冰盐水漱口，出血严重时可用棉签压迫止血。③紧急就医：较轻的口腔出血常可自止或自行压迫后停止，若压迫后牙龈仍出血不止，或合并

血尿、血便等深部器官出血症状或血小板计数小于 $20 \times 10^9/L$ 时需要及时就医。

4. 消化道出血　①症状识别：消化道出血常见症状包括呕血、黑便、便血，同时可伴有腹痛、发热等症状。急性大量出血时可有头晕、心慌、冷汗、乏力、口干等症状，甚至出现晕厥、四肢冰凉、尿少、烦躁不安、休克等症状，严重者可危及生命。②一般处理：ITP 患者尤其有慢性胃炎、胃溃疡或慢性肝病的患者宜进食清淡、易消化、营养丰富的少渣软食或半流食，避免食用坚硬、辛辣等刺激性强的食物。一旦出现上消化道出血症状，需要安静卧床休息。消化道大出血患者宜取平卧位，并将下肢抬高，头侧位，以免大量呕血时血液反流引起窒息。消化道少量出血患者，可进食少量温凉的流质饮食，大量出血者应禁食禁水，若居家患者判断困难，建议暂禁食，待医疗机构专业人士判断后再开放饮食。③紧急就医：所有出现呕血、黑便、便血等消化道出血症状的 ITP 患者均不建议居家观察，建议紧急就医。

5. 呼吸道出血　①症状识别：呼吸道出血常见症状有咳嗽、咳血痰、咯鲜血等。根据出血量多少不等，可表现为痰中带血丝、痰中带血凝块，甚至大量咯鲜血，同时可伴随畏寒、发热、乏力、精神差等症状，部分患者可表现为胸痛。严重呼吸道出血有引起窒息的可能，是需要紧急处理的急症。②一般处理：出现呼吸道出血相关症状，应限制活动，安静休息。大量咯血者，应给予侧卧位，保持呼吸道通畅，同时紧急就医，遵医嘱采取相应的治疗及护理。③紧急就医：出现咳血痰、咯鲜血症状时不建议居家观察，需要紧急就医。

6. 泌尿道出血　①症状识别：泌尿系出血常见症状为血尿，血尿颜色可为淡红色、洗肉水样甚至鲜红色，根据严重程度不同，出血频次、时程也有差别。若血凝块形成导致泌尿系梗阻时，可出现肾区绞痛，疼痛发作具有一定的缓慢性和隐匿性，常为持续性，阵发性加重。有些患者疼痛在发病后 30 分钟或更长时间内达到高峰。完全梗阻时可表现为无尿，不完全性梗阻可为少尿，但多数情况下泌尿系梗阻时尿量变化不大。②一般处理：多饮水，冲洗泌尿道，少量血尿者可口服碳酸氢钠碱化尿液。③紧急就医：少数少量偶发血尿可居家观察，否则应尽快就医；出现泌尿系梗阻症状时需要紧急就医。

7. 脑出血　①症状识别：脑出血因出血部位及范围的不同，临床表现不一。常见剧烈头痛、头晕、恶心、频繁呕吐甚至喷射性呕吐等症状，可与发热合并出现。患者可突然出现烦躁、兴奋、性格改变、意识障碍、呼吸困难、大小便失禁、不能言语、肢体运动功能障碍，重者甚至昏迷等。②一般处理：重症 ITP 患者（血小板计数 $< 10 \times 10^9/L$）应卧床休息，急诊就诊，避免情绪激动，保持大便通畅，大便时不可用力过猛，避免腹腔内压力增高引起脑出血。禁用阿司匹林等退热药物，因阿司匹林会抑制血小板功能，导致或加重出血。若居家期间患者突然出现剧烈头痛、头晕、频繁呕吐等症状时，应绝对卧床，同时呼叫救护车紧急就医。③紧急就医：脑出血为 ITP 患者最严重的并发症，病死率极高，及早识别脑出血先兆症状，及时就医是抢救此类患者的关键。

（二）休息与活动

对于血小板计数在 $30 \times 10^9/L$ 及以上，或者血小板计数（$20 \sim 30$）$\times 10^9/L$ 但无自发出血的患者，可以进行普通的日常家庭劳动，不影响患者正常家居活动。随着血小板计数的上升，皮肤黏膜出血会随之缓解。对于不需要进行高强度训练的一般工作，不受影响。

对于运动员、特警或其他体力活动大的特殊职业，应谨慎与医师交流评估是否能适合继续进行此类高强度体力劳动。

（三）指导 ITP 患者学会记录疾病相关信息

ITP 患者日常生活中需要动态复测血常规，建议患者记录好自己每次复查时的血小板计数数值，以及当时的生理状况（女性是否在生理期、感冒发热、腹泻、病毒感染、出血情况等）。疾病治疗过程中，血小板计数始终处于波动状态，告知患者应当重视是否有出血症状，不用过于在意血小板计数的数值。当血小板计数在安全范围内波动且无出血的情况，患者无须过度焦虑担忧。

ITP 是需要长期管理的慢性疾病。绝大多数 ITP 患者都在门诊随访接受治疗，这就要求患者应掌握疾病相关的一些基础知识，学会自我记录病情相关信息，学会识别疾病相关的一些重要并发症，学会使用 ITP 出血评分系统对出血症状进行评分，及时有效地与医师进行交流沟通。

（四）ITP 患者的生活管理

1. 生活细节　保持皮肤清洁，勤剪指甲、勤洗手，避免搔抓皮肤；刷牙用软毛牙刷，忌用牙签剔牙，以防损伤牙龈；定期用氯己定或生理盐水漱口，保持清洁，防止口腔感染；进食前要先用漱口液漱口，以防感染；注意保暖，避免到人群集中的公共场所，防止感冒。此外，还应注意以下生活细节：①衣着应透气、穿着舒适，衣服以柔软的棉质最好，款式应宽松。②日常生活应注意避免各种创伤或挤压伤。③指甲应保持在合适的长度，指端修成半圆形，用指甲锉除去棱角。④避免一些不好的动作如抠鼻孔，减少皮肤出血。⑤培养良好的排便习惯，保持大便规律，排便通畅。大便干燥、排便困难时不能用力排便，以防止肛裂出血，必要时可使用开塞露润滑直肠。⑥女性患者应注意经期卫生，防止感染。⑦使用糖皮质激素的患者，晨起一次用药。⑧日常要注意观察异常的症状，如果出现皮肤出血点或牙龈出血不止应及时到医院就诊。

2. 运动管理　急性病患者在发病 1～2 周内出血较重，应卧床休息，尽量减少活动，避免创伤，尤其是头部外伤；重症者绝对卧床休息。出血控制、症状好转后，可进行轻微的肢体锻炼，出院后切勿过度进行体力劳动，可适当短时间散步。

3. 心理管理　主动学习疾病知识和治疗方法，积极配合治疗，患者之间密切交流，互相勉励，共同面对疾病，家人多些关心。正确认知因药物的副作用所带来的身体不适，静心休养、稳定情绪。

（五）饮食护理

ITP 患者宜进食清淡、易消化食物，可多食用新鲜蔬菜水果、富含优质蛋白的食物如豆类及豆制品等，多饮水，注意细嚼慢咽，有助于消化。

（六）注意事项

1. 血小板计数明显低下状态慎用肌注类药物。

2. 应避免使用引起血小板减少和损害血小板功能的药物，慎用解热镇痛药、磺胺药、奎尼丁、异丙嗪、地高辛；减量甚至避免应用抑制或影响血小板功能的药物，如潘生丁、阿司匹林、右旋糖酐、保泰松、对氨柳酸钠、利福平、氢氯噻嗪等。

3. 慎用抗凝药、低分子肝素等药物，在血小板计数明显减低时，减量甚至避免应用，尤其关注肝素诱导的相关性血小板降低问题。

4.疫苗注射：有文献报道注射疫苗后有部分人群出现血小板计数减少情况，与免疫相关。ITP患者接种疫苗前应如实说明自身情况（病史、疫苗接种史、过敏史等），并遵医嘱进行相关疫苗的接种。

5.高血压、糖尿病及精神障碍患者，病情控制不好时慎用激素类药物；即便控制良好，病情需要应用激素时，予以动态密切观察血压、血糖与精神等表现。

6.有生育要求的患者或者存在肝肾功能异常的患者，在应用免疫抑制剂前需要充分评估；长期大量应用激素类药物会影响孕育，需要在优生优育等专家指导下实施。

第五节　血友病护理常规

一、护理评估

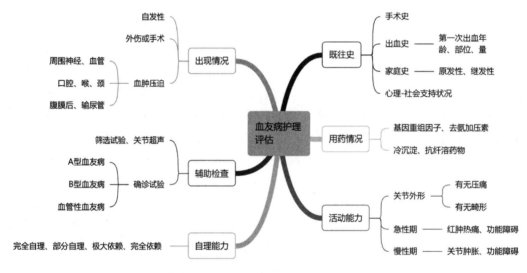

二、治疗要点

（一）一般治疗

加强自我防护；预防损伤引起的出血；及早有效地处理出血；避免并发症；提倡预防治疗。

（二）替代治疗

1.常用制剂　FⅧ制剂主要有FⅧ浓缩剂或基因重组纯化FⅧ（rFⅧ）冷沉淀物；FⅨ制剂主要有凝血酶原复合物、FⅨ浓缩剂或基因重组纯化FⅨ（rFⅨ）。

2.常用剂量　凝血因子补充量的计算公式为：

$$Ⅷ因子剂量（IU）=体重（kg）×所需提高的活性（\%）×0.5$$

$$Ⅸ因子剂量（IU）=体重（kg）×所需提高的活性（\%）×1$$

3.用法　由于FⅧ、FⅨ的半衰期分别为8～12小时、18～24小时，故补充FⅧ需要连续静脉滴注或每天2次，而补充FⅨ每天1次即可。

（三）药物治疗

1. 去氨加压素 为半合成的抗利尿激素，可用于轻型血友病 A 患者，对血友病 B 患者无效。用法为 0.3μg/kg，30 ～ 50ml 生理盐水稀释后快速静脉滴注，每 12 小时 1 次。

2. 抗纤溶药物 常用的药物有氨基己酸、氨甲环酸等。

护理关键点

局部止血、家庭治疗的护理、康复护理

三、护理措施

（一）局部止血的护理

1. 皮肤表面的出血，局部可采用压迫止血法。

2. 鼻黏膜出血，可遵医嘱使用凝血酶、止血海绵等药物压迫止血或填塞止血。

3. 咽喉部位出血或血肿形成时，应协助患者取侧卧位或头偏向一侧，必要时用吸引器将血吸出，并做好气管插管或切开准备。

4. 拔牙后出血不止或出血较多的伤口，可用含相关凝血因子的粘贴物覆盖伤口或创面。

5. 对局部深层组织（图 3-5-1）血肿形成和关节腔出血的患者，制动、局部压迫、冷敷及抬高患肢是最重要的非药物性治疗措施。

6. 一旦出现颅脑出血，遵医嘱紧急输注凝血因子，配合做好抢救工作。

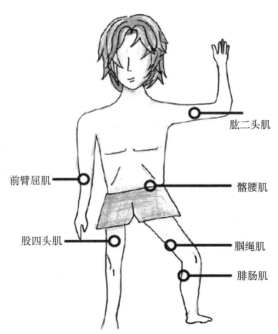

图 3-5-1 常见深部组织出血部位示意图

（二）家庭治疗的护理

1. 治疗出血的基本措施RICE法　如图3-5-2所示。

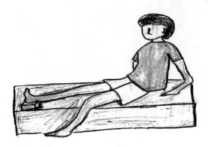

R(rest)——休息：患侧肢体休息（>12～24小时），
功能位制动

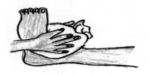

I(ice)——冰敷：每次10～15分钟，每2小时1次
（注意：冰袋用干毛巾包裹后再外敷，切忌直接
接触皮肤，以免冻伤）

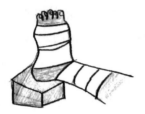

C(compression)——加压：弹性绷带加压包扎
出血部位

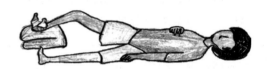

E(elevation)——抬高：抬高患肢超过心脏的位置

图3-5-2　治疗出血的基本措施RICE法示意图

2. 安全的凝血因子家庭注射

第一步，用物的准备：止血带、消毒棉签、安尔碘或氯己定消毒剂、输液贴、止血贴、一次性头皮针、一次性注射器、输注记录本、针头丢弃盒。

第二步，凝血因子浓缩物的准备：用流动水及肥皂洗手，用干净的毛巾擦干，准备干净的工作台；取出药品，将稀释液握在手心直至室温；去掉凝血因子瓶和稀释液的保护盖，消毒瓶口处（顺时针及逆时针共消毒两遍）；根据说明书指引，将稀释液注入凝血因子药瓶内（禁止晃动药瓶）；让凝血因子充分溶解，当溶解液为澄清、透明、无杂质时，即可注射；用注射器抽出凝血因子，把针头拧下连接一次性头皮针（图3-5-3）。

第三步，静脉穿刺和注射：挑选粗且直的静脉血管，将止血带扎在注射部位上方约10cm；消毒皮肤（顺时针、逆时针共两遍），以防止静脉穿刺过程中病菌侵入；手持头皮针的针柄，针斜面朝上，以15°～30°的角度进行穿刺；见到回血放平针头再向前略推进（不需要插至针柄）；用胶布固定针柄，防止针头滑脱或移动；松开止血带，缓慢推注药物；注射结束后拔出针头，用棉球或止血贴按压穿刺部位5～10分钟，直至出血停止；将针头弃至锐器盒，避免刺伤自己及他人；洗手，整理台面，患者自己或家属做好出血治疗记录（图3-5-4）。

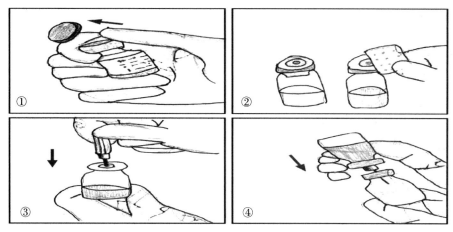

图 3-5-3 凝血因子浓缩配置方法示意图

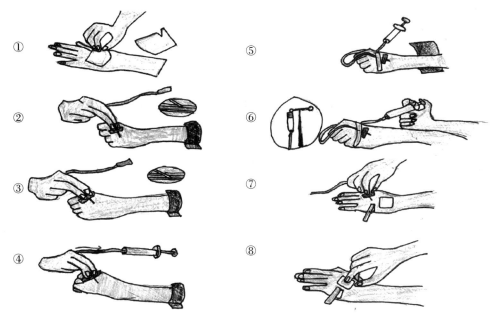

图 3-5-4 凝血因子家庭静脉穿刺和注射示意图

（三）康复护理

1. 运动前对患者的情况做好全面评估，制订专门针对其目标和能力的运动方案，并在专业人员的指导下进行。

2. 康复锻炼前，做好适当的准备，最好注射一次小剂量的相关缺乏因子，防止活动关节而引起出血。

3. 康复锻炼时应该从小量开始，循序渐进，动作应缓慢、适度，肌力训练和关节活动度应在无痛范围内进行。

4. 如果是肌肉出血，疼痛需要较长时间才能消失，做日常恢复性练习时要非常小心，强度太大的练习可能诱发新的出血；如果发生出血，在肌肉与关节恢复正常之前停止锻炼。

（四）用药护理

凡是药品说明书上注有"抑制血小板聚集"或"防止血栓形成"的字样，均属血友病患者禁止用药，如阿司匹林、吲哚美辛等。

（五）休息与活动

锻炼可提高患者处理出血情况的能力，并认识到适度运动的重要性。有些运动适合所有血友病患者，如游泳、散步、太极拳等。一般来说，足球、曲棍球、拳击、摔跤等对抗性运动血友病患者不宜从事。

（六）饮食护理

1. 减少脂肪摄入，尤其是红肉、猪油和奶制品中的动物源性饱和脂肪酸。不饱和脂肪酸作为替代品，主要来源于葵花子、玉米、大豆、坚果和鱼。宜饮用脱脂牛奶，食用鸡肉比食用红肉更佳；少吃油炸食品。

2. 减少糖的摄入，软饮料、加糖的谷类早餐及糖果中都含有糖。

3. 低盐、高纤维饮食，烹饪时少放盐。

4. 经常食用富含维生素 C 的新鲜水果、蔬菜和富含维生素 K 的动物肝脏、蛋黄、豆类、鱼肝油、海藻等。

第六节　淋巴瘤护理常规

一、护理评估

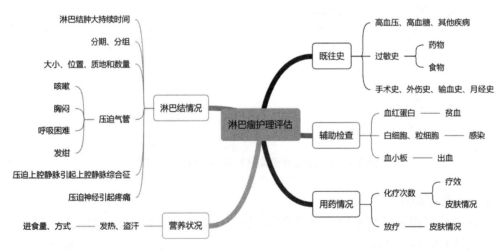

二、治疗要点

（一）基本策略

以化疗为主，化疗与放疗相结合的综合治疗是淋巴瘤基本治疗策略。

（二）化学治疗

多采用联合化疗，争取首次治疗获得缓解，有利于提高患者长期存活率。非霍奇金淋巴瘤常用方案为 R-CHOP 方案：化疗前一天使用利妥昔单抗，化疗第一天使用环磷酰胺、多柔比星、长春新碱及泼尼松，化疗第 2 ～ 5 天继续使用泼尼松，21 天为 1 个疗程，一般需要治疗 6～8 个疗程。霍奇金淋巴瘤首选方案为 ABVD 方案，其次还有 MOPP 方案、COP 方案、CHOP 方案、COP-BLAM 方案、ESHAP 方案、m-BACOB 方案等联合化疗方案。

（三）生物治疗

1. 单克隆抗体　利妥昔单抗（美罗华）是一种靶向 CD20 的单克隆抗体，能显著改善 CD20 阳性非霍奇金淋巴瘤患者的预后。利妥昔单抗标准剂量 $375mg/m^2$，标准输注方案推荐起始输注速度为 50mg/h，第二次输注起始输注速度可为 100mg/h；如果无输注反应，可每 30 分钟增加 50mg/h，直至最大速度 400mg/h。每次输注利妥昔单抗前应预先使用解热镇痛药物（如对乙酰氨基酚）和抗组胺药物（如苯海拉明）。现配现用，在第一瓶滴注结束后，如患者无不良反应，再配置下一瓶。

2. 干扰素　有生长调节及抗增殖效应。

（四）放射治疗

有扩大及全身淋巴结照射两种。

（五）造血干细胞移植

行异基因或自体造血干细胞移植，可获得较长的缓解期和无病生存期。

护理关键点

淋巴结肿大的护理、全程管理、化疗的护理、用药观察与护理、放疗的护理

三、护理措施

（一）一般护理

1. 监测　严密监测生命体征及血氧饱和度。

2. 预防感染　各项护理操作严格执行无菌操作原则，同时做好病房各项消毒隔离工作；做好患者的基础护理，防止受凉感冒，指导患者及家属佩戴口罩，避免探视，做好保护性隔离，白细胞计数低时入住无菌层流病房。

3. 积极呼吸、循环支持　淋巴结肿大压迫可导致呼吸道受阻或压迫症状，观察患者有无发绀，出现上述症状时可给予患者半坐卧位及氧气吸入。

4. 贫血的护理　合理安排休息与活动，必要时给予吸氧。保证充足的睡眠与休息，病情允许可适当参与室外锻炼，以提高机体免疫力。有发热、明显浸润症状时应卧床休息，减少活动，并根据病情采取适当体位，避免劳累和情绪激动，防止身体受外伤如跌倒、碰伤。

5. 输血的护理　根据患者病情及医嘱，选择血液种类如成分血、血浆、血小板、凝血因子等，严格使用 PDA 执行输血闭环流程（图 3-6-1）。血小板取回后尽快输入。血液应 4 小时内输完，严密观察有无输血反应，血袋必须在输血后 24 小时患者无任何不良反应后再回收。

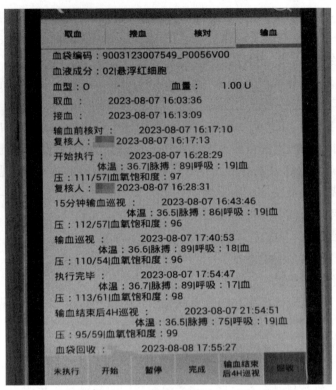

图 3-6-1 PDA 输血闭环流程示意图

6. **出血的护理** 注意观察患者出血的部位、出血量和时间，伴随症状和体征，了解实验室结果，血小板计数 $< 50 \times 10^9/L$ 时尽量卧床休息，血小板计数 $< 20 \times 10^9/L$ 时绝对卧床休息，并在床头插提示牌提示患者应卧床休息，保持情绪稳定；禁食过硬、粗糙的食物，注意保持大便通畅，不可用力排便，便秘者给缓泻剂、开塞露。

7. **皮肤瘙痒的护理** 勤剪指甲，勿搔抓皮肤，穿宽松棉质衣物，保持床单被罩整洁、干净，夜晚睡前可遵医嘱服镇静、抗组胺药，涂药（抗敏止痒霜）减轻症状，同时保护好静脉导管。

8. **病情观察** 观察患者肝、脾、淋巴结肿大程度及其出现的相应症状，如腹痛、腹泻、腹部包块、腹水，提示腹腔淋巴结肿大或肠道受累，应进一步观察有无排气，大便次数及性质，疼痛持续时间及性质等，防止出现肠梗阻。

（二）淋巴瘤患者全程管理

淋巴瘤患者全程管理是指通过多学科诊疗团队（MDT）引导在各个科室就诊的潜在淋巴瘤患者进行淋巴瘤相关检查，实现早期诊断，经过病理诊断后，引导确诊患者就医，实现规范化诊疗和康复期随访。淋巴瘤患者全程管理包括患者就诊引导、规范化诊疗推进和康复期随访 3 个部分。

1. **患者就诊引导** 帮助淋巴瘤患者尽快到相关科室就诊，推进淋巴瘤患者早期诊断；同时加强与病理科沟通，减少疑似患者的漏检与误检。

2. **规范化诊疗推进** 淋巴瘤患者规范化诊疗的推进，主要通过缓解患者心理压力、维护患者心理健康、增强患者对疾病认知与治疗的依从性，促使患者配合临床进行足疗程的规范治疗，最终改善预后，包括初诊引导、复诊提醒、诊疗管理、健康教育、对疑难病例协调 MDT 会诊等。

3. 康复期随访　是指完成规范化治疗之后的随访，包括随访提醒、随访信息录入、健康教育 / 咨询 3 个方面。

（三）淋巴结的护理

1. 淋巴结肿大时注意观察所累及的范围、大小，有无深部淋巴结肿大引起的压迫症状，如呼吸困难、吞咽困难等症状。

2. 纵隔淋巴结受累时，可发生发绀、呼吸困难或上腔静脉综合征，取半坐卧位高流量氧气吸入（图 3-6-2）。

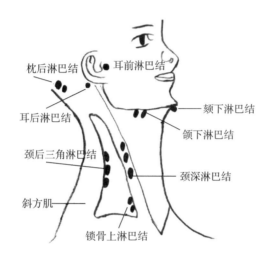

图 3-6-2　颈部淋巴结肿大示意图

3. 患者有腹痛、腹泻、腹水、腹块或肠梗阻现象，表示有腹腔淋巴结或肠道受累，应及时报告医师；严密观察患者生命体征，预防胃肠穿孔等并发症的发生。每天查体腹部，观察患者有无腹胀、腹痛、腹水、呕吐、腹部肿物及排便情况，同时注意生化指标的变化，准确记录患者的出入量。

4. 咽淋巴结病变时，鼓励患者进食流质饮食；对于严重呼吸困难的患者，给予鼻饲饮食。

（四）化疗过程中的护理

向患者讲解化疗期间的注意事项，取得其配合；给药要做到按时、按量、准确给药，同时密切观察患者用药的反应、有无不良反应，以减少不良反应的发生及影响，从而保证化疗的顺利进行。

1. 胃肠道反应的观察及护理　化疗期间进食易消化、清淡、高营养、多维生素的半流质或软食；化疗药物应在餐后 1 ～ 2 小时应用；按医嘱给予中枢止吐药，密切观察呕吐物的性质、颜色、量及大便的颜色，保持口腔清洁，防止口腔炎症发生。

2. 出血性膀胱炎的观察及护理　出血性膀胱炎是环磷酰胺最严重的毒副反应，告知患者多饮水，日饮水量每天 2500ml 以上，化疗过程中尿量每天达 2000ml 以上；密切观察患者尿液的量、颜色及性状，注意有无尿路刺激症状。

3. 骨髓抑制的观察及护理　定时进行血常规检查，当白细胞计数低、血小板计数下降、血红蛋白低时，给予相应的支持治疗，必要时输注成分血。

4. 心肌损害的观察及护理　用药前检测心电图。在用药过程中给予全程心电监护，密切观察心率、心律及强弱的变化。推注化疗药的速度宜慢，要做到边推药、边观察、边询问患者有无不适。如有不适应立即停止推注，报告医师酌情处理。

（五）放疗的护理

观察放疗局部皮肤反应，有无发红、痒感、灼热感；外出时避免阳光直射，不用有刺激性的化学物品，例如使用刺激性肥皂等擦洗皮肤导致皮肤破溃影响治疗；指导患者正确保护放射野皮肤，保持局部皮肤清洁，剪短指甲，避免用手搔抓；局部皮肤有发红、痒感时，应及早涂药膏以保护皮肤；告知患者放疗期间常见的反应，减轻患者恐惧心理。

（六）输注利妥昔单抗的护理

利妥昔单抗注射液（美罗华）是异体蛋白，大多数患者在首次用药 30 ～ 120 分钟内发生输注相关反应，极少数发生在非首次。轻者出现皮疹、寒战、发热，重者可发生支气管痉挛、呼吸困难、喉头水肿等。用药前使用抗组胺、抗过敏药物。输注过程严密观察，如出现皮肤皮疹、寒战、发热、高血压或低血压、胸闷、呼吸困难等不适时立即停止输注，根据严重程度选择干预措施，可减慢或中断利妥昔单抗输注并予以支持治疗（如应用抗组胺药物、糖皮质激素、肾上腺素、支气管扩张剂）。当症状完全缓解以后，可以减慢 50% 的速度重新开始输注治疗，症状和体征完全缓解后，患者继续接受治疗，很少再次发生严重输注相关反应。

第七节　多发性骨髓瘤护理常规

一、护理评估

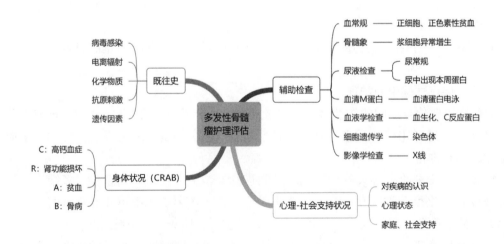

二、治疗要点

（一）蛋白酶体抑制剂——硼替佐米

硼替佐米是美国国立综合癌症网络（NCCN）新版指南中治疗多发性骨髓瘤推荐次数最多的药物，其联合泼尼松（MP方案）用于既往未经治疗的且不适合大剂量化疗和骨髓移植的多发性骨髓瘤患者的治疗；单药用于至少接受过1种或1种以上治疗后复发的多发性骨髓瘤患者的治疗。根据患者的体表面积计算用量 $1.3mg/m^2$，配置方式为用0.9%氯化钠溶液配制为浓度1.0mg/ml皮下注射。注射周期为每周2次，连续注射2周（即在第1，4，8，11天注射）。注射部位为大腿或腹部，每次注射部位需要距离既往注射部位至少2.5cm；注射部位出现红肿时应避免在该范围继续注射。注射顺序：第一次用药于左上腹（脐上缘向上1～2cm，再向左旁开10cm），第二次用药于左下腹（脐下缘向下2～3cm，再向左旁开10cm），第三次用药于右下腹（脐下缘向上2～3cm，再向右旁开10cm），第四次用药于右上腹（脐上缘向上1～2cm，再向右旁开10cm）（图3-7-1、图3-7-2）。

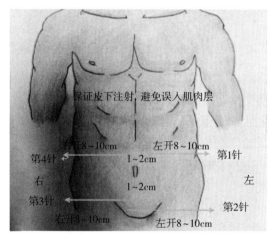

图3-7-1　硼替佐米注射顺序示意图

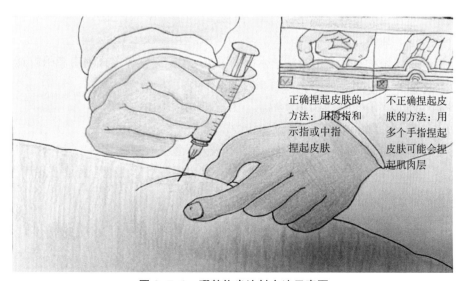

图3-7-2　硼替佐米注射方法示意图

（二）靶向药物——达雷妥尤单抗（CD38 单抗）（推荐剂量为 16mg/kg）

静脉输注与硼替佐米联合用药，第 1 ～ 9 周每周 1 次，第 10 ～ 24 周每 3 周 1 次（共给药 5 次），从第 25 周起直到疾病进展每 4 周 1 次（共给药 9 次）。初始输注速率为 50ml/h，每小时可递增输注速率 50ml/h，最大速率不超过 200ml/h，并且仅在没有输注相关反应的情况下才应考虑递增输注速率。储存在冰箱（2 ～ 8℃）内，置于原包装中避光储存。配置后在室温（15 ～ 25℃）和室内照明条件下不得超过 15 小时（包括输注时间）；如果不能立即使用，可以在给药前将稀释后的溶液在冷藏条件（2 ～ 8℃）下避光保存不超过 24 小时。

护理关键点

对症治疗护理、疼痛的护理、休息与活动、口腔护理、心理护理、饮食护理

三、护理措施

（一）一般护理

1. 保持病房整洁、舒适、空气流通，定期消毒，防止交叉感染。

2. 密切观察患者病情变化，监测生命体征。

3. 做好心理护理，生活中给予关心与帮助，减轻疼痛。

4. 卧床休息，适当活动，避免外伤，预防跌倒 / 坠床的发生。

5. 落实基础护理，预防并发症的发生。

（二）对症治疗护理

高尿酸血症及高钙血症患者，鼓励多饮水，保证每日尿量 1000 ～ 2500ml，可促进钙与尿酸的排泄。观察患者体重、尿量变化，有无水肿体征。

（三）疼痛的护理

1. 观察疼痛部位、形式、强度、性质、持续时间等并做好记录。

2. 卧床休息，取舒适卧位。

3. 认同和理解患者对疼痛的反应，采用倾听、抚摸、安慰等方式使患者保持情绪稳定，采用放松疗法、音乐疗法，转移对疼痛的注意力。

4. 疼痛剧烈时，遵医嘱使用镇痛药物，并密切观察镇痛效果。

（四）休息与活动

1. 疼痛明显或有骨质破坏时，应绝对卧床休息，防止病理性骨折。

2. 为防止病理性骨折、脊柱畸形，应睡硬板床，保持身体生理弯曲度，忌用弹性床，保持舒适的卧位，减少体重对骨骼的压力（图 3-7-3）。

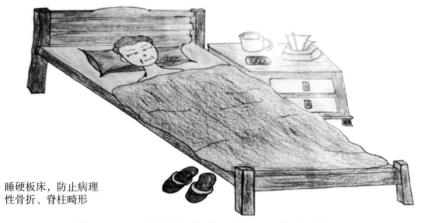

睡硬板床，防止病理
性骨折、脊柱畸形

图 3-7-3　睡硬板床以保持身体生理弯曲度示意图

3. 肢体活动不便的卧床患者，应定时协助其翻身、更换卧位，动作轻柔，避免推、拖、拉、拽，以免造成或加重骨折。

4. 受压处皮肤给予按摩或理疗，促进局部血液循环，保持床铺、衣裤干燥平整，预防压疮的发生。

5. 病理性骨折的患者，视具体情况使用腰围、夹板固定，保持肢体于功能位。固定期间定时检查末梢血循环情况，进行肢体的被动或主动锻炼。

6. 一般患者可适当运动，过度限制身体活动会促进患者继发感染和骨质疏松，但不可剧烈活动。

7. 应避免负载过重，不可搂抱婴幼儿，须防突发性撞击，防止跌倒、碰伤。

8. 运动以散步为宜，需穿平底鞋，走路平缓，转身弯腰缓慢，不要到人群密集处。

（五）口腔护理

多发性骨髓瘤患者常伴有肾功能的损害，由于代谢物积累过多，部分废物进入呼吸道排出而产生口臭，每日晨起、三餐后及睡前认真漱口，清除口腔内食物残渣，预防口腔感染。

（六）心理护理

家庭成员应正视现实，共同分忧，关心、体贴、安慰患者，鼓励患者表达内心感受，了解其心理状态及需求；在患者治疗期间，家庭成员之间不要相互推诿埋怨，应加强谅解，相互陪伴，帮助患者树立战胜疾病的信心，积极配合治疗。

（七）良好的生活习惯

戴口罩，勤洗手，定时开窗通风保持空气流通，保持室内空气新鲜，温湿度适宜（室温 18 ～ 22℃，相对湿度 50% ～ 60%），定时紫外线消毒，限制探视，防止交叉感染。

（八）饮食护理

1. 进食高热量、高蛋白、富含维生素、清淡易消化的饮食，增强机体抵抗力。

2. 多摄取粗纤维食物，保持大便通畅，预防便秘；戒烟戒酒，忌食辛辣、油腻刺激性食物。

3. 忌暴饮暴食、油炸食物；少食油煎、熏、烤、霉变、盐腌制食品。

4.高尿酸血症及高钙血症患者鼓励多饮水，每日尿量保持在2000ml以上，促进钙与尿酸的排泄，预防或减轻高钙血症和高尿酸血症。

5.发生高钙血症时，应限制高钙食物摄入，如奶制品、海带、虾、豆类。

6.肾功能不全进食低钠、低蛋白或麦淀粉饮食，以减轻肾脏负担。

7.口服别嘌醇片抑制尿酸合成并促使尿液碱化，禁止食用嘌呤含量较高的食物。

第八节　造血干细胞移植护理常规

一、护理评估

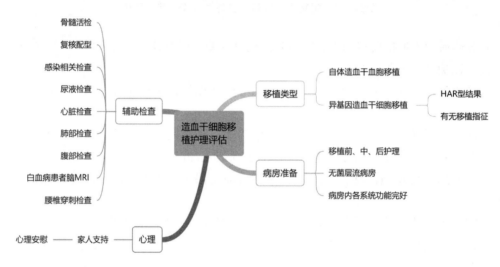

二、治疗要点

（一）化疗药物

在预处理阶段使用，尽可能清除患者体内残留的病态细胞，降低移植后复发，如司莫司汀、阿糖胞苷、白消安、环磷酰胺等。

（二）免疫抑制药物

预防和治疗移植物抗宿主病，如环孢素、甲氨蝶呤、他克莫司、吗替麦考酚酯、抗胸腺细胞球蛋白、糖皮质激素、单克隆抗体等。

（三）抗感染药物

预防和治疗感染，如抗细菌的头孢类等；抗病毒的更昔洛韦等；抗真菌的氟康唑等。

（四）促血细胞生成药物

促进白细胞生成的粒细胞集落刺激因子；促进血小板生成的重组人血小板生成素；促红细胞生成的促红细胞生成素。

（五）其他药物

针对并发症的治疗药物（如止吐药、退热药等），如托烷司琼、对乙酰氨基酚等。

护理关键点

入仓前后及出仓后护理。尤其是入仓后护理：饮食护理、用药指导、干细胞输注护理、相关并发症护理、健康教育

三、护理措施

（一）入仓前护理

1. 无菌层流室的准备　室内一切物品需要经清洁、消毒、灭菌处理，对室内不同空间进行采样，行空气细菌检测合格后患者方可进入。

2. 患者的准备　造血干细胞移植手术之前的 1 个月，患者需要进行常规体检保证没有感染灶。移植前 1 周，医护人员必须给患者及家属详细讲解造血干细胞移植的方法、过程和相关知识，解决他们的疑虑，做好心理护理。移植前 1 天行中心静脉插管；保持身体清洁及口腔清洁，患者进入层流室的前 1 天，剪短指（趾）甲，剃除全身毛发。先用日常沐浴露清洗身体，然后用 1 : 2000 氯己定液浸泡、擦洗全身，皮肤皱褶处、大腿根部、腋窝、肛周、会阴均要彻底清洗干净，对五官进行清洁，一般滴眼液采用左氧氟沙星滴眼液，鼻腔则用金霉素软膏涂抹，更换无菌衣裤后进入移植病房。

3. 医护人员的准备　医护人员入仓前需要无死角消毒（图 3-8-1）。

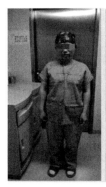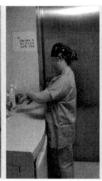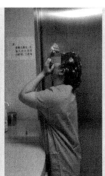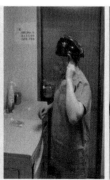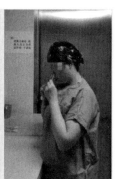

图 3-8-1　医护人员入仓前无死角消毒示意图

（二）入仓后护理

1. 一般护理　为患者提供安全、安静、舒适的无菌层流病房，睡前、起床后、进餐前后与呕吐后用温开水或生理盐水漱口。用氯霉素滴眼液滴眼，每天 3 次；用薄荷滴鼻液滴鼻腔，每天 3 次，每晚睡前用红霉素眼膏涂鼻腔；75% 乙醇擦拭外耳道，每天 3 次；女性患者给予温开水冲洗会阴，每天 1 次，白细胞计数低于 1.0×10^9/L 时，给予 0.005% 碘伏溶液冲洗会阴，每天 1 次；为预防肛周感染，给予患者 0.005% 碘伏水溶液坐浴，每天 2 次，每次 15 ～ 20 分钟，每次便后坐浴。

2. 心理护理　充分利用同伴教育，介绍移植成功案例；每日关注患者血常规的变化；向患者说明造血功能恢复情况，鼓励患者坚定信心。

3. 饮食护理　预处理期患者消化道反应明显，建议进食清淡、易消化、无刺激性的饮食，避免进食油腻、粗糙和带刺的食物；每天饮水不少于 3000ml，以促进有毒物质的排出。输注干细胞后血常规较低期间，患者饮食情况较前无明显改善，出现纳差给予静脉补充营养液，建议每天进食易消化的流质饮食，餐具和食物要严格高压灭菌，以免出现肠道感染。口腔溃疡时，应为患者提供高压灭菌流质或半流质饮食，以减轻进食时的口腔溃疡疼痛。疼痛明显时，可用吸管吸入，鼓励患者进食粥类的食物，除可维持消化功能外还可以润滑受损的消化道，有利于溃疡的修复。

4. 导管护理　每班观察导管周围皮肤的变化，每天治疗结束后用无菌纱布包裹，双腔导管有计划轮换使用。正确冲封管，使用高黏度药物后、输血后、使用的两种药物间可能存在不相容时应立即冲管。

5. 干细胞输注的护理　首先需要对患者（自体造血干细胞移植术）或供者（异体造血干细胞移植术）进行外周血造血干细胞采集术（图 3-8-2）。造血干细胞输注过程中必须保证全程无菌操作，输注前半小时遵医嘱静脉滴注甲泼尼龙、肌内注射异丙嗪等药物抗过敏，刚开始输注时医护人员要注意速度，应放慢速度，尤其对于异基因造血干细胞移植者要密切观察，无异常反应可将滴速加快，需要在 1 ~ 1.5 小时内完成输注。

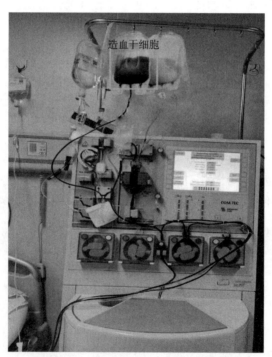

造血干细胞

图 3-8-2　外周血造血干细胞采集示意图

6. 相关并发症的护理　①发热的护理：发热时嘱患者卧床休息，严密观察患者体温变化，加强对患者口腔、肛周的护理，密切观察患者的反应；保持无菌环境的清洁，严格执行无菌操作及消毒隔离制度；在发热间歇期嘱患者多加强扩胸运动，防止肺部感染；严密观察患者的生命体征及病情变化。②贫血、出血的护理：在化疗后骨髓抑制期，每天监测患者血红蛋白及血小板计数，根据患者病情及血红蛋白、血小板计数，制订患者活动计划，嘱患者多卧床休息，给予中心管道吸氧；观察患者皮肤、胃肠道、颅内有无出血征象，必要时遵医嘱给予患者输注辐照后洗涤红细胞及单采血小板。因为辐照后的洗涤红细胞及血小板可以杀灭血液制品中的活性淋巴细胞，有效预防输血相关性移植物抗宿主病。③口腔疼痛的护理：患者口腔溃疡疼痛时，增加漱口及口腔护理的次数。口腔护理后涂碘甘油或外用重组人表皮生长因子及重组粒细胞生长因子残液喷涂局部，促进细胞再生、修复；溃疡严重疼痛不适时，进餐前给予利多卡因溶液漱口，减轻疼痛，促进食欲。④出血性膀胱炎的护理：严格遵医嘱大量补液，并指导患者多饮水碱化尿液，认真监测尿色、尿量、尿比重等；美司钠对环磷酰胺所致的出血性膀胱炎有较好的预防作用，可在使用环磷酰胺时针对性应用；用药期间密切观察患者尿色、尿量、尿 pH 及排尿时有无尿频、尿急、尿痛等膀胱刺激征，及时发现异常并通知医师。⑤异基因造血干细胞移植常见并发症移植物抗宿主病（GVHD）的预防：使用免疫抑制剂预防；预防感染，感染与移植物抗宿主病往往同时或相继发生、相互影响，形成恶性循环；移植时选择更合适的供者。⑥肝静脉闭塞病的护理：严密监测患者生命体征、黄疸指数，以及体重、腹围、出入量，每天早晚定时测量体重和腹围，如有异常应及时通知医师。

（三）出仓后护理

1.**病房消毒**　患者离开层流室之后，入住的病房应严格消毒，空气采用紫外线灯照射消毒，物品、桌面、床用 1：1000 含氯消毒液擦拭消毒，床上用品应用臭氧机进行全面消毒。

2.**一般护理**　患者出仓后仍然很脆弱，需要很长一段时期进行恢复，因此治愈疾病的关键是禁止患者劳累，同时合理饮食、合理休息、减少探视、预防感染、定期复诊。

3.**心理护理**　与患者进行真心诚意的交流，缓解患者的低落情绪，让患者树立信心，这对于移植后的恢复也有很大的帮助。

参考文献

[1] 魏丽丽，吴欣娟.多发性骨髓瘤护理实践指南 [J].中华护理杂志,2020,55（05）:721.

[2] 中国临床肿瘤学会（CSCO）中国抗淋巴瘤联盟,中国医师学会血液科医师分会.中国淋巴瘤患者全程管理模式专家共识（2021 年版）[J].中华血液学杂志,2021,42（5）:364-368.

[3] 中国输血协会临床输血学专业委员会《血液成分输注临床路径》制作协作组.血液成分输注临床路径专家共识（2018 年）[J].临床血液学杂志,2018,31（02）:81-84.

[4] 中华医学会血液学分会.造血干细胞移植后出血并发症管理中国专家共识（2021 年版）[J].中华血液学杂志,2021,42（4）:276-280.

第四章 消化系统疾病护理常规

第一节 食管癌护理常规

一、护理评估

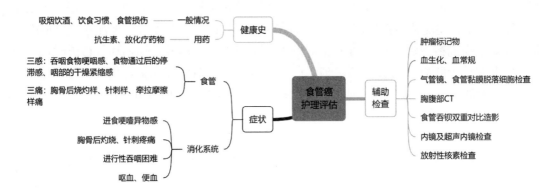

二、治疗要点

（一）非手术治疗

1. 放疗。

2. 化疗：食管癌对化疗药物敏感性差，与其他方法联合应用可提高疗效。常用的化疗药物有顺铂、博来霉素、紫杉醇等。

（二）手术治疗

手术是治疗食管癌的首选方法。若全身情况和心肺功能储备良好且无明显远处转移征象，可考虑手术治疗。切除可能性小的较大鳞癌而全身情况良好者，术前可先做放疗和化疗，待瘤体缩小后再手术。

> **护理关键点**
>
> 疾病知识指导、预防指导、饮食护理、术后护理、出院指导

三、护理措施

（一）疾病知识指导

向患者及家属讲解疾病的病因，不吃霉变食物、食物不可过烫、饮食应富含维生素。

（二）预防指导

1. 调整饮食习惯，进食不要过快，不经常食用过烫、过硬、粗糙、辛辣刺激等食物，以免损伤食管黏膜；不吃变质、过期食物，少吃含有亚硝酸盐的加工类食物；合理调整膳食结构，多品种荤素搭配适当，多吃新鲜蔬菜、水果，摄取足量维生素 A、维生素 C、维生素 E、维生素 B_2、胡萝卜素和微量元素硒等。

2. 烟酒是食管癌发生的高危因素，要戒烟戒酒，健康生活。

（三）饮食护理

解释术前术后禁食的目的，取得患者的配合。手术后指导患者遵循饮食原则，逐渐恢复正常饮食，避免因饮食不当引起吻合口瘘、呕吐等情况。指导患者餐后稍事活动，促进胃肠蠕动，以免胃、胸腔对心肺压迫导致胸闷、气短等症状，压迫症状一般需要 3 个月尚可缓解，安慰患者不必惊慌。餐后饮少量清水，以冲下食管表面和吻合口部位的食物残渣。

（四）术后护理

1. 体位护理　术后取半卧位，防止进食后反流、呕吐，利于引流和肺的膨胀。

2. 活动护理　根据患者的耐受情况指导患者术后早期活动，以减少肺部并发症、促使肠蠕动恢复、减少下肢静脉栓塞等。指导患者术侧肩关节运动，预防关节强直、肌肉萎缩。麻醉清醒后即开始被动活动肩关节，术后第一天开始进行肩关节主动运动，如过度伸臂、内收和前屈上肢及内收肩胛骨等。

3. 呼吸道的护理　①术后第一天鼓励患者深呼吸、吹气球、使用深呼吸训练器锻炼。②术后第二天予雾化吸入，雾化吸入时取半卧位，结束后鼓励患者咳嗽咳痰。③保持氧气持续湿化，防止痰液干燥。④协助患者拍背咳痰，痰多、无力咳痰致痰阻时吸痰或气管切开。

4. 胃肠道的护理　①术后 6～12 小时可从胃管内抽出少量血性或咖啡色液体。②术后 3～4 天持续胃肠减压，待肛门排气、胃肠减压引流量少时拔除胃管。③经常挤压胃管，每 2 小时用生理盐水低压冲洗或回抽。④胃管脱出时严密观察病情。

5. 并发症的护理　①出血：观察生命体征，切口敷料，管周敷料，胃管及胸管引流液的量、色和性状，尿量，皮肤温度，血红蛋白等，必要时再次手术。②吻合口瘘（最常见，病死率高）：常发生于术后 5～7 天，表现为持续高热、胸闷、呼吸困难及全身中毒症状。食管钡餐检查、口服亚甲蓝、吻合口碘油造影可确诊。发生吻合口瘘应立即禁食、补液，早期手术。③乳糜胸：常发生于术后 4～7 天，24 小时引流量达 500～1000ml。早期乳糜液为淡红色，进食后为乳白色。一旦确诊，限制脂肪摄入，维持水、电解质平衡。一般状况良好者可行非手术治疗。

（五）出院指导

1. 定期复查　出现吞咽困难等食管狭窄的情况，应及时就诊。

2. 放化疗护理　坚持放化疗，并做好放化疗的自我护理。

第二节　胃癌护理常规

一、护理评估

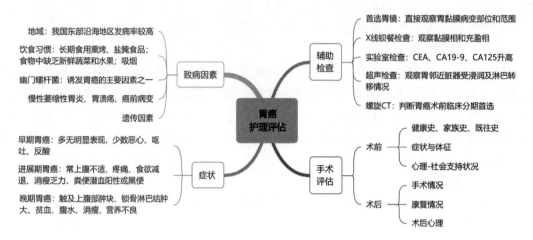

地域：我国东部沿海地区发病率较高

饮食习惯：长期食用熏烤、盐腌食品；食物中缺乏新鲜蔬菜和水果；吸烟

幽门螺杆菌：诱发胃癌的主要因素之一

慢性萎缩性胃炎、胃溃疡、癌前病变

遗传因素

——致病因素

早期胃癌：多无明显表现，少数恶心、呕吐、反酸

进展期胃癌：常上腹不适、疼痛、食欲减退、消瘦乏力、粪便潜血阳性或黑便

晚期胃癌：触及上腹部肿块、锁骨淋巴结肿大、贫血、腹水、消瘦、营养不良

——症状

胃癌护理评估

辅助检查

首选胃镜：直接观察胃黏膜病变部位和范围

X线钡餐检查：观察黏膜相和充盈相

实验室检查：CEA、CA19-9、CA125升高

超声检查：观察胃邻近脏器受浸润及淋巴转移情况

螺旋CT：判断胃癌术前临床分期首选

手术评估

术前——健康史、家族史、既往史、症状与体征、心理-社会支持状况

术后——手术情况、康复情况、术后心理

二、治疗要点

（一）手术治疗

手术治疗是目前唯一有可能根治胃癌的方法。早期胃癌首选胃部分切除术，若有局部淋巴结转移则予以清扫，进展期无远处转移行手术切除。

（二）化疗

应用抗肿瘤药物辅助手术治疗，以抑制癌细胞扩散和杀伤癌细胞。常用的药物有氟尿嘧啶、丝裂霉素、替加氟、阿霉素等。

（三）内镜下治疗

早期胃癌特别是黏膜内癌可行内镜下黏膜切除术或内镜黏膜剥离术，适用于高或中分化、无溃疡、直径＜2cm且无淋巴结转移者。

护理关键点

饮食指导、预防指导、心理护理、疼痛的护理、健康教育

三、护理措施

（一）饮食护理

1.给患者普及充足的营养支持对机体恢复的重要性。

2.教育患者及家属多食新鲜水果、蔬菜，多食肉类、鱼类、豆制品和乳制品。避免大量进食烟熏、腌制、烧烤、高盐食物。食物应科学储存，不食霉变食物。

3.贲门癌有吞咽困难及中、晚期胃癌者应遵医嘱经静脉给予营养物质，维持机体代谢。

4.幽门梗阻时，可行胃肠减压，同时遵医嘱静脉补充液体。

（二）预防指导

对患有胃息肉、萎缩性胃炎、胃溃疡的患者指导其定期检查、及时治疗，防止癌变发生，做到早发现、早治疗。

（三）心理护理

指导患者保持乐观、情绪稳定，以积极的心态面对疾病。鼓励家属和朋友给予患者关心与支持，使其能积极配合治疗和护理。

（四）疼痛的护理

1. 观察疼痛特点　注意评估疼痛的性质和部位，是否伴有严重的恶心和呕吐、吞咽困难、呕血及黑便等症状。若疼痛性质发生改变，应及时协助医师进行有关检查或治疗。

2. 药物镇痛　遵医嘱遵循WHO推荐的癌痛三阶梯疗法给予相应的镇痛药，采取复合用药的方式镇痛；或采取患者自控镇痛，根据患者需要提供准确的镇痛药物，做到个体化给药。

3. 指导患者缓解疼痛　为患者提供舒适的环境，减少不良刺激，保证患者的休息。同时教患者采用松弛疗法、深呼吸及转移注意力等方法来减轻疼痛。

4. 精神支持　及时了解并设法满足患者及其家属的需要，给予精神上的支持，以减轻焦虑和疼痛。

（五）健康教育

1. 休息与活动　坚持锻炼身体、适量活动，以增强机体抵抗力。注意个人卫生，防止继发性感染。

2. 生活习惯　指导患者规律生活，保证充足睡眠。认识到喝酒、抽烟等不良习惯的危害。

3. 复诊　定期复查，以监测病情变化，及时调整治疗方案。

第三节　胰十二指肠癌护理常规

一、护理评估

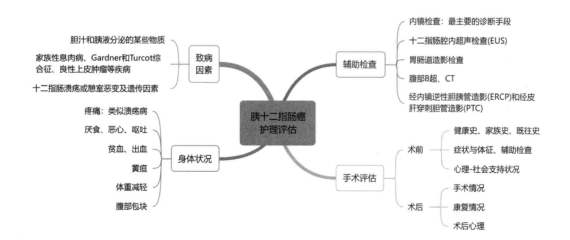

二、治疗要点

（一）手术治疗

胰十二指肠癌一经确诊应及时行胰十二指肠切除术、胰头局部切除术等手术方法进行治疗，能够及时去除病灶，降低肿瘤转移的风险。

（二）药物治疗

胰十二指肠癌患者术后应遵医嘱使用氟尿嘧啶、多西他赛、伊立替康等药物进行治疗，能够杀死残余肿瘤细胞，延缓病情进展。

（三）放疗

胰十二指肠癌患者还可进行放疗。术前放疗能够缩小肿瘤，增加手术切除率；术后放疗能够抑制肿瘤生长，提高患者生存质量。

护理关键点

疼痛护理、饮食护理、管道护理、切口护理、并发症的护理、复诊指导

三、护理措施

（一）疼痛护理

1. 疼痛评估　及时全面正确地评估疼痛，包括疼痛持续时间、发作频率、部位、性质等。

2. 采取正确的镇痛措施　①非药物镇痛疗法：如松弛疗法、音乐疗法等。②药物镇痛疗法：WHO 推荐的癌痛三阶梯疗法，遵循"口服给药、按时给药、按阶梯给药、个性化给药"原则。

（二）饮食护理

1. 术前饮食护理　术前给予高蛋白、高碳水化合物饮食，大量补充维生素。合并胆道梗阻患者，术前在颈内静脉行深静脉置管，给予深静脉营养，同时通过输血、白蛋白、血浆等来改善患者全身营养状况，并静脉补充维生素 K。

2. 术后饮食护理　术后 4 ～ 7 天患者肠功能恢复后，可进清淡流质饮食，给予中等量的碳水化合物、高蛋白、高维生素、低脂、易消化食物，少量多餐，避免进食刺激性食物，进食后应注意观察患者有无腹胀、腹痛现象。10 天后可给予半流质饮食，逐步过渡到软质饮食。

3. 出院饮食护理　出院时已基本恢复正常饮食。

（三）管道护理

术后患者需要留置胃管、深静脉置管、胰腺引流管、T 型管及腹腔引流管和尿管等，护士应确认各引流管的部位，并妥善固定，严防脱落、扭曲、堵塞，定时挤压引流管（2 ～ 3次 / 日），以确保其通畅，准确记录引流量，发现异常应及时通知医师。

1. 胃肠减压管的护理　保持引流通畅，负压吸引力不宜过强，以防出血。注意引流液的颜色、性状及量。一般 24 小时内有 200 ～ 300ml，为淡血性或草绿色胃液；一旦为

大量新鲜血性液体时，应考虑为出血；引流液＜100ml时考虑为引流不畅，应立即通知医师，及时处理。

2. 深静脉置管的护理 术后为方便TPN支持治疗及全身静脉化疗，对深静脉置管的护理很重要。需要每日严格消毒；管道要固定稳妥，防止滑脱；在护理时注意导管有无打折、弯曲，接头是否牢固，每周换敷贴2次，局部消毒，采取闭式输液，减少污染；在管道与连接处敷无菌纱布，以保持无菌；加强巡视，以免液体走空而造成气栓；如发生导管凝血，严禁用力冲管，防止血栓进入静脉系统，可用1：1000单位肝素液回抽，使其溶解。

3. 胰腺引流管、T型管、腹腔引流管的护理 保持3个管道通畅，至关重要。由于手术吻合口较多，术后均可能发生漏液，其中最易发生及最危险的是胰瘘。目前报道胰瘘的病死率为50%～60%，其次为胆瘘或感染，也可通过引流将漏液引出。因此，各引流管要固定牢固，尤其是患者活动时，勿使其滑脱。

（四）切口护理

保持切口干燥，避免引起腹压的动作。如切口愈合良好，一般拆线后两周可洗澡，注意淋浴。术后6周活动可基本恢复正常。

（五）并发症的护理

1. 胰瘘 正常术后胰肠吻合口周围引流管引流液由红色转为淡红色，再为黄色，引流量逐渐减少；若引流管内液体量突然增多，颜色变白或红白混杂，总量超过50ml/d，则可能发生胰肠吻合口瘘，此时应通知医师，并行引流液的淀粉酶检查或造影检查，即可确诊。发生胰瘘后护理上务必做到：防止引流管滑脱，保证引流通畅；详细记录每日引流量；耐心细致地做好患者的思想解释工作。

2. 胆瘘 术后发生胆瘘最明显的征象是自胆肠吻合口附近引流管内引流出黄色胆汁，即可诊断。护理措施同胰瘘。

3. 术后出血 分为早期出血和晚期出血，早期出血多发生在术后36小时内，常因胃肠吻合口血管缝扎不严密或胰残端创面血管处理不佳所致；另一种为腹腔内术野的出血，表现为术后引流管内逐渐出现滴血。晚期出血多在术后1周以后，应激性溃疡、吻合口溃疡、胰残端创面坏死脱落等引起出血。胰瘘或腹腔内感染可腐蚀胃十二指肠动脉、肠系膜上动脉或门静脉及其分支等较大血管引起迅猛出血。

（六）复诊指导

术后应定期（1个月、6个月、1年、2年）复查血常规、肝功能及腹部彩超，必要时复查腹部CT。警惕有无反复或持续出现的腹痛、腹胀、皮肤巩膜黄染等表现。若有小便持续变黄、食欲下降、消瘦等表现，可能为肿瘤复发或腹腔内感染，应及时就诊。

第四节　胃肠息肉护理常规

一、护理评估

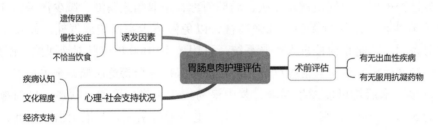

二、治疗要点

（一）非手术治疗

1. 一般治疗　无症状的胃肠道息肉患者，一般不用特殊治疗，给予观察即可。调整饮食结构，尽量减少刺激性或高脂肪食物的摄入，适当食用纤维含量丰富的食物，以促进胃肠道蠕动，预防便秘。

2. 药物治疗　部分炎性胃肠道息肉患者可使用头孢拉唑、红霉素、甲硝唑等药物控制炎症反应，防止息肉进一步增大。此外，如果胃肠道息肉伴有幽门螺杆菌感染，需要使用质子泵抑制剂、胃黏膜保护剂、抗生素等药物组成四联疗法进行治疗，以清除幽门螺杆菌，常用药物有奥美拉唑、枸橼酸铋钾、阿莫西林、克拉霉素等。

（二）手术治疗

1. 冷、热活检钳除法　适用于＜5mm 息肉。

2. 圈套切除法　适用于亚蒂或带蒂息肉。

3. 内镜下黏膜剥离术　直径≥2cm 且需要一次性切除的病变；早期癌及侧向发育型息肉。

护理关键点

术前准备、术后护理、并发症的护理、健康教育

三、护理措施

（一）术前准备

1. 向患者解释检查的目的、方法、注意事项等，取得配合。

2. 术前应详细了解病情，询问有无出血性疾病史，常规测定出凝血时间、凝血酶原时间和血小板计数。年龄大于 60 岁或原有心脏病患者应做心电图检查，必要时行心电监护。

3. 胃息肉者检查前禁饮禁食 8 小时，估计有胃排空延缓者禁食时间更长。有幽门梗阻者需要洗胃再检查、术前 1 天禁止吸烟。

4.肠息肉者嘱患者检查前2～3天开始进少渣的半流质饮食，检查前1天进流质饮食，检查当日空腹或饮少量糖水，做好肠道准备。术前1天宜吃无渣或少渣半流质饮食（如面条、稀饭等），禁食牛奶及奶制品，禁食粗纤维食物（如笋、青菜、芹菜、韭菜等）。

5.临床推荐检查前4小时口服复方聚乙二醇电解质散（和爽）提高胃肠道清洁度，减少胃肠道气泡，提高息肉检出率。规格Ⅰ（68.56g/袋）配制成1L的溶液；规格Ⅱ（137.15g/袋）配制成2L的溶液。成年人1次量2～4L，以每小时约1L的速度口服，在排出液变为透明液体时可结束给药；总药量不能超过4L，同时处方中的无机盐成分与服用的适量水分，保证了肠道与体液之间的水、电解质交换平衡（图4-4-1）。现临床可用最新泻药硫酸镁钠钾口服用浓溶液（捷爽®），服用方法见表4-4-1。

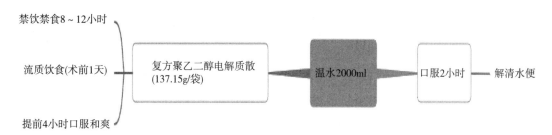

图 4-4-1　复方聚乙二醇电解质散使用方法

表 4-4-1　捷爽服用时间

检查时间	第一次服用	第二次服用	饮食指导
上午检查（8:00—12:00）	前1天晚上（18:00服用）	当天早上（4:00服用）	进清淡少渣半流质
下午检查（12:00—18:00）	前1天晚上（20:00服用）	当天早上（8:00服用）	进清淡少渣半流质

6.口服泻药后排出物不透明时，可采取清洁灌肠，常规0.9%氯化钠500ml清洁灌肠。

7.有活动性义齿应取下，以免误咽。

8.建立静脉通路以备抢救及术中用药。

（二）术后护理

1.胃息肉术后　嘱患者不要吞咽唾液，勿进食、饮水，以免因咽喉部麻醉作用未消退引起呛咳。麻醉作用消失后，可饮少量水，如无呛咳即可进食，当日饮食以流质、半流质为宜，行活检的患者应进食温凉的饮食。

2.肠息肉术后　术后观察15～30分钟后再离开。嘱患者卧床休息，做好肛门清洁，术后3天进少渣饮食，给予抗菌治疗，半流质饮食和适当休息3～4天，1个月内避免长时间用力下蹲或做屏气动作。不做重体力劳动，保持大便通畅。

3.留观　密切观察有无呕血、便血、腹痛等症状。对于一般情况好、创伤小的患者病情平稳后方可离开，必要时留院观察1～3天。注意观察术后并发症如出血、穿孔。如有发生，应及时告知医师并对症处理。

（三）并发症的护理

1.出血　绝对卧床、保持呼吸道通畅、吸氧、心电监测。减少出血并发症，遵医嘱给予补液、抑酸等对症治疗，少量出血时，予以药物止血对症治疗；出血量大时，开通 2 条及以上静脉通路，及时补充血容量，必要时给予输血、内镜下止血、介入止血、外科手术止血等。

2. 穿孔　禁食，心电监护，氧气吸入，胃肠减压，开放静脉通路，给予静脉营养支持治疗，应用抗生素，必要时行内镜下修补术。内科治疗无效行外科手术治疗。

3. 低血糖　迅速补糖：口服糖水、糖果等，建立静脉通路，给予 50% 葡萄糖液 40～100ml 静脉注射，或 10% 葡萄糖静脉滴注直至血糖恢复正常。严重者必要时加用氢化可的松或胰高血糖素。

（四）健康教育

1. 做完息肉后要观察是否有便血、腹痛、发热等情况，以免发生肠道穿孔。少量的便血为正常情况，大量便血及腹痛应及时就医。

2. 要注意劳逸结合，1 个月内避免进行剧烈运动、提举重物、长途外出等，以防息肉创面出血等并发症发生。

3. 大便时要注意顺其自然，不要用力排便，以防擦伤息肉创面，引发出血。超过直径 1cm 的息肉有一定的恶变倾向，应在术后半年内复查。

4. 一般息肉电凝电灼术后 4 年内，每年至少应做肠镜 1 次，若无息肉发现，可每隔 2 年复查 1 次。一旦发现息肉，应行内镜下电凝电切或氩气刀治疗。

5. 随访期间，应常规做大便潜血试验及癌胚抗原检查。

6. 保持情绪稳定：应尽量避免情绪激动，保持心情愉快，以积极乐观的态度配合各项治疗和护理，以便尽快康复。

7. 养成良好的饮食习惯，饮食多样化；进食要尽量定时定量。保持食物清洁卫生，防止致癌物的污染。改变不良的烹调方法，如不食或少食煎、炸、烘、烤食物。

8. 遵医嘱用药，定期复查。

第五节　消化性溃疡护理常规

一、护理评估

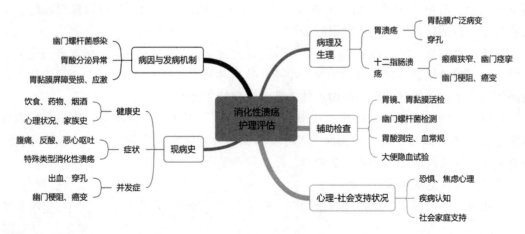

二、治疗要点

（一）药物治疗

1. 抗酸药物　即碱性药物，常用氢氧化铝、氢氧化镁及其复方制剂等。

2. 抑制胃酸分泌药物　质子泵抑制剂（奥美拉唑、兰索拉唑、泮托拉唑）、H_2 受体拮抗剂（西咪替丁、雷尼替丁）。

3. 保护胃黏膜药物　硫糖铝、枸橼酸铋钾。

4. 抗幽门螺杆菌药物　必须联合用药，常以质子泵抑制剂和胶体铋剂为基础加上克拉霉素、阿莫西林、甲硝唑 3 种抗菌药物中的 2 种，组成四联疗法，最常用的方案是质子泵抑制剂、阿莫西林、克拉霉素。

（二）介入治疗、手术治疗

护理关键点

疼痛护理、饮食护理、用药护理、并发症的观察和护理、健康教育

三、护理措施

（一）疼痛护理

1. 祛除病因　避免暴饮暴食和食用刺激性食物。对嗜烟酒者，戒烟戒酒，注意防止突然戒断烟酒引起焦虑、烦躁，导致胃酸分泌增加。

2. 评估疼痛　观察并记录腹痛的部位、性质及程度，发作的时间、频率、持续时间，与饮食的关系，伴随症状及诱发因素。注意疼痛的规律和特点。若疼痛性质突然发生改变，需要警惕溃疡穿孔引起弥漫性腹膜炎等并发症。

3. 缓解疼痛　方法见表 4-5-1。

表 4-5-1　消化性溃疡缓解疼痛的方法

缓解方法	具体措施
药物或食物镇痛	准备抑酸性食物（苏打饼干等），在餐后 2～4 小时进食，或服用抑酸剂预防疼痛
非药物缓解疼痛	指导式想象，行为疗法如放松训练、音乐疗法、生物反馈等，分散注意力，局部热疗法等，以缓解焦虑、紧张，提高痛阈
针灸镇痛	可针灸合谷、足三里
休息与活动	在溃疡活动期，卧床休息。病情许可的患者则应鼓励适当下床活动。注意劳逸结合，活动以不感到劳累和诱发疼痛为原则，进餐后避免剧烈活动

（二）饮食护理

饮食护理措施见表 4-5-2。

表 4-5-2　消化性溃疡饮食护理措施

饮食方式	具体措施
规律饮食	定时定量，少量多餐，不宜过饱，细嚼慢咽，避免餐间吃零食，睡前不宜进食
适宜饮食	应以清淡、易消化、富有营养的食物为主，如鸡蛋、豆浆、米粥、馒头、面包、面条、鱼类等。鼓励患者进食正常或高纤维素饮食，适当控制蛋白质和脂肪摄入的量
禁忌饮食	应避免摄入粗糙、过冷、过热、油炸、辛辣的食物，以及过酸的水果、浓茶、咖啡、各种酒类、牛奶等
清洁饮食	饮食要注意卫生，不吃变馊、变质的饭菜，吃水果等要清洗干净

（三）用药护理

1. 抗酸药物　应在饭后 1 小时和睡前服用。服用片剂时应嚼服，乳剂给药前应充分摇匀。抗酸药应避免与奶制品及酸性的食物、饮料同时服用。氢氧化铝凝胶可引起磷缺乏症，甚至可导致骨质疏松。长期大量服用抗酸药物还可引起严重便秘、代谢性碱中毒与钠潴留，甚至造成肾损害。

2. 抑制胃酸分泌药物　奥美拉唑可延缓地西泮及苯妥英钠的代谢及排泄，与这些药物合用时需慎重。H_2 受体拮抗剂：常用药物有西咪替丁、雷尼替丁、法莫替丁，三者的一天剂量可分 2 次在餐中或餐后即刻口服，也可把一天剂量在睡前顿服。如需要同时服用抗酸药，则两药应间隔 1 小时以上服用。静脉给药时应注意控制速度，防止发生低血压和心律失常。

3. 保护胃黏膜药物　硫糖铝宜在餐前 1 小时服用，不良反应较少，主要有便秘、口干、嗜睡等；因其含糖量较高，糖尿病患者应慎用；不能与多酶片同服。枸橼酸铋钾短期服用可出现舌、齿发黑，可用吸管直接吸入；可出现大便黑色，停药后可自行消失；连续长期服用可在体内蓄积中毒，因此连续应用不宜超过 8 周（表 4-5-3）。

表 4-5-3　胃黏膜保护药物

药物种类	常用药物	不良反应	护理措施
胃黏膜保护剂	硫糖铝	便秘、口干、皮疹、眩晕、嗜睡	餐前 1 小时服用，不能与多酶片同服，以免降低两者效价
前列腺素类药物	米索前列醇	腹泻、子宫收缩	孕妇忌用
胶体铋剂	枸橼酸铋钾	舌苔发黑、便秘、粪便呈黑色、神经毒性	餐前半小时服用，吸管直接吸入，不宜长期使用

4. 老年人用药　老年患者的肝血流量有所减少，肝脏解毒功能有所减退，肾功能有所减弱，药物应用后会增加其不良反应的发生概率，故应用 H_2 受体拮抗剂等药物，要强化对患者肝功能、肾功能的定期检测力度，严防患者发生肝肾损害。

5. 抗幽门螺杆菌药物　联合用药［现临床通常为四联用药，一种质子泵抑制剂＋两种抗菌药物＋一种铋剂组成，用药 2 周（表 4-5-4），停药 1 个月后复查碳 13 呼气试验］。

表 4-5-4 根除幽门螺杆菌常用药

药品类别	作用	可选药物	注意事项
质子泵抑制剂	抑制胃酸分泌，改变幽门螺杆菌生活环境，使抗菌药物更好发生作用	奥美拉唑、艾司奥美拉唑、泮托拉唑等	饭前半小时服用
铋剂	促进溃疡愈合、保护胃黏膜	果胶铋、枸橼酸铋钾	饭前 1 小时服用
抗菌药物	抗幽门螺杆菌	阿莫西林、克林霉素、甲硝唑、四环素等	饭后半小时服用

（四）并发症的观察和护理

1. 溃疡穿孔 ①严密观察患者生命体征、腹痛、腹膜刺激征、肠鸣音变化等。②禁食、禁饮、持续胃肠减压，减少胃肠内容物继续流入腹腔。③伴有休克者应平卧，无休克或休克改善后改半卧位，利于胃肠漏出物向下腹部及盆腔处引流，减轻腹痛和减少有毒物质的吸收。④迅速建立静脉通路，输液，维持水、电解质平衡并给予营养支持。⑤遵医嘱应用抗菌药物以控制感染。对于非手术治疗6～8小时后病情加重或急性穿孔患者，应立即行手术治疗。术前注意做好急症手术准备。

2. 大出血 ①观察并记录呕血、便血情况，定时测量脉搏、血压，观察有无口渴、肢冷、尿少等循环血量不足的表现，判断失血量。②取平卧位、给氧、镇静。③建立静脉通路，根据失血量补充血容量。④暂禁食，出血停止后可进流食或无渣半流食。⑤留置鼻胃管，用生理盐水冲洗胃腔，清除血凝块，直至胃液变清，持续低负压吸引。⑥做好胃镜检查的准备。⑦按时应用止血、抑酸药物，以治疗休克和纠正贫血。⑧若出血量大，短期发生休克，经止血、输血而出血仍在继续，做好手术准备。

3. 幽门梗阻 ①观察患者呕吐物的量、性状、气味，准确记录出入液量。②完全梗阻者手术前禁食；非完全性梗阻者可给予无渣半流质。③静脉输液。④留置胃管，以减轻胃壁水肿和炎症。

4. 癌变 定期随访。

（五）健康教育

1. 指导患者保持乐观的情绪、规律的生活，避免过度紧张与劳累，注意劳逸结合。

2. 指导患者建立合理的饮食习惯和结构，戒除烟酒，饮食宜定时定量，充分咀嚼，少食腌、熏食品，避免摄入过冷、过烫、过辣等刺激性食物。胃大部切除术后患者应进食营养丰富饮食，少量多餐，逐渐过渡到正常饮食。

3. 指导患者按医嘱正确服用治疗溃疡药物，学会观察药效及不良反应，不随便停药，以减少复发。嘱患者慎用或勿用致溃疡药物，如阿司匹林、咖啡因、泼尼松等。同时指导患者用药的时间、方法及剂量、副作用等。

4. 向患者及家属讲解手术后可能的并发症表现及防治方法。

5. 嘱患者定期复诊，以促进溃疡愈合，预防并发症的发生。

第六节　上消化道出血护理常规

一、护理评估

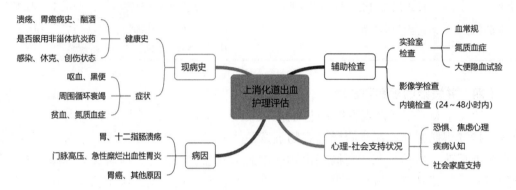

二、治疗要点

（一）一般治疗

1.卧床休息，严密监测生命体征，观察神志和肢体皮肤是冷湿或温暖，记录血压、脉搏、出血量与每小时尿量。

2.抗休克、补充血容量，立即配血，等待配血时先输入平衡液或葡萄糖盐水、右旋糖酐或其他血浆代用品，尽早输入全血，以尽快恢复和维持血容量及改善急性失血性周围循环衰竭。

（二）止血治疗

1.三腔两囊管压迫止血　是目前临床治疗门静脉高压所致食管胃底静脉曲张破裂出血的传统方法，是已明确的食管胃底静脉曲张破裂出血，一般治疗不易收效，又不能立即手术时的紧急止血措施。适用于神志清楚，配合良好的患者。该法有效率为 50% ～ 80%，但放气后再出血率高达 50%。

2.内镜直视下止血　适用于有活动性出血或暴露血管的溃疡，止血方法包括激光光凝、高频电凝、微波、热探头止血、血管夹钳夹。

（三）药物治疗

1.去甲肾上腺素液口服　胃内高浓度的去甲肾上腺素溶液可使胃黏膜小动脉强烈收缩，吸收后经门静脉在肝内代谢，不发生周身效应。常用剂量为 8 ～ 10ml 原液加入生理盐水中，配制成 100ml 的溶液，最好冰至 4℃口服，每隔 1 ～ 2 小时一次，出血控制后可改为每 4 ～ 6 小时一次。

2.凝血酶口服　500 ～ 2000U，每 4 ～ 6 小时一次。

3.胃内降温　可使食管觇为表面血管收缩，减少出血。可灌服冰盐水，或冰去甲肾上腺素。

（四）介入治疗

少数不能进行内镜止血或手术治疗的严重大出血患者，可经选择性肠系膜动脉造影寻找出血病灶，给予血管栓塞治疗。

（五）手术治疗

1.大量出血并穿孔、幽门梗阻或疑有癌变者。

2.年龄在 50 岁以上，有心肾疾病，经治疗 24 小时以上仍出血不止者。

3.短时间内出血量很大，出现休克征象者；急性大出血，经积极应用各种止血方法仍不止血且血压难以维持正常者。

护理关键点

纠正体液不足、止血护理、预防窒息和误吸、出血的观察、基础护理、心理护理、健康教育

三、护理措施

（一）纠正体液不足

1.一般急救措施　卧床休息，吸氧，暂时禁食，保持呼吸道通畅，呕血时头偏向一侧，严密监测病情。

2.建立静脉通路　迅速建立两条静脉通路，同时鉴定血型、交叉配血。积极配合医师输液输血，使用各种药物抢救。输液过程中要观察是否有不良反应。静脉滴注速度开始要快，并根据中心静脉压调节输液量和输液速度，避免输液不当引起肺水肿。

3.纠正体液不足　可先输入平衡液或葡萄糖盐水、右旋糖酐或其他血浆代用品，若血压、脉搏仍不稳定，提示失血量大或继续出血，应同时尽早输入胶体溶液（如全血、血浆、血浆代用品等）。肝硬化门静脉高压症患者宜输新鲜血。

（二）止血护理

1.消化性溃疡引起的出血　禁食、补液，给予止血、抑酸药物，做好内镜下止血准备（准备抢救用物，备血）。

2.门脉高压引起的食管胃底静脉曲张破裂出血　血管加压素及其类似药物、三腔或四腔两囊管压迫止血、内镜下止血、外科手术。

3.出血性胃炎引起的出血　静脉用药、口服用药（抑酸剂，胃黏膜保护剂，止血药如口服云南白药、凝血酶粉剂等，见表 4-6-1）。

表 4-6-1　口服常用止血药物

药物名称	作用	用法
生长抑素、特利加压素	降低门静脉及其侧支循环压力	微量泵入
奥美拉唑、艾司奥美拉唑	抑制胃酸分泌	口服、静脉滴注
去甲肾上腺素、凝血酶粉	用于出血急症	口服
云南白药、康复新液、硫糖铝	保护胃黏膜、止血	口服

4.胆道出血　一般给予抗感染和用止血药物。上述方法不能止血，可在肝动脉造影

后行选择性肝动脉栓塞。

（三）预防窒息和误吸

1.立即去枕平卧，头偏向一侧，保持呼吸道畅通，防止误吸。

2.立即通知医师。

3.立即建立静脉通路，补充血容量，必要时建立两条静脉通路。

4.备好各种抢救物品配合医师抢救。

（四）出血的观察

1.观察要点　严密监测生命体征和神志变化。准确记录24小时出入量（表4-6-2），对休克患者还需要记录每小时尿量。观察呕吐物和粪便的性状、颜色及量。患者的面色、皮肤，不同病因出血量见表4-6-3。

表4-6-2　出血量的估计

呕吐物和粪便的性状	出血量
大便潜血阳性	> 5ml
黑便	> 50ml
呕血	> 250ml

表4-6-3　不同病因上消化道出血的比较

病因	每次出血量	呕血和黑便	休克	非手术疗效
曲张静脉出血	500～1000ml	同时存在、呕血多见	多见	有效，短期内可反复呕血
溃疡、胃癌、出血性胃炎	< 500ml	可呕血，以黑便为主	较少	有效，日后可再出血
肠道出血	200～300ml	以便血为主	很少	有效，常周期性复发

2.继续或再出血的判断　在积极救治的基础上，出现下列情况提示有活动性出血或再次出血：①补液、输血治疗后，血压、脉搏异常且未改善，或好转后又恶化。②反复呕血，甚至呕吐物由咖啡色转为鲜红色。③黑便次数增多，且粪质稀薄，色泽转为暗红色，伴肠鸣音亢进。④红细胞计数、血细胞比容、血红蛋白值不断下降，网织红细胞计数持续升高。⑤血尿素氮持续或再次增高；门静脉高压的患者原有脾大，在出血后暂时缩小，如脾未恢复肿大，提示出血未止。

（五）基础护理

1.休息与活动　少量出血者应卧床休息，大量出血者应绝对卧床，休克患者取中凹位。避免精神紧张和剧烈的体位变动，以免加重或诱发出血。注意保暖，治疗和护理时间合理安排，提供安静舒适的环境，以保证患者充分休息和睡眠。病情稳定后，逐渐增加活动量。

2.安全护理　注意保证患者安全，轻症患者可起身稍事活动，自行如厕。但应注意有活动性出血时，患者常因有便意而至厕所，在排便时或便后起立时晕厥。指导患者坐起、站立时动作缓慢，出现头晕、心慌、出汗时立即卧床休息并告知护士，必要时由护士陪同如厕或暂时改为在床上排泄。应多巡视重症患者，用床栏加以保护。

3.加强生活护理 协助患者进餐、口腔清洁、皮肤清洁、排泄。呕吐、排便后及时清理，协助漱口，清洁和保护肛周皮肤。

4.饮食护理 ①急性大出血伴恶心、呕吐者应禁食，给予完全胃肠外营养。②出血量少无呕吐者，可进温凉、清淡流质饮食。③出血停止后改为营养丰富、易消化的半流质饮食，少量多餐。逐步过渡到正常饮食。

（六）心理护理

1.观察患者有无紧张、恐惧或悲观、沮丧等心理反应。

2.保持安静，解释安静休息有利于止血。

3.对患者有耐心，关心、安慰患者，鼓励家属多陪伴患者，以减轻患者紧张情绪，增加安全感。

4.呕血和解黑便后及时清除血迹、污物，以减少对患者的不良刺激。

（七）健康教育

1.应指导患者和家属积极治疗原发病，针对不同病因避免出血的诱发因素。

2.合理饮食，进营养丰富、易消化的食物，避免过饥或暴饮暴食，避免粗糙、干硬、生冷、过热、刺激性食物。

3.生活规律，劳逸结合，避免长期精神紧张，过度劳累。戒烟、戒酒。

4.患者及家属应学会早期识别出血的先兆及应急措施：头晕、恶心等常是呕血的先兆，腹胀、肠鸣音增强常是便血的先兆，应立即卧床休息，保持安静；呕吐时避免误吸，取侧卧位或头偏向一侧；立即就诊。

5.指导患者遵医嘱服用治疗消化性溃疡或肝病的药物，定期复查。

第七节　内镜下消化道息肉切除术护理常规

一、护理评估

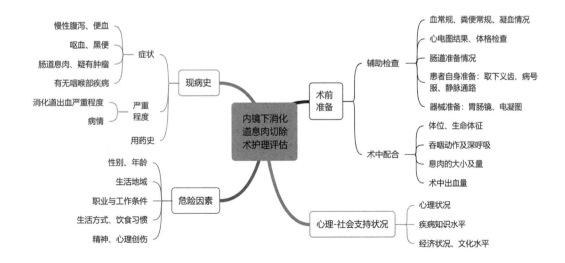

二、治疗要点

胃肠息肉需要根据息肉的大小、性质及变化程度来判断是否需要进行切除手术。

1. 和息肉的大小有关　息肉直径在 0.5cm 以下，可以先观察为主；息肉直径在 0.5cm 以上，则需要在内镜下进行手术切除。

2. 和息肉的性质有关　若属于良性息肉，而且比较小，则不用做切除手术；若是恶性息肉，为了防止进一步恶化，要及时进行切除治疗，否则有可能会出现肠癌或者胃癌。

3. 和息肉的变化程度有关　若息肉在短时间之内没有快速增长，可以继续进行密切观察；若息肉出现了快速增长，要及时进行手术治疗，避免病情加重。

护理关键点

术前护理、术中护理、术后护理、健康教育

三、护理措施

（一）术前护理

1. 向患者仔细介绍检查的目的、方法、如何配合及可能出现的问题，使患者能主动配合检查。

2. 术前详细了解病情，询问有无出血性疾病史（毛细血管扩张症、血小板减少性紫癜、血友病、再生障碍性贫血、弥散性血管内凝血）或长期使用抗凝药物。

3. 对年龄过大或原有心脏病患者必要时给予心电监护。

4. 仔细询问病史和进行体格检查，以排除检查禁忌证。

5. 有活动性义齿者须取出，以免操作中误咽。

6. 按常规做好胃肠道的清洁准备：①胃息肉治疗者，前 1 天晚进清淡饮食，禁食禁饮 8 小时；已行胃肠道钡餐检查者，3 天内不宜做胃镜检查。②肠息肉治疗者，术前 2～3 天进少渣半流质，术前 1 天进流质，检查当日晨空腹或饮少量糖水。术日晨提前 6 小时口服复方聚乙二醇电解质散（和爽）（具体方法见图 4-7-1）。肠道排泄无粪渣黄水，直至排清水（图 4-7-2），方可使镜中视野清晰，利于操作的成功。

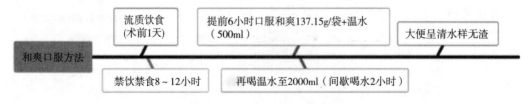

图 4-7-1　和爽口服方法示意图

7. 术日晨换病号服或一次性肠镜裤（图 4-7-3）。

8. 准备术前用药，局部麻醉或全身麻醉（根据患者年龄及病情选择麻醉方式），有高血压或糖尿病者应遵医嘱提前用药控制好血压，监测好血糖。

9.备好检查仪器、消毒、麻醉用品等用物。

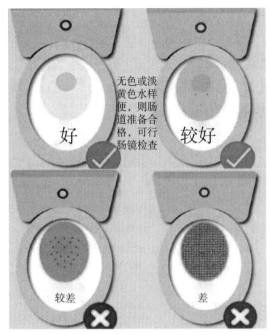

无色或淡黄色水样便，则肠道准备合格，可行肠镜检查

图 4-7-2　肠道准备效果判断方法

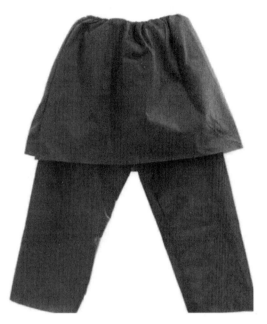

图 4-7-3　一次性肠镜裤

（二）术中护理

1.体位选择：胃镜取左侧卧位，肠镜取膝胸卧位或左侧卧位。

2.指导患者配合医师；嘱患者做深呼吸，全身放松。

3.持续心电监护、吸氧，维持静脉通路。

4.密切观察患者的生命体征及反应。

（三）术后护理

1.胃镜息肉切除术后护理　①术后嘱患者不要吞咽唾液，勿进食、饮水，以免因咽喉部麻醉作用未消退引起呛咳。②麻醉作用消失后，可先饮少量水，如无呛咳可进食。当日饮食以流质、半流质为宜，行活检的患者应进温凉的饮食。③检查后少数患者出现咽痛、咽喉部异物感，一般 1 ～ 2 天症状可自行消失，嘱患者不要用力咳嗽，以免损伤咽喉部黏膜，可用温水含漱。④若患者出现腹痛、腹胀，可进行按摩，促进排气。⑤检查后数天内应密切观察患者有无消化道穿孔、出血、感染等并发症，一旦发现应及时协助医师进行对症处理。

2.肠镜息肉切除术后护理　①患者检查后观察 15 ～ 30 分钟再离去。②嘱患者注意卧床休息，做好肛门清洁，遵医嘱给予抗菌治疗。行活检者，应遵医嘱指导患者口服止血药及应用抗生素。③术后 3 天进少渣半流质饮食，适当休息 3 ～ 4 天，1 个月内避免长时间用力下蹲或做屏气动作，不做重体力劳动，保持大便通畅。④注意观察患者腹胀、腹痛及排便情况，必要时行粪便隐血试验。发现剧烈腹痛、腹胀、面色苍白、心率增快、血压下降、大便次数增多呈黑色，提示并发肠出血、肠穿孔，应及时报告医师，协助处理。

（四）健康教育

见本章第四节胃息肉护理常规的健康教育。

另外，发挥食物中抗癌要素的作用：维生素、微量元素、纤维素称为食物防癌"三要素"，平时要注意多吃"三要素"食物；少吃或不吃熏、硝（红色肉）、腌、泡和过烫、过咸、过冷、过硬等易诱发肠癌的食物，多吃新鲜蔬菜和水果。

第八节　克罗恩病护理常规

一、护理评估

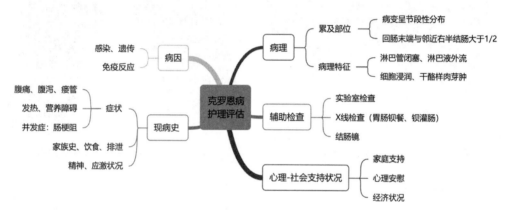

二、治疗要点

（一）一般治疗

1. 严密监测生命体征。

2. 控制病情活动、药物治疗（表4-8-1）、减少复发、防治并发症。

3. 腹泻、腹痛：给予解痉药物、止泻剂。

表4-8-1　克罗恩病常用药物

药物类别	代表药
氨基水杨酸制剂	柳氮磺吡啶（首选）、5-氨基水杨酸、美沙拉秦等
肾上腺皮质激素	氢化可的松、甲泼尼龙等
免疫抑制剂	硫唑嘌呤、巯嘌呤、甲氨蝶呤
生物制剂	乌司奴单抗、阿达木单抗、英夫利西单抗、维得利珠单抗
抗生素	甲硝唑、喹诺酮类

（二）营养支持治疗

1. 禁食期间给予胃肠外营养治疗，逐步过渡到口服要素饮食。贫血患者宜补充维生素、输血，低白蛋白血症者可输白蛋白制剂或血浆。

2.管饲喂养：最常用鼻胃管喂养，其次为鼻空肠管喂养，给予肠内营养支持治疗。

护理关键点

腹泻的护理、疼痛的护理、肠内营养护理、瘘管的护理、健康教育

三、护理措施

（一）腹泻的护理

1.观察排便情况　排便的次数、量、气味，有无里急后重，粪便中有无血液、黏液、脓液等。

2.观察体液平衡状态　观察患者的生命体征、神志、尿量等变化，注意有无脱水、休克的表现；有无腹胀、肌肉无力、肠鸣音减弱等低钾表现。

3.稳定情绪　稳定患者的情绪。提供整洁舒适的环境，使患者心情舒畅，安静休息。及时给予便器，减轻患者的顾虑。排泄物和污染的衣物等及时更换，避免对患者有不良刺激。

4.休息与活动　急性腹泻和有全身症状者应卧床休息，注意腹部保暖；轻症或腹泻缓解期患者可适当活动。

5.饮食护理　给予营养丰富的低渣饮食，避免生冷、多纤维、不易消化、高脂肪、刺激性、易产气的食物。病情严重者应禁食，对进食后腹痛加重者，建议采用低脂、少渣饮食，避免食用刺激性、油炸及牛奶、乳制品等食物。

6.保护肛周皮肤　指导患者排便后用柔软的布清洗肛门，保持干燥，必要时涂抹凡士林或抗生素软膏。

7.正确留取粪便标本　粪便标本应新鲜，不可混入尿液，选择带脓血或黏液部分，多点留取；检查阿米巴原虫时应加温便器，立即送检，培养标本注意无菌留取；粪便隐血试验前3天避免服用铁剂和食用肉类、动物肝脏、血类、大量绿叶蔬菜等。

（二）疼痛的护理

1.观察腹痛的性质、部位、范围等的变化，一旦发生腹痛性质的改变，应警惕是否发生肠梗阻、肠穿孔、中毒性结肠扩张、大出血等并发症，禁食水。活动期饮食为无渣流食，随病情好转饮食可过渡到正常。

2.给予解痉药物后注意观察疗效和副作用。根据视觉模拟评分法（VAS）评分标准观察疗效，见图4-8-1。

（三）肠内营养护理

1.营养液的使用　营养液配置好或者开封后，尽快使用，存放不能超过24小时。

2.鼻胃管的选择　常用鼻胃管为聚氨酯CH8号鼻胃管，最多可使用42～45天，建议患者30～40天更换鼻胃管。

3.鼻胃管的置管　按照鼻饲操作中的要求进行鼻胃管置管，同时每次置管前充分与患者解释沟通。住院期间，教会患者自行鼻胃管置管及维护，以便于出院回家后继续管

饲肠内营养治疗。

请在下面的横线上以"○"标记出疼痛的程度（现在）

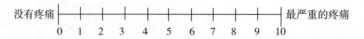

0分：无疼痛

3分以下：有轻微的疼痛，患者能忍受

4～6分：患者疼痛并影响睡眠，能忍受

7～10分：患者有渐强烈的疼痛，疼痛剧烈或难忍

图 4-8-1 VAS 评分标准

将疼痛的程度用 0～10 共 11 个数字表示，0 表示无痛，10 代表最痛，病人根据自身疼痛程度在这 11 个数字中挑选一个数字代表疼痛程度。

4. 输注方式 管饲喂养遵医嘱使用营养泵连续输注，以 20～50ml/h 开始，24 小时后若无不耐受发生，以后每 8～12 小时增加 10～20ml/h，逐渐至 80～100ml/h。

5. 注意事项 管饲喂养时床头抬高 30°～45°。

6. 并发症 鼻胃管管饲喂养期间常见并发症及预防见表 4-8-2。

表 4-8-2 鼻胃管管饲喂养期间常见并发症及预防

并发症	预防及处理
黏膜损伤，导管堵塞/断裂/移位	双固定，定期冲管，更换鼻贴，重新置管
血糖、电解质、肝功能异常	监测血糖，选择专用配方。使用胰岛素，补充电解质，保肝
恶心、呕吐、腹泻、腹痛、腹胀	床头抬高 30°，使用营养泵，控制速度，更换营养液品牌
误吸、肺部感染	有高误吸风险者，采用幽门后喂养，雾化吸入，负压吸痰，遵医嘱抗感染治疗等

7. 家庭肠内营养 建议病情稳定的患者选择家庭肠内营养，一般采用家中间隙重力滴注或连续输注。家庭肠内营养可明显改善患者生活质量，不仅能满足患者生理需要、减少营养不良及并发症的发生、减轻家庭负担，还能满足对爱与归属感的心理需要，提高患者生活质量。

（四）瘘管的护理

瘘管出现的原因是透壁性的炎性病变，穿透肠壁全层到肠外组织或器官而形成，分为两种（表 4-8-3）。

表 4-8-3 两瘘管的表现

名称	症状
内瘘	腹泻加重，营养不良，继发性的感染
外瘘	可见粪便与气体排出

克罗恩病常有瘘管形成，给患者带来感染、皮肤营养不良、水电解质平衡失调等问题。护士要认真评估瘘管的部位、记录流出物的量和性状，有无脱水、低钾、发热等表现。做好外瘘口周围皮肤的保护，协助医师进行瘘口的冲洗。

（五）健康教育

1. 指导患者及家属保持积极稳定的情绪，勇于面对和战胜疾病。

2. 指导患者控制诱发因素、识别复发表现。

3. 进食营养丰富、易消化的食物，注意饮食卫生，避免生冷硬、刺激性、产气食物。

4. 指导患者合理休息与活动，在急性发作期或病情严重时均应卧床休息，缓解期适当休息，劳逸结合，避免劳累。

5. 定期复诊，不可随意更换或者停药，并注意识别药物的不良反应，以便及时就诊。

6. 劝导患者戒烟。

第九节　肠梗阻护理常规

一、护理评估

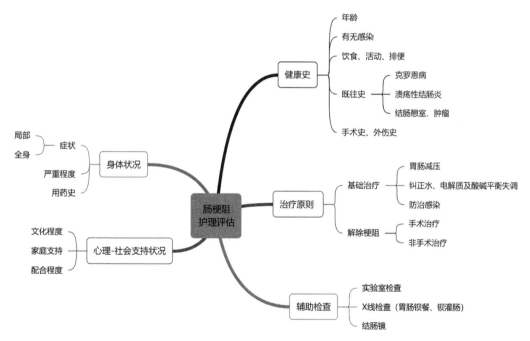

二、治疗要点

（一）基础治疗

1. 胃肠减压。

2. 纠正水、电解质及酸碱平衡失调。

3. 防治感染。

（二）解除梗阻

1.非手术治疗　适用于单纯性粘连性肠梗阻、麻痹性或痉挛性肠梗阻、蛔虫或粪块堵塞引起的肠梗阻。

2.手术治疗　适用于绞窄性肠梗阻、肿瘤、先天性肠道畸形引起的肠梗阻，以及经非手术治疗无效的肠梗阻患者。

护理关键点

基础护理、术后护理、健康教育

三、护理措施

（一）基础护理

1.饮食护理　肠梗阻者应禁食，待梗阻缓解后 12 小时方可进少量流食，但忌甜食和牛奶，以免引起肠胀气，48 小时后可试进半流食。

2.胃肠减压　以减轻腹痛、腹胀，同时改善肠壁血供，减少肠腔内的细菌和毒素吸收。

3.解痉、镇痛　单纯性肠梗阻可应用阿托品类解痉药缓解疼痛，禁用吗啡类镇痛药，以免掩盖病情而延误诊断。

4.纠正体液不足　保证输液通畅，及时补充水分和电解质，纠正酸碱紊乱，合理安排输液顺序和调节输液速度。记录 24 小时出、入液体量。

5.体位　协助患者采用半卧位，双膝屈曲。半卧位可使膈肌下降，减轻腹胀对呼吸、循环系统的影响；双膝屈曲可使腹壁放松。呕吐时取坐位或侧卧位，避免引起窒息。

6.解除梗阻　如无绞窄性肠梗阻，也可从胃管注入液体石蜡或中药，每次 100ml 左右，注药后夹管 1～2 小时，注药后注意观察患者的反应。

7.防治感染和中毒　遵医嘱应用抗生素，以减少毒素吸收，减轻中毒症状。

8.病情观察　定时测量记录生命体征，严密观察病情变化。

9.加强生活护理　呕吐后及时清除呕吐物，给予口腔护理，协助患者进行日常生活护理。

（二）术后护理

1.体位　回病房后根据麻醉情况给予适当的卧位。

2.饮食护理　禁食、胃肠减压。禁食期间给予静脉补液，待肛门排气，可由少量流食开始逐步过渡到半流质饮食。

3.活动　鼓励患者早期活动，以利于肠功能恢复，防止肠粘连。

4.防治感染　遵医嘱应用抗生素。

5.病情观察　观察生命体征，及时发现术后并发症。

6.并发症的观察和护理　①腹腔内感染：患者出现持续发热、腹胀、腹痛，白细胞计数增高。注意保持腹腔引流通畅，严格无菌更换引流袋，避免逆行感染发生。②肠瘘：可见腹腔引流管引流出粪样液体，也可见腹腔引流管周围流出粪臭味液体。

（三）健康教育

1. 注意饮食卫生：不食不洁净的食物，不暴饮暴食，多吃易消化的食物。

2. 保持大便通畅：老年人及肠功能不全者有便秘现象应及时给予缓泻剂，必要时灌肠，促进排便。

3. 避免腹部受凉和饭后剧烈活动。若有腹痛、腹胀、停止排便排气等不适，及时就诊。

第十节　急性阑尾炎护理常规

一、护理评估

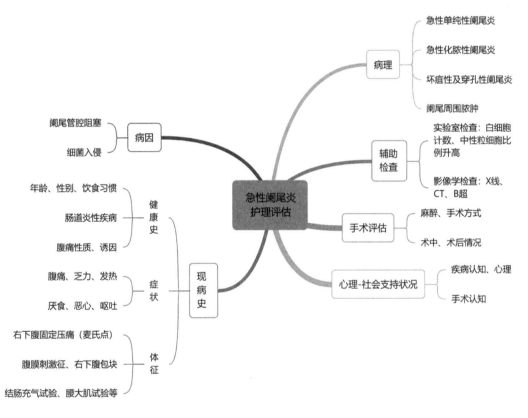

二、治疗要点

（一）非手术治疗

1. 非手术治疗适用于单纯性阑尾炎和急性阑尾炎早期阶段。

2. 有效抗生素治疗。

3. 补液治疗。

（二）手术治疗

1. 急性单纯性阑尾炎　阑尾切除，切口一期缝合。

2. 急性化脓坏疽性阑尾炎　阑尾切除，清除脓液，切口一期缝合。

3. 穿孔性阑尾炎　阑尾切除，清除脓液，冲洗腹腔，放置腹腔引流管。

4.急性阑尾炎伴周围脓肿　应用抗生素或切开引流，待脓肿吸收消退 3 个月后再行阑尾切除。

护理关键点

非手术患者护理、术前护理、术后护理、健康教育

三、护理措施

（一）非手术患者护理

同手术前患者护理。

（二）术前护理

1.缓解疼痛　患者取半卧位，下肢屈曲使腹肌松弛，可减轻疼痛。患者禁食水，必要时给予胃肠减压。按医嘱及时使用抗生素控制炎症，注意观察药物副作用和疗效。在明确诊断前禁止使用吗啡、哌替啶等镇痛药物，以免掩盖病情。

2.增加手术耐受性　禁食期间，按医嘱静脉补液，维持水电解质平衡。提供安静、舒适的环境促进患者休息。

3.心理护理　了解患者及家属的心理反应和突发疾病对工作、生活的影响，争取患者信任，做好解释安慰工作，使患者尽快适应角色转换。根据病情，向患者家属介绍有关疾病的治疗知识和手术的有关事项，如术前准备的配合、麻醉方式、手术大致经过、术后康复情况等，使之积极主动配合治疗和护理。同时护士积极、紧张的工作和对患者和蔼、关心的态度是对患者及家属巨大的心理安慰。

4.病情观察　①定时测量生命体征：患者体温升高提示炎症较重。②腹部症状和体征：加强巡视，观察患者腹部和腹膜刺激征的变化。若患者腹痛加剧，范围扩大，压痛、反跳痛等腹膜刺激征更明显，应及时通知医师。③预防阑尾穿孔：禁服泻药和灌肠，以免促进肠蠕动，导致阑尾穿孔。④阑尾周围脓肿：如出现右下腹肿块逐渐增大，压痛范围有所扩大，体温持续升高，应警惕是否存在脓肿穿破的可能。⑤化脓性门静脉炎：系阑尾静脉内的菌栓沿肠系膜上静脉进入门静脉所致。患者表现为寒战、高热、肝大、剑突下压痛、轻度黄疸等。严重者可导致感染性休克、脓毒症，引起细菌性肝脓肿。⑥在术前 6 小时禁止饮水，术前 12 小时禁食。防止患者术中出现呛咳导致窒息。

（三）术后护理

1.体位与活动　急性阑尾炎的患者要根据其麻醉方式选择适当的卧位。若是连续的硬膜外麻醉，可以低枕平卧 4～6 小时；若是腰椎麻醉，患者需要去枕平卧 6～12 小时，防止脑脊液外漏引起头痛。如无禁忌，可以协助患者尽早下床活动，以促进肠蠕动恢复；对病情较重的患者，可延缓下床活动，可以在床上翻身、活动肢体，活动中注意保护患者，避免意外。活动量应根据患者的耐受情况逐渐增加。

2.监测生命体征　密切观察患者的各项生命指标，如果有血压下降、脉搏加快要考虑有出血情况，及时报告主治医师采取处理措施。对于术前已有发热的患者应注意体温

的变化。

3. 饮食护理　术后当日可饮用少量水，术后 6 小时服用流质食物，选择低脂、易消化、低糖、高蛋白、高维生素类食物，如米汤、鱼汤等；适应后可过渡至半流食，如面条、粥等，遵循循序渐进、少食多餐的原则，从细逐步过渡到粗、普食；主要进食低脂、高纤维、新鲜水果等食物，肛门未排气前禁食产气类食物，如含糖类、豆浆、牛奶等食物；禁高胆固醇、刺激、辛辣、生冷、炸、煎等食物。如术后发生不适症状（恶心呕吐、腹胀、腹痛等），及时联系医师进行处理。

4. 引流管的护理　妥善固定引流管，防止打折、受压，保持通畅；经常挤压引流管，防止血块或脓液堵管；观察并记录引流液的颜色、性状及量。当引流液量逐渐减少、颜色逐渐变淡至浆液性，做好拔管准备。

5. 药物治疗与护理　术后若给予镇痛药，用药后注意观察镇痛效果和药物的副作用，如抑制肠蠕动和发生尿潴留。使用镇痛药后应注意鼓励、协助患者活动，促进肠蠕动的恢复；对尿潴留的患者可采取诱导排尿的方法，必要时可留置导尿。

6. 预防术后感染　加强个人生活护理，对病房进行通风换气，保持患者伤口敷料的干燥。若发生切口感染，要密切注意患者体温及切口辅料的变化情况，防止出现术后感染。

7. 并发症的观察和护理

（1）出血：表现为腹痛、腹胀和失血性休克等。观察有无腹部隆起，血压进行性下降，脉快，面色苍白，引流管引出血性液等。一旦发生出血，应立即建立静脉通路，按医嘱输血、补液，积极术前准备。

（2）切口感染：表现为术后 2～3 天体温升高，切口局部胀痛或跳痛、红肿、压痛等。术后应注意切口的情况，倾听患者有无切口疼痛的主诉，观察切口敷料有无血性或脓性渗出，及时通知医师查找原因。

（3）粘连性肠梗阻：护士应观察并记录引流液的颜色、性状及量。当引流液量减少、颜色变淡至浆液性，做好拔管准备，观察术后肛门有无排气，鼓励患者术后早期活动，促进肠蠕动恢复，预防肠粘连的发生。完全性肠梗阻者应积极配合医师做好手术治疗的准备。

（4）阑尾残株炎：阑尾切除时若残端保留过长超过 1cm，术后残株炎症易复发，仍为阑尾炎的表现。密切观察有无转移性右下腹痛，有无发热、恶心、呕吐等症状，如症状明显，应再次手术切除阑尾残株。

（5）粪瘘：原因多见于残端结扎线脱落、盲肠原有结核或癌肿、手术时盲肠组织水肿易损伤可有类似阑尾周围脓肿的表现。如果引流管切口流出粪便样物，应及时通知医师。

（四）健康教育

1. 对非手术治疗的患者，应向其解释禁食的目的，教会患者观察腹部症状和体征的变化，如果出现腹痛加重等情况，应及时通知医护人员。

2. 指导患者术后饮食，摄入蛋白质、纤维素丰富的食物，以利于切口的愈合并促进肠蠕动恢复。恢复饮食应循序渐进，由流质饮食开始逐渐向普食过渡；避免暴饮暴食。

3. 向患者介绍术后早期离床活动的意义，协助患者尽早下床活动。

4. 患者出院后，若出现腹痛、腹胀等不适，应及时就诊。

第十一节　结肠癌护理常规

一、护理评估

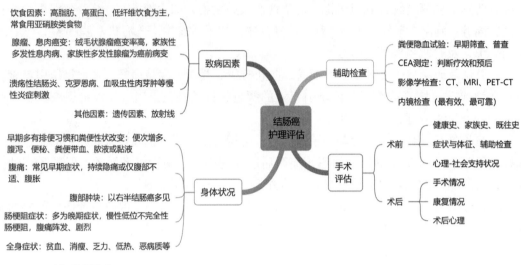

饮食因素：高脂肪、高蛋白、低纤维饮食为主，常食用亚硝胺类食物

腺瘤、息肉癌变：绒毛状腺瘤癌变率高，家族性多发性息肉病、家族性多发性腺瘤为癌前病变

溃疡性结肠炎、克罗恩病、血吸虫性肉芽肿等慢性炎症刺激

其他因素：遗传因素、放射线

早期多有排便习惯和粪便性状改变：便次增多、腹泻、便秘、粪便带血、脓液或黏液

腹痛：常见早期症状，持续隐痛或仅腹部不适、腹胀

腹部肿块：以右半结肠癌多见

肠梗阻症状：多为晚期症状，慢性低位不完全性肠梗阻，腹痛阵发、剧烈

全身症状：贫血、消瘦、乏力、低热、恶病质等

致病因素

身体状况

结肠癌护理评估

辅助检查

粪便隐血试验：早期筛查、普查

CEA测定：判断疗效和预后

影像学检查：CT、MRI、PET-CT

内镜检查（最有效、最可靠）

手术评估

术前
健康史、家族史、既往史
症状与体征、辅助检查
心理-社会支持状况

术后
手术情况
康复情况
术后心理

二、治疗要点

（一）手术治疗

手术是治疗结肠癌的主要方法，尤其是早期结肠癌患者。手术切除肿瘤组织及周围的淋巴结，以防止癌细胞扩散。

（二）放疗

放疗主要用于结肠癌的辅助治疗，可在手术前后进行。术前放疗可缩小肿瘤，降低术中出血风险；术后放疗可杀死残留的癌细胞，降低复发风险。

（三）化疗

化疗是通过药物杀死癌细胞或抑制癌细胞生长的治疗方法。化疗可作为手术的辅助治疗，也可用于晚期结肠癌患者的全身治疗。

（四）靶向治疗

靶向治疗是针对癌细胞特定靶点的治疗方法，可减少对正常细胞的损害。靶向治疗可以作为化疗的辅助治疗，也可以用于晚期结肠癌患者的全身治疗。

护理关键点

人工肛门的护理、结肠造口的护理、饮食护理、预防并发症、健康教育

三、护理措施

（一）人工肛门的护理

1.观察造口有无肠管狭窄、回缩、出血、坏死等。

2. 及时清洁、保持干燥；水肿者予以温盐水湿敷。

3. 保护腹部切口，排便时卧向造口侧，避免粪便污染伤口，及时更换被污染的伤口敷料；保护造口周围皮肤，防腐蚀后糜烂、坏死。

4. 指导患者术后 2 周开始定时扩肛，防止造口狭窄；指导正确使用人工肛门袋。

5. 帮助患者及家属正视并参与造口护理。

（二）结肠造口的护理

1. 观察造口有无异常　术后用凡士林或生理盐水纱布外敷结肠造口。结肠造口一般于术后 2～3 天待肠蠕动恢复后开放，注意肠段有无回缩、出血、坏死等情况。

2. 保护腹部切口　造口开放后取左侧卧位，用塑料薄膜将腹壁切口与造口隔开。

3. 保护肠造口周围皮肤　注意清洗造口周围的皮肤，并在造口周围涂复方氧化锌软膏，造口与皮肤愈合后改用人工肛门袋。

4. 并发症的观察与护理　造口坏死、感染；造口狭窄；便秘。

5. 教会患者自我护理结肠造口的知识　学会使用人工肛门袋；提供造瘘患者饮食方面的知识；指导患者学会造口扩张。

（三）饮食护理

1. 术前饮食护理　术前 2～3 天进流食并酌情补液，有肠梗阻症状的禁食、补液。

2. 术后饮食护理　术后禁食禁水，留置深静脉通路，遵医嘱深静脉滴注高营养液，注意水电解质的平衡，严格记录 24 小时出入量。肛门排气后拔除胃管，先饮少量水，无不良反应后进流质饮食，逐渐过渡至半流质饮食。

3. 出院饮食护理　增加纤维素的摄入，多食有色蔬菜、海带、紫菜及种子类的食物，如谷类、黄豆、豆芽、绿豆、豌豆、扁豆、马铃薯、胡萝卜、红薯等。

（四）并发症的预防及护理

1. 做好基础护理，留置胃管的患者每日口腔护理 2 次，保持口腔清洁，唇部干燥者涂甘油保护；留置尿管的患者每日护理尿道口 2 次，以预防尿路感染。

2. 协助并教会患者咳嗽时用手按压切口，定期叩背，加强雾化吸入，使痰液稀释易咳出；协助患者翻身，以促进肠功能的恢复，肛门排气后争取尽早下床活动，预防肠粘连发生；鼓励患者早期床上双下肢屈伸运动，适当按摩，有利于下肢血液循环，防止下肢深静脉血栓形成。

3. 密切观察切口有无红肿痛，切口敷料有无渗血、渗液，保持床单清洁，及时更换被污染的床单、衣物、敷料。

4. 密切观察体温变化，如持续高于38.5℃,提示可能并发感染，应积极找出原因并处理。

5. 术前评估患者营养情况，进行肠道准备。术后及时纠正低蛋白、水肿。术后 7～10 天禁止灌肠。发生瘘时应行盆腔持续引流冲洗，同时给予肠外营养支持，必要时行横结肠造口、腹腔灌洗。

（五）健康教育

劳逸结合，注意全身情况，定期门诊复查，发现癌肿复发的症状及时就诊；对需要放、化疗者，做好相应知识宣教；准备好人工肛门自我护理、结肠造口护理用品。

第十二节　直肠癌护理常规

一、护理评估

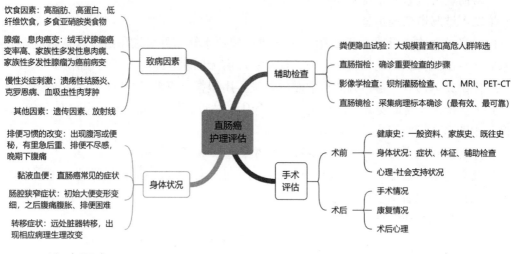

饮食因素：高脂肪、高蛋白、低纤维饮食，多食亚硝胺类食物

腺瘤、息肉癌变：绒毛状腺瘤癌变率高、家族性多发性息肉病、家族性多发性腺瘤为癌前病变

慢性炎症刺激：溃疡性结肠炎、克罗恩病、血吸虫性肉芽肿

其他因素：遗传因素、放射线

致病因素

排便习惯的改变：出现腹泻或便秘，有里急后重、排便不尽感，晚期下腹痛

黏液血便：直肠癌常见的症状

肠腔狭窄症状：初始大便变形变细，之后腹痛腹胀、排便困难

转移症状：远处脏器转移，出现相应病理生理改变

身体状况

直肠癌护理评估

辅助检查

粪便隐血试验：大规模普查和高危人群筛选

直肠指检：确诊重要检查的步骤

影像学检查：钡剂灌肠检查、CT、MRI、PET-CT

直肠镜检：采集病理标本确诊（最有效、最可靠）

手术评估

术前

健康史：一般资料、家族史、既往史

身体状况：症状、体征、辅助检查

心理-社会支持状况

术后

手术情况

康复情况

术后心理

二、治疗要点

（一）一般治疗

可适当增加饮食营养，多食用蛋类等高蛋白食物，避免豆浆等易引起胀气的食物，可以食用半流质食物以利于消化。

（二）手术治疗

手术是主要的治疗方式，包括根治性切除术和姑息术。

（三）放疗

术前放疗可缩小肿瘤、提高手术切除率、降低局部复发率；术后放疗适用于治疗术前未放疗、术后病理提示局部复发风险较高等情况；姑息放疗可缓解晚期或复发患者的症状。

（四）化疗

化疗可控制肿瘤进展、延长患者的生存时间，常用的化疗药物有氟尿嘧啶、奥沙利铂等。

护理关键点

疾病知识指导、饮食护理、管道的护理、造口的护理、健康教育

三、护理措施

（一）疾病知识指导

向患者及家属讲解直肠癌癌前病变的相关知识，改变高脂肪、高蛋白、低纤维的饮

食习惯。疑有直肠癌或有家族史及癌前病变者，应定期检查，防止癌变。

（二）饮食护理

1. 术前饮食护理　术前应给予高蛋白、高热量、多维生素、易消化少渣饮食。贫血、低蛋白血症者给予输血。脱水明显者纠正水、电解质紊乱，提高患者对手术的耐受性。

2. 术后饮食护理　术后禁食水、胃肠减压，由静脉补充水和电解质，2～3天肛门排气或造口排气后即可拔除胃肠减压管，进流质饮食。若无不良反应，进半流质饮食，1周后进少渣饮食，2周左右可进普食。饮食以高热量、高蛋白、多维生素、少渣为主。

3. 出院饮食护理　维持均衡的饮食，定时进餐，养成定时排便的习惯，避免易引起腹泻、便秘、产气或生冷、辛辣等刺激性食物，如洋葱、萝卜、豆类、空心菜、啤酒、瘦牛肉、油炸花生、柿子等。

（三）管道的护理

1. 引流管的护理　保持腹腔及骶前引流管通畅，妥善固定，避免扭曲、受压、堵塞及脱落；观察记录引流液的颜色、性状、量；及时更换引流管周围渗湿和污染的敷料。骶前引流管引流液量少、色清方可拔除，一般引流5～7天。

2. 留置尿管的护理　导尿管放置7～10天，必须保持其通畅，防止扭曲、受压；观察尿液情况，详细记录。每天进行膀胱冲洗1～2次，并会阴擦洗2次。拔前先试行夹闭，1～2小时或患者有尿意时开放，以训练膀胱收缩功能。拔管后若出现排尿困难，可给予热敷、诱导排尿、针灸、按摩等处理。

（四）造口的护理

1. 术后造口的护理

（1）术后取患侧卧位，以免粪便污染切口。术后6小时可取半卧位，鼓励患者早期下床活动，适时进食。

（2）造瘘口未开放前，及时更换敷料，并用凡士林纱布覆盖。

（3）注意观察造口颜色，有无渗湿、水肿。如发现造瘘口变蓝或变黑，立即报告医师。

（4）选择合适的造口袋。早期宜选用透明造口袋，以便观察出血、缺血、水肿等；后期宜选用橡胶肛门袋。

（5）正确使用造口袋和护理造口周围皮肤。①造口袋排泄物达1/3或1/2时及时倾倒，有泄漏时更换造口袋；②更换造口袋前，用生理盐水或清水、湿纸巾（不含乙醇）清洗造瘘口周围皮肤，自然晾干或用软纱布擦干，必要时涂抹造口粉、保护膜；③皮肤有溃烂时涂抹氧化锌糊剂或造口溃疡粉。

（6）观察造口有无并发症，如水肿、出血、坏死、回缩、脱垂、皮炎、造口周围脓肿、切口旁疝等，一旦发现，及时报告和处理。

（7）出院前教会患者护理造瘘口的方法，向患者讲解如何观察造瘘口的颜色和外观，评估有无并发症，示范如何正确使用、更换造口袋自我护理方式。

2. 出院后造口的护理　教会患者造口护理和扩张造口的方法，戴手套后用手指蘸取润滑剂伸入造口内，每1～2周一次，每次20分钟，持续2～3个月。指导患者使用造口袋自然排便或定时造口灌洗（38～41℃温水500～1000ml），减少自然排便的次数、促进肠道蠕动，逐步恢复排便行为。

（五）健康教育

1. 休息与活动指导　术后 3 个月内避免重体力劳动，防止腹压增加致肠管脱出。

2. 复诊指导　出院后每 3 ～ 6 个月复查一次，共 2 年，然后每 6 个月一次，共 5 年，5 年后每年 1 次。化疗患者定期检查血常规，注意白细胞计数和血小板计数。

第十三节　肝硬化护理常规

一、护理评估

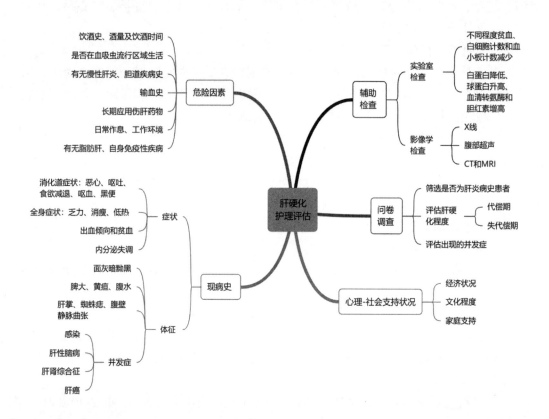

二、治疗要点

去除病因是最重要的治疗措施；保护肝细胞功能，抑制肝脏炎症、纤维化、血管新生是肝硬化临床治疗的重要策略。

（一）营养支持及保肝治疗

1. 营养支持。

2. 保护肝脏：遵医嘱予以肌酐、乙酰辅酶 A、维生素 C 等保肝药物。

（二）并发症的治疗

1. 补充血容量　按医嘱及时输血、输液，补充血容量。

2. 药物止血　尽早给予血管活性药物如生长抑素、奥曲肽、特利加压素等，减少门静脉血流量，降低门静脉压力。

3.三腔两囊管压迫止血　在药物治疗无效的大出血时暂时使用，通过充气的气囊分别压迫食管和胃底下段曲张静脉，达到止血目的。

4.腹水的治疗

（1）使用利尿药。

（2）腹腔穿刺放液（图4-13-1）。

（3）腹水超滤回输（图4-13-2）。

5.肝肾综合征的治疗　血液净化治疗（人工肝、肾脏替代疗法）。

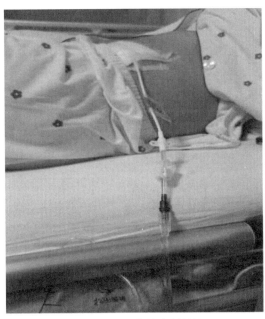

图4-13-1　腹腔穿刺放液

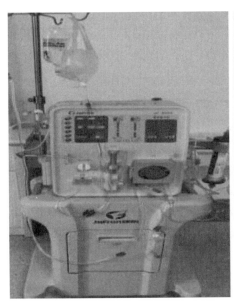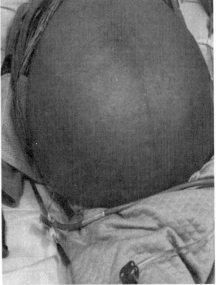

图4-13-2　腹水超滤回输

（三）手术治疗

1. 门体分流术　有效降低门静脉压力。

2. 肝移植手术　适用于常规内外科治疗无效的终末期肝病。

护理关键点

基础护理、并发症的护理、健康教育

三、护理措施

（一）基础护理

1. 卧位与休息　指导患者注意休息，适当活动。卧床休息取平卧位或右侧卧位；下肢水肿者抬高肢体；腹水者卧床休息取半卧位。

2. 病情观察　严密监测患者生命体征、神志和行为的变化，黄疸是否进行性加重，大小便情况，有无牙龈、鼻腔及注射部位出血的情况。

3. 饮食护理　指导患者进食无渣饮食，避免进食粗糙、干硬、带骨渣或鱼刺、过烫、油炸及辛辣食品，防止食管黏膜损伤，诱发大出血。肝硬化患者合并营养不良时建议能量摄入量为 30 ～ 35kcal/（kg·d），蛋白质摄入量为 1.2 ～ 1.5g/（kg·d），首选植物蛋白。

4. 用药护理　①使用利尿药时，利尿速度不能过快，体重减轻不超过 0.5kg/d，记录 24 小时尿量。②静脉滴注谷氨酸钠或谷氨酸钾、门冬氨酸、鸟氨酸时不宜过快，避免引起胃肠道反应，患者出现恶心、呕吐。③遵医嘱规律服药，并密切观察患者用药后的反应。

5. 生活护理　协助患者进餐、口腔清洁、皮肤清洁、保持床单位清洁干燥。呕吐、排便后及时清理。

6. 心理护理　加强与患者和家属的沟通，向患者耐心讲解肝硬化的相关知识，安慰、鼓励患者，减轻患者的心理负担，使患者更加积极地配合治疗。

（二）并发症的护理

1. 腹水的护理　①适度限制钠的摄入，60 ～ 90mmol/d（相当于食盐 1.5 ～ 2g/d）；有稀释性低钠血症（血钠 < 125mmol/L）者，应同时限制水的摄入，摄水量 500 ～ 1000ml/d。②肝功能严重受损及分流术后患者，限制蛋白质及含氨食物的摄入；必要时予以全胃肠外营养支持疗法；维持水、电解质、酸碱平衡。③腹穿放液后束紧腹带，防止腹压突然下降，固定好腹腔引流管，防止脱出。④测量腹围：每天一次测腹围，最好在早晨患者排便之后空腹测量，以肚脐为中心测量一周，可随时观察腹水的增长及消退。

2. 胃食管静脉曲张破裂出血的护理　①迅速建立静脉通路，补充血容量，给予循环支持。②严密监测生命体征和神志变化，观察皮肤、甲床色泽及肢体温度。③禁饮禁食、绝对卧床休息，呕吐时头侧向一边，防止窒息或误吸。④准确记录 24 小时出入量及每小时尿量，观察呕吐物和粪便的性状、颜色及量。⑤定期复查红细胞计数、血红蛋白等变化，以了解贫血程度、出血是否停止。

3.肝性脑病的护理　①患者绝对卧床休息，使用床栏，必要时使用约束带。②保持大便通畅，可行灌肠（根据患者情况使用生理盐水、乳果糖加生理盐水灌肠，禁用肥皂水灌肠）或口服乳果糖，促使肠道内氨的排出。③限制蛋白质的摄入，以减少血氨的来源。④密切观察患者意识及行为的改变，发现异常征象及时报告医师处理。⑤遵医嘱使用谷氨酸钠或谷氨酸钾、门冬氨酸鸟氨酸静脉滴注，观察用药后的反应。

（三）健康教育

1.疾病知识指导　避免疾病高危因素，帮助患者和家属掌握本病的有关知识和自我护理方法，积极治疗病毒性肝炎以防止肝硬化，及早发现肝性脑病、上消化道大出血等并发症。

2.休息和活动　睡眠应充足，生活起居有规律。代偿期患者无明显精神、体力减退，可参加轻体力工作，避免过度疲劳；失代偿期患者以卧床休息为主。

3.饮食指导　养成规律进食的习惯，少食多餐，食物以糖类为主。增加进食频率，夜间加餐并适当补充膳食纤维、维生素和微量元素。家属按饮食要求为患者准备其喜好、可口的食物，鼓励进食，增加摄入。

4.保护皮肤　有黄疸者，容易产生皮肤瘙痒，应叮嘱患者勿抓挠皮肤，以防破溃感染。对于有腹水和下肢水肿的患者，应指导其穿宽松的衣服，避免皮肤破溃。避免使用有刺激性的肥皂和化妆品。

5.用药指导　嘱咐患者遵医嘱规律长期服药，不可自行停药，避免应用损害肝脏药物，且药量不宜太多，以免加重肝脏负担。肝功能失代偿者可适量应用缓泻剂保持大便通畅。

6.复诊指导　遵医嘱定期复查，发现异常及时就诊。

第十四节　原发性肝癌护理常规

一、护理评估

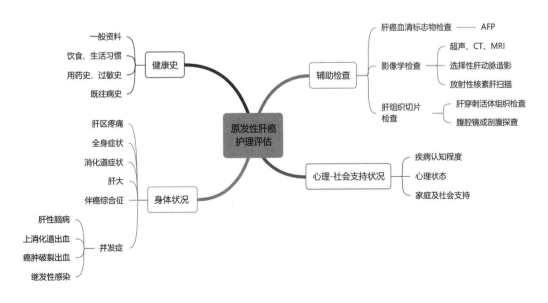

二、治疗要点

（一）手术治疗

手术治疗是目前根治原发性肝癌的最佳治疗方法，主要术式有根治性肝切除术和姑息性肝切除术。

（二）介入治疗

肿瘤过大、晚期转移或患者无法耐受手术治疗，可选择肝动脉化疗栓塞或射频消融、微波消融等介入治疗。

（三）转化治疗

将不可切除的肝癌转化为可切除的肝癌，是中晚期肝癌患者获得根治性切除和长期生存的途径之一；系统抗肿瘤治疗联合应用是中晚期肝癌转化治疗的主要方式之一。

（四）新辅助治疗

免疫治疗联合靶向药物、免疫治疗的单药或联合治疗等策略用于可以手术切除肝癌的术前或围术期治疗，有望进一步提高手术疗效；术后利用免疫治疗、靶向药物、肝动脉灌注化疗单独或联合应用的策略正在积极探索中。一旦发现肿瘤复发，根据复发肿瘤的特征，可以选择再次手术切除、消融治疗、介入治疗、放疗或系统抗肿瘤治疗等，延长患者生存时间。

护理关键点

疾病知识指导、饮食护理、活动护理、用药护理、放化疗护理

三、护理措施

（一）疾病知识指导

注意防治肝炎，不进食霉变食物。有肝炎、肝硬化病史和肝癌高发区人群应定期做 AFP 检测或 B 超检查，以早期发现。

（二）饮食护理

1. 术后饮食护理　根据病情提供肠外和肠内营养支持，或补充氨基酸和蛋白质等。胃肠功能恢复后，开始进流质饮食，逐步过渡到正常饮食。

2. 出院饮食护理　多进食高碳水化合物、高热量、高维生素、适量蛋白、低脂肪的食物，以清淡、易消化为宜。伴有腹水、水肿者，应严格控制水和食盐的摄入量。

（三）活动护理

1. 术后活动　术后 24 小时内卧床休息，术后第 2 天可取半卧位，第 3 天开始逐步尝试进行床旁活动和下床活动。

2. 出院活动　注意休息，避免劳累，在病情和体力允许的情况下可适量活动，但切忌过量、过度运动。

（四）用药护理

注意保肝，避免使用损害肝脏功能的药物。肝功能失代偿者，可适量应用缓泻剂保

持大便通畅，以免肠腔内氨吸收过多导致肝性脑病。

（五）放化疗护理

不能切除而未经手术治疗者可行肝动脉化疗栓塞，是原发性肝癌非手术治疗的首选方案。介绍放化疗及护理相关知识，指导患者及家属学会肝动脉插管和微泵的观察及自我护理方法，鼓励坚持并配合综合治疗。

第十五节　肝脓肿护理常规

一、护理评估

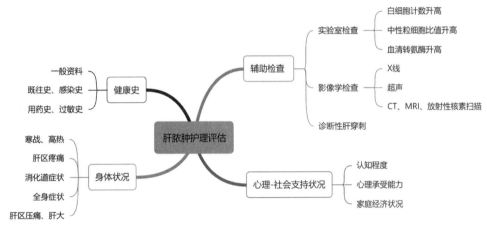

二、治疗要点

（一）非手术治疗

适用于急性期尚未局限的肝脓肿和多发性小脓肿。

1. 支持治疗。

2. 抗生素治疗。

3. 中医中药治疗。

（二）手术治疗

1. 经皮肝穿刺脓肿置管引流术。

2. 脓肿切开引流术。

3. 肝叶切除术。

护理关键点

饮食护理、疾病知识指导、高热的护理、病情观察、用药护理

三、护理措施

（一）饮食护理

嘱患者多进食高蛋白、高热量、富含维生素和纤维素的食物，多饮水以增强抵抗力；贫血、低蛋白血症者遵医嘱输注血液制品；进食较差、营养不良者，提供肠内外营养支持。

（二）疾病知识指导

向患者及家属讲解本病的病因及常见临床表现等方面的知识，以提高自我护理能力并解除其恐惧心理。

（三）高热的护理

保持适宜的温湿度，观察、控制体温，患者发生寒战后或体温＞39℃时每半小时测量一次体温，根据情况予以物理或药物降温，注意保暖，观察出汗情况，增加摄水量，维持水、电解质平衡。

（四）病情观察

加强生命体征、腹部及胸部症状与体征的观察，注意有无脓肿破溃引起的腹膜炎、膈下脓肿、胸腔内感染或继发脓毒血症。术后严密监测生命体征、腹痛和腹部体征，注意观察有无脓液流入腹腔和出血的表现；位置较高的肝脓肿穿刺后注意呼吸、胸痛和腹部体征，以防发生气胸、脓胸等并发症；观察发热、肝区疼痛等肝脓肿症状及改善情况；复查超声，了解脓肿好转情况。

（五）用药护理

嘱患者遵医嘱合理使用抗生素，注意给药间隔时间、药物配伍禁忌、不良反应、有无继发双重感染的表现，不擅自更改剂量或停药；若出现发热、肝区疼痛等症状，及时就诊。

第十六节　肝脾破裂护理常规

一、护理评估

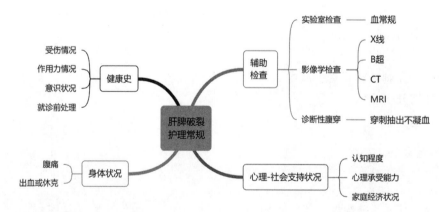

二、治疗要点

（一）非手术治疗

1. 补充血容量　根据血压和脉率变化估计失血量。可先经静脉快速输注平衡盐溶液和人工胶体液。对未有效控制的活动性出血引起的失血性休克，采用限制性液体复苏可提高早期生存率。

2.止血　若存在活动性出血，应迅速采取措施控制出血。临时的止血措施包括止血带止血、包扎止血、纤维内镜止血、三腔两囊管止血等，可为手术争取时间。

（二）手术治疗

1.保留脾手术　采用生物胶粘合止血、物理凝固止血、单纯缝合修补、脾破裂捆扎、脾动脉结扎及部分脾切除术等。

2.脾切除术　适用于有脾中心部碎裂、脾门撕裂或有大量失活组织；高龄及多发伤情况严重者；原先已呈病理性肿大的脾发生破裂；脾被膜下破裂形成血肿和少数真性破裂后被网膜等周围组织包裹形成局限性血肿者。

护理关键点

体位护理、病情观察、禁食护理、并发症的护理、健康教育

三、护理措施

（一）体位护理

1.术前体位　绝对卧床休息，若病情稳定，可取半卧位。

2.术后体位　全身麻醉术后返回病房采取平卧位，头偏向一侧。硬膜外麻醉去枕平卧 6 小时。术后清醒、血压平稳者改为半卧位。

（二）病情观察

1.术前病情观察　①遵医嘱给予心电监护，注意腹膜刺激征的程度和范围变化。②了解患者各项抽血指标，以判断腹腔内有无活动性出血。③观察每小时尿量变化，监测中心静脉压，准确记录 24 小时出入量。

2.术后病情观察　严密监测生命体征、腹部体征及伤口情况，术后使用抗生素控制感染。

（三）禁食护理

腹部损伤者可能有胃肠道穿孔或肠麻痹，未确诊前绝对禁饮、禁食和禁灌肠，以免加重病情，造成腹腔感染。禁食期间静脉补液，维持水、电解质和酸碱平衡。待肠蠕动恢复、肛门排气后遵医嘱尽早拔除胃管。

（四）并发症的护理

1.受损器官再出血　遵医嘱给予心电监护，严密观察患者各项生命体征变化，采取平卧位，以免诱发或加重出血。

2.腹腔脓肿　严密观察患者体温变化，遵医嘱合理使用抗生素，必要时给予手术切开引流。

（五）健康教育

1.急救知识指导　普及各种急救知识，在发生意外时能进行简单的自救。一旦发生

腹部损伤，无论轻重，都应由专业人员检查，以免耽误诊治。

2.安全意识普及　加强宣传劳动保护、安全生产、安全行车、遵守交通规则的知识，避免意外损伤的发生。

3.休息与活动指导　保证休息，循序渐进加强锻炼，促进健康，如有不适及时就诊。

4.预防感冒防止感染　脾切除后免疫功能降低，应预防感冒，防止感冒后继发肺炎导致严重感染。

第十七节　肝衰竭护理常规

一、护理评估

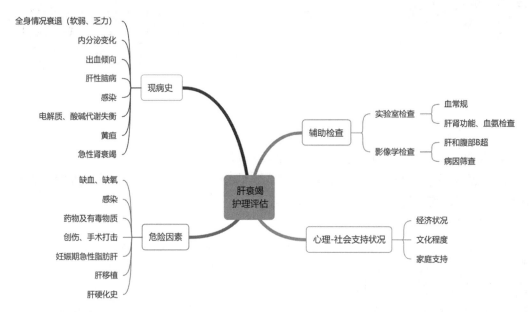

二、治疗要点

肝衰竭治疗原则强调早期诊断、早期治疗，采取相应的病因治疗和综合治疗措施，并积极防治并发症。

（一）一般支持治疗

1.减少体力消耗，减轻肝脏负担。

2.加强病情监护：评估神经状态，监测血压、心率、呼吸频率、血氧饱和度，记录体重、腹围变化、24小时尿量、排便次数及性状等；完善病因及病情评估相关实验室检查。

3.推荐肠内营养，包括高碳水化合物、低脂、适量蛋白饮食。

4.积极纠正低蛋白血症，补充白蛋白或新鲜血浆，并酌情补充凝血因子。

5.进行血气监测，注意纠正水、电解质及酸碱平衡紊乱，特别要注意纠正低钠、低氯、低镁、低钾血症。

6.注意消毒隔离，加强口腔护理、肺部及肠道管理，预防院内感染发生。

（二）对症治疗

1. 护肝药物治疗的应用　推荐应用抗炎护肝药物、肝细胞膜保护剂、解毒保肝药物及利胆药物。

2. 微生态调节治疗　肝衰竭患者肠道微生态失衡，益生菌减少，肠道有害菌增加。应用肠道微生态调节剂、乳果糖或拉克替醇，可以减少肠道细菌易位或内毒素血症。粪便菌群移植作为一种治疗肝衰竭尤其是肝性脑病的新思路，可能优于单用益生菌。

（三）非生物型人工肝支持治疗

1. 概念　人工肝技术是一整套包含血液透析、血液滤过、血液／血浆灌流、血浆置换、分子吸附循环系统、连续性血液净化治疗等方法联合应用治疗重型肝炎的技术和治疗方法，临床医师根据患者病情选择单用或联合应用人工肝技术。

2. 人工肝支持系统治疗机制　①清除肝衰竭所产生的各种有害物质，暂时替代肝脏的解毒功能。②补充蛋白质、凝血因子等必需物质，部分替代肝脏生物合成等代谢功能。③改善内环境，纠正水、电解质紊乱。④创造条件促使残存肝细胞再生，使肝功能得以恢复或等待机会进行肝移植。

护理关键点

基础护理、用药护理、并发症的预防与护理、人工肝治疗的护理、健康教育

三、护理措施

（一）基础护理

1. 卧床休息，减轻肝脏负担，利于肝细胞的修复与再生。

2. 密切观察生命体征、循环情况，监测中心静脉压，监测血小板计数、凝血酶原时间、凝血酶原活动度、纤维蛋白原等指标变化。监测血糖，预防低血糖。

3. 补充足够的热量和维生素，嘱患者进食低脂肪、高维生素、高热量且易于消化的食物，禁饮酒，勿暴饮暴食，同时还应嘱患者不能进食粗食，忌食辛、辣、生、冷等刺激性食物。忌高蛋白饮食，避免诱发肝性脑病。一旦出现肝性脑病先兆，应严禁蛋白质摄入。

4. 积极纠正低蛋白血症，补充白蛋白或新鲜血浆，并酌情补充凝血因子，慎用库存血。禁用吗啡、哌替啶、苯巴比妥类镇痛、镇静药。

5. 掌握利尿药注意事项，避免快速利尿。限制水、钠的摄入，准确记录24小时出入量。每日测体重、腹围。

6. 注意消毒隔离，控制感染，加强口腔护理，预防院内感染发生。

（二）用药护理

1. 避免使用镇静安眠药，防止肝脏及脑的损害。

2. 应用谷氨酸钠或谷氨酸钾时注意观察患者的尿量、腹水和水肿情况。

3. 应用精氨酸时避免滴注速度过快，以免引起流涎、面色潮红及呕吐。

4. 保护脑细胞功能除用药外，可配合用冰帽降低颅内温度，以减少能量消耗。

5. 根据医嘱静脉快速滴注甘露醇防止和治疗脑水肿。

6. 根据医嘱及时纠正水、电解质和酸碱平衡失调，做好出入量的记录。

（三）并发症的预防与护理

1. 出血　①评估患者有无牙龈出血、皮肤淤斑、黑便、血尿、呕血等现象，观察患者出血征象，如血压降低、脉搏加速、伤口和抽血及导管插入处渗血等，监测凝血实验室检查结果。②用软毛牙刷或棉球清洁口腔，男性改用电动剃须刀，防止损伤皮肤黏膜。③注射时尽量用小孔径针头，抽血或注射后用较长时间来压迫伤口，避免按摩。④指导患者避免吞咽过烫、粗糙、辛辣食物。避免引起腹压升高的举动，如咳嗽、打喷嚏、呕吐等。⑤预防便秘，必要时遵医嘱给予软便药或轻泻药。

2. 肝性脑病　①监测意识变化，避免缺氧，遵医嘱吸氧或机械辅助通气。②避免肝性脑病的诱因，限制蛋白的摄入，重视清洁肠道，口服乳果糖，保持大便通畅，禁用肥皂水灌肠。③避免感染加重，做好消毒隔离，减少不必要的探视，防止进一步交叉感染。

3. 腹水　①准确记录 24 小时出入量，定期测量腹围和体重，以观察腹水消长情况。放腹水不可过快过多，放腹水后观察生命体征、意识变化。②密切监测血清电解质和酸碱度的变化，及时发现水、电解质和酸碱平衡紊乱。③少量腹水者尽量取平卧位，并可抬高下肢，以增加肝肾血流量，改善肝细胞营养，提高肾小球滤过率，减轻水肿；大量腹水者可取半卧位，以使膈肌下降，有利于呼吸运动，减轻呼吸困难和心悸。④避免使腹压剧增的因素，阴囊水肿者可用托带托起阴囊，以利水肿消退，避免长时间局部受压，勤翻身，使用气褥或气垫。

（四）人工肝治疗的护理

1. 人工肝治疗前的护理　①详细了解患者基本资料，如病情、诊断、药物过敏史；了解患者病程时间，肝、肾功能，特别是总胆红素、凝血酶原时间、血型、有无出血史、血小板计数，有无肝昏迷前期表现等，以利于治疗时的观察。②了解患者的心理状况，将治疗的目的、方法，治疗中应如何配合及可能出现的并发症等，耐心细致地告诉患者，减轻患者心理紧张和焦虑。③监测体温、脉搏、呼吸、血压、心率，凡血压偏低、心率快、体温高者，一般纠正后再行人工肝治疗。④术前应逐步在床上锻炼解大、小便，以防治疗中、治疗后不适应床上大、小便。下床走动过频，可导致插管的脱落移位或影响拔管后伤口的愈合。⑤治疗当日应指导患者尽量少饮水，进食高热量早餐，避免低血糖、低血压的发生。因治疗时间长，术中不适宜活动，治疗前要指导患者排空大、小便。⑥治疗前须配合医师行右锁骨下深静脉或股静脉穿刺置管术，并尽可能一次穿刺成功，以减少血管壁的损伤，防止血肿的形成。⑦正确安装管路，各部位衔接紧密，正确选择模式和参数，并检查机器设备的运行情况，备好所需药品及急救用药等。⑧每次治疗前检查患者留置管路的通畅情况，尽量回抽导管前端的肝素封管液并丢弃。

2. 人工肝治疗中的护理　①动静脉瘘穿刺或连接管路时应严格无菌操作，操作轻准稳，尽量减轻患者痛苦。②严密观察患者病情，确保治疗顺利进行。患者采取仰卧位，全程进行心电监护，每 30 分钟记录一次生命体征及循环过程中的各种数据，随时观察有无出血、凝血等情况。③密切关注机器运行情况，关注动脉压、静脉压及跨膜压的变化，有异常及时报告医师。④治疗中妥善固定管路，防止牵拉或脱出造成引血不畅。⑤治疗中并发症的观察。

3. 人工肝治疗后的护理　①监测血生化的改变：人工肝治疗过程中会降低血浆蛋白，有时电解质可改变，如糖尿病患者血糖变化更大。定期监测血生化全套及凝血酶原时间，及时发现并给予相应治疗，可避免患者出现不必要的并发症。监测血液生化变化也有助于观察疗效及病情变化。②监测体温，防止感染。每天测体温、脉搏、血压；病室内保持空气清新、温湿度适宜，减少陪护人员，每日使用消毒液擦拭机器、治疗车和桌面，用紫外线灯照射 1 小时；操作时严格按照无菌原则。③血管通路的护理：保持局部干燥、清洁，观察置管处敷料是否干燥，有无渗血、渗液、红肿，如有出血可行沙袋压迫，汗湿、尿湿应及时更换敷料。每次行人工肝治疗结束后用肝素液封管，使肝素液保留在导管腔内，维护至下次行人工肝治疗。观察置管侧肢体有无水肿、皮下硬块等，以及早发现深静脉血栓形成。④防止导管脱出：卧床休息，有效固定，插管侧下肢肢体制动，尽量减少弯曲等动作，避免增加腹压，如咳嗽、便秘等，以防导管滑出或出血，指导患者床上大、小便。对有肝昏迷患者，留置插管处加强包扎，以免患者烦躁时拉出导管。⑤向患者及家属交代饮食的重要性，严格控制蛋白质摄入，进食低脂、高热量的食物，少量多餐，流食、半流食，保持水、电解质和酸碱平衡。⑥人工肝支持系统治疗并发症的防治。

（五）健康教育

1. 积极预防乙型肝炎，接种乙肝疫苗，避免服用肝损药物，建议在医师的指导下服用药物。

2. 疾病知识指导：避免疾病的诱发因素，定期复查。

3. 养成健康、规律的生活习惯，患有肝脏疾病的人要避免饮酒。

4. 做好心理护理和生活护理：安排环境舒适的病房，制定合理的生活制度。随时了解患者的心理活动，及时与之交谈，讲解有关疾病的知识，起到疏导、抚慰和鼓励的作用。

5. 做好家属的工作，取得家属配合。做好保护性医疗工作，同时要详尽地向家属介绍病情、治疗情况。要求患者家属以良好的情绪、积极的心态鼓励和支持患者。

6. 加强健康教育，用通俗易懂的语言介绍疾病相关知识，其中包括发病机制，临床表现，药物的用法、用量及副反应，服药注意事项，不良反应的应对方法，饮食治疗方法，疾病传播途径等。

第十八节 肝部分切除术护理常规

一、护理评估

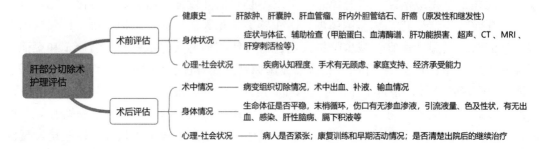

护理关键点

疾病知识指导、饮食护理、疼痛的护理、并发症的护理、预防出血

二、护理措施

（一）疾病知识指导

注意防止肝炎，不吃霉变食物、戒酒。有肝炎、肝硬化病史者和肝癌高发地区人群应定期体检，早期发现。

（二）饮食护理

1. 术前饮食护理 采用高蛋白、高热量、高维生素、易消化饮食，少量多餐。合并肝硬化有肝功能损害者，应适当限制蛋白质的摄入；必要时给予肠内外营养支持，输血浆或血清蛋白，补充维生素 K 和凝血因子等，改善贫血、纠正低蛋白血症和凝血功能障碍，提高手术耐受力。

2. 术后饮食护理 禁食、胃肠减压，静脉输入高渗葡萄糖、适量胰岛素，及 B 族维生素、维生素 C、维生素 K 等，待肠蠕动恢复后逐步给予流质、半流质饮食及普食。术后 2 周补充适量白蛋白和血浆，以提高机体抵抗力。广泛肝切除后，可使用要素饮食或静脉营养支持。

3. 出院饮食护理 食物以清淡、易消化为宜，多吃高热量、优质蛋白质、富含维生素和纤维素的食物。若有腹水和水肿者，应控制水和食盐的摄入量。

（三）疼痛的护理

1. 评估疼痛发生的时间、部位、性质、诱因和程度，疼痛是否位于肝区，是否呈间歇性或持续性钝痛或刺痛，与体位的关系，是不是夜间或劳累时加重，有无牵涉痛，是否伴有嗳气、腹胀等消化道症状。

2. 遵医嘱给予镇痛药，并观察药物疗效和不良反应。

3. 指导患者控制疼痛和分散注意力的方法。

（四）术后护理要点

1.术后严密监测患者生命体征，观察引流情况。手术之后需要注意心电监护，密切监测患者的血压、脉搏、呼吸、血氧饱和度等生命体征，并且注意观察腹腔引流管的引流量、引流速度。

2.若患者进行右肝切除，应避免向左侧翻身，以免导致切除面出血。

3.术后患者体质允许，应鼓励患者进行深呼吸及下肢的活动，防止出现术后肺部坠积性肺炎、深静脉血栓形成等并发症。

4.术后应尽早拔除胃管，解除胃管带来的不适症状，体质允许的2～3天后，适当下床行走。

5.术后加强营养，指导患者进食高蛋白、营养丰富、维生素含量高的食物。

6.术后严密监测肝功能，防止肝衰竭。

（五）并发症的护理

1.出血　①病情观察：术后48小时内应有专人护理，动态观察患者生命体征变化。②体位与活动：手术患者血压平稳，可取半卧位，术后1～2天应卧床休息，鼓励患者活动。③引流液的观察：保持引流通畅，严密观察引流液的量、色和性状。一般手术后当日可从肝周引流管内引流出鲜红血性液体100～300ml，若血性液体增多，应警惕腹腔内出血。④若明确为凝血机制障碍性出血，可遵医嘱给予凝血酶原复合物、纤维蛋白原、输新鲜血，纠正低蛋白血症。⑤若短期内或持续引流大量血性液体，或经输血输液患者血压、脉搏仍不稳定时，应做好再次手术止血的准备。

2.膈下积液及脓肿

（1）临床表现：若患者术后体温下降后再度升高，或术后发热持续不退，同时伴有右上腹胀痛、呃逆、脉速、白细胞计数升高、中性粒细胞达90%以上等，应怀疑有膈下积液和膈下脓肿，影像学检查可辅助诊断。

（2）护理措施：①保持引流通畅，妥善固定引流管，以防膈下积液及脓肿的发生；每日更换引流袋，观察引流液颜色、性状和量。若引流量逐日减少，一般在3～5天拔出引流管。②若已形成膈下脓肿，必要时协助医师进行穿刺抽脓或置管引流；鼓励患者取半坐位，以利呼吸和引流。③严密观察患者体温变化，高热者给予物理降温，必要时药物降温，鼓励患者多饮水。④加强营养支持治疗和抗菌药物的应用与护理。

3.胆汁漏　观察术后有无腹痛发热和腹膜刺激症状，切口有无胆汁渗出或腹腔引流液有无胆汁。如有上述表现，高度怀疑胆汁漏，应调整引流管，保持引流通畅，并注意观察引流液的量与性状变化。如发生胆汁性腹膜炎，应尽早手术。

4.肝性脑病　①病情观察：注意观察患者有无肝性脑病的早期症状，一旦出现及时通知医师。②吸氧：半肝以上切除者，需要间歇吸氧3～4天，以提高氧的供给，保护肝功能。③避免肝性脑病的诱因如上消化道出血、高蛋白饮食、感染、便秘、应用麻醉剂及镇静催眠药等。④禁用肥皂水灌肠，可用生理盐水或弱酸性溶液，使肠道pH保持酸性。便秘者可口服乳果糖，促使肠道内氨的排出。⑤限制蛋白质摄入，以减少血氨的来源。

（六）预防出血

1.改善凝血功能　大多数肝癌合并肝硬化，术前3天开始给予维生素K_1，适当补充血浆和凝血因子，以改善凝血功能，预防术中和术后出血。

2. 避免诱因　告诫患者尽量避免癌肿破裂出血或食管下段胃底静脉曲张破裂出血的诱因，如剧烈咳嗽、用力排便致腹内压骤升的动作和外伤等。

3. 运用 H_2 受体阻断剂　预防应激性溃疡出血。

4. 加强腹部观察　若患者突发腹痛，伴腹膜刺激征，应高度怀疑肝癌破裂出血，及时通知医师，积极配合抢救，做好急诊手术的各项准备。

第十九节　胆石症护理常规

一、护理评估

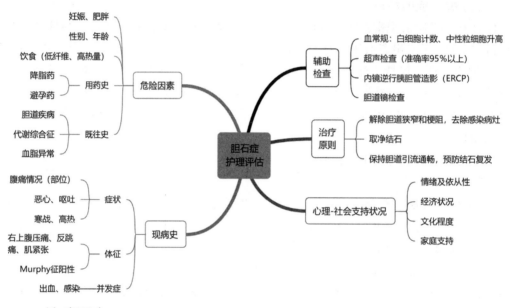

二、治疗要点

（一）一般治疗

1. 解痉镇痛　常用阿托品、山莨菪碱（654-2）或间苯三酚肌内注射或静脉注射，一般禁用吗啡。

2. 抗感染治疗　常选用广谱抗生素，尤其对革兰阴性杆菌敏感的抗生素。

3. 缓解胆源性消化不良症状　可用胰酶类药物改善腹胀症状和营养水平。

4. 口服排石药物　溶解胆固醇结石的药物有鹅去氧胆酸、熊去氧胆酸。

（二）手术治疗

手术治疗方式取决于结石的部位及并发症的严重程度。

1. 内镜逆行胰胆管造影也可以用于胆总管结石的治疗。不适合内镜逆行胰胆管造影或内镜逆行胰胆管造影术失败者，可以考虑十二指肠镜乳头切开取石术、腹腔镜胆总管切开取石术、腹腔镜胆囊切除术＋胆管切开取石术＋T管引流术等方法。

2.胆管切开取石是肝内胆管结石最基本的手术方法。若结石局限于胆囊内，则行胆囊切除术或腹腔镜胆囊切除术。

3.病情危重不能耐受长时间手术的患者，或局部炎症水肿、粘连严重者则行胆囊造口术，目的是减压和引流胆汁。

4.胆道术后常放置 T 形引流管（图 4-19-1）。

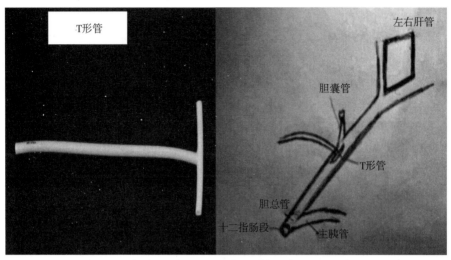

图 4-19-1　T 形引流管示意图

护理关键点

术前护理、术后护理、健康教育

三、护理措施

（一）术前护理

1.密切观察患者生命体征及全身情况，有无寒战、高热、腹痛加重、黄疸加深、腹膜炎体征、血压下降及意识障碍等异常征象。

2.观察疼痛的部位、程度、性质、发作时间、诱因及缓解和加重的因素；与饮食、体位、睡眠的关系；有无腹膜刺激征及 Murphy 征是否阳性等。

3.使用抗生素预防和控制感染，减轻胆囊肿胀和胆囊压力，以减轻疼痛。

4.根据患者的病情、中心静脉压及每小时尿量等情况，确定补液的种类和补液量，合理安排补液的顺序和速度，维持水、电解质和酸碱平衡，准确记录 24 小时出入量。

5.对梗阻未解除的禁食患者，可通过肠外营养补充足够的营养。对梗阻已解除、进食量不足者，指导和鼓励患者进食高蛋白、高碳水化合物、高维生素和低脂饮食。

6.鼓励并指导患者保持乐观的心态，告知患者正确对待疾病与预后，给予心理上的关注与开导，耐心倾听患者及家属的诉说，满足患者基本层次的需要。

（二）术后护理

1. **病情观察** 监测生命体征，观察腹部体征及症状、伤口情况、黄疸程度及消退情况，记录大便颜色。

2. **饮食护理** 术后禁食，待患者肛门排气、无腹痛及腹胀等不适，生命体征平稳，可由流质饮食逐步过渡到正常饮食，食物应清淡易消化、低脂，忌油腻食物及饱餐。缓解期应控制饮食，避免油腻、富含胆固醇的食物。植物油有利胆作用，提倡使用植物油。

3. **T形管引流的相关护理**

（1）T形管引流的目的：①引流胆汁和减压，防止胆总管切开后，因胆道水肿、胆汁排出受阻、胆总管内压力增高、胆汁外漏而引起胆汁性腹膜炎等并发症。②引流残余结石。将胆囊管及胆囊内残余结石，尤其是泥沙样结石排出体外。③支撑胆道，避免术后胆总管切口瘢痕狭窄、管腔变小、粘连狭窄等。④经T形管溶石或造影等。

（2）T形管引流的护理：①妥善固定。用缝线或胶布将其妥善固定于腹壁皮肤，以防患者在翻身或活动时被牵拉而脱出。对躁动及不合作的患者，应专人守护或适当约束，防止管道脱出。②维持有效引流。避免T形管扭曲、折叠及受压，定期从引流管的近端向远端挤捏，以保持引流通畅。平卧位时引流管的远端不可高于腋中线、坐位、站立或行走时不可高于腹部手术切口，以防止胆汁逆流引起感染。③观察引流情况。观察并记录引流出的胆汁的量、色及性状。术后1～2天胆汁的颜色可呈淡黄色混浊状，以后颜色逐渐加深、清亮。若胆汁突然减少甚至无胆汁引出，提示引流管阻塞、受压、扭曲、折叠或脱出；若引流胆汁量过多，常提示胆管下端梗阻，应及时查找原因，通知医师处理。④预防感染。每日清洁、消毒腹壁引流管口周围皮肤，管周包裹无菌纱布，防止胆汁浸润皮肤引起发炎、红肿。严格执行无菌技术，每周更换引流袋。⑤拔管。T形管引流出的胆汁颜色正常，且引流量逐渐减少，术后7～10天，根据患者的情况，如无腹痛、发热，黄疸消退，血常规、血清黄疸指数正常，可于进食前后试行夹管1～2小时。夹管期间注意观察病情，患者若无发热、腹痛、黄疸等症状，经T形管做胆道造影，提示胆管通畅，无狭窄及异物等，一般可于术后2周左右拔管。若胆道造影发现有结石残留，则需要保留T形管6周以上，再做取石或其他处理。

4. **维持皮肤完整性** ①胆道结石患者常因胆道梗阻致胆汁淤滞、胆盐沉积而引起皮肤瘙痒等，应告知患者相关知识，剪短指甲，防止抓破皮肤。②瘙痒剧烈者，可遵医嘱应用药物如盐酸苯海拉明等进行治疗，必要时可以请皮肤科相关医师协助处理。

5. **并发症的预防和护理**

（1）胆道出血：术后早期出血多由于术中止血不彻底或结扎血管线脱落所致，应加强预防和观察。①卧床休息：嘱患者充分休息，以利于病情恢复。②遵嘱预防性使用止血药物，如酚磺乙胺、氨甲苯酸、维生素K_1等。③病情观察：严密监测患者生命体征，若患者出现腹胀、腹围增大，伴面色苍白、脉搏细速、血压下降等休克征象时，提示患者可能有腹腔内出血，应立即报告医师，并配合医师进行相应的急救和护理。

（2）胆瘘：胆管损伤、胆总管下端梗阻、T形管引流不畅、T形管脱出等均可引起胆瘘。①病情观察：观察患者有无发热、腹胀和腹痛等腹膜炎表现，记录腹腔引流液情况，若腹腔引流液呈黄绿色胆汁样，应疑有胆瘘，立即与医师联系并协助处理。②保持引流通畅：

避免引流管或T形管扭曲、折叠及受压,定期从引流管的近端向远端挤捏,以保持引流通畅。③营养支持:长期大量胆瘘者,遵医嘱及时补充水和电解质,以维持平衡。能进食者鼓励进低脂、高蛋白、高维生素饮食,少量多餐。

(3)黄疸:术前伴有慢性肝炎或肝功能损害者,术后可出现黄疸。一般于术后3~5天消退。护理时应注意:密切观察皮肤黄染的程度及血清胆红素浓度,发现异常及时报告医师;剪短患者指甲,防止因胆盐沉积致皮肤瘙痒时抓破皮肤。

(4)胆囊穿孔:穿孔部位以胆囊底部常见,颈部次之。3%~10%的急性胆囊炎可发生胆囊穿孔,多发生在伴有胆囊结石嵌顿者。①病情观察:严密监测患者生命体征及腹痛的程度、性质和腹部体征的变化。②减轻胆囊内压力:遵医嘱应用抗生素,控制感染,减轻炎性渗出。

(三)健康教育

1. 饮食指导　胆石症临床发作与饮食不慎有很大的关系,常见于油腻饮食或饱餐后诱发,因此饮食调控很重要。饮食原则:①限制脂肪类食物的摄入,如肥肉、动物内脏、蛋黄、鱼子酱等。②饮食规律,重视早餐、胆石症的形成与胆汁的分泌排泄密切相关,储存在胆囊中的胆汁如果得不到及时排泄会诱导结石形成,尤其是肝脏整夜的分泌后,没有早餐饮食的刺激排泄,不利于预防控制胆石症。③避免酒等刺激食物和过饱饮食。味道浓烈的食物会刺激胆道的运动,容易诱发胆石症的发作,如酒,煎、炸食物等。④多吃一些利胆溶石和富含维生素A的食物,如菠菜、青笋、南瓜、莲藕、番茄、胡萝卜等。

2. 定期复查　患者应遵嘱坚持治疗,按时服药,避免劳累及精神高度紧张,定期复查。若出现腹痛、黄疸、发热、厌油等症状,应立即到医院就诊。

3. 指导T形管引流自我护理　向带T形管出院的患者解释T形管的重要性,告知出院后的注意事项:①尽量穿宽松柔软的衣服,以防止引流管受压。②洗澡时采用淋浴,用塑料薄膜覆盖引流管处,以防增加感染的机会。③日常生活中避免提取重物或过度活动,以免牵拉T形管而致其脱出。④在T形管上标明记号,以便观察其是否脱出。⑤若敷料渗湿,应立即更换,引流管口周围皮肤涂氧化锌软膏加以保护。⑥每日记录引流液的色、量和性状,若发现引流液异常或身体不适等,应及时就诊。

第二十节　腹腔镜胆囊切除术护理常规

一、护理评估

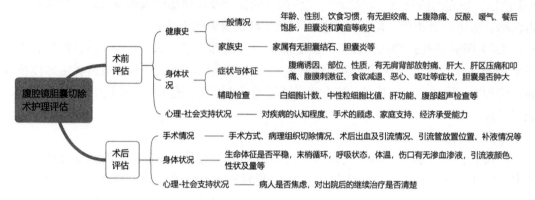

二、治疗要点

（一）术前常规检查

1. 血、尿、便常规检查。

2. 出血和凝血时间、血糖、血型鉴定。

3. 肝、肾功能，乙肝五项，电解质。

4. 免疫系列（丙肝、艾滋病、梅毒）。

5. 腹部 B 超（肝、胆、胰、脾）、运动前后心电图检查。

6. 心、肺、腹部 X 线透视，有心肺功能障碍者还应做心肺功能测定。

（二）患者准备

1. 心理准备：了解腹腔镜手术全过程、优越性、手术中及手术后可能出现的不适反应及预防措施，可与已手术患者多交流，以减少恐惧紧张心理。

2. 做好适应术后变化准备，如术前 1 周停止吸烟，练习咳嗽、排痰及床上排尿排便方法。

3. 术前 1 天禁食易产气食物，术前 12 小时禁食、4 小时禁饮水，以预防术后肠胀气。

4. 清洁腹部皮肤，术前用肥皂水清洗腹部皮肤，尤其是脐部的污垢。动作轻柔，不能擦伤皮肤。

（三）术中注意事项

1. 体位：先取平卧位，右腰部加垫以充分暴露右上腹部，待腹腔镜镜头进入腹腔后取头高足低 10°～15°，左倾 5°～15°。

2. 心理护理。

3. 手术核对。

4. 管道的护理。

5. 生命体征的护理。

护理关键点

疾病知识指导、饮食护理、并发症的护理、复诊指导

三、护理措施

（一）疾病知识指导

告知患者胆囊切除后出现消化不良、脂肪性腹泻等情况的原因；出院后如出现腹痛、黄疸、陶土样大便等情况应及时就诊。

（二）饮食护理

1. 术前饮食护理　进食低脂饮食，以防诱发急性胆囊炎影响手术治疗。

2. 术后饮食护理　腹腔镜术后禁食 6 小时，术后 24 小时内饮食以无脂流质、半流质为主，逐渐过渡至低脂饮食。

3. 出院饮食护理　少量多餐，进食低脂、高维生素、富含膳食纤维的食物，忌辛辣刺激性食物，多食新鲜蔬菜和水果。

（三）并发症的护理

1. 出血　观察生命体征、腹部体征和伤口渗血情况；有腹腔引流管者，观察引流液的颜色、性状及量。如出现面色苍白、冷汗、脉搏细弱、血压下降，腹腔引流管引流出大量血性液体等情况，及时报告医师并做好抢救准备。

2. 胆瘘

（1）原因：术中胆道损伤、胆囊管残端破漏是胆囊切除术后发生胆瘘的主要原因。

（2）表现：患者出现发热、腹胀、腹痛、腹膜刺激征等表现，或腹腔引流液呈黄绿色胆汁样，常提示发生胆汁渗漏。

（3）护理：观察腹部体征及引流液情况，一旦发现异常及时报告医师并协助处理。①充分引流胆汁：取半卧位，安置腹腔引流管，保持引流通畅，将漏出的胆汁充分引流至体外是治疗胆瘘最重要的措施。②维持水、电解质平衡：长期大量胆瘘者应补液并维持水、电解质平衡。③防止胆汁刺激和损伤皮肤：及时更换引流管周围被胆汁浸湿的敷料，予氧化锌软膏或皮肤保护膜涂敷局部皮肤。

3. CO_2 气腹相关并发症　常见并发症包括高碳酸血症与酸中毒、皮下气肿、气胸、心包积气、气体栓塞、心律不齐、下肢静脉淤血、静脉血栓、腹腔内器官缺血、体温下降等。

（1）原因：CO_2 气腹使腹腔压力增加，导致膈肌上抬、肺顺应性降低、有效通气减少、心排血量减少、心率减慢、下肢静脉淤血、内脏血流减少，从而对心肺功能产生影响。人体对 CO_2 的吸收与术中气腹压力成正相关，当腹腔内 CO_2 气压较高时，CO_2 逸入组织间隙并加速经腹膜大量吸收入血。CO_2 在血浆中有较高的弥散性和溶解度，引起高碳酸血症及酸中毒，多为可逆性。如果手术持续时间过长，高碳酸血症导致酸中毒时，交感肾上腺兴奋性增加，机体受 CO_2 压力和化学因素的影响会出现心动过速、高血压、颅内压增高等严重后果，甚至会引起全身重要脏器损伤和生理功能紊乱。

（2）表现：腹胀、皮下捻发音、呼吸困难、气促、低体温、心律失常、下肢静脉淤血、血压增高、颅内压增高等。

（3）护理：①预防。术中发生高碳酸血症及酸中毒时，立即通知医师将气腹压力降至12mmHg；患者头胸部抬高20°，减轻CO_2挤压膈肌对心肺的压迫，促进体内CO_2排出。术毕缝合腹部切口前，在患者腹壁轻轻加压促使体内和皮下CO_2气体排出，减少体内残留。术后6小时取半卧位，保持呼吸道通畅、低流量给氧、深呼吸，促进体内CO_2排出。②处理。皮下气肿者取半卧位，症状轻者延长吸氧时间，CO_2可自行吸收；症状严重者须及时报告医师，准备穿刺排气用物，监测呼吸状态和血氧饱和度，必要时做血气分析，纠正酸中毒。

（四）复诊指导

中年以上未行手术治疗的胆囊结石患者应定期复查或尽早手术治疗，以防结石及炎症的长期刺激诱发胆囊癌。

第二十一节　急性胰腺炎护理常规

一、护理评估

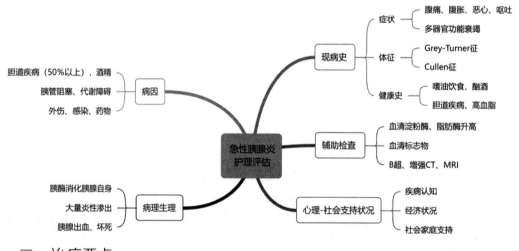

二、治疗要点

（一）一般治疗

1. 严密监测生命体征。

2. 解痉镇痛。

3. 抑制胃酸、胰液分泌，用药见表4-21-1。

表 4-21-1　急性胰腺炎常见药物

作用	药物名称
补液、改善组织灌注	乳酸钠林格、生理盐水
抑制胰酶分泌	奥曲肽、奥美拉唑、泮托拉唑
镇痛	哌替啶、芬太尼等
蛋白酶抑制剂	乌司他丁、甲磺酸加贝酯

4.纠正体液不足，循环、呼吸支持。禁食水期间患者的每日补液量达 3000ml 以上，及时补充所丢失的液体和电解质，纠正酸碱平衡失调。

5.预防和抗感染。胰腺感染后，应选择针对革兰阴性菌和厌氧菌的、能透过血胰屏障的抗生素，如喹诺酮类或头孢类联合抗厌氧菌的甲硝唑。严重败血症或上述抗生素无效时应使用亚胺培南等。此外，如疑有真菌感染，可经验性应用抗真菌药。

（二）其他治疗

1.中药辅助治疗　大黄泡水鼻饲、芒硝敷腹部。

2.血液灌流　急性胰腺炎明确诊断后均于早期行血液灌流联合血液透析治疗，最好在确诊后 48 小时内进行、低分子肝素联合血液灌流能够纠正患者体内水、电解质、酸碱失衡，清除机体内的中小分子物质，清除炎症介质，纠正代谢紊乱现象，保障机体内环境的稳定，从而改善相关临床症状，促使患者体征恢复正常。

护理关键点

疼痛管理、营养支持、血液灌流的护理、并发症的观察与护理、健康教育

三、护理措施

（一）疼痛的管理

1.严格禁食水、胃肠减压：多数患者需要禁食水 1～3 天，进行胃肠减压（图 4-21-1）。观察胃肠减压引流液的量、性状，注意有无胃肠道出血，并做好口腔护理。清醒的患者待病情好转后在医师的指导下先进食少量低脂饮食，而后逐步增加饮食。

2.休息与体位：患者应绝对卧床休息，协助患者取舒适的体位，弯腰、屈膝侧卧可缓解腹痛，还可指导和协助患者按摩背部，增加舒适感（图 4-21-2）。

3.剧痛而辗转不安者防止坠床。

4.导泻清洁肠道：一般常用 0.9% 氯化钠溶液 500ml 清洁灌肠、甘油灌肠剂塞肛、大黄水鼻饲辅助导泻。

（二）营养支持

1.在短期禁食期间通过静脉补液提供能量即可。

2.急性重症胰腺炎患者在肠蠕动尚未恢复前，应先予肠外营养，根据血电解质水平补充钾、钠、钙、镁、磷等，注意补充维生素，采用全营养混合液方式输入。

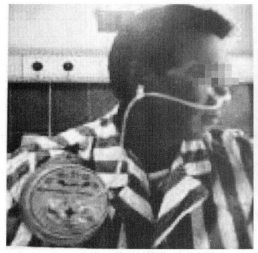

图 4-21-1　胃肠减压

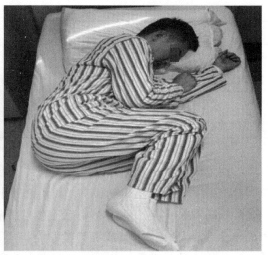

图 4-21-2　体位

3.当病情缓解时，应尽早过渡到肠内营养。鼻胃管较鼻空肠管放置更便捷，但当患者存在胃排空延迟或幽门梗阻时，应使用鼻空肠营养管（空肠管需要在内镜引导下，经过胃、十二指肠到达空肠，并摄胸、腹部 X 线片确认位置）。

4.恢复饮食应从少量、无脂、低蛋白饮食开始，逐渐增加食量和蛋白质，直至恢复正常饮食。

（三）血液灌流的护理

血液灌流患者常规留置股静脉置管，护理工作中要预防导管脱落、穿刺点护理，注意观察穿刺点敷料是否渗血，如有渗血，及时消毒更换敷料（图 4-21-3）。

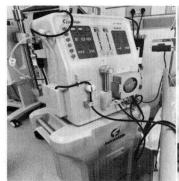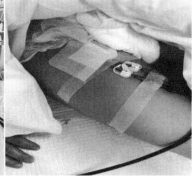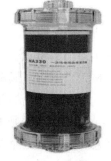

图 4-21-3　血液灌流示意图

（四）并发症的观察与护理

1.呼吸衰竭　观察患者呼吸次数，有无呼吸困难、发绀等，监测血气分析。患者出现严重的呼吸困难和缺氧症状时，应行气管插管或气管切开，应用呼吸机辅助呼吸。

2.肾衰竭　记录每小时尿量、尿比重及 24 小时出入量。

3.感染　观察患者体温变化，保持空气新鲜，更换引流管时注意无菌操作。注意加强口腔护理。

4.消化道出血 观察患者的排泄物、呕吐物、胃肠减压引流液的色泽，定时监测血压、脉搏。出现胃肠道糜烂、穿孔、出血，应立即做好急诊手术止血的准备。

（五）健康教育

1.生活指导 指导患者及家属掌握饮食卫生知识，养成规律进食的习惯，避免暴饮暴食。腹痛缓解后，应从少量低糖饮食开始逐渐过渡到低脂饮食，直至恢复正常饮食。避免进高脂肪、高蛋白、刺激性、产气多饮食。

2.疾病知识指导 教育患者积极治疗胆道疾病，注意防治胆道蛔虫。出院后4～6周，避免过度疲劳和提举重物。保持良好的精神状态，注意劳逸结合。告知患者出现突发左上腹剧烈疼痛、腹胀、恶心、呕吐等，应及时就诊。

3.预防复发 帮助患者认识胰腺炎有复发的特性；告知患者注意避免诱发急性胰腺炎的因素，如胆道疾病、大量饮酒、暴饮暴食、高脂血症、某些药物等。

第二十二节 胰腺癌护理常规

一、护理评估

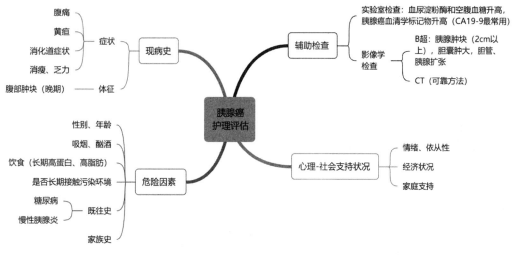

二、治疗要点

（一）手术治疗

手术治疗包括全胰腺切除术、远侧胰腺切除术和胰十二指肠切除术。

1.可切除 ①无远处转移。②影像学检查显示肠系膜上静脉或门静脉形态结构正常。③腹腔动脉干、肝动脉、肠系膜上动脉周围脂肪境界清晰。

2.可能切除 ①无远处转移。②肠系膜上静脉或门静脉局限受累，狭窄、扭曲或闭塞，但其远近端正常，可切除重建。③肿瘤包裹胃十二指肠动脉或肝动脉局限性包裹，但未浸润至腹腔动脉干。④肿瘤紧贴肠系膜上动脉，但未超过半周（180°）。

3.不可切除 治疗主要是缓解胆道及消化道梗阻，改善患者生活质量，延长生命时限。

①首选内镜下经十二指肠乳头胆道内置入支架缓解黄疸。②合并有十二指肠梗阻无法内镜置入支架的患者，可行经皮经肝穿刺置管外引流。③如肿瘤不可切除，预计生存期3～6个月以上，建议开腹或腹腔镜下行胃空肠吻合术，可同时行空肠造口，以行肠内营养。④预计生存期＜3个月，可尝试内镜下支架置入。

（二）内科治疗

晚期患者或手术前后可进行化疗、放疗和各种对症支持治疗。

1. 对于不可切除的局部进展期或转移性胰腺癌，积极的化疗有助于缓解症状、延长生存期及改善生活质量。可选择的方案：

（1）吉西他滨单药。

（2）氟尿嘧啶单药。

（3）吉西他滨＋氟尿嘧啶。

（4）吉西他滨＋白蛋白结合型紫杉醇方案。

（5）其他。

2. 对于全身状况良好的不可切除的局部晚期胰腺癌，采用以吉西他滨或氟尿嘧啶类药物为基础的同步放化疗或诱导化疗后放疗可有效缓解症状及改善患者预后。

护理关键点

基础护理、术后护理、并发症的护理、健康教育

三、护理措施

（一）基础护理

1. 保持病房安静、安全舒适、整洁，评估患者疼痛的性质和程度，协助患者取舒适卧位，指导患者减轻疼痛的方法如转移注意力、按摩、热敷等，还可用暗示疗法减轻患者的疼痛。

2. 加强心理护理，注意观察患者情绪，多与患者交流沟通，提供疾病相关知识，缓解焦虑情绪，鼓励患者积极配合治疗，增加患者治疗的信心。

3. 加强营养，少食多餐。指导患者进高蛋白、高碳水化合物、低脂、富含维生素、易消化的饮食，如瘦肉、鸡蛋、鱼、豆类等。

4. 监测血糖的变化，观察患者有无头晕、出冷汗、面色苍白、饥饿、震颤等低血糖症状。血糖升高者遵医嘱给予胰岛素，出现低血糖者适当补充葡萄糖。

5. 监测患者腹围，如合并有大量腹水时嘱卧床休息，给予半卧位，观察并记录尿量。

6. 保持局部皮肤清洁干燥、平整，预防压疮的发生。嘱患者不要搔抓皮肤，以免引起感染。

7. 化疗患者注意保护血管，预防化疗药物刺激产生静脉炎，避免药物外渗。

8. 化疗患者注意保暖，防止感冒，预防感染。

9. 密切观察患者有无出血征象（如呕血、黑便）。有消化道出血时，按消化道出血护理常规。

（二）术后护理

1. 引流管的护理：应妥善固定，保持通畅。观察记录，如有活动性出血，应立即报告医师及时处理。

2. 密切观察生命体征，观察患者有无腹胀及肠蠕动情况。

3. 观察患者切口有无渗血、渗液的情况，如有渗血应及时更换敷料，估计出血量并记录。

4. 监测中心静脉压，根据中心静脉压来调节补液用量及速度。

（三）并发症的护理

1. 术后出血 术后出血在手术后 24 小时以内为急性出血，超过 24 小时为延时出血。①腹腔出血：主要是由于术中止血不彻底、术中低血压状态下出血停止的假象或结扎线脱落、电凝痂脱落所致。②消化道出血：应激性溃疡出血，多发生在手术后 3 天以上。③防治：术前纠正患者营养状况，尽量减轻手术和麻醉的打击。治疗以非手术治疗为主，如无效，可行手术治疗。

2. 胰瘘 胰瘘的处理包括适当禁食，有效且充分引流，控制感染，营养支持，抑酸、抑酶等。

3. 胃排空障碍 胃排空障碍的治疗主要是充分胃肠减压，加强营养、心理治疗或心理暗示治疗；应用胃肠道动力药物；治疗基础疾患和营养代谢的紊乱。

4. 感染 术前 3 天口服抗生素以抑制肠道细菌，预防术后感染。术后合理使用抗生素控制感染。可能出现吻合口感染，要及时通知医师并协助处理。

（四）健康教育

1. 饮食宜清淡、易消化，多食新鲜水果、蔬菜，避免暴饮、暴食、酗酒，忌食葱、姜、蒜、辣椒、酒等刺激食物。

2. 每日用温水擦浴 1～2 次，擦浴后涂止痒剂；出现瘙痒时可用手拍打，切记不能用手抓，瘙痒部位尽量不用肥皂等清洁剂清洁。

3. 向患者讲解放疗常识及常见的反应，减轻患者恐惧，指导患者正确保护放射野皮肤。

4. 嘱患者及家属注意观察大便的颜色，保持大便通畅。

5. 患者应按医嘱服用药物，定时复查及放化疗。放化疗期间定期复查血常规，如白细胞计数降低，应及时就诊。

6. 定时监测血糖、尿糖，发生糖尿病时给予药物治疗和饮食控制。

7. 嘱患者预防感冒，适当增减衣物，遵医嘱服药，定期复诊，劳逸结合，有情况随诊。

8. 每 3～6 个月复查 1 次。若出现进行性消瘦、贫血、乏力、发热、上腹部饱胀不适、食欲下降等症状，应及时就诊。

第二十三节　腹股沟疝护理常规

一、护理评估

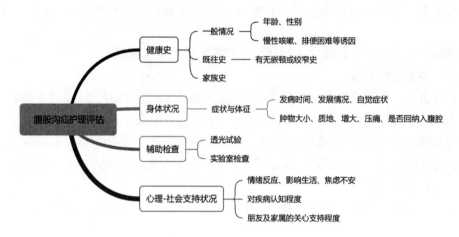

二、治疗要点

（一）非手术治疗

1. 棉线束带法或绷带压深环法。

2. 使用医用疝带。

3. 手法复位。

（二）手术治疗

腹股沟疝最有效的治疗方法是手术修补。早期手术效果好、复发率低。若不及时处理，疝块逐渐增大，终将加重腹壁的损坏而影响劳动能力，并且使术后复发率增高。斜疝常可发生嵌顿或绞窄而威胁患者的生命。嵌顿性疝原则上需要紧急行手术治疗，以防疝内容物坏死并解除伴发的肠梗阻。绞窄性疝的内容物已坏死，更需要紧急手术。在手术处理嵌顿性疝或绞窄性疝时，关键在于准确判断肠管活力，若嵌顿的肠袢较多，应警惕有无逆行性嵌顿。术式有：①传统的疝修补术。②无张力疝修补术。③经腹腔镜疝修补术。

> **护理关键点**
>
> 　　疾病知识指导、饮食护理、活动指导、疼痛的护理、嵌顿性疝和绞窄性疝的护理

三、护理措施

（一）疾病知识指导

向患者讲解疾病的危险因素及腹股沟疝形成的原因，避免便秘、憋尿、腹水、妊娠等。

（二）饮食护理

1. 术前饮食护理　鼓励患者戒烟，多饮水，多吃蔬菜等粗纤维食物，养成良好的排便习惯。

2. 术后饮食护理　术后6～12小时，若无恶心、呕吐，可进流食，次日可进软食或普食。行肠切除吻合术者术后应禁食，待肠功能恢复后方可进食。

3. 出院饮食护理　多饮水，多吃蔬菜等粗纤维食物。养成良好的排便习惯，保持排便通畅。

（三）活动护理

1. 术前活动护理　卧床休息，离床活动时使用疝带压住疝环口。

2. 术后活动护理　术后当日取平卧位，次日改为半卧位。采用无张力疝修补术的患者一般术后次日即可下床活动，年老体弱、复发性疝、绞窄性疝、巨大疝术后患者可适当推迟下床活动时间。

3. 出院活动护理　患者3个月内应避免重体力劳动或提举重物等。预防感冒及便秘，适当锻炼身体，增强肌肉功能。

（四）疼痛的护理

1. 评估患者疼痛的性质及程度并记录。

2. 告知患者疼痛的原因及可能持续的时间，消除顾虑。

3. 膝下垫一软枕，使髋关节微屈，以降低腹股沟区切口张力和降低腹腔内压力，利于切口愈合和减轻疼痛。

4. 必要时遵医嘱使用镇痛药物，观察用药后效果并记录。

5. 指导患者咳嗽时用手掌按压切口，以保护切口和减轻震动引起的切口疼痛。

（五）嵌顿性疝和绞窄性疝的护理

1. 注意观察腹部情况，如出现明显腹痛，伴疝块突然增大紧张发硬且触痛明显，不能回纳腹腔，应高度警惕嵌顿疝发生。

2. 禁食、胃肠减压纠正水电解质及酸碱平衡失调，抗感染，必要时备血。做好急诊手术准备。行手法复位者，若疼痛剧烈可根据医嘱注射吗啡、哌替啶镇痛镇静并松弛腹肌。复位后24小时严密观察患者生命体征及腹部情况，有无腹膜炎及肠梗阻表现。

第二十四节　痔护理常规

一、护理评估

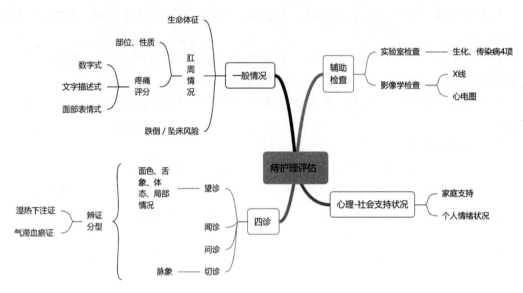

二、治疗要点

（一）非手术治疗

1. **一般治疗**　适用于痔初期及无症状静止期的痔。主要措施包括：①饮食调整；②温水坐浴；③肛管内用药；④手法痔块回纳。

2. **注射疗法**　用于治疗Ⅰ度、Ⅱ度出血性内痔的效果较好。方法是在痔核上方的黏膜下层注入硬化剂，使痔及其周围产生无菌性炎症反应，黏膜下组织发生纤维增生，小血管闭塞，痔块硬化、萎缩。

3. **胶圈套扎疗法**　可用于治疗Ⅰ～Ⅲ度内痔。将特制的胶圈套在内痔根部，利用胶圈弹性回缩力将痔的血供阻断，使痔缺血坏死、脱落而治愈。

4. **多普勒超声引导下痔动脉结扎术**　适用于Ⅱ～Ⅳ度内痔。采用带有多普勒超声探头的直肠镜，于齿状线上方 2～3cm 探测痔上方的动脉并结扎，通过阻断痔的血供以达到缓解症状的目的。

（二）手术治疗

当非手术治疗效果不满意、痔脱出严重、套扎治疗失败时，手术切除是最好的方法。手术方法包括以下几种。①痔切除术：主要适用于Ⅱ度内痔、Ⅲ度内痔和混合痔的治疗。②吻合器痔上黏膜环切术：主要适用于Ⅲ度内痔、Ⅳ度内痔、环状痔和部分Ⅱ度大出血内痔。③激光切除痔核。④血栓性外痔剥离术：适用于治疗血栓性外痔。

护理关键点

　疾病知识指导、饮食护理、疼痛的护理、排便的护理、排尿困难的护理、提肛运动

三、护理措施

（一）疾病知识指导

向患者讲解诱发疾病的危险因素，切忌久站久坐、用力排便。

（二）饮食护理

1.术前饮食护理　禁食辛辣刺激性食物，戒酒、烟，多食新鲜蔬菜、水果，以保持大便通畅。

2.术后饮食护理　忌酒、辛辣及发物等。①气滞血淤证宜食理气通络、活血化淤的食物，如苹果、玫瑰花、萝卜等；食疗方：玫瑰茶。②湿热下注证宜食清热利湿的食物，如赤小豆、丝瓜、藕等；食疗方：赤小豆粥。

（三）疼痛的护理

1.观察疼痛的性质、程度、持续时间；做好疼痛评分，可应用疼痛自评工具"数字分级评分法（NRS）"，记录具体分值。

2.避免肛周挤压、牵拉；便后清洗肛周，使用柔软纸巾蘸干，防止皮肤破损，保持清洁干燥。

3.遵医嘱物理治疗，中频理疗取内关、合谷、承山、长强等穴。

4.遵医嘱耳穴贴压，取交感、神门、大肠、直肠下段、肛门等穴。

5.遵医嘱中药熏洗、中药药浴、中药外敷、微波治疗等。

6.疼痛仍不能缓解者，遵医嘱给予镇痛药。

（四）排便的护理

1.观察手术当天患者小便是否能顺利排出；嘱患者术后第2天可排大便，并观察是否有便秘等不适情况。

2.指导患者养成定时排便的良好习惯，每次排便不宜超过10分钟，排便时勿努挣及看书、看报、吸烟等；告知患者不因恐惧疼痛而忍便，便后用温水或中药熏洗。选择棉质、宽松的内裤，便纸宜柔软细腻。忌久坐、久立或久蹲，避免坐于过热、过冷、潮湿物体或地面。

3.便秘护理：①保持大便通畅，排便时勿久蹲及努挣，必要时使用开塞露。②晨起饮温开水不少于500ml，无糖尿病患者可饮蜂蜜水。每日饮水量2000ml以上。③腹部按摩：手掌从右下腹开始顺时针方向画大圈并使用足够激发肠蠕动的力量去按摩。④遵医嘱耳穴贴压，取肺、大肠、小肠、直肠下段、三焦、内分泌等穴。⑤遵医嘱穴位按摩，取天枢、曲池、合谷等穴。⑥遵医嘱穴位贴敷。

（五）排尿困难的护理

1. 术后 4 ～ 6 小时嘱患者排尿 1 次，避免因手术、麻醉、疼痛等因素造成术后尿潴留。

2. 热敷下腹部。

3. 遵医嘱穴位按摩，取气海、关元、阴陵泉、三阴交等穴。

4. 遵医嘱耳穴贴压，取脑、肾、膀胱、交感、神门、皮质下等穴。

5. 遵医嘱艾灸，取气海、关元、中极等穴。

6. 遵医嘱穴位贴敷，取神阙等穴。

7. 仍不能排尿者，遵医嘱给予导尿。

（六）提肛运动

教会患者提肛运动的方法，深吸气时收缩并提肛门，呼气时将肛门缓慢放松，一收一放为 1 次，每日晨起及睡前各做 20 ～ 30 次。

参考文献

[1] 中华消化杂志编辑委员会. 消化性溃疡诊断与治疗共识意见（2022 年，上海）[J]. 中华消化杂志，2023，43（3）:176–192.

[2] 王蓓蕾，何玉婷，石亚军. 精细化护理对消化性溃疡致上消化道出血患者心理状态及生活质量的干预效果研究 [J]. 黑龙江中医药,2021,50（05）:462–463.

[3] 赵国尧. 低分子肝素联合血液灌流治疗重症急性胰腺炎的临床观察 [J]. 临床研究,2022,30（07）:101–104.

[4] 方婷，庄一渝，赵明明，等. 重症急性胰腺炎患者应用芒硝外敷护理效果的系统评价 [J]. 护理研究,2018,32（01）:49–54.

[5] 梁枫，龚剑峰，彭南海，等. 克罗恩病家庭肠内营养现状及护理进展 [J]. 中西医结合护理（中英文）,2020,6（07）:239–244.

[6] 尤丽丽，王田田，杨红，等. 克罗恩病患者肠内营养系统管理的护理实践 [J]. 中华护理杂志,2020,55（09）:1372–1376.

[7] 朱佳怡. 全面护理干预对无痛胃肠镜下胃肠息肉切除术后患者并发症的影响 [C]. 第五届上海国际护理大会论文摘要汇编（下）.2022，450.

[8] 郑华，范琳琳，夏洪芬. 优质护理对内镜下结直肠息肉切除患者术后康复的影响 [J]. 黑龙江医学,2021,45（24）:2640–2642.

[9] 梁伟兵，刘伟健，唐卫民. 口服二甲硅油乳剂联合复方聚乙二醇电解质散在无痛胃肠镜检查术前胃肠道准备中的应用效果 [J]. 中国医药指南,2021,19（22）:20–22.

[10] 中华医学会肝病学分会. 肝硬化诊治指南 [J]. 临床肝胆病杂志，2019,35（11）: 2408–2425.

[11] 陈香美. 血液净化标准操作规程 [M]. 北京：人民卫生出版社，2021.

[12] 中华医学会感染病学分会肝衰竭与人工肝学组，中华医学会肝病学分会重型肝病与人工肝学组. 肝衰竭诊治指南（2018 年版）[J]. 临床肝胆病杂志 , 2019, 35（1）:38–44.

[13] 中国中西医结合学会消化系统疾病专业委员会. 胆石症中西医结合诊疗共识意见（2017 年）[J]. 中国中西医结合消化杂志.2018, 26（2）:132–138.

[14] 国家卫生健康委办公厅. 胰腺癌诊疗指南（2022 年版）[J]. 临床肝胆病杂志,2022,38(5): 10.

[15] 李乐之，路潜. 外科护理学 [M]. 6 版. 北京：人民卫生出版社，2017.

第五章　泌尿系统疾病护理常规

第一节　急性肾小球肾炎护理常规

一、护理评估

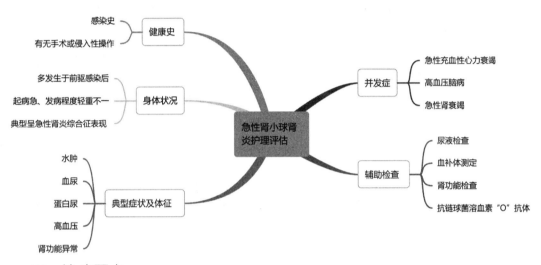

二、治疗要点

（一）一般治疗

1. 严密监测生命体征，监测血压的变化，每天测血压1次，并做好记录。

2. 急性期严格卧床休息，待肉眼血尿消失、水肿消退及血压恢复正常后逐步增加活动量。

3. 避免油腻食物，给予色香味俱全的低盐饮食。

（二）病因治疗

积极治疗链球菌感染，首选青霉素或头孢类抗生素治疗10～14天。过敏患者可改用大环内酯类抗生素治疗。

（三）对症治疗

利尿消肿；降压治疗；维持水、电解质及酸碱平衡。

1. 利尿药　呋塞米、氢氯噻嗪、螺内酯。

2. 钙通道阻滞剂　硝苯地平、氨氯地平。

3. 血管紧张素转化酶抑制剂（ACEI）　卡托普利、依那普利。

4. 抗炎药物　选用无肾毒性的抗生素，如青霉素、头孢菌素等。

（四）并发症的防治

急性肾功能不全、高血压脑病、急性肺水肿的防治。

护理关键点

一般护理、对症护理、用药指导、健康教育

三、护理措施

（一）一般护理

1. 急性期绝对卧床休息，症状较明显者需要卧床休息 4 ～ 6 周，待肉眼血尿消失、水肿消退及血压恢复正常后，可逐步增加活动量。病情稳定后可从事一些轻体力活动，但 1 ～ 2 年内避免劳累和从事重体力活动。

2. 根据水肿、高血压及肾功能损害程度指导患者合理饮食。急性期应给予低盐饮食（≤ 3g/d），避免进食腌制食品；根据水肿程度和每日尿量确定摄入的液体量。准确记录 24 小时出入水量，每日进水量为不显性失水量（约 500ml）加前一天 24 小时尿量。肾功能正常者给予优质蛋白饮食，肾功能不全者应限制蛋白质摄入。

3. 观察病情及并发症，如有高血压、心肾衰竭，注意有无头痛、心悸、气促、呼吸困难、恶心、呕吐、纳差、少尿等表现。

4. 注意保暖，预防感冒，对反复发作的扁桃体炎应尽早摘除，以免影响病情。

5. 做好皮肤护理，水肿较重者着宽松、棉质衣服，卧床患者及年老体弱患者协助翻身或用软枕支撑受压部位。

（二）对症护理

1. 肉眼血尿　急性期严格卧床休息，待肉眼血尿消失、水肿消退及血压恢复正常后逐步增加活动量。

2. 水肿　①卧床休息，水肿时适当限制钠盐摄入。②准确记录 24 小时出入水量，每日进水量为不显性失水量（约 500ml）加 24 小时尿量。③水肿严重时，测量体重每天 1 次，水肿消退后，每周测 2 次。④遵医嘱给予利尿药，并注意观察药物疗效。⑤尽量避免肌内注射，必须注射时应严格无菌技术操作，先将水肿皮肤推向一侧后进针，注射后用无菌干棉球按压针孔至无渗液为止。⑥监测生命体征及电解质。

3. 高血压　①监测血压的变化，每天测血压 1 次，并做好记录。②卧床休息，协助生活护理，如洗脸、穿衣、进食、大小便等，并减少其紧张情绪。③遵医嘱服用降压药，观察药物疗效。④避免油腻食物，适当补充维生素。⑤出现剧烈头痛、眼花、恶心、呕吐、惊厥时，立即报告医师，预防高血压脑病。

（三）用药指导

遵循医嘱用药。

（四）健康教育

1. 预防感染，尤其是上呼吸道感染易发季节，更应注意预防。

2. 完全康复可能需要 1 ～ 2 年，当临床症状消失后，蛋白尿、血尿等可能依然存在，因此应定期门诊随访，监测病情。

3. 保持皮肤清洁，注意个人卫生，预防皮肤感染；一旦发生感染应及时遵医嘱应用抗生素，同时积极治疗某些慢性疾病，如慢性扁桃体炎、咽炎、鼻窦炎、龋齿、中耳炎。

4. 女性患者近期不宜妊娠，以防复发。

5. 运动：可进行散步或慢跑。急性肾小球肾炎患者进入稳定期后运动可以从散步开始，逐步过渡到慢跑。

第二节　慢性肾小球肾炎护理常规

一、护理评估

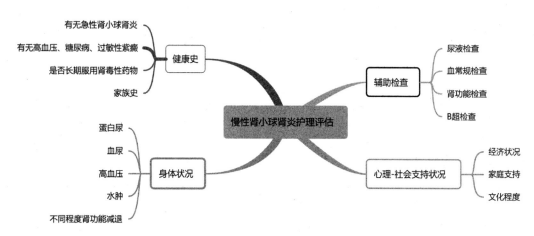

二、治疗要点

（一）一般治疗

有水肿和高血压时，限制水钠摄入，低盐饮食（1～3g/d），限制食物中蛋白质及磷的摄入量。

（二）积极控制高血压和减少尿蛋白

首选降压药为血管紧张素转化酶抑制剂（ACEI）和血管紧张素Ⅱ受体阻滞剂（ARB）。

（三）合理使用糖皮质激素和免疫抑制治疗

（四）防治引起肾损害的各种原因

1. 预防和治疗各种感染。

2. 禁用肾毒性药物。

3. 及时治疗高脂血症、高尿酸血症等。

护理关键点

一般护理、饮食护理、对症护理、用药护理、心理护理、健康教育

三、护理措施

（一）一般护理

1. 监测生命体征、体重、上臂肌围等，有明显水肿、血压较高、一般情况差的患者应卧床休息，做好基础护理。

2. 保证充分的休息和睡眠，适度活动，避免劳累。

3. 积极治疗、预防各种感染，避免使用肾毒性药物，避免诱因。

4. 保持病房环境清洁，定时开窗通风，定期消毒，减少人员探视。

（二）饮食护理

1. 监测营养状况，观察患者的口唇、甲床等，定期监测血红蛋白和血清白蛋白浓度，做好贫血护理。

2. 肾功能减退时给予患者优质低蛋白［$< 0.6g/（kg \cdot d）$］、低脂、低磷饮食，以高热量、富含维生素及矿物质、易消化食物为主。

3. 水肿、高血压及心力衰竭者，给予无盐或低盐饮食（$< 3g/d$）。除有明显水肿外，不必过分限制水分摄入。

4. 适当增加碳水化合物的摄入，配合使用必需氨基酸或 α - 酮酸，防止负氮平衡。

（三）对症护理

1. 水肿　①密切观察患者尿液变化，有无血尿、泡沫尿、尿量增加或减少，准确记录24小时出入量，定时测量体重及血压，水肿明显时协助患者做好皮肤清洁，避免用力损伤皮肤，同时观察皮肤有无红肿、破损、化脓等情况。②遵医嘱正确使用利尿药，定期监测患者尿蛋白、电解质等指标，观察水肿特点、部位、程度及对称性，注意观察利尿药效果、水肿有无消长变化，注意观察有无水、电解质紊乱。

2. 降压　①动态监测血压，尿蛋白 $\geq 1g/d$ 者，血压控制在 125/75mmHg 以下；尿蛋白 $< 1g/d$ 者，血压控制在 130/80mmHg 以下。②给予患者低盐饮食，遵医嘱正确使用降压药，观察药物疗效及不良反应，首选血管紧张素转化酶抑制剂（包括卡托普利、贝那普利等）和血管紧张素 II 受体阻滞剂（包括氯沙坦等），也可选用钙通道阻滞剂（氨氯地平等）、血管扩张药、利尿药等。③观察患者有无头晕、头痛、恶心呕吐、视物模糊、黑矇等血压升高的表现，及时通知医师给予处理，必要时遵医嘱给予静脉降压药控制血压，预防高血压急症和高血压脑病的发生。

（四）用药护理

1. 免疫抑制剂　①在使用环磷酰胺治疗期间，严密监测白细胞计数和血小板计数，根据实验室检查结果调整后续剂量，警惕出血和骨髓抑制。②告知患者使用环磷酰胺常见的不良反应，包括感染、发热性中性粒细胞减少、肝功能损害、出血性膀胱炎、闭经、厌食、恶心、呕吐、疲劳、口炎等，出现不良反应时及时告知医师给予处理，必要时暂停使用。③告知患者做好保暖措施，预防呼吸道感染；合并糖尿病的患者使用时密切监测葡萄糖代谢。④使用环磷酰胺静脉滴注时，应注意静脉水化；口服药物患者应每日多饮水，防止出血性膀胱炎和异型上皮癌的发生。严密监测生命体征，确保穿刺针在血管内，避免渗漏，造成局部组织坏死。一旦发生环磷酰胺渗漏，要立即停止输液，并采取相应的处理措施。⑤使用环磷酰胺期间严禁妊娠和哺乳。

2. 利妥昔单抗 ①输注利妥昔单抗前预先遵医嘱使用解热镇痛药（如对乙酰氨基酚）和抗组胺药物（如苯海拉明）。如果使用的治疗方案不包括糖皮质激素，还应预先使用糖皮质激素（地塞米松），以降低输液反应发生频率及严重程度。②遵医嘱配置药液浓度为 1mg/ml，初次滴注推荐起始输注速度为 50mg/h，如无输液反应，输注 1 小时后可每 30 分钟增加 50mg/h，直至最大速度 400mg/h；后续输注起始输注速度可为 100mg/h，每 30 分钟增加 100mg/h，直至最大速度 400mg/h。③药液稀释后通过独立的不与其他药物混用的输液管静脉输注，不能用于静脉推注。④利妥昔单抗的治疗应在具有完备复苏设备的病区内进行，使用过程中严密监测患者的生命体征，出现输液反应时（如低血压、颜面潮红、发热、寒战、荨麻疹、呼吸困难、支气管痉挛等）应立即报告主管医师并遵医嘱对症处理。⑤常见的不良反应有感染、血液和淋巴系统异常（中性粒细胞、白细胞、血小板减少，贫血）、免疫系统异常（血管性水肿、超敏反应）、代谢紊乱和营养不良、胃肠道异常（腹泻、便秘、食欲不振等）、全身性疾病和给药部位异常等。⑥治疗期间避免注射疫苗；育龄期女性在治疗期间及治疗后至少 12 个月内避免妊娠。

3. 抗凝 合并严重低蛋白血症的患者，根据凝血情况应用抗凝剂，降低血栓风险。①监测凝血功能及白蛋白水平。②观察有无胸闷、胸痛、憋气、呼吸困难等肺栓塞表现，双下肢有无不对称性水肿、浅静脉曲张、皮肤苍白或由暖变冷等深静脉血栓表现。③皮肤黏膜有无出血点、淤血、淤斑表现。

（五）心理护理

1. 强化对患者的心理辅导，引导其以正面、积极的方式应对和宣泄抑郁、恐惧等不良情绪，以更好地应对疾病治疗及护理。

2. 鼓励患者通过进行适当的户外运动、自理活动等促进其生活能力的恢复，改善患者的生活期望及依从性。

3. 通过倾听、解释、向患者介绍情绪在治疗及护理过程中与疾病转归的相关性及重要性，鼓励和安抚患者。

（六）健康教育

1. 疾病知识 介绍慢性肾小球肾炎疾病特点，使其掌握疾病的临床表现，及时发现病情变化。

2. 生活习惯 指导患者戒烟戒酒，避免劳累、各种感染、应用肾毒性药物（氨基糖苷类抗生素、磺胺药、造影剂等）、高脂高磷饮食，注意休息和适度活动，延缓病情进展。

3. 饮食 解释低优质蛋白、低盐、低磷、高热量饮食的重要性，根据病情选择适合自己的食物和量。

4. 用药 介绍各类降压药的疗效、不良反应（ACEI、ARB 可致血钾升高）及服药时注意事项，按时按量服药，不擅自增减药物。

5. 复查 定期门诊随访复查，积极配合治疗，监测疾病进展，包括肾功能、血压、水肿等变化，一旦出现水肿加重、尿液泡沫增多、血尿加重、血压升高或急性感染，及时到医院就医。

6. 运动指导

（1）散步或慢跑：慢性肾小球肾炎患者可以从散步开始，过渡到慢跑，跑前要做适当的准备活动。

（2）太极拳：适合体质较好的慢性肾小球肾炎患者锻炼，每次可锻炼20～30分钟，每天1～2次。为增加运动量，在练拳时可将重心往下沉一些，动作幅度大一些。

（3）健身操：持轻物（1～2.5kg）做健身操，每次做1～2套，每天做2～3次。也可做拉力器练习，根据自己的体力，由少到多，逐渐增加重量和次数。

（4）游泳：有游泳基础的患者，可以参加游泳锻炼。游泳时速度要慢，呼吸自如，每天1次，每次20～30分钟。

（5）活动注意事项：慢性肾小球肾炎患者运动不宜在饱食后进行，至少在饭后2小时再进行。在室外进行较好，空气清新，有助于新陈代谢，但如遇气温骤变和大雾、大风、大雪等，则应该改在室内进行。定期到医院检查血压、血尿素氮及肌酐，如未升高，则表明运动量合适，否则应减少运动量。

第三节　肾病综合征护理常规

一、护理评估

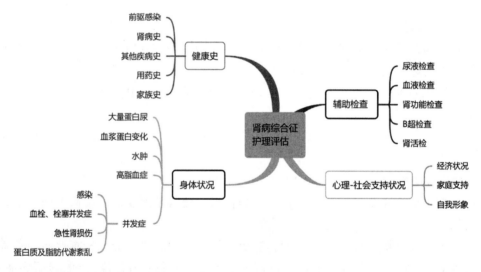

二、治疗要点

（一）一般治疗

1. 活动与休息　①卧床休息至水肿消退。②下肢主动与被动活动。③尿蛋白定量下降到2g/d以下时可恢复室外活动。

2. 饮食治疗　①低盐饮食（食盐＜3g/d），水肿严重和高血压者忌盐。②高度水肿者应适当限制水量。③供给足够热量，每千克体重不少于126～147kJ/d（30～35kcal/d）。

（二）对症治疗

1. 利尿消肿　①噻嗪类利尿药：长期应用应防止低钾、低钠血症。②保钾利尿药：长期应用需要防止高钾血症，肾功能不全患者慎用。③袢利尿药：需要防止低钠血症及低钾、低氯血症性碱中毒的发生。④渗透性利尿药：低分子右旋糖酐静脉滴注，少尿者慎用。⑤血浆或血浆白蛋白：静脉输注血浆或白蛋白可提高血浆胶体渗透压，促进组织中水分回吸收并利尿。但也要避免过频过多，以免血容量不足，诱发血栓形成和肾损害。

2. 减少尿蛋白　应用 ACEI 或 ARB，除可有效控制高血压外，均可通过降低肾小球内压和直接影响肾小球基底膜对大分子的通透性，有不依赖于降低全身血压而减少尿蛋白的作用。

3. 降脂治疗　大多数患者仅用低脂饮食难以控制血脂，需要用降脂药物 α 羟甲基戊二酰辅酶 A 还原酶抑制剂，如洛伐他汀为首选的降脂药。

（三）抑制免疫与炎症反应（主要治疗）

1. 肾上腺糖皮质激素　①起始足量：常用药物为泼尼松 1mg/（kg·d），口服 8 周，必要时可延长至 12 周。②缓慢减药：足量治疗后每 2 ～ 3 周减原用量的 10%，当减至 20mg/d 左右时症状易反复，应更加缓慢减量。③长期维持：最后以最小有效剂量（10mg/d）再维持半年左右。激素可采用全日量顿服或在维持用药期间两日量隔日一次顿服。

2. 环磷酰胺　是最常用的细胞毒性药物，应用剂量为 2mg/（kg·d），分 1 ～ 2 次口服，或 200mg 隔日静脉注射，累积量达 6 ～ 8g 后停药。

3. 环孢素　常用量 3 ～ 5mg/（kg·d），分 2 次空腹口服。服药期间需要监测并维持其血药谷浓度为 150 ～ 200ng/ml。服药 2 ～ 3 个月后缓慢减量，共服半年左右。

（四）预防并发症

1. 感染　患者出现感染征象时应选择敏感、强效及无肾毒性的抗生素进行治疗。

2. 血栓及栓塞　当患者出现高凝状态时应给予抗凝药物，密切观察患者有无呼吸困难、肢体肿胀等症状，若出现血栓或栓塞时应积极给予溶栓药物。

3. 急性肾衰竭　若出现急性肾衰竭，利尿仍不能缓解时需要进行透析治疗。

护理关键点

一般护理、病情观察、饮食护理、用药护理、健康教育

三、护理措施

（一）一般护理

1. 保持床单位清洁，着柔软、宽松的衣服；保持环境温、湿度适宜，定时通风、消毒，限制上呼吸道感染者探视。

2. 肌内注射时，应先将水肿皮肤推向一侧后进针，拔针后用无菌干棉球按压穿刺部位至无渗液；严重水肿时，避免肌内注射，可采用静脉途径以保证药物准确、及时地输入。

3. 协助患者加强全身皮肤、口腔黏膜和会阴部等部位的护理，水肿严重者使用翻身枕或气垫床。

4. 个人勤换内衣，剪短指（趾）甲，避免受凉、感冒。

（二）病情观察

1. 严密观察患者生命体征的变化。

2. 观察尿量及尿液性质的变化。

3. 观察水肿的部位、程度及性质。

4. 每日协助患者准确测量体重及腹围，指导患者严格记录出入量。

5. 观察有无呼吸道、泌尿道及皮肤感染的征象，如咳嗽、咳痰、肺部啰音、尿路刺激征、皮肤红肿等。

6. 注意有无精神萎靡、无力、腹胀、肠鸣音减弱等。

（三）饮食护理

给予优质蛋白、低盐低脂、高热量、高维生素、高膳食纤维、易消化食物，如鸡蛋、牛奶、鱼虾、牛肉、燕麦、豆类；尽量不食用腌制食品。

（四）用药护理

遵医嘱服药，不可擅自减量或停用激素，减少激素副作用。

1. **激素副作用** ①满月脸、水牛背，皮肤变薄、痤疮、多毛，高血压、低血钾，停药后可自行消退。②感染、药物性糖尿病、骨质疏松。③少数病例可能发生股骨头无菌性缺血性坏死，需要加强监护，发现征象时应立即通知医师及时给予对症处理。

2. **细胞毒性药物主要副作用** ①骨髓抑制及中毒性肝损害。②脱发、胃肠道反应、出血性膀胱炎及性腺抑制（主要为男性）等，未婚青年应避免使用。

3. **环孢素常见的不良反应** 肝肾毒性、高血压、高尿酸血症、多毛及牙龈增生等，在服药期间护士应给予严密监测。

（五）健康教育

1. **休息与活动** 嘱患者加强休息，避免劳累，尤其对于水肿患者。长期卧床患者会增加血栓发生的风险，故应保持适度的床上及床旁活动；水肿减轻后患者可进行简单的室内活动，尿蛋白定量下降到 2g/d 以下时可恢复适量的室外活动。

2. **饮食指导** 告诉患者优质蛋白、高热量、低脂、高膳食纤维和低盐饮食的重要性，指导患者根据病情选择合适的食物，并合理安排每天的饮食。

3. **预防感染** 肾病综合征患者免疫功能低下，易发生感染，患者应注意保持床铺清洁，勤换内衣，剪短指（趾）甲，保持个人卫生。女性患者注意会阴部清洁，每日用温水冲洗；男性患者应注意保持会阴局部清洁干燥。水肿严重时保护皮肤，防止皮肤破溃造成感染。同时应避免受凉感冒。

4. **用药指导** 告诉患者按时服药，不可擅自减量或停用激素；介绍各类药物的使用方法、使用时注意事项及可能发生的不良反应。

5. **自我病情监测与随访指导** 监测水肿、尿蛋白和肾功能变化，定期随访。

第四节　急性肾损伤护理常规

一、护理评估

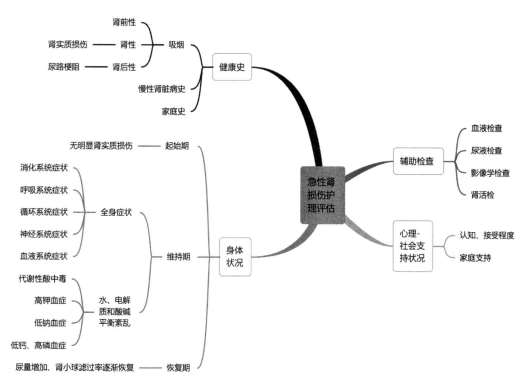

二、治疗要点

治疗原则：早期诊断，及时干预，以避免肾脏进一步损伤；维持水、电解质和酸碱平衡；防止并发症及适时肾脏替代治疗。

（一）尽早纠正可逆的病因

1. 首先要纠正可逆的病因（如失血、休克、感染等）。

2. 积极扩容，纠正低灌注状态。

3. 停用肾毒性和影响肾脏灌注的药物。

4. 解除尿路梗阻。

（二）维持体液平衡

1. 估算补液量 = 尿量 +500ml，发热患者适当增加。

2. 应用利尿药可增加尿量，有助于清除体内过多的体液。当使用利尿药后尿量不增加时，停止使用。

（三）饮食和营养

1. 碳水化合物、脂肪为主。

2. 优质蛋白质，限制为 0.8g/（kg·d），并适量补充必需氨基酸。对高分解代谢、营养不良或接受透析治疗的患者，蛋白质摄入可适当放宽。

3. 尽可能减少钠、钾、氯的摄入量。

（四）防治高钾血症

1. 血钾＞6.5mmol/L，心电图表现为QRS波增宽等异常变化（图5-4-1）。

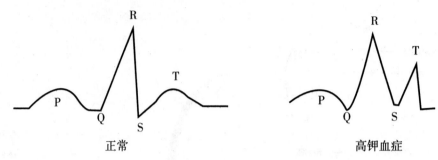

正常　　　　　　　　　　　高钾血症

图5-4-1　正常心电图与高钾血症时心电图改变

2. 补钙：抑制心脏毒性。

3. 促进细胞外钾移至细胞内。方法：①5%碳酸氢钠溶液100～200ml静脉滴注。②50%葡萄糖溶液50～100ml+胰岛素6～12U静滴。③口服离子交换树脂(聚磺苯乙烯)。④透析。

（五）纠正代谢性酸中毒

1. 当HCO_3^-＜15mmol/L时，可予5%碳酸氢钠溶液100～250ml静脉滴注。

2. 严重酸中毒时，应立即透析。

（六）防治感染

1. 感染是常见并发症，是导致患者死亡的重要原因，尽早使用抗生素。

2. 根据药敏试验结果选用肾毒性低的药物。

3. 按肾小球滤过率调整用药剂量。

（七）防治心力衰竭

1. 急性肾损伤患者对利尿药反应较差。

2. 对洋地黄制剂疗效较差，易发生洋地黄中毒。

3. 药物以扩血管为主，减轻心脏前负荷。

4. 对于容量负荷过重的心力衰竭，最有效的治疗是透析。

（八）肾脏替代疗法

1. 间歇性血液透析。

2. 腹膜透析。

3. 连续性肾脏替代治疗。

（九）紧急透析指征

1. 药物不能控制的水潴留、少尿、无尿、高度水肿，伴有心、肺和脑水肿。

2. 药物不能控制的高血压。

3. 药物不能控制的高血钾（＞6.5mmol/L）。

4. 药物不能纠正的代谢性酸中毒（pH＜7.15，HCO_3^-＜13mmol/L）。

5. 尿毒症脑病。

（十）恢复期的治疗

维持水、电解质和酸碱平衡。

护理关键点

饮食护理、预防感染、维持体液平衡及预防水电解质和酸碱失衡、健康指导

三、护理措施

（一）饮食护理

1. 不同分期的饮食原则

（1）少尿期给予低钾、低钠、高热量、高维生素、低优质蛋白饮食，蛋白质摄入量每日＜0.5g/kg体重，透析时患者蛋白质摄入量要增加到1.0～1.3g/kg体重。限制入水量，每日入量为前一天液体的排出量再加500ml。

（2）多尿期根据病情逐渐增加蛋白质摄入量，及时补充钠盐和钾盐。

（3）恢复期可以给予高热量、高蛋白、高维生素易消化的饮食。

2. 饮食总原则

（1）给予充足热量、优质蛋白饮食，控制水、钠、氯的摄入量。

（2）每天供给35kcal/kg（147kJ/kg）热量，其中2/3由碳水化合物提供，1/3由脂类提供，以减少机体蛋白质分解；蛋白质的摄入量应限制为0.8～1.0g/（kg·d），高分解代谢、营养不良或接受透析的患者，蛋白质摄入量可适当放宽。

（3）优先经胃肠道提供营养支持，少量多餐，以清淡流质或半流质食物为主，不能经口进食者可用鼻饲或肠外营养。

（4）监测反映机体营养状况的指标是否改善，如血浆白蛋白等。

（二）预防感染

1. 监测感染征象　监测有无体温升高、咳嗽咳痰、尿路刺激征等。

2. 预防感染　满足患者基本生活需要，做好晨间护理，积极预防口腔、皮肤黏膜感染。

（三）维持体液平衡及预防水电解质和酸碱失衡

1. 休息　应绝对卧床休息，以减轻肾脏负担。下肢水肿者抬高下肢，促进血液回流。

2. 坚持"量出为入"原则　严格记录24小时出入液量，每天监测体重，严密观察有无以下体液过多的表现。①皮肤、黏膜水肿。②每天体重增加＞0.5kg。③无失盐基础上血清钠浓度偏低。④中心静脉压高于12cmH_2O（1.17kPa）。⑤胸部X线显示肺充血征象。⑥无感染征象基础上出现心率快、呼吸急促、血压增高、颈静脉怒张。

3. 监测并及时处理电解质、酸碱平衡失调　①监测血清钠、钾、钙等电解质变化，发现异常及时通知医师处理。②密切观察有无高钾血症的征象，如脉率不齐、肌无力、感觉异常、恶心、腹泻等。③限制钠盐摄入。④密切观察有无低血钙的征象，如指（趾）、口唇麻木，肌肉痉挛、抽搐，心电图改变等。

（四）多尿期护理

护理重点仍为维持水、电解质及酸碱平衡，控制氮质血症，防治各种并发症。

（五）恢复期护理

1. 加强营养，增强体质，适当锻炼。

2. 注意个人卫生，注意保暖，防止受凉。

3. 避免各种对肾脏有害的因素，如妊娠、手术、外伤等。

4. 定期门诊随访，监测肾功能、尿量等。

5. 指导教育患者增强自我保健意识，预防疾病。

6. 预防感染，避免各种应激因素的影响。

第五节　慢性肾衰竭护理常规

一、护理评估

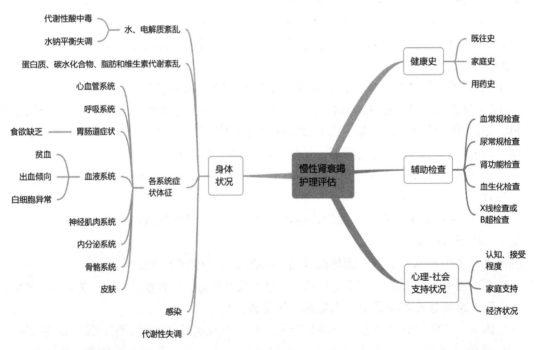

二、治疗要点

（一）饮食治疗

饮食治疗在慢性肾衰竭的治疗中具有重要意义，因为合理的营养膳食调配不仅能减少体内氮代谢产物的积聚及体内蛋白质的分解，维持氮平衡，还能在维持营养、增强机体抵抗力、延缓病情发展等方面发挥重要作用。饮食原则为：低优质蛋白、充足热量、低盐、低钾、低磷饮食。

（二）对症治疗

1. 纠正水钠平衡失调。

2. 防止和积极处置高钾血症。

3. 纠正代谢性酸中毒。

4. 低钙血症、高磷血症和肾性骨病的治疗。

5. 改善贫血状况。

6. 预防并发症及感染。

（三）肾脏替代治疗

血液透析、腹膜透析、肾移植。

护理关键点

饮食护理、对症护理、心理护理、健康教育

三、护理措施

（一）饮食护理

1. 原则

（1）蛋白质：慢性肾衰竭患者应限制蛋白质的摄入，且饮食中 50% 以上的蛋白质为优质蛋白，如鸡蛋、牛奶、瘦肉、鱼等。由于植物蛋白中含非必需氨基酸多，应尽量减少摄入，如花生及其制品。糖尿病肾病患者，从出现蛋白尿起，蛋白质的摄入量应控制在 0.8g/（kg·d）；当出现肾小球滤过率下降后，蛋白质摄入量减至 0.6g/（kg·d）。

（2）热量：供给患者足够的热量，以减少体内蛋白质的消耗。一般每天供应的热量为 126 ～ 147kJ/kg（30 ～ 35kcal/kg），摄入热量的 70% 由碳水化合物供给。可选用热量高蛋白质含量低的食物，如麦淀粉、藕粉、薯类、粉丝等。

（3）其他：包括以下几种。①钠：一般每天食盐摄入不超过 6g，水肿、高血压、少尿者需要限制食盐摄入量（不超过 5g）。②钾：每天尿量 < 1000ml 时，需要限制饮食中钾的摄入。蔬菜经沸水煮后沥出可有效减少钾的含量。③磷：低磷饮食，每天磷摄入量应 < 600mg。④补充水溶性维生素，如维生素 C、B 族维生素、叶酸。⑤补充矿物质和微量元素，如铁、锌等。

2. 改善患者食欲　适当增加活动量，用餐前后清洁口腔，提供整洁、舒适的进食环境，提供色、香、味俱全的食物，烹调时可加用醋、番茄汁、柠檬汁等调料以增强患者食欲，少量多餐。

3. 必需氨基酸疗法护理　当患者蛋白质摄入低于 0.6g/（kg·d），应补充必需氨基酸或 α－酮酸。以 8 种必需氨基酸配合低蛋白高热量的饮食治疗尿毒症，可使患者达到正氮平衡，并改善症状。必需氨基酸有口服制剂和静脉滴剂，成年人用量为每天 0.1 ～ 0.2g/kg，能口服者以口服为宜，静脉输入时应注意输液速度。

4. 监测　营养状况及肾功能。

（二）对症护理

1. 纠正水钠平衡失调　坚持"量出为入"的原则，严格记录 24 小时出入液量。

2. 严密观察患者有无以下体液过多的表现　①有无水肿。②每天的体重有无增加，若每天增加 0.5kg 以上，提示补液过多。③血清钠浓度是否正常，若偏低且无失盐，提示体液潴留。④胸部 X 线血管有无异常，肺充血提示体液潴留。⑤若无感染征象出现心率快、呼吸加速和血压增高，应怀疑体液过多。

3. 监测并及时处理电解质、酸碱平衡失调　①监测血清电解质的变化、有无高钾血症的征象，如脉率不齐、肌无力、心电图改变等。血钾高者应限制钾的摄入，少用或忌食富含钾的食物，如紫菜、菠菜、苋菜和薯类。②限制钠盐：有水肿者，一般氯化钠摄入量不应超过 6 ～ 8g/d。③密切观察有无低钙血症的征象，如手指麻木、易激惹、腱反射亢进、抽搐等。若发生低钙血症，可摄入含钙量较高的食物如牛奶，可遵医嘱使用活性维生素 D 及钙剂等。

4. 改善贫血状况　常用重组人红细胞生成素，使用过程中护士应严格监测患者血压，重视患者主诉。

5. 预防并发症　如水、电解质、酸碱平衡失调，贫血等。

6. 保护皮肤，维持皮肤完整性　避免皮肤过于干燥，以温和的肥皂和沐浴液清洁皮肤，清洁后及时涂抹润肤液，避免皮肤瘙痒。

（三）休息与运动

慢性肾衰竭患者应卧床休息，以减轻肾脏负担。休息与活动量视病情而定。

1. 病情较重伴心力衰竭者，绝对卧床休息，协助做好生活护理。

2. 能下床活动者，鼓励适当运动，在力所能及的情况下生活自理。

3. 贫血严重者应卧床休息，告知患者变换体位时动作宜缓慢。

4. 长期卧床患者指导或帮助进行床上活动，避免发生静脉血栓或肌肉萎缩。

（四）心理护理

慢性肾衰竭患者病程长，一般都受尽疾病折磨，情绪悲观、消极，加之对动静脉内瘘术存在恐惧、紧张，因此做好心理护理非常重要。必要时可请已进行血液透析患者进行现身说法，以消除患者不必要的紧张情绪，取得其合作。

（五）健康教育

1. 疾病知识指导　向患者及家属讲解慢性肾衰竭的基本知识，使其理解本病虽然预后较差，但只要坚持积极治疗，消除或避免加重病情的各种因素，可以延缓病情进展，提高生存质量。指导患者根据病情和活动耐力进行适当的活动，以增强机体抵抗力，但需避免劳累，做好防寒保暖。注意个人卫生，注意室内空气清洁，经常开窗通风，但避免对流风。避免与呼吸道感染者接触，尽量避免去公共场所。指导家属关心、照料患者，给患者以情感支持，使患者保持稳定积极的心理状态。

2. 饮食指导　患者严格遵从慢性肾衰竭的饮食原则，强调合理饮食对治疗本病的重要性。教会患者在保证足够热量供给、限制蛋白质摄入的前提下，选择适合自己病情的食物品种及数量。指导患者在血压升高、水肿、少尿时，应严格限制水钠摄入。口渴时可采用漱口、含小冰块、嚼口香糖等方法缓解。有高钾血症时，应限制含钾量高的食物。

3. *治疗指导* 遵医嘱用药，避免使用肾毒性药物，不要自行用药。向患者解释有计划地使用血管及尽量保护前臂、肘等部位的大静脉，对于日后进行血液透析治疗的重要性。已行血液透析者应指导其保护好动静脉瘘管，腹膜透析者保护好透析管路。

第六节 肾移植护理常规

一、护理评估

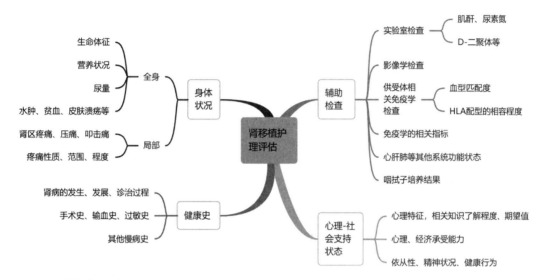

二、治疗要点

（一）一般治疗

1.严密监测生命体征，尤其是体温及血压的变化。

2.专物专用，预防交叉感染。

3.合理饮食，监测体重。

4.合适体位，避免挤压移植肾。

5.导管维护，妥善固定、保持通畅，记录引流液量、色、质。

（二）专科治疗

1.动态监测中心静脉压、24小时出入量尤其尿量。

2."量出为入"。

3.正确使用免疫抑制剂、激素、抗体、免疫球蛋白、白蛋白，密切监测肾功能、血常规、尿常规、凝血功能和免疫抑制药浓度变化，关注移植肾超声检查结果，警惕免疫排斥反应的发生。

4.抗凝治疗，预防血栓形成。

5.避免诱发因素，预防术后并发症。

护理关键点

"量出为入"，特殊用药护理，术后并发症的预防、观察及处理、健康教育

三、护理措施

（一）量出为入

肾移植术后维持内环境稳定的液体量及电解质补给应根据患者的心率、血压、尿量、体重、电解质情况和中心静脉压综合评估。

1. 补液原则　根据"量出为入，宁少勿多"原则补液治疗，并调整电解质的动态平衡。

2. 补液方法　记录每小时出入量，根据医嘱动态调整输液速度，维持中心静脉压在 $7 \sim 12cmH_2O$（$1cmH_2O=0.098kPa$），预防因容量不足引发休克或移植肾低灌注，继而导致肾功能延迟恢复，或因容量过剩出现循环负荷过重，诱发心力衰竭。

（二）特殊用药护理

动态监测药物浓度，终身服用免疫抑制药。

1. 免疫抑制药　遵医嘱应用免疫抑制药阻断或减少移植肾排斥反应发生，同时减少移植术后基础免疫抑制药维持剂量。肾移植免疫诱导治疗方案一般为激素联合淋巴细胞清除性抗体或非清除性抗体，常用药物为抗胸腺细胞球蛋白和巴利昔单抗。静脉用药时滴速宜慢，注意观察患者有无体温升高、寒战、过敏等不良反应，监测生命体征、血常规和肝肾功能变化，同时严格无菌操作，预防感染的发生。治疗期间注意精准剂量，关注患者用药的安全性与依从性，动态监测药物浓度。服药早期注重评估患者症状与体征：如发生恶心、呕吐等胃肠道反应，应遵医嘱予保护胃黏膜的药物；出现次数＞3次/天的水样便腹泻导致血药浓度不稳定时，可将免疫抑制药给药方式由口服调整为静脉微泵；如有情绪亢奋或烦躁、夜间入睡困难等精神症状，可予心理安抚，必要时遵医嘱予镇静镇痛药物；患者感全身烦热、手心脚心发热时，可采用减少衣被覆盖、湿毛巾擦拭等方式进行物理降温。

2. 抗凝药物　为防止移植肾血管内血栓形成，在术后早期可考虑采用抗凝或抗血小板治疗。在使用此类药物期间，应观察髂窝伤口引流液及尿液的颜色、性状及量，每2～3小时挤压引流管1次，保持引流通畅；查看有无移植肾区胀痛或局部隆起；做好情绪安抚工作，防止患者躁动或频繁更换体位，引发移植肾位置变动或受挤压，导致出血或血栓形成；观察饮食与排便情况，警惕发生消化道出血；关注活化部分凝血活酶时间是否维持在正常值的1.5倍以内；评估有无心率加快、血压下降等失血性休克表现。

3. 疼痛管理　定时评估患者有无伤口疼痛和因长期卧床引发的腰背部酸痛，可通过在健侧腰下垫软枕、按摩、更换卧位等方式缓解疼痛，必要时遵医嘱使用对移植肾影响较小的镇静镇痛药物，忌用非甾体类药物镇痛。

（三）术后并发症的预防、观察及处理

1. 感染　是肾移植最常见的并发症。①常见原因：常见的有肺部感染、尿路感染、胃肠道感染、切口和肾周感染等。术后1个月内，以细菌和真菌感染多见，是感染高发

阶段；术后 1 ～ 6 个月内，以病毒感染为主，多为机会性病原体致病，如巨细胞病毒、EB 病毒等；术后 6 个月后，患者逐步回归社会，社区获得性感染率随之升高，如呼吸道病毒感染和胃肠道细菌性、病毒性或寄生虫性病原体感染。②处理策略：感染防护。术后予特级护理，持续时长视移植肾功能恢复情况而定，落实器官移植术后消毒隔离措施，如病室地面和物品表面擦拭消毒 2 次 / 天，病室空气消毒 2 次 / 日，定时通风；体温计、血压计等医疗护理用物专人专用，避免交叉感染，接触患者前后均严格执行手卫生，必要时可固定 1 名身体健康的家人床旁陪护。严格无菌操作，遵医嘱预防性使用抗菌药物，调整免疫抑制水平，严格做好体温、感染指标和各项病原学的监测。同时，患者在肾移植术后 6 个月内仍处于强免疫抑制阶段，应尽量避免接种疫苗。根据感染严重程度，遵医嘱调整免疫抑制药的服药剂量；在应用多种抗菌药物时监测血药浓度变化，并预防出现胃肠道反应或菌群失调现象；保证正常营养摄入；对于肺部感染患者加强呼吸道管理，如雾化吸入、叩背与有效咳嗽咳痰等。

2. 出血或血肿　①常见原因：机体凝血机制异常，术中血管吻合不良，术后抗凝药物使用过量，腹压过高或过度活动。②预防策略：术后活动应循序渐进，不参与追逐、下蹲上跳类型游戏，避免剧烈咳嗽、用力排便等增高腹压动作；防止移植肾部位被撞击而引起损伤。注意观察生命体征变化，血检验指标波动范围，伤口渗出或引流液情况、四肢感觉、皮肤色泽及有无出血点、肿胀、淤斑、甲床颜色等情况，评估有无伤口裂开及移植肾破裂的征象。③处理策略：若患者出现移植肾区疼痛、肿胀，短时间内血性引流液增多且呈温热性质，伤口持续渗血等情况，需要警惕出血或血肿的发生，应立即通知医师采取止血措施，维持两路输液通路快速补液，必要时遵医嘱输注成分血及代血浆，及时补充血容量，紧急情况下予以压迫移植肾区止血并尽快转运至手术室。

3. 急性排斥反应　①常见原因：组织配型不佳、移植物损伤、免疫抑制不足、移植物功能延迟恢复等。②预防策略：术后早期稳定的血药浓度对预防排斥反应的发生起着至关重要的作用。护士须严格定时、定量协助患者服药，不随意停药或减量，以防因免疫抑制不足诱发排斥反应。如服药期间发生呕吐、漏服等情况时遵医嘱补足相应剂量。移植术后避免服用非处方的"中草药"，遵循移植科医师与药剂师的用药指导。严密监测体重及检验指标的变化。③处理策略：患者发生排斥反应多伴随低热与高血压表现，协助患者完成血清肌酐、血药浓度及移植肾超声等检查，确诊后应遵医嘱使用糖皮质激素冲击治疗或免疫抑制药物治疗，期间观察用药效果及不良反应，警惕消化道应激性溃疡的发生。

4. 移植肾动脉或静脉血栓形成　①常见原因：移植肾血管痉挛、低血压、机体高凝状态、手术原因等。②预防策略：术后关注患者尿量、移植肾功能和凝血功能指标变化；严密监测移植肾区有无疼痛、肿胀；注意抗凝药物使用剂量；术后早期避免剧烈活动。当怀疑有移植肾动脉或静脉血栓形成时，应协助医师尽快行移植肾超声复查，必要时协助做好手术探查准备。

5. 移植物功能延迟恢复　①常见原因：急性肾小管坏死，冷缺血时间过长，器官捐献供肾或供者情况（如年龄、体质量指数、血清肌酐）影响，术中血压不稳。②预防策略：严格记录每小时尿量及 24 小时出入量，关注尿液的颜色、性状及量；加强对血压的监测，根据供肾情况、受者年龄和基础血压等数据调整术后血压维持范围，为保证肾脏灌注良好，术后血压应略高于术前血压。③处理策略：患者术后肾功能未恢复且合并出现血压升高、中心静脉压或血钾居高不下时，应遵医嘱延续术前的透析方式，以维持患者体内水、电解质和酸碱平衡。对于既往无透析史的患者，应遵医嘱予以药物治疗或置管透析治疗，同时注意相关并发症的观察与预防，如低血压、低体温、血小板计数降低、血流感染等；加强心理护理，稳定患者的情绪，讲解移植物功能延迟恢复发生的原因、发展规律、护理及注意事项等。

（四）健康教育

肾移植术后患者需要终身服用免疫抑制药，预防移植肾的免疫排斥反应。指导患者做好自我监测，定期复查。

1. 自我监测　患者应知晓术后常见并发症预防要点，指导患者每日记录各项指标变化，内容包括以下几方面。①体温、血压：每日记录 2 次，以晨起、午睡后为主。②尿量：分别记录日尿量（7:00—19:00）、夜尿量（19:00—7:00）及 24 小时总量，判断移植肾的浓缩功能。③体重：每日定时测量体重，最好在清晨排便后、早餐前，穿同样衣服测量。④血糖：对合并血糖异常的患者定期监测血糖变化。⑤检验结果：规范记录各项指标检测结果。⑥服药种类和剂量：记录免疫抑制药用量的增减。⑦掌握检查移植肾的方法，包括检查移植肾大小、软硬度及触痛等。

2. 预防感染　①外出戴口罩，尽量不到公共场所或人多嘈杂的环境。②防止着凉、感冒，气温下降时及时添加衣服。③饭前、便后洗手，饭后漱口，早晚刷牙。④注意饮食卫生，生吃水果要洗净，食物需要经煮沸或微波消毒，不吃变质食物。⑤勤换内衣裤，注意外阴清洁，保持被褥清洁干爽。

3. 饮食指导　①患者术后 6 小时后进食流质，无腹胀不适可按流质、半流质、普通饮食的过渡方式给予营养摄入。②正常进食后应少量多餐，予以高热量、优质蛋白、丰富维生素、低脂、易消化及少渣饮食，少食高碳水化合物类食物、豆制品。③早期禁食酸性、高糖水果，禁食提高免疫功能的食品与保健品，如灵芝、蜂王浆、人参或人参制品等，避免食用如西柚或葡萄柚汁类影响他克莫司药物浓度的水果和果汁。④避免生冷及刺激性食物、禁烟酒。

4. 用药指导　①根据医嘱，掌握服用药物的方法和剂量、注意事项及不良反应的观察。②定时定量服药，不能自行增减或替换药物。③不宜服用对免疫抑制药有拮抗或增强作用的药品和食品。④避免使用对肾脏有损害的药物。其他疾病需要药物治疗时，提前咨询移植医师，出现不良反应及时就诊。⑤外出带上足够的药物，购买或者自制分隔药盒，每晚将次日要服的药物放于药盒，设置闹钟提醒服药。

5. 体位指导　注意保护移植肾。肾移植术后取平卧位，肾移植侧下肢髋、膝关节水平屈曲15°～25°，禁止突然变化体位，以减少切口疼痛和血管吻合处的张力，利于愈合。清醒后可抬高床头30°；术后当日可协助患者左右平移身体；术后 1 天可在床上侧卧，行踝泵运动，预防深静脉血栓形成；术后 2～3 天可取半坐位或协助其坐于床沿；术后 4～7 天可搀扶下地行走，术后 1 周逐步延长下地行走时间，具体活动结合患者的体力、伤口引流量和凝血功能等情况而定。

移植肾一般置于髂窝内，距体表较近。患者在外出活动乘车时，注意选择位置，不靠近座位扶手站立以防在车辆急转弯或急刹车时扶手碰到腹部而挤压挫伤移植肾。

6.心理指导 ①引导患者准确认识疾病，告知患者肾移植术后如肾功能恢复正常，一般半年后可全部或部分恢复原来的工作（重体力劳动除外）。②告知患者要注意合理安排作息时间，保持良好情绪，可适当进行户外活动，避免劳累过度。③告知患者家属因患者服用激素，易激动，平时应理解、关心和体贴患者。

7.随访指导 肾移植术后随访的主要目的在于了解移植肾功能及身体健康状况，并根据免疫抑制药的血药浓度调整剂量。术后随访频次遵循由密到疏的原则，一般情况下，术后1个月内，每周随访1～2次；术后1～3个月，每1～2周随访1次；术后4～6个月，每2～4周随访1次；术后7～12个月，每月随访1次；术后13～24个月，每月随访1次或每季度随访2次；术后3～5年，每1～2个月随访1次；术后5年以上，至少每季度随访1次。对于移植肾功能不稳定的受者，需要酌情增加随访频率。

第七节 尿路感染护理常规

一、护理评估

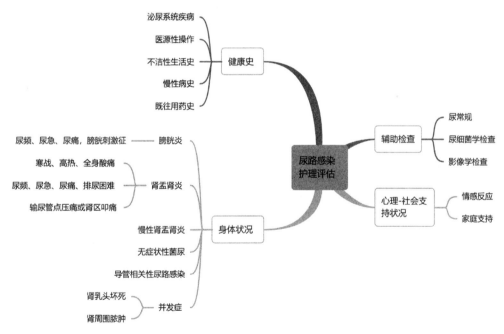

二、治疗要点

（一）一般治疗

注意休息，多饮水，勤排尿，加强个人卫生，保持皮肤黏膜清洁。

（二）抗感染治疗

1.急性膀胱炎 ①单剂量疗法：选用磺胺甲噁唑、喹诺酮类。②短程疗法：可选择以下抗菌药物，如磺胺类、喹诺酮类、半合成青霉素或头孢菌素类等，连用 3 天。③ 7 天疗法：对于妊娠妇女、老年患者、机体抵抗力低下及男性患者不宜使用单剂量和短程疗法，应持续抗菌药物治疗 7 天。④无论是何种疗程，在停服抗菌药物 7 天后要进行尿细菌培养。若细菌培养结果阴性，表示急性细菌性膀胱炎已治愈；若仍为真性细菌尿，应继续治疗 2 周。

2. 肾盂肾炎

（1）抗菌治疗：①轻症。口服有效抗菌药物 14 天，可选用喹诺酮类、半合成青霉素类（如阿莫西林）或头孢菌素类（如头孢呋辛）。②重症。有明显毒血症状者需要肌内注射或静脉用药，可选用青霉素类（如氨苄西林）、头孢菌素类（如头孢噻肟钠）、喹诺酮类（如氧氟沙星）。

（2）碱化尿液：口服碳酸氢钠片（1.0g, 每天 3 次），可增强上述抗菌药物的疗效，减轻尿路刺激症状。

（3）急性肾盂肾炎的疗效评价标准：包括以下几方面。①有效：治疗后复查菌尿转阴。②治愈：治疗后菌尿转阴，停药后 2 周、6 周复查尿菌均为阴性。③治疗失败：治疗后尿菌仍阳性；或者治疗后尿菌阴性，但 2 周和 6 周复查尿菌阳性，且为同一菌株。

3. 无症状细菌尿　对于非妊娠妇女及老年人，一般不予治疗；对于妊娠妇女及学龄前儿童，必须治疗，可选用肾毒性较小的抗菌药物，如头孢菌素类。

4. 再发性尿路感染　通常在停药 6 周内发生，需要积极寻找并去除易感因素，选用最大剂量杀菌类抗生素治疗 6 周。

护理关键点

生活指导、用药护理、健康教育

三、护理措施

（一）缓解膀胱刺激症状，促进患者舒适

1. 休息　急性发作期应注意卧床休息，宜取屈曲位，尽量勿站立或坐直。保持心情愉快，因过分紧张可加重尿频。指导患者从事一些感兴趣的活动，如听轻音乐、欣赏小说、看电视或聊天等，以分散患者注意力，减轻焦虑，缓解尿路刺激征。

2. 增加水分的摄入　在无禁忌证的情形下，应尽量多饮水、勤排尿，以达到不断冲洗尿路，减少细菌在尿路停留的目的。尿路感染者每天摄水量不应低于 2000ml, 保证每天尿量在 1500ml 以上，且每 2～3 小时排尿 1 次。

3. 保持皮肤黏膜的清洁　加强个人卫生，增加会阴清洗次数，减少肠道细菌侵入尿路而引起感染的机会。女患者月经期间尤需要注意会阴部的清洁。

4. 缓解疼痛　指导患者进行膀胱区热敷或按摩，以缓解局部肌肉痉挛，减轻疼痛。

5. 对症用药护理　遵医嘱给予抗菌药物和口服碳酸氢钠，注意观察药物的疗效及不良反应。碳酸氢钠可碱化尿液，减轻尿路刺激征。此外，尿路刺激征明显者可遵医嘱予

以阿托品、普鲁本辛等抗胆碱能药物。

（二）维持体温正常

1. 饮食护理　给予清淡、营养丰富、易消化食物。高热者注意补充水分，同时做好口腔护理。

2. 休息和睡眠　增加休息与睡眠，为患者提供一个安静、舒适的休息环境，加强生活护理。

3. 病情观察　监测体温、尿液性状的变化，有无腰痛加剧。如高热持续不退或体温升高，且出现腰痛加剧等，应考虑可能出现肾周脓肿、肾乳头坏死等并发症，需要及时通知医师。

4. 物理降温　高热患者可采用冰敷、乙醇擦浴等措施进行物理降温。

（三）用药护理

根据感染部位、严重程度，在医师指导下使用抗菌药物 3 天至 2 周。根据病原菌种类选择敏感药物，头孢菌素类、半合成青霉素类、喹诺酮类都是泌尿系统有效药物。

用药注意事项：

1. 头孢类　使用前询问有无过敏史，做过敏试验，并注意观察疗效及不良反应。

2. 喹诺酮类　①可出现消化道反应，需要饭后服药。②在碱性环境下易产生结晶尿，不宜与碱性药同用。③可有头晕、头痛、睡眠不良等反应，要注意观察。

3. 磺胺类　易出现过敏反应、消化道反应、结晶尿等。①用药前应询问过敏史。②饭后服药。③与碱性药同用既可避免磺胺类药在尿路中形成结晶，又可增强磺胺类药抗菌活性。④不宜与维生素 C 或其他酸性药物同服，以免产生结晶尿。

4. 氨基糖苷类　①该药对听神经有毒性，用药期间注意询问患者有无耳鸣、眩晕、听力减退等听神经毒性症状。②该药对肾脏有毒性，用药期间注意有无蛋白尿、管型尿、血尿、尿量改变等肾毒性症状。③孕妇、老年患者及有慢性肾脏病史者禁用。

（四）健康教育

1. 保持规律生活，急性发作期应注意卧床休息，避免劳累；日常坚持体育运动，增加机体免疫力。

2. 多饮水、勤排尿是预防尿路感染最简便而有效的措施。每天应摄入足够水分，以保证足够的尿量和排尿次数。

3. 注意个人卫生，尤其女性，要注意会阴部及肛周皮肤的清洁，特别是月经期、妊娠期、产褥期，学会正确清洁外阴部的方法。

4. 与性生活有关的反复发作者，应注意性生活后立即排尿。

5. 膀胱－输尿管反流者，需要"二次排尿"，即每次排尿后数分钟再排尿一次。

6. 尽量避免使用侵入尿路的器械，必须应用时，要严格无菌操作。

7. 嘱患者按时、按量、按疗程服药，勿随意停药，并按医嘱定期随访。

8. 尿细菌学检查的护理。

（1）留标本前：用清水或肥皂水清洗外阴，不宜使用消毒液。

（2）留标本最佳时间：使用抗生素之前或停用抗生素后 5 天采取标本，保证尿液在膀胱内停留 6～8 小时以上，提高阳性率。留取尿培养标本前不宜多饮水。

（3）取中段尿：协助患者留取 10～15ml 中段尿于无菌容器内，并在 1 小时内送检，以防杂菌生长，影响检查结果。

（4）防止污染：保持放尿培养标本的容器内面、容器盖内面无菌，避免尿液污染。

特殊情况下采集标本方法如下。①尿潴留者：用导尿管引流尿液。弃去前段后，留取尿液置于无菌容器内送检。②留置导尿者：先夹闭尿管 30 秒，再消毒导尿管外部，用无菌注射器通过导尿管抽取尿液，注意避免带入消毒剂。③留置尿管时间较长者：应在更换新导尿管后留取尿培养标本。

第八节　女性压力性尿失禁护理常规

一、护理评估

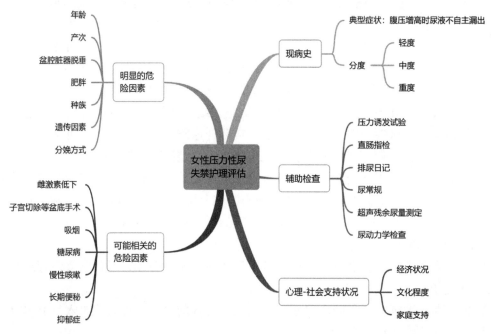

二、治疗要点

（一）非手术治疗

1. 减少刺激性食物，控制体重。

2. 盆底肌训练、盆底肌生物反馈电刺激治疗。

3. 药物治疗：包括托特罗定和索利那新等胆碱能受体拮抗剂、米多君等肾上腺素受体激动剂和雌激素等。

（二）手术治疗

1. 无张力尿道中段悬吊术　首选手术方式，其包括经耻骨后路径阴道无张力尿道中段悬吊术和经闭孔路径阴道无张力尿道中段悬吊术。

2. 腹腔镜下 Burch 术　常见且有效的方法之一。

护理关键点

术前护理：心理护理、盆底肌训练指导、清除使腹压增高的因素、阴道灌洗

术后护理：排尿指导、并发症的观察、健康指导

三、护理措施

（一）术前护理

1.心理护理 压力性尿失禁患者都有不同程度的自卑心理，有异味怕被人发现，不敢参加社交活动。大多数患者带病多年，严重影响生活质量，对疾病、治疗有焦虑、紧张等情绪，对治疗效果表现出担忧。针对患者的心理特点护士应主动关心患者，建立良好的护患关系。向患者详细介绍各项治疗及护理的目的和注意事项，缓解患者紧张心理，让患者有充分的思想准备接受治疗。

2.盆底肌训练指导 指导患者学会盆底肌锻炼，嘱其于手术后1周开始练习，以增强盆底肌肉的收缩力，提高术后排尿控制能力，预防尿失禁复发。方法：先排空膀胱，可取站位、坐位或仰卧位时进行，先收缩肛门再收缩尿道，产生盆底肌上提的感觉，持续5秒，放松5秒，反复练习20～30分钟，每天2～3次。指导患者养成良好的生活习惯。

3.消除使腹压增高的因素 指导患者保持大便通畅，积极治疗呼吸道疾病，消除或避免引起腹压增高的因素。患者术前若出现咳嗽、便秘等现象时一定要先控制好症状才能手术。

4.阴道灌洗 由于患者的伤口在会阴部，术前3天需要用Ⅲ型碘伏10ml+0.9%氯化钠100ml灌洗阴道，每天2次，术前晚、术晨各1次。

（二）术后护理

1.排尿指导 为了减少尿潴留的发生，患者均于术后24小时拔除尿管。拔除尿管后1小时开始鼓励患者排尿，注意观察并记录小便的性状和量。为患者提供良好的排尿环境，必要时诱导排尿或指导患者正确使用腹压。

2.并发症的观察 ①出血和血肿：一般很少发生，但盆腔、会阴血管丰富，易伤及静脉丛，术后密切监测患者生命体征，伤口有无渗血、活动性出血，阴道纱条有无浸血。术后24小时阴道纱条取出后，观察阴道伤口有无渗血，如有明显渗血可重新填塞进行压迫止血。②下肢活动障碍：可能为闭孔神经损伤引起。③下肢静脉血栓：妇科手术容易发生下肢静脉血栓，因此术后卧床期间指导患者进行踝泵运动，6小时后鼓励患者床上翻身活动，鼓励患者早期下床活动或每日理疗仪按摩下肢。④其他：如吊带暴露、阴道异物等，嘱患者及时复诊。

3.健康指导 个别患者术后出现短期轻度尿失禁症状，对手术效果产生疑虑，护理人员要安慰患者，向患者讲解由于膀胱、尿道括约肌功能不协调，尿道括约肌有一适应过程，暂时排尿失控也属正常，解除患者的心理压力，助其努力配合治疗与护理，以恢复正常的排尿功能。同时应提醒患者，将来如怀孕可能影响手术效果，导致尿失禁复发。

指导患者术后至少4周内避免提重物、锻炼和进行性生活，手术2周后可恢复一般活动。

第九节　尿道损伤护理常规

一、护理评估

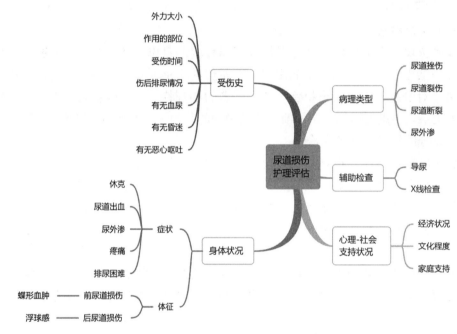

二、治疗要点

（一）紧急处理

1. 骨盆骨折患者须平卧，勿随意搬动，以免加重外伤。

2. 病情严重的患者立即实施抢救措施，保证患者的生命体征平稳。

3. 应用抗菌药物预防感染。

（二）早期处理

1. 留置导尿　适用于尿道挫伤及轻度裂伤的患者。

2. 膀胱造瘘　适用于导尿失败的患者。

3. 手术治疗　尿道断裂需行尿道修补术或断端吻合术。后尿道损伤早期行尿道会师术，若休克严重者可先行膀胱造瘘术，二期再行尿道修复手术治疗。

护理关键点

　　心理护理、维持组织灌注、体位指导、管道的护理、预防感染、并发症的观察与护理、健康教育

三、护理措施

（一）心理护理

1. 关心和尊重患者，耐心解答患者有关尿道损伤的疑虑。

2. 介绍治疗护理的目的，有效缓解患者的焦虑、恐惧心理。

（二）维持组织灌注

1. 骨盆骨折所致后尿道损伤时患者会合并休克，应严密监测患者的生命体征及意识状态。

2. 遵医嘱给予抗休克治疗。

（三）体位指导

1. 骨盆骨折患者取平卧位，勿随意搬动，以免加重损伤。

2. 术后患者取平卧位，减少活动。

（四）管道的护理

1. 保持尿管、引流管固定通畅。

2. 观察尿液、引流液的颜色、性状及量。

3. 每日行会阴护理 2 次。

4. 定期更换尿袋、引流袋。

（五）预防感染

1. 监测患者体温变化情况。

2. 观察伤口敷料渗出情况与引流液情况，有渗出及时通知医师更换。

（六）并发症的观察与护理

1. 尿瘘 开放性损伤或长期尿外渗感染可形成尿瘘。应保持引流通畅和局部清洁，加强换药，应用促进组织修复的药物，避免交叉感染。保护局部皮肤，防止由于尿液局部刺激引起皮炎。

2. 尿道狭窄 尿道损伤拔除导尿管后因瘢痕形成导致尿道狭窄，需要定期扩张尿道，以防止尿道狭窄。注意询问患者排尿改善的情况，给予鼓励，增强患者的自信心。

（七）健康教育

1. 嘱患者注意休息。

2. 向患者讲明尿道损伤定期扩张尿道的必要性与重要性，让患者坚持并积极配合。

3. 向需要二期手术治疗的患者说明二次手术的具体时间。

第十节 慢性前列腺炎护理常规

一、护理评估

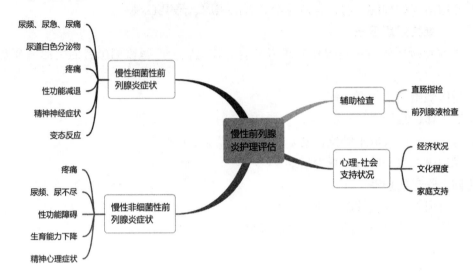

二、治疗要点

（一）慢性细菌性前列腺炎

1. 首选红霉素、多西环素（强力霉素）等具有较强穿透力的抗菌药物。

2. 应用于临床的药物还有喹诺酮类、头孢菌素类等。

3. 联合用药或交替用药，防止耐药性。

4. 综合治疗：①热水坐浴及理疗（如离子透入）可减轻局部炎症，促进吸收。②前列腺按摩，每周1次，以引流炎性分泌物。③中医治疗，应用活血化淤和清热解毒药物。

（二）慢性非细菌性前列腺炎

1. 致病原为衣原体、支原体的患者可用米诺环素、多西环素及碱性药物。其他可用红霉素、甲硝唑等。α受体阻滞剂可以解痉、改善症状。

2. 某些植物制剂对改善症状也有一定的疗效。

3. 有精神心理障碍者，可用抗抑郁、抗焦虑等药物。

4. 热水坐浴，每日1次；前列腺按摩，每周1次。

5. 生物反馈、针灸等。

护理关键点

心理护理、行为指导、性观念教育

三、护理措施

（一）心理护理

1. 向患者系统介绍慢性前列腺炎的相关知识及治疗上的难点，让患者正确认识本病的病程长、缠绵难愈、易复发的特点，同情患者的疾苦，理解其心情。

2. 注意保护患者隐私，倾听患者诉说，给予情感和心理的支持，充分理解患者，尊重患者。诊治护理过程中要耐心、细致，态度和蔼，进行各项护理操作前要做好解释工作，注意语言得体。

3. 久治不愈的患者可能会出现抑郁情绪，护理人员要多注意，帮助患者分析原因，如工作压力大、不良生活习惯等，及时解决患者的心理问题。对于有明显抑郁情绪的患者，可在专科医师的指导下服用抗抑郁药物。

4. 引导病友之间的交流，让治愈患者现身说教，使患者树立战胜疾病的信心。

（二）行为指导

1. 向患者讲解疾病相关知识，将健康教育卡片或健康教育手册交给患者阅读并带回家，帮助患者养成良好的生活习惯。

2. 戒酒，少抽烟，饮食清淡，尽量避免辛、辣、酸等刺激性食物，如大葱、大蒜、辣椒、韭菜、胡椒等。

3. 少穿紧身裤，少蒸桑拿，尽量降低外阴温度。

4. 避免久坐或长时间骑车。

5. 适当多饮水，不要憋尿。

6. 生活有规律，保持大便通畅，注意个人卫生，包皮经常外翻清洗。

7. 适当的体育锻炼对疾病治疗及预防有促进作用。

（三）性观念教育

1. 向患者及配偶/性伴侣解释前列腺周期性分泌与排泄的生理过程，讲解婚前、婚外性行为对个人及家庭的危害。

2. 性行为前戴避孕套，避免忍精不射、体外排精及不安全性行为。

3. 指导配偶/性伴侣给予患者信心与温暖。

4. 鼓励无条件过规律性生活患者手淫或借助器具例行排精，至少有 2 周 1 次。

5. 避免频繁生殖器触摸行为。

6. 避免阅读色情图像与文字，鼓励参加社交活动及除骑自行车外的体育活动，每周至少 1 次，每次 ≥ 1 小时。

第十一节　附睾炎护理常规

一、护理评估

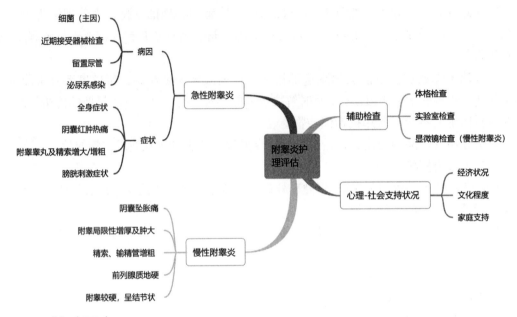

二、治疗要点

（一）急性附睾炎

1. 卧床休息，并将阴囊托起，采用镇痛、热敷缓解症状。

2. 可用 0.5% 利多卡因做精索封闭，减少疼痛。

3. 选用广谱抗生素治疗。

4. 病情较重者，宜尽早静脉用药。

5. 脓肿形成则切开引流。

（二）慢性附睾炎

1. 针对病原菌给予抗感染治疗。

2. 托起阴囊，局部热敷、热水坐浴、理疗等亦有助于缓解症状。

3. 重视前列腺炎的综合治疗。

4. 如局部疼痛剧烈、反复发作或者影响生活和工作，可考虑做附睾切除。

护理关键点

饮食护理、心理护理、健康教育、发热的护理、活动指导、卫生指导、疼痛的护理、用药指导

三、护理措施

（一）饮食护理

1.指导患者合理饮食，多食用富含高维生素的新鲜蔬菜和水果，多食用鸡肉、鱼肉等含胆固醇量较低的肉食。

2.嘱患者忌食辛辣等刺激性的食物，积极地戒烟戒酒。

3.给予高热量、高蛋白、丰富维生素、易消化的饮食。

4.保证营养摄入，以增强机体抵抗力。

（二）心理护理

1.急性附睾炎患者突然发病或慢性附睾炎患者反复发病，未生育的患者及家属担心是否影响生育，而容易产生焦虑的心理。应了解患者及家属的心理状态，多交流予以心理疏导，消除疑虑，使患者及家属积极配合治疗，促进疾病的康复。

2.多与患者进行有效沟通，减轻患者的恐惧及焦虑，鼓励患者树立战胜疾病的信心，让患者心情保持放松并缓解精神压力，积极配合治疗。

（三）健康教育

多给予患者讲解相关男性生殖系统的解剖学基本知识、生理功能，常见疾病及发病原因，怎样预防疾病所导致的并发症、后遗症等，以提高患者的自我护理能力和生活质量。

（四）发热的护理

1.附睾炎患者常伴有发热，体温可达 39～40℃，最高可达 41℃，降温是最重要的护理措施。

2.对于高热患者，可以采用物理降温法，将凉毛巾放在前额或在头部放置冰袋，进行温水或乙醇拭浴等（温水拭浴温度 32～34℃，乙醇拭浴温度 30℃）。

3.患者在发热期间出汗较多，应及时更换衣服，多饮水，以促进血液循环。

（五）活动指导

附睾炎患者可以进行适当的体育锻炼，如打太极拳、慢跑、做保健操等，以增强体质。禁止做剧烈运动。

（六）卫生指导

嘱患者保持会阴部清洁和干燥，勤换内衣，保持床单位清洁。

（七）疼痛的护理

1.使用阴囊托托起阴囊。

2.急性附睾炎可用冰袋冷敷消肿，慢性附睾炎可用热敷加速炎症消散。

3.遵医嘱服用退热镇痛药，服药后要多饮水，如出汗多要及时擦干身体、更换衣物，保持身体干爽、舒适。

（八）用药护理

抗生素和抗炎药是最常用的治疗药物，但目前并无明确的治疗方案，亦无疗效评估方面的可靠文献。嘱患者遵医嘱用药，并告知患者药物名称、作用等。

第十二节 睾丸扭转护理常规

一、护理评估

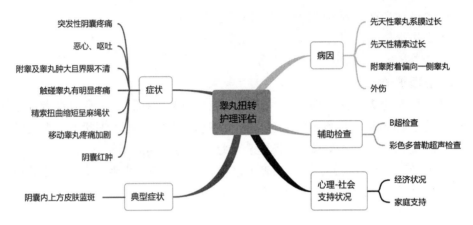

二、治疗要点

（一）治疗原则

及时诊断、尽快复位；对于坏死睾丸及早进行手术切除。

（二）睾丸扭转复位的条件

1. 阴囊内的组织结构比较清楚。

2. 睾丸扭转的发生时间≤ 5 小时。

（三）睾丸扭转复位成功的标志

1. 患儿疼痛消失或者减轻。

2. 位于腹股沟外结节明显消失。

3. 睾丸及附睾位置下降至正常位置。

4. 复位治疗 2 小时后彩色多普勒超声检查睾丸实质血流恢复正常。

护理关键点

病情观察、心理护理、术前准备、疼痛的护理、术后护理、日常护理、出院指导

三、护理措施

（一）病情观察

1. 详细了解病史，认真倾听并记录患儿或家长主诉，协助患儿做好各项检查，并在过程中密切关注疼痛情况及阴囊大小变化。

2. 及时将病情变化报告主治医师以便尽早对病情进行诊治。

（二）心理护理

1. 新生儿家长往往处于孩子初生的喜悦中，突然诊断患儿存在睾丸扭转的可能，心理上无法接受，对意外发生往往不能适应，且病变在隐私部位，睾丸又是生殖器，家长缺乏对该疾病的认知，产生紧张、焦虑的情绪，担心术后会影响患儿睾丸功能，影响以后生育能力。因此，护士应了解每位患儿及家属的不同心理需求，积极耐心且细致地对患儿家属进行疾病相关知识讲解及进行专科健康教育。

2. 对患儿及家长进行心理疏导，尽快消除精神紧张，稳定情绪，提高临床治疗效果，使患儿早日康复。

（三）术前准备

1. 按医嘱做好急诊手术治疗的准备：及时完成抽血、实验室检查等工作，通知家长对患儿进行禁食、禁水。

2. 及早进行手术治疗以挽救扭转缺血的睾丸。

（四）疼痛的护理

1. 由于新生儿对疼痛体验无描述能力，但疼痛刺激能引起新生儿强烈的生理和行为反应，造成一系列近期和远期的不良影响。基于大量临床研究，对新生儿疼痛进行积极的管理已成为共识。

2. 非药物疗法的有效性被越来越多的临床研究所证实，因此，需要特别重视围术期疼痛评估和处理，尽量集中进行有创治疗操作，减少对新生儿的刺激，降低术后应激反应，改善手术预后。

3. 术后可选用新生儿疼痛有关行为和生理指标（crying, requires O$_2$ saturation, increased vital signs, expression, sleeplessness, CRIES）量表评估疼痛（表 5-12-1）。该量表适用于出生 2 个月以上的婴幼儿，评分数值区间为 0 ～ 10 分。术前状态评分以 0 ～ 10 分表示，0 分代表微笑，1 分代表安静状态，2 ～ 3 分代表镇静、可配合状态，4 ～ 5 分代表抽泣、可配合、无需安慰状态，6 ～ 7 分代表哭泣、可配合、需安慰状态，8 ～ 9 分代表大声哭泣、不可安慰、不可配合状态，10 分代表惊恐、大哭、不可安慰、不可配合状态。

4. 应用非药物护理干预手段降低患儿疼痛，如非营养性吸吮、"袋鼠式护理"、皮肤接触护理、口服 12% ～ 24% 蔗糖水等。

表 5-12-1　CRIES 量表

项目	0 分	1 分	2 分
啼哭	无	哭声响亮，音调高	不易被安慰
维持 SpO$_2$ > 95% 是否需要吸氧	否	氧浓度 < 30%	氧浓度 > 30%
循环体征	HR 和 BP 术前水平	HR 和 BP 较术前水平升高 < 20%	HR 和 BP 较术前水平升高 > 20%
表情	无特殊	表情痛苦	表情非常痛苦、呻吟
入睡困难	无	经常清醒	始终清醒

注：HR，心室率；BP，血压值

（五）术后护理

1. **生命体征观察** 患儿术后回病房，给予去枕平卧位休息，监测生命体征的变化；2 小时后如生命体征正常稳定及无头痛、头晕状况，可以改为平卧位。术后 2 天才可以下床活动，同时避免剧烈活动。

2. **手术部位护理** 密切观察手术阴囊的颜色及温度，同时关注另外一侧睾丸情况。阴囊属于疏松的组织结构，所以易因出血而发生阴囊血肿。一旦有疼痛加剧及红肿现象出现，立即向主治医师报告。及时更换敷料，保持会阴清洁，及时清理大小便以确保阴囊伤口敷料的干燥，对于婴幼儿要勤更换纸尿裤。患儿术后卧床休息期间可以给予小布垫抬高阴囊，避免水肿。

3. **饮食护理** 患儿回病房 4 小时之后，如无呕吐腹胀不适，开始进食半流质饮食，术后 1 天可以进普食。指导患儿多饮水，进食高营养、易消化、适量蛋白质和热能、高维生素饮食，避免进食刺激性食物，各种食物搭配合理，进食适量纤维素，保持排便通畅。

4. **术后心理护理** 注意保护患儿的隐私和个人尊严，对于进行单侧睾丸切除术后的年长患儿，避免直接告诉患儿病情。在渐渐康复后，逐步进行心理疏导消除自卑心理，对患儿和家长进行细致科学的讲解，以便年长患儿理智地接受病情，避免造成患儿心理压力。

（六）日常护理

1. 病房空调温度维持在 24 ～ 26℃。
2. 定时给房间开窗透气，提高病房舒适度。
3. 保持床单位的整洁，指导并协助患儿搞好个人卫生。

（七）出院指导

1. 注意个人卫生，指导家属保持患儿的会阴清洁。
2. 出院 1 个月内穿松裆的裤子。
3. 避免进行剧烈运动（特别是避免进行骑跨运动）。
4. 出院 1 周后回医院复诊。

第十三节　隐睾护理常规

一、护理评估

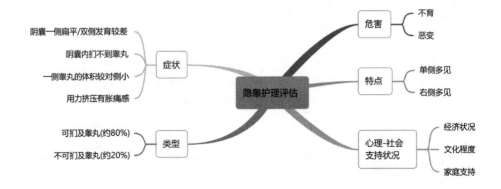

二、治疗要点

（一）非手术治疗

1. 1 岁内，睾丸有自行下降可能。

2. 若 1 岁以后睾丸仍未下降，可短期应用绒毛膜促性腺激素，每周肌内注射 2 次，每次 500U，总剂量为 5000 ～ 10 000U。

（二）手术治疗

1. 若 2 岁以前睾丸仍未下降，应采用睾丸固定术将其拉下。

2. 若睾丸萎缩，又不能被拉下并置入阴囊，而对侧睾丸正常，则可将未降睾丸切除。

3. 双侧腹腔内隐睾不能下降复位者，可采用显微外科技术，做睾丸自体移植术。

护理关键点

心理护理、环境护理、健康教育、术前护理、术后护理、并发症的护理、康复指导

三、护理措施

（一）心理护理

1. 进行健康宣教，主动与患儿及家属交谈，介绍注意事项、并发症、成功案例及术后恢复过程，促使患儿及家长积极配合，同时缓解其紧张、焦虑情绪，增强其安全感和治疗信心。

2. 评估患儿病情协助其完成各项检查，向家长解释目的，倾听主诉并解答疑问，进行心理疏导，提高配合度。

3. 病房配玩具、图书等，有利于转移患儿注意力，通过抚摸、搂抱玩具逗其开心；对年龄大的患儿可讲故事、玩游戏，并给予适当奖励。

（二）环境护理

1. 保持室内空气流通，病房每天开窗通风 2 ～ 3 次，每次 20 ～ 30 分钟。维持室内温度 18 ～ 20℃，湿度 55% ～ 65%。

2. 及时更换纸尿裤或尿布，保持患儿舒适。

3. 根据患儿心理发育特点布置病房，如墙上贴卡通画，刷暖色调墙面，营造活泼氛围。

（三）健康教育

1. 采用图片、视频等方式讲解病因、并发症及治疗等相关知识，建立良好沟通关系，获得患儿好感。

2. 根据不同年龄发放图文资料，患儿出现抵触时可用图文资料吸引其注意力，以缓解不良情绪，减轻疼痛程度。

（四）术前护理

1. 备皮，清洁脐孔，完善各项检查。

2. 确保患儿术前无异常。

3. 以流质饮食为主，禁易产气食物，避免胃肠胀气，以免影响手术暴露及术后胃肠的正常功能。

（五）术后护理

1. 术后清醒前取仰卧位，侧头；清醒后取侧卧位，卧床时髋关节不屈曲。

2. 术后 6 小时观察切口红肿、出血、渗出及阴囊情况，避免咳嗽、打喷嚏，保持切口干燥。

3. 术后 8 小时可进食，嘱家长给予患儿易消化、高营养的饮食。告知家长术后需要平卧 1 ～ 2 天，之后可下床活动。

（六）并发症的护理

1. 睾丸回缩者术后卧床 2 ～ 3 天，防止剧烈运动引起阴囊内渗出增加；对阴囊肿胀者，以软毛巾托起阴囊，促进静脉回流，缓解肿胀。

2. 出血：观察脐孔、阴囊切口、腹部 3 处穿刺点的渗血情况，若出现出血，及时压迫止血、更换敷料。

3. 肩背部酸痛、皮下气肿：观察有无头痛、咳嗽，遵医嘱低流量给氧，促进二氧化碳排出。

4. 出现腹胀时，禁食 1 天并以开塞露纳肛刺激通便。

（七）康复指导

1. 出院后多进食易消化食物，禁食刺激性食物。保持排便通畅，观察阴囊异常情况，注意休息，穿松裆裤子，防感冒、哭闹等，禁止剧烈运动。

2. 若出现阴囊肿痛及睾丸回缩等情况，及时回医院就诊进行相应的处理。

3. 术后 1 个月复诊，定时复查睾丸发育情况。

第十四节　精索静脉曲张护理常规

一、护理评估

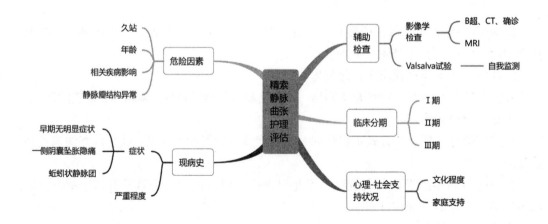

二、治疗要点

（一）非手术治疗

1. 根据疾病严重程度，非手术治疗方法包括局部冷敷、使用阴囊托带或穿弹力内裤、中医治疗等方法，以降低睾丸温度，减少盆腔及会阴部充血。

2. 日常生活中戒烟、控酒，饮食清淡，保持大便通畅。避免提重物，增加腹内压。

3. 局部冷敷时可缓解疼痛，但应注意阴囊皮肤颜色及患者主观感受，避免阴囊冻伤。

4. 定期观察，教会患者通过 Valsalva 试验自测，必要时配合医师做好术前检查明确诊断。

（二）手术治疗

手术方法包括经腹腔镜精索静脉高位结扎术（常用）、经显微镜精索静脉结扎术（受到广泛关注）、精索静脉栓塞术（费用高，未广泛开展）。

护理关键点

生活指导、用药指导、术后常见并发症的观察与处理

三、护理措施

（一）生活指导

1. Valsalva 试验是协助临床诊断精索静脉曲张的一种方法。方法：患者取站立位，深吸气后用力屏气做呼气动作，使腹内压增高，如出现可扪及的精索静脉曲张则为阳性。

2. 日常生活中避免跷二郎腿、穿紧身衣裤（图 5-14-1），劳逸结合，生活规律。

（二）用药指导

遵医嘱用药，不可自行增减药量。

1. 常用口服镇痛药物 包括布洛芬、塞来昔布、依托考昔片、柑橘黄酮片等（表 5-14-1）。

2. 常用中成药 包括芒硝、迈之灵等（表 5-14-2）。

3. 常用改善精液质量的药物 包括复合肉碱、绒毛膜促性腺激素等（表 5-14-3）。

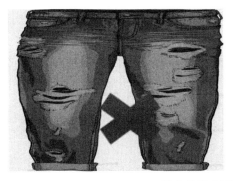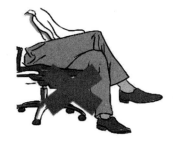

图 5-14-1 精索静脉曲张患者生活中注意事项

表 5-14-1　精索静脉曲张常用口服镇痛药物

药物类别	代表药
非甾体抗炎药	布洛芬、塞来昔布、依托考昔片
微粒化纯化黄酮	柑橘黄酮片

表 5-14-2　精索静脉曲张常用中成药

药物类别	代表药及作用
矿物类中药	外敷芒硝，具有清热、消肿、镇痛、散结的功效
七叶皂苷类	内服迈之灵，具有抗炎、抗渗出、恢复脉管壁弹性的功效

表 5-14-3　常用改善精液质量的药物

药物类别	代表药
氨基酸衍生物	口服复合肉碱
促性腺激素（HCG/HCM）	肌内注射绒毛膜促性腺激素

（三）围术期指导

1. 术前指导　教育与劝导患者戒烟，注重和保护患者隐私，介绍疾病相关知识，消除患者心理顾虑。

2. 术后指导　①术后护理参照泌尿外科一般术后护理常规。②术后当天可指导患者实施床上四肢活动，防止发生深静脉血栓，并在第二天鼓励患者早期下床活动，活动中应动作轻缓，可用手掌按住伤口轻轻地走动。术后根据患者恢复情况尽早拔除尿管，并鼓励患者自解小便。③术后 6 小时可少量进流质饮食，并逐渐过渡到普通饮食。④术后常见并发症的观察与处理。

（四）术后常见并发症的观察与处理

1. 一般并发症　包括感染、出血、肠粘连等。

2. 阴囊水肿或睾丸鞘膜积液　病因是术中淋巴管损伤或被误扎。表现为阴囊肿大，伴有疼痛。处理：术前做好心理护理，消除恐惧，卧床休息，使用阴囊托，减轻阴囊水肿，局部 50% 硫酸镁湿敷。水肿不明显者无需处理，可自行消失，严重时通知医师对症处理。

3. 睾丸萎缩　病因是术中结扎或损伤供应睾丸的动脉。表现为睾丸变小、形态不一（图 5-14-2）阴囊颜色变红、出现积液、性功能下降。处理：如术中发现结扎或者损伤睾丸动脉，立即行重建术。

4. 尿潴留　由于术后排尿形态改变，刚拔尿管后患者因疼痛不敢自行排尿或排不出，导致尿潴留。表现为膀胱高度充盈、腹胀，患者自诉尿意明显而无法排尿。处理：术前床上训练排尿、提供排尿环境、诱导排尿，必要时留置尿管（图 5-14-3）。

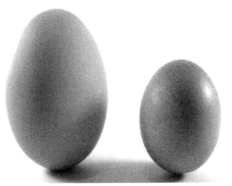

图 5-14-2　睾丸萎缩后似鸡蛋，形态不一

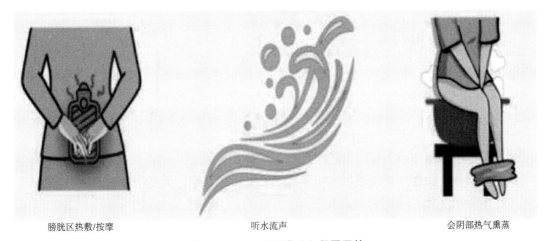

膀胱区热敷/按摩　　　　　　　听水流声　　　　　　　会阴部热气熏蒸

图 5-14-3　诱导排尿和留置尿管

（五）出院健康指导

1. 不同治疗方案，随访时间不同，已做手术的患者术后 1 周开始进入随访阶段，随访主要了解术后恢复情况及有无近期手术相关并发症，此后每 3 个月随访一次，至少 1 年直到患者阴囊坠胀疼痛症状消失；未进行手术治疗的患者，至少每年随访一次；接受药物治疗的患者，随访时限为 3～6 个月，第一次可在用药后 2～4 周进行，3～6 个月进行疗效评估，根据评估情况必要时考虑手术。

2. 注意个人卫生，每日勤换内裤，保持内裤干燥，透气性好。

3. 术后 6 个月内禁止从事重体力劳动，3 个月内禁止性生活。

第十五节　鞘膜积液护理常规

一、护理评估

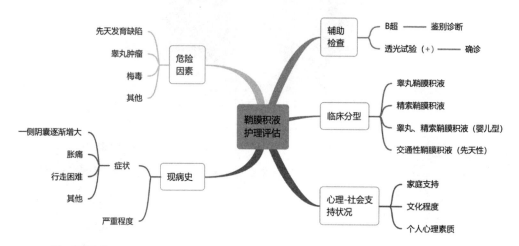

二、治疗要点

（一）非手术治疗

年龄＜2岁、病程进展缓慢且无明显症状者可随访观察，无需手术。

（二）手术治疗

手术方法有鞘膜翻转术、鞘状突高位结扎术。

护理关键点

生活指导、术后常见并发症的观察与处理

三、护理措施

（一）生活指导

1. 保持会阴清洁与卫生。建议穿宽松、舒适的棉质内裤。保持切口及尿道口清洁。注意增减衣服，避免受凉。

2. 配合医师，做好疾病鉴别诊断。B超：检查鞘膜积液肿块呈液性暗区。透光试验检查方法：在暗室内或用黑色纸筒罩于阴囊，手电筒由阴囊下方向上照，如果肿物内是清亮液体，则可以看到肿物透亮表现，为透光试验（+）（图5-15-1），若看不到亮光，则为透光试验（-）。

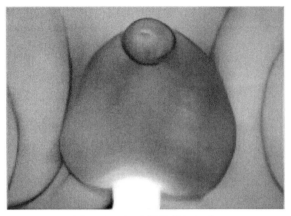

图 5-15-1 透光试验（+）

3. 心理护理：根据个人性格、生活环境和年龄的不同，有针对性地进行指导，克服心理障碍。

（二）围术期指导

1. 术前指导 术前透光试验、B 超检查进行疾病鉴别，提供个性化心理护理，保持患者或患儿情绪稳定。

2. 术后指导 ①环境安静整洁，术后当天采取半卧位，利于减轻术后伤口肿胀；术后第一天可适当增加床旁活动；术后第二天病情允许，鼓励患者下床活动。②术后可使用阴囊托兜起阴囊，减轻阴囊重力作用，改善患者临床症状，促进积液吸收。③术后 6 小时即可进食，给予全面营养、丰富的饮食，忌食辛辣、油腻食物，多食瓜果蔬菜，保持大便通畅。

（三）术后常见并发症的观察与处理

1. 阴囊水肿 表现为阴囊进行性增大，患者感觉胀痛。处理：①根据肿胀程度及时报告医师，用干净小毛巾折叠后将阴囊抬高或使用阴囊托带将阴囊抬高，促进渗液吸收。②轻度肿胀者限制活动量，高度肿胀者绝对卧床休息。③遵医嘱使用抗生素。

2. 阴囊血肿 表现为切口持续渗血、浸湿敷料，阴囊肿胀、青紫伴进行性增大，患者自感阴囊胀痛。处理：①严密观察患者生命体征变化。②观察局部敷料情况，注意观察阴囊颜色、局部血供情况，避免剧烈运动，卧床休息。③出血较多时，必要时加压包扎，止血无效时考虑再次手术缝合。

3. 切口感染 表现为切口出现红、胀、肿、热，以及渗液、渗血等。处理：①患儿在术毕后，应在其创口处及时粘贴术后创口贴，保护创口。防止排尿打湿创口。②术后切口未见异常的患儿应在其术后 2 天内将创口贴揭下。③临床工作中注意无菌操作，防止感染。④遵医嘱使用抗生素。

（四）出院健康指导

术后 1 周可恢复正常工作和生活；术后 1 个月内禁止性生活，避免重体力工作、久站、剧烈运动；术后 1 ~ 2 个月复诊。

第十六节 包皮过长护理常规

一、护理评估

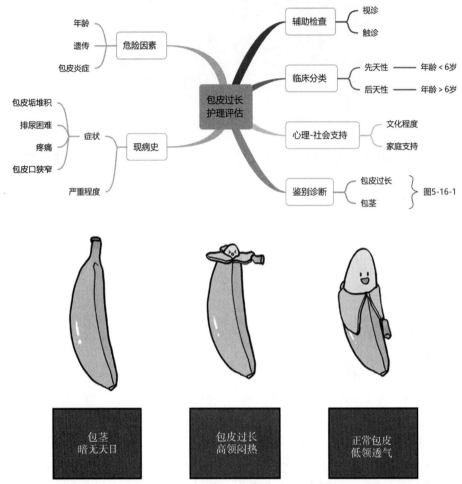

图 5-16-1 包茎、包皮过长、正常包皮

包皮过长：阴茎在非勃起状态下包皮覆盖整个阴茎头和尿道口，但仍能上翻显露阴茎头或阴茎勃起时需要用手上推包皮才能完全露出阴茎头。

包茎：包皮口狭窄或包皮与阴茎头粘连，包皮不能上翻显露阴茎头。其分为生理性包茎和病理性包茎。

二、治疗要点

（一）非手术治疗

1. 年龄＜6岁且无明显排尿障碍、局部刺痒感、灼热或疼痛者，可暂时观察。

2. 保持局部清洁卫生是包皮过长的基本治疗措施。每日早晚温水清洗尿道口及包皮处皮肤，清洗时注意动作轻柔，避免包皮系带撕裂损伤。

3. 局部类固醇软膏治疗：可选用曲安奈德、氢化可的松和倍他米松等。方法：包皮远端选用类固醇软膏等涂抹，每日 1 ～ 2 次，4 ～ 6 周包皮狭窄口可松解。

4. 手法翻转：阴茎外擦复方利多卡因乳膏后，术者一手上翻包皮，显露尿道口及包皮内板与阴茎头的粘连，另一手用无菌纱布或消毒棉签轻轻擦拭包皮与阴茎头之间的粘连，边擦边上翻包皮至完全显露冠状沟。术后涂抹红霉素等抗生素软膏，回复包皮，以防包茎嵌顿。

（二）手术治疗

手术方法包括环套扎和缝合器包皮环切术。

护理关键点

居家护理指导、用药指导、术后常见并发症的观察与处理

三、护理措施

（一）心理护理

成年人因包皮过长，经手法翻转仍无法外露阴茎头者，应告知手术治疗的必要性；6 岁以上儿童，经手法翻转仍无法外露阴茎头者，鼓励患儿及家属择期手术治疗，给予患儿及家属疾病相关知识宣教及解答，消除患儿紧张情绪。

（二）居家护理指导

1. 每次小便后，可用棉签蘸取 Ⅲ 型碘伏或温水擦洗尿道口，保持尿道口和创面清洁。可穿保护性内裤。用纸杯将阴茎罩住后外穿宽松内裤，指导患者采用高锰酸钾按照 1 ： 5000 浓度每日浸泡尿道口及整个阴茎，每次 15 分钟，每日 3 次，直至切口结痂。儿童在浸泡时，可采用俯卧位，在胸下、双肘部事先垫软枕，浸泡期间可通过观看动画片或书籍等分散儿童注意力。浸泡浓度应严格按要求执行，因浓度过高会灼伤皮肤，浓度过低起不到杀菌、消炎作用。

2. 注意日常生活中勤洗手、勤更换内裤，减少感染风险。

（三）用药指导

遵循医嘱用药并观察疗效。

1. 常用外用药物　利多卡因凝胶、奥布卡因胶浆、红霉素软膏、高锰酸钾、聚维酮碘（表 5-16-1）。

表 5-16-1　包皮过长常用外用药物

药物类别	代表药物	使用时间及方法
镇痛、局部麻醉	利多卡因凝胶、奥布卡因胶浆	术前半小时、术后 3 ～ 4 天外涂
消炎、杀菌防感染	高锰酸钾、聚维酮碘	浸泡整个阴茎，直到套扎环自然脱落
局部消炎	红霉素软膏	手法翻转包皮后局部涂擦

2. 常用口服药物　己烯雌酚、头孢类抗生素、阿莫西林、布洛芬（表 5-16-2）。

表 5-16-2　包皮过长常用口服药物

药物类别	代表药物	使用时间及方法
防止阴茎勃起加重疼痛	己烯雌酚	遵医嘱必要时使用
消炎、镇痛	头孢类抗生素、阿莫西林、布洛芬	术后遵医嘱使用 3 ～ 7 天

（四）围术期指导

1. 术前指导　成年人包皮环切术术前需要备皮（备皮范围：上至肚脐，下至大腿上 1/3，左右至腋后线）；术前半小时以上外擦复方利多卡因乳膏或丁卡因乳膏覆盖整个阴茎；术前 1 周停用抗凝药，抽血查血常规和凝血功能；术前一晚清洗会阴部，尤其是包皮，需要翻开清洗干净。

2. 术后指导　①因包皮环切术多为局部麻醉（婴幼儿除外）下进行，术后即可回家，注意休息与营养补充。②注重居家护理指导：防止感染与遵医嘱用药。③术后并发症的观察与处理。

（五）术后常见并发症的观察与处理

1. 切口出血、血肿　多由于出血点处理不当或缝合线脱落，或术后护理不当、阴茎过度勃起、凝血功能障碍等所致。表现为切口持续渗血、包皮甚至阴茎淤紫、肿胀。处理：①观察局部敷料情况，如有松动、脱离及时到医院重新包扎。②遵医嘱使用止血药。③出血较多时，必要时做好再次缝合准备。

2. 切口感染　多因术前包皮和阴茎头的炎症未控制、术中消毒不彻底、术后包扎不严密、尿液浸渍敷料等致切口污染、继发细菌感染。处理：去除病因、清洁创面、选用敏感抗生素。

3. 包皮水肿　术后多有不同程度的包皮水肿。早期水肿的处理方法包括弹力绷带加压包扎、局部热敷、手法复位包皮水肿、遵医嘱服用消肿药物等；晚期顽固水肿主要为淋巴水肿，建议仍适度加压包扎。

（六）出院健康指导

术后 3 天内尽量卧床休息，5 天内禁止骑自行车，4 ～ 6 周避免剧烈活动和性刺激。

第十七节　膀胱全切护理常规

一、护理评估

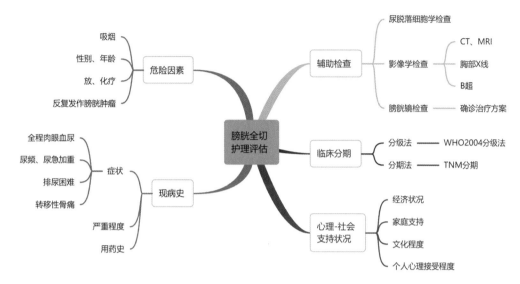

二、治疗要点

手术方法包括根治性膀胱全切 + 回肠代膀胱术（简称 Bricker 术，术后终身佩戴造口袋）、输尿管皮肤造口术（适用于身体不耐受、中晚期膀胱癌、术后并发症多）、原位新膀胱术（术后并发症多、手术难度较大、术后控尿效果不理想）。

护理关键点

生活指导、完善术前准备、术后常见并发症的观察与处理

三、护理措施

（一）生活指导

1. 提肛肌锻炼　术前学会提肛肌锻炼，利于术后控尿。

（1）术前训练方法：患者于术前开始训练，首次训练时，处于侧卧位，戴手套后，示指涂石蜡油，轻轻插入肛门后，在吸气时收缩肛门，呼气时放松，逐渐训练肛门，以感受到肛门的强烈收缩为有效的训练方法，每天 5 次，每次收缩 10 秒。

（2）术后训练方法：患者以头部和足跟为支撑点，抬高臀部，采取仰卧位的同时，收缩会阴肌，然后放松会阴肌，重复 15 次为 1 组，每天 3 组，熟悉后可根据患者病情和耐受性，逐渐增加到每组 15 ～ 40 次。

2. 预防肺部感染　术后除常规指导有效咳嗽，给予拍背、雾化吸入、适当翻身促进排痰外，还可以通过吹气球锻炼肺部功能，防止肺部感染（图 5-17-1）。

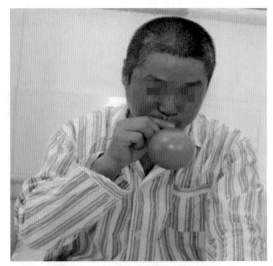

图 5-17-1　吹气球锻炼肺部功能

3. 预防静脉血栓　卧床期间，坚持踝泵运动，防止静脉血栓。方法：踝泵运动共 3 个动作。①背屈：缓缓勾起足尖，使足尖朝向自己，踝关节背屈约 20°，保持 3 秒；再缓慢回复到中立位停留 2～3 秒。②跖屈：足尖缓缓下压，踝关节跖屈约 30°，保持 3 秒；再缓慢回复到中立位停留 2～3 秒。③踝关节环绕：以踝关节为中心，双足做 360° 的旋转运动，时长为 3 秒，再缓慢回复到中立位停留 2～3 秒。每天 3 次，每次 3 分钟。

（二）围术期指导

1. 术前指导　术前充分倾听患者及家属的诉求并给予心理指导，行原位新膀胱术的患者术前学会控尿，介绍造口相关产品及更换流程，帮助患者加入"造口之家"为日后慢病管理做好准备，呼吸功能锻炼，踝泵运动防止深静脉血栓，术前配合医务人员做好造口定位和肠道准备。

2. 术后指导　①严密监测生命体征。②观察与记录尿管和伤口引流管的性状和量。③术后带管期间，防止活动不当导致脱管。日常注意做好尿道口及手卫生消毒工作，减少感染概率。④术后肛门排气、无腹胀、拔出鼻胃管后开始进食，饮食从半流质饮食逐渐过渡到普食，保持大便通畅。⑤术后常见并发症的观察与处理。

（三）完善术前准备

1. 肠道与皮肤准备　术前 3 天开始进食少渣半流质饮食并口服肠道抗菌药物；术前 2 天进食无渣流质饮食；术前 1 天禁食，遵医嘱静脉补充营养液，口服和爽以达到清洁肠道的目的；术前 1 天皮肤准备，备皮范围：上至双侧乳头，下至双侧大腿上外 1/3 处，包括会阴部、两侧至腋中线，清洁脐部，手术当天留置鼻胃管。

2. 做好造口定位　原则：右侧腹直肌外缘，脐下 2～3 横指，避开骨突位置，综合考虑患者的穿衣习惯、职业、个人喜好等因素，确保任何体位改变时均能看见造口位置。

3. 帮助患者熟悉造口相关知识与产品介绍　由专业造口师提供帮助与指导，同时进入造口管理系统——"造口之家"方便提供延续性护理。①造口用品介绍，包括造口袋、造口底座、皮肤黏膜保护剂、可塑贴环、除胶剂、剪刀、测量尺、弯盘等。②更换流程介绍，可通过观看视频、科室展板、宣传资料、动手操作等方法加深印象。

（四）术后常见并发症的观察与处理

除常见泌尿外科术后出血、感染等并发症外，还包括其他并发症。

1. 肠梗阻　表现为患者术后腹胀、腹痛明显，肠鸣音减弱或消失。处理：①术后清醒后，鼓励患者咀嚼口香糖，尽早下床活动。②配合医师，做好围术期护理评估，减少镇痛药物使用。③及时根据实验室检查结果纠正低蛋白血症，静脉补钾。④必要时嘱患者禁食，留置鼻胃管。

2. 肠瘘　表现为引流液颜色、性状及量的异常改变。处理：协助患者取半卧位，保持引流管通畅，伤口引流必要时可做负压吸引，遵医嘱使用抗生素。

3. 造口回缩　表现为造口内陷低于皮肤表层，容易引起渗漏，导致造口周围皮肤损伤。处理：出现造口回缩应寻求医护专业人士的指导和帮助，适当锻炼，宜选用垫高式造口用品，增加底盘更换频率（图5-17-2）。

4. 刺激性皮炎　各种原因引起的尿液浸渍皮肤，发炎所致。处理：选择合适的底盘（输尿管皮肤造口可考虑微凸/凸面底盘）避免排泄物渗漏。注意底盘更换频率，避免底盘佩戴时间过长，每次揭除都应检查底盘和皮肤（图5-17-3）。

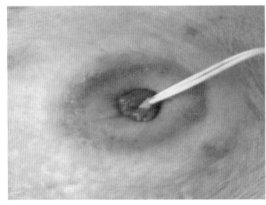
图 5-17-2　造口回缩

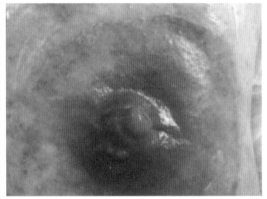
图 5-17-3　刺激性皮炎

（五）出院健康指导

1. 出院后3个月避免重体力劳动或剧烈活动，防止继发性出血；3个月后可正常活动。

2. 饮食管理：多食粗纤维、高蛋白、高维生素的食物，保证每日饮水量3000ml以上，防止便秘。

3. 日常生活指导：戒烟、作息规律，适当参加户外活动，增强体质。

4. 无论哪种方式行膀胱全切术后，定期复诊；积极参与到"造口之家"的管理当中，解决日常造口护理问题。

第十八节　前列腺癌护理常规

一、护理评估

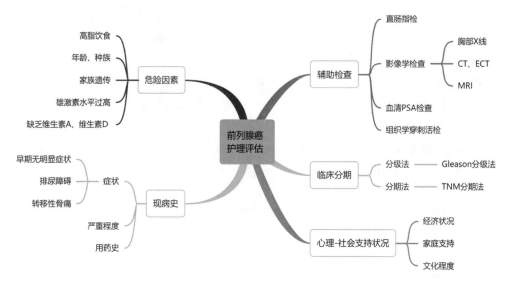

二、治疗要点

（一）非手术治疗

1. 根据疾病严重程度和患者身体状况，非手术治疗方法包括药物去势疗法、放疗、化疗。

2. 营养支持应给予低脂、富含植物蛋白的大豆类食物，同时注意补充维生素 E、维生素 D 和微量元素硒，忌辛辣刺激、生冷食物，保持大便通畅。

3. 治疗期间注意用药后的副作用，遵医嘱按时复查。常见副作用包括恶心、呕吐、骨髓抑制、皮疹、肝功能受损、男性乳房女性化、神经精神异常等。

4. 对于自身无法正常排尿或排尿有困难的患者，可先行诱导排尿，如无效果再留置尿管，引流出尿液。

5. 根据患者对疾病治疗的心理状况和认知程度，必要时给予对症处理。

6. 做前列腺穿刺明确诊断。

（二）手术治疗

手术方法　根治性前列腺切除（最佳）、睾丸切除（年龄大、机体耐受力差）。

护理关键点

生活指导、用药指导、前列腺穿刺的护理、术后常见并发症的观察与处理

三、护理措施

（一）生活指导：学会控尿与防止相关并发症

1. 提肛肌锻炼　住院期间，指导患者取侧卧位，专业人员佩戴好一次性无菌手套，将液状石蜡涂抹于右手示指，缓慢向患者肛门插入，左手放于患者下腹部，待患者感觉到肛门有紧缩感，保持 10 秒后呼气，全身放松。重复上述动作 25 ～ 30 次为 1 组，锻炼 4 组 / 天。出院后，患者坚持提肛肌锻炼。任何体位均可进行，无须再次将手指插入肛门。

2. 预防肺部感染　术后遵医嘱给予雾化吸入，指导患者有效咳嗽，减少肺部感染概率。方法：①每 3 ～ 4 小时协助叩背咳痰一次：手指并拢，手呈空杯状，借助手腕力量自上而下、由外向内地叩击胸壁，力度以患者不感到疼痛为宜。②对于咳痰无力者可以刺激气管咳嗽，用示指或中指在患者吸气末用力按压胸骨上窝气管处，反复刺激咳嗽，至痰液咳出。值得注意的是，在协助患者咳嗽咳痰时，应耐心详细地向患者说明目的，双方配合默契、共同努力，以达到效果最优。

3. 踝泵运动　卧床期间，坚持踝泵运动，防止静脉血栓。方法：踝泵运动口令共 3 个动作。①背屈：缓缓勾起足尖，使足尖朝向自己，踝关节背屈约 20°，保持 3 秒；再缓慢回复到中立位停留 2 ～ 3 秒。②跖屈：脚尖缓缓下压，踝关节跖屈约 30°，保持 3 秒；再缓慢回复到中立位停留 2 ～ 3 秒。③踝关节环绕：以踝关节为中心，双足做 360° 的旋转运动，时长为 3 秒，再缓慢回复到中立位停留 2 ～ 3 秒。每天 3 次，每次 3 分钟。

4. 留置尿管期间的护理　为减少感染概率，鼓励患者每日饮水 2000ml 以上。早晚用温水毛巾擦拭尿道口及会阴部。带管期间注意妥善固定，定时挤压尿管，保持引流通畅。每周更换引流袋 1 ～ 2 次，下床活动或日常活动时将集尿袋悬挂于外裤大腿位置。

（二）用药指导

遵循医嘱，规律用药。

1. 常用口服去势药物　包括比卡鲁胺、氟他胺、醋酸阿比特龙、醋酸戈舍瑞林、醋酸亮丙瑞林等（表 5-18-1）。

表 5-18-1　前列腺癌常用口服去势药物类别及代表药

药物类别	代表药
雄激素受体阻滞剂	比卡鲁胺、氟他胺
雄激素生物合成抑制剂	醋酸阿比特龙
人工合成的促黄体生成素释放激素类似物（LHRH-A）	醋酸戈舍瑞林、醋酸亮丙瑞林

2. 常用静脉化疗药物　包括地塞米松、多西他赛等（表 5-18-2）。

表 5-18-2　前列腺癌常用静脉化疗药物类别及代表药

药物类别	代表药
紫杉醇类药物	多西他赛
激素类用药	地塞米松

（三）前列腺穿刺的护理

前列腺穿刺活检是确定前列腺癌诊断的一种重要手段，临床上多采用经直肠穿刺。穿刺前常规口服或静脉预防性应用抗生素，喹诺酮类抗生素首选如可乐必妥（左氧氟沙星片）+替硝唑；穿刺前一晚使用甘油灌肠剂灌肠；穿刺当天用 1 : 40 浓度的淡碘伏（0.9% 氯化钠 100ml+ Ⅲ 型碘伏 2.5ml）保留灌肠，灌肠后保留 20 分钟。穿刺后应注意：

1. 穿刺后多饮水，并持续使用抗生素 3 ～ 5 天。

2. 观察术后有无血尿，少量血尿可口服云南白药，严重血尿时需要留置三腔导尿管牵引压迫止血。

3. 保持大便通畅，勿食辛辣、刺激性食物，勿用力解大便。观察大便颜色，若血便持续，可适量应用止血药，观察有无活动性出血。

（四）围术期指导

1. 术前指导　教育与劝导患者戒烟、口服和爽肠道准备、学会盆底肌锻炼、有效咳嗽、翻身、踝泵运动，防止坠床、肺部感染、下肢静脉血栓的发生。

2. 术后指导　①严密监测生命体征。②观察与记录尿管和伤口引流管的性状与量。③术后带管期间，防止活动不当导致脱管。日常注意做好尿道口及手卫生消毒工作，减少感染概率。④术后肛门排气、无腹胀后开始进食，饮食从半流质逐渐过渡到普食，保持大便通畅。⑤术后常见并发症的观察与处理。

（五）术后常见并发症的观察与处理

1. 术后出血　表现为伤口渗血和引流量增多、性状发生改变。若术后 1 小时内伤口引流量＞ 200ml，引流液呈血凝状或分层，则提示有活动性出血的可能，应立即通知值班医师，遵医嘱给予止血药和对症处理。

2. 尿失禁　大部分行前列腺癌根治手术的患者术后 1 年均会出现不同程度的尿失禁。可通过提肛肌锻炼，改善尿失禁状况。

3. 勃起功能障碍　术前了解患者性功能情况，术后必要时遵医嘱给予西地那非治疗，同时注意用药期间有无心悸、头晕等并发症。

4. 术后感染　常因伤口感染、机体抵抗力下降和消毒清洁不到位所导致，表现为反复高热或高热持续不退（体温＞ 38.5℃）。应严密监测体温变化，保持伤口清洁，保持引流通畅，遵医嘱使用抗生素和对症处理。

（六）出院健康指导

出院后 3 ～ 6 个月定期复查；适当锻炼；术后 2 个月内禁止性生活；避免久坐；留置尿管出院期间的护理。

第十九节　阴茎癌护理常规

一、护理评估

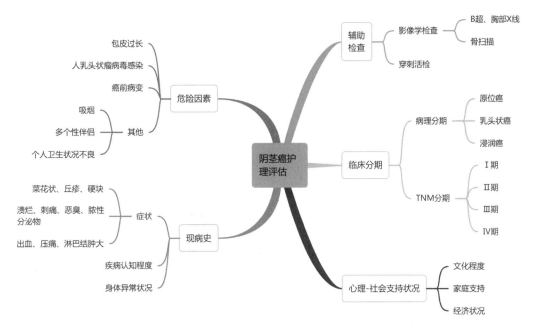

二、治疗要点

（一）原则

疾病治疗以手术治疗为主，放、化疗为辅。

（二）手术方法

包皮环切术、阴茎部分切除术、阴茎全切 + 尿道会阴部造口术、阴茎全切 + 区域淋巴结清扫术。

护理关键点

生活指导、术后观察与处理

三、护理措施

（一）非手术治疗患者的护理

1. 治疗期间给予粗纤维、易消化、营养丰富的食物，禁食辛辣、刺激性食物，保持大便通畅。

2. 放疗期间注意局部皮肤损伤、皮疹、感染等情况，遵医嘱给予对症处理。对于包皮过长覆盖肿瘤者，照射前需要行包皮环切；化疗期间注意监测患者肝肾功能、有无肿瘤转移等情况。

3. 做好心理评估，帮助患者调整心理状况，积极治疗疾病。

（二）生活指导

1. 心理护理　对于行阴茎全切和部分切除术的患者，因术后可能会影响夫妻生活和家庭生活，术前应充分做好与患者和家属的有效沟通及术前评估工作，通过提供术后良好恢复患者的病例信息，增强患者对手术治疗的信心。

2. 抗感染　术前遵医嘱用 1 : 5000 高锰酸钾溶液浸泡阴茎 3 ～ 5 天，每天 2 ～ 3 次，每次 15 ～ 20 分钟，如有破溃感染的应先予清创换药，及时更换浸湿的衣裤，尽量保持会阴及阴茎的清洁、干燥。术前半小时剃去阴毛，备皮范围为上至肚脐，下至大腿上1/3，左右至腋后线，并用肥皂水和清水彻底清洗阴茎和阴囊，备皮要仔细，应避开破溃处。对于全身严重感染者，必要时静脉给予抗生素治疗，控制感染。

3. 排泄　提前教会患者病床上使用便盆排便，蹲位排尿，以适应术后排便、排尿习惯的改变。排尿过程中如发生衣裤潮湿，应立即更换，避免污染（图 5-19-1、图 5-19-2）。

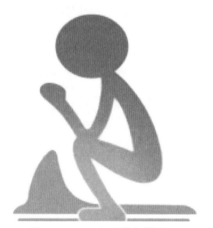

图 5-19-1　术后蹲位排尿

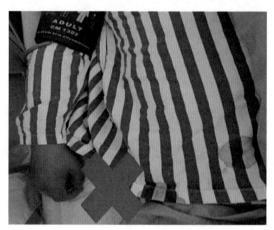

图 5-19-2　术后避免衣物污染

4. 活动　包皮环切术，术后尽早下床活动，以减少并发症的发生；阴茎部分切除术，需要卧床休息 5 ～ 7 天；术后淋巴结清扫者，卧床 2 周。避免做大腿屈膝外展动作，保持腹股沟手术区无张力体位，促进刀口早期愈合。

（三）围术期指导

1. 术前指导　注重心理护理的重要性、抗感染、皮肤准备、指导患者适应排尿方式的改变。

2. 术后指导　①严密监测生命体征。②观察与记录尿管和伤口引流管的性状与量。行阴茎全切和部分切除者，注意皮瓣血供情况。③根据手术方式的不同，指导患者卧床休息。④术后疼痛管理，遵医嘱选择适合的镇痛药物。⑤术后常见并发症的观察与处理。

（四）术后观察要点与处理

1. 疼痛　术后评估患者疼痛情况（可采用面部表情疼痛量表和患者自诉），给予对症处理。对于保留阴茎的手术患者，术后 3 ～ 5 天内，必要时遵医嘱给予镇痛药和己烯雌酚，以防阴茎勃起时加重伤口疼痛，注意观察用药后的效果评价。为患者提供安静、舒适的病房环境，翻身时动作轻柔，对患者提出的合理要求给予充分理解。

2. 阴茎和会阴区血液循环和皮肤状况 观察阴茎和会阴区血液循环及局部皮肤情况，做到：①阴茎全切或部分切除术后患者卧床期间切忌过度活动及触摸伤口。②保持伤口敷料干燥，如因排尿打湿伤口敷料及时通知医师给予更换，每日饮水 2500ml 以上，定时挤压导尿管，保持尿管通畅。③术后为防止盖被压迫阴茎引起疼痛及影响血液循环，卧床期间应使用支被架。④阴茎癌全切和部分切除术后因局部使用棉垫、绷带加压包扎，必须严密观察皮瓣的血供及伤口愈合情况，观察皮瓣颜色、温度，正常情况下色泽红润，如果色泽呈现暗紫色，表示血供不佳，应及时报告医师处理。⑤腹股沟淋巴结清扫术后最常见的并发症包括淋巴漏和淋巴水肿。a. 淋巴漏：表现为皮下积液，水、电解质和蛋白质的丢失，加剧术后低蛋白血症及营养不良，从而影响伤口的愈合甚至导致伤口感染。处理：术后早期伤口需要加压包扎或沙袋压迫，采用持续的负压吸引，防止无效腔形成。观察双侧负压引流是否通畅，引流液的量、颜色与气味。b. 淋巴水肿：表现为下肢水肿。处理：嘱患者抬高下肢，穿高弹力袜和遵医嘱用药，促进淋巴管通畅和扩张血管，改善微循环后可好转。

（五）出院健康指导

1. 注意养成良好的个人卫生习惯，保持会阴部清洁、干燥，每日用温水清洗会阴 1 ～ 2 次，勤换内裤。

2. 克服心理障碍，保持心情愉快。

3. 注意休息，避免提重物。

4. 做好疾病相关知识宣传教育，做到疾病早发现、早治疗。

5. 拔出尿管后如出现排尿困难，及时就医，定期尿道扩张。

6. 阴茎部分切除术后 3 个月内避免性生活；合并淋巴清扫术后半年内避免过度活动。

7. 定期复查，保留阴茎的术后患者第 1 ～ 2 年每 2 个月复查一次，第 3 年每 3 个月复查一次，第 4 年每 6 个月复查一次；阴茎全切患者，术后第 1 年每 4 个月复查一次，第 3 年每 6 个月复查一次，第 4 ～ 5 年每年复查一次。

第二十节　肾结核护理常规

一、护理评估

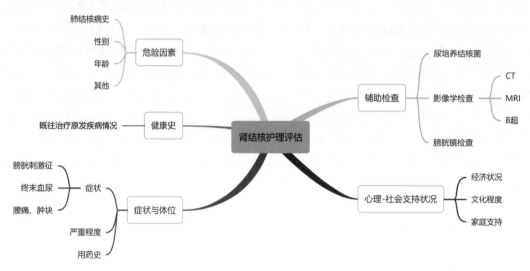

二、治疗要点

（一）药物治疗

原则是早期、适量、联合、规律、全程。

（二）手术治疗

手术方式，根据病灶破坏程度和肾功能情况，选择肾切除术和肾部分切除术。

护理关键点

生活指导、用药指导、术后护理

三、护理措施

（一）生活指导

1.术前补充高蛋白、高维生素、高脂肪食物，增强机体抵抗力，如鸡蛋、瘦肉、鱼类等。

2.日常生活中适量运动，提强身体素质，保持良好的生活习惯，避免反复感冒。

3.积极治疗原发疾病如肺结核，戒烟、戒酒。

4.加强与患者之间的情感交流，帮助其保持积极的心态，建立良好的人际关系，适当参加社交活动。

（二）用药指导：遵循医嘱，长期规律服药

1.常用抗结核药物、副作用及注意事项　见表5-20-1。

表 5-20-1 肾结核常用药物、副作用及注意事项

药物	副作用	注意事项
异烟肼	胃肠道反应如恶心、呕吐	清晨空腹、饭后 1 小时口服
利福平	肝脏毒性，服药后小便成橘黄色	做好解释工作，避免患者紧张
吡嗪酰胺	肝损伤、关节痛、高尿酸血症	定期复查肝功能
乙胺丁醇	视觉障碍	服药前后 1 ～ 2 个月检查视觉灵敏度
链霉素	耳毒性、肾毒性、眩晕	服药前后 1 ～ 2 个月检查听力

2.服药时间 手术治疗前至少服用抗结核药物 2 ～ 4 周；术后遵医嘱服用抗结核药物至少半年以上，肾切除术后继续服药至少 1 年。

3.用药原则 不可自行肆意增减药量，督促并鼓励患者遵医嘱"早期、联合、适量、规律、全程"服用抗结核药物。定时复查肝肾功能、听力、视力等，如有异常及时遵医嘱调整用药。

（三）术后护理

1.术后指导患者有效咳嗽，减少肺部感染的概率。①每 3 ～ 4 小时协助叩背咳痰一次：手指并拢，手呈空杯状，借助手腕力量自上而下、由外向内地叩击胸壁，力度以患者不感到疼痛为宜。②对于咳痰无力者可以刺激气管咳嗽，用示指或中指在患者吸气末用力按压胸骨上窝气管处，反复刺激咳嗽，至痰液咳出（图 5-20-1）。

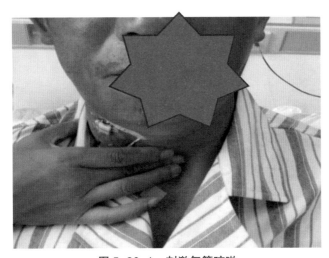

图 5-20-1 刺激气管咳嗽

2.根据手术方式的不同，术后卧床时间的不同，肾切除术后当天，卧床期间可适当轻柔翻身，做好踝泵运动，防止下肢静脉血栓；术后第一天，可协助患者床上半卧位休息；术后第二天，根据患者身体恢复状况，协助患者床旁站立，防止直立性低血压导致晕倒；术后第三天，鼓励患者循序渐进下床活动，肾部分切除术后则需要绝对卧床 2 周。

3.饮食指导：术后待肛门排气后开始进食，进食从流质、半流质逐步过渡到普食。

以高蛋白、高热量、富含维生素的食物为主。

4. 疾病的观察与指导：①按照泌尿外科术后一般护理常规。②术后留置尿管、伤口引流管固定通畅、记录引流液的性状与量，伤口引流液若＞100ml/h，则提示有出血的可能，应立即通知值班医师给予对症处理；若24小时尿量不到500ml，应警惕脱水或肾衰竭。③每日做好尿道口及会阴区护理工作，保持会阴清洁、干燥，早晚用温水毛巾擦拭尿道口及周围区域，每周更换集尿袋1次，注意无菌操作。

（四）出院健康指导

1. 坚持规律服药。

2. 术后每个月进行尿常规和尿结核菌检查，必要时复查静脉尿路造影，连续半年尿中无结核杆菌为稳定转阴。5年不复发者视为治愈。

3. 锻炼身体、营养支持、预防便秘、防止继发性出血。

第二十一节　经皮肾镜取石术护理常规

一、护理评估

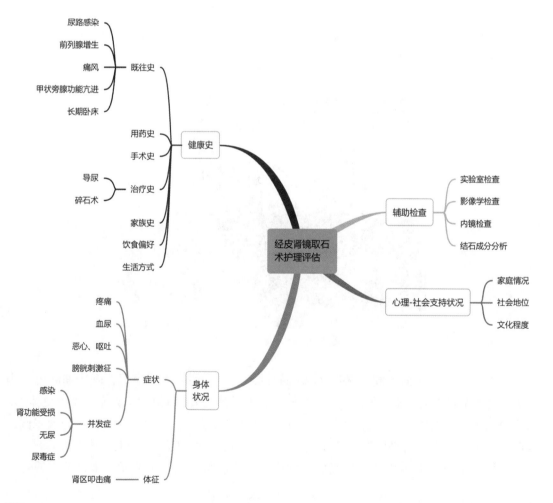

二、治疗要点

（一）治疗原则

肾结石的治疗根据结石的性质、形态、大小、部位、患者个体差异等因素的不同而选择不同的治疗方案。

（二）病因治疗

1.由基础疾病形成的结石应针对病因治疗，如甲状旁腺功能亢进由甲状旁腺瘤引起，应行腺瘤切除术。

2.尿路梗阻患者需要针对梗阻原因解除梗阻。

（三）药物治疗

结石＜ 0.6cm，表面光滑，结石以下尿路无梗阻时可采用药物排石治疗。

（四）手术治疗

1.体外冲击波碎石　适用于直径≤ 2cm 的肾结石及输尿管上段结石，肾功能正常，结石下段无狭窄，无感染。

2.经皮肾镜取石或碎石术　适用于直径≥ 2cm 的肾结石、完全性或不完全性鹿角形结石、有症状的肾盏或憩室内结石、体外冲击波难以粉碎的结石。

护理关键点

术前护理、术后护理、留置双 J 管的护理、健康教育

三、护理措施

（一）术前护理：建立战胜疾病的信心

1.心理准备　术前做好宣教工作，向患者详细讲解经皮肾镜取石术的优越性，介绍成功康复患者的实例，消除怀疑、恐惧的心理，鼓励患者积极配合，以利于术后康复。对于存在心理忧虑的患者应多做解释与疏导工作，可让顺利康复的患者多与其交流，增强自信心。

2.手术体位训练　患者在手术过程中分别需要采取截石位和俯卧位，患侧抬高20°～ 25°。术前护士应指导患者进行手术体位的训练，尤其是俯卧位，一般患者难以耐受，且复杂的结石手术时间长，需要 1.5 ～ 3.5 小时，体位的改变对患者呼吸及循环系统的影响较大，因此应指导患者从俯卧位 30 分钟开始练习，逐渐延长至 45 分钟、1 小时、2 小时等。通过训练使患者能忍受体位的改变，同时使呼吸及循环系统得到一定的适应，减少术中、术后心血管意外发生的概率。

3.控制疼痛与感染　上尿路结石患者多数都存在肾绞痛，应及时采取镇痛、对症处理。术前感染的控制是手术及术后患者安全的保证，不论患者有无感染，术前均须应用广谱抗菌药治疗。对于伴有感染的患者，如高热达 39℃以上应及时进行血培养及药敏试验，选择合适的抗菌药物，同时配合物理及药物降温，直至体温平稳、血常规白细胞计数正常 3 天以上，方可手术。

（二）术后护理：协助患者顺利康复

1. 监测生命体征　术后给予患者去枕平卧位，禁食、禁水 6 小时，心电监护 24 小时。

2. 管道护理　①严密观察肾造瘘管及尿管引流尿液的颜色、性状和量，准确做好记录。出血是经皮肾镜取石术最常见、最严重的并发症之一，若不及时处理，患者很快会出现休克。大部分患者术后出血量不多，逐渐减少，术后第一天转清，不需要特殊处理。若引流尿液颜色鲜红，量较大，则可能有出血，立即夹闭肾造瘘管，使血液在肾、输尿管内压力升高，形成压力性止血，5～10 分钟后再次观察有无进行性出血情况，6 小时和 8 小时后打开，引流液的颜色逐渐变淡，24 小时后一般可转为淡红色。②妥善固定肾造瘘管。如出现造瘘管周围有渗尿应考虑是否堵塞，可用手指向远端挤压造瘘管，或用注射器抽吸，或以无菌生理盐水少量、多次、低压反复冲洗。③注意观察症状和体征，定期询问患者有无腹胀、腹痛等症状，腹部查体有无腹部压痛、反跳痛等体征，警惕尿漏引起的腹膜炎发生。④执行留置尿管的护理常规。

3. 活动指导　根据患者肾造瘘管及尿管引流尿液的情况指导患者活动，术后绝对卧床，给予患者肢体按摩，指导其双下肢被动和主动的活动，防止下肢深静脉血栓形成。交接班时注意评估并记录患者双下肢有无肿胀、麻木与疼痛，皮肤温度有无升高，足背动脉搏动是否明显，一出现上述任何情况都应及时汇报给医师。如术后 5～7 天患者引流尿液的颜色逐渐转清为淡粉色，甚至为黄色时，可以指导患者床上活动，注意观察引流尿液的情况，如无颜色加深，可指导患者增加活动量，从床边到离床活动。重点在于指导患者活动量从小到大逐渐过渡，防止突然增加活动后出现虚脱或直立性低血压，严重者会由于血液循环加速导致栓子脱落诱发肺梗死、脑梗死及诱发心肌梗死发作。认真做好患者指导，使患者正确认知，增加依从性，从而减少不良事件的发生。

（三）留置双 J 管的护理

1. 指导患者出院后不宜做四肢及腰部同时伸展动作，不做突然的下蹲动作及重体力劳动。

2. 预防便秘，减少引起腹压增高的任何因素。

3. 防止双 J 管滑脱或上下移动。

4. 定时排空膀胱，不要憋尿，避免尿液反流。

5. 指导患者注意观察尿色、尿量，发现异常及时就诊。

6. 提醒患者记住医嘱规定的双 J 管拔出时间，留置时间过长会因双 J 管上附着结石而造成拔管困难。

（四）健康教育

1. 饮食指导　指导患者大量饮水，若每日尿量少于 1.2L 时，发生尿石症的危险性显著增加，稀释的尿液可延缓结石增长的速度并防止手术后结石的复发。根据结石成分、患者体质代谢状态等情况相应调节饮食构成。结石患者的预防重于治疗，合理的饮食可以有效降低结石患者的复发率，因此护士应向患者讲明饮食的重要性和详细内容，提高患者的认知。

2. 用药指导　根据医嘱做好用药指导。

3. 复查　碎石后半个月复查腹平片，观察碎石排出情况。必要时，重复碎石，间隔不得少于 7 天。有基础疾病的患者应指导其出院后到相应门诊进行诊治。

参考文献

[1] 郭爱敏，周兰姝 . 成人护理学（下册）[M]. 3 版 . 北京：人民卫生出版社，2021.

[2] 中华医学会儿科学分会肾脏学组 . 儿童激素敏感、复发 / 依赖肾病综合征诊治循证指南（2016）[J]. 中华儿科杂志，2017，55（10）:729-734.

[3] 张沛 , 高春林 , 高远赋，等 . 2020 年国际儿科肾脏病学会儿童激素耐药型肾病综合征的诊断和管理指南与 2016 年国内指南比较 [J]. 中华肾脏病杂志，2021，37（6）:522-526.

[4] 付迎欣 . 肾移植术后随访规范（2019 版）[J]. 器官移植 ,2019,10（06）:667-671.

[5] 陈孝平，汪建平，赵继宗 . 外科学 [M]. 9 版 . 北京：人民卫生出版社，2018.

[6] 刘孝东，赵晖，张建华 . 泌尿外科疾病基础知识必读 [M]. 昆明：云南人民出版社，2016.

[7] 涂响安 . 包茎和包皮过长及包皮相关疾病中国专家共识 [M]. 中华男科学杂志 ,2021,27（9）:845-852.

[8] 丁淑贞，姜秋红 . 临床护理一本通：泌尿外科临床护理 [M]. 北京：中国协和医科大学出版社，2017.

[9] 刘玲，何其英，马莉 . 临床护理指南丛书：泌尿外科护理手册 [M]. 北京：科学出版社，2015.

第六章 内分泌与代谢疾病护理常规

第一节 甲状腺炎护理常规

一、护理评估

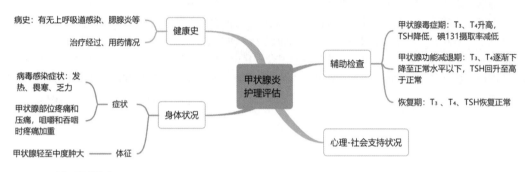

二、治疗要点

1. 解热镇痛药 轻型患者仅需要服用非甾体抗炎药，如阿司匹林、布洛芬、吲哚美辛等。
2. 糖皮质激素 中、重型患者可给予糖皮质激素，如泼尼松。

护理关键点

饮食护理、病情观察及对症护理、药物治疗与护理、心理护理与健康教育

三、护理措施

（一）饮食护理

饮食宜清淡、无刺激，给予高蛋白、高热量、高维生素和含钾、钙丰富的食物，保证营养物质的供给。

（二）病情观察及对症护理

1. 观察患者有无发热、甲状腺肿大、颈部疼痛及其他病情变化，有无焦虑、紧张等不良情绪，并积极对症处理。

2. 发热时，嘱患者注意休息，多饮水。高热时，给予物理降温或遵医嘱给药。出汗后，及时更换衣服，注意保暖，预防受凉感冒，并保持口腔清洁。

3. 甲状腺或颈部疼痛时，应给予心理支持，分散注意力，指导患者切勿用手按压颈部疼痛部位，必要时给予镇痛药。

（三）药物治疗与护理

1. 肾上腺糖皮质激素 泼尼松治疗，指导患者遵医嘱按时服药，剂量正确，宜饭后

服用，以免刺激胃肠道。长期服用时应定期监测血糖、血电解质，并观察有无骨质疏松等表现。

2. 解热镇痛药　如布洛芬，指导患者遵医嘱服用，用药期间注意定期检查肝、肾功能。

3. 夏枯草　亚急性甲状腺炎可将夏枯草口服液与激素或抗炎药联用。桥本甲状腺炎可服用夏枯草口服液3个月，每次10ml，每天3次。

（四）心理护理与健康教育

1. 讲解疾病相关知识，给予心理支持，消除紧张情绪。

2. 指导坚持遵医嘱服药。用药期间，注意观察有无药物的不良反应。

3. 指导患者劳逸结合，增强机体抵抗力，避免上呼吸道感染，预防复发。

第二节　甲状腺功能亢进症护理常规

一、护理评估

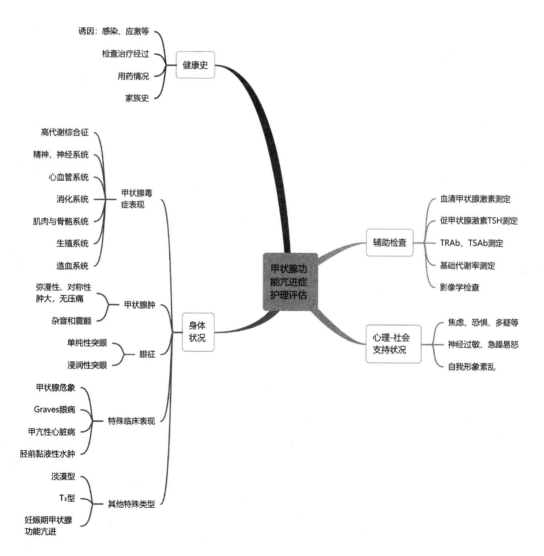

二、治疗要点

1. 药物治疗：包括以下几类。①硫脲类：甲硫氧嘧啶和丙硫氧嘧啶。②咪唑类：甲巯咪唑和卡比马唑。③辅助用药：普萘洛尔、碘剂及甲状腺抑制剂。

2. 放射性 ^{131}I 治疗。

3. 手术治疗。

4. 并发症治疗。

护理关键点

一般护理、饮食护理、心理护理、用药护理

三、护理措施

（一）一般护理

1. 严密病情观察。

2. 保持环境安静，避免嘈杂。

3. 适当休息，避免重体力劳动。

（二）饮食护理

1. 给予高热量、高蛋白、高维生素及矿物质丰富的食物。

2. 不吸烟，不饮咖啡、浓茶等兴奋性饮料。

3. 勿进食增加肠蠕动及导致腹泻的食物，如高纤维食物。

4. 每日饮水 2000 ～ 3000ml，以补充出汗、腹泻、呼吸加快等所丢失的水分。有心脏疾病者应避免大量饮水，以防加重水肿与心力衰竭。

5. 忌食含碘高的食物，如海带、海鱼、海蜇皮等，宜食用无碘食盐。

（三）心理护理

由于疾病疗程长，反复发作，精神压力大，对生活和工作都有特别大的影响。因此，在积极正规治疗的同时，对患者做好心理护理显得格外重要。向患者及家属耐心解释病情，提高其对疾病的认知水平，鼓励患者表达内心感受，理解和同情患者，建立互信关系，与患者共同探讨控制情绪和减轻压力的方法，指导和帮助患者正确处理生活中的突发事件。

（四）用药护理

1. 甲巯咪唑和丙硫氧嘧啶 由于丙硫氧嘧啶的肝毒性大于甲巯咪唑，临床上倾向优先选择丙硫氧嘧啶。两种情况下选择丙硫氧嘧啶，即妊娠期 T1 期（1 ～ 3 个月）甲状腺功能亢进、甲状腺危象。因为丙硫氧嘧啶与血浆蛋白结合比例高，胎盘通过率低于甲巯咪唑，且丙硫氧嘧啶有在外周组织抑制 T_4 转变为 T_3 的作用，发挥作用较甲巯咪唑迅速。

粒细胞缺乏症、皮疹、中毒性肝病为口服抗甲状腺药物常见不良反应，用药过程中注意观察患者有无发热、咽痛及有无皮疹，定期监测血常规及肝功能。

2. 碘剂 减少碘摄入是甲状腺功能亢进的基础治疗之一，忌用含碘药物和含碘造影剂，以免加重病情。复方碘口服液仅用于术前准备和甲状腺危象。

3. β 受体阻断药　有多种制剂可选择，如普萘洛尔 10 ～ 40mg，每日 3 ～ 4 次。这类药物可阻断甲状腺激素对心脏的兴奋作用，还可阻断外周组织 T_4 向 T_3 的转化，在抗甲状腺药物（ATD）治疗初期使用，可较快控制甲状腺功能亢进的临床症状。对于有支气管疾病者，可选用 β_1 受体阻断药，如美托洛尔。

第三节　甲状腺功能减退症护理常规

一、护理评估

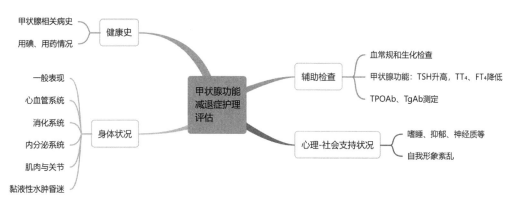

二、治疗要点

1. 甲状腺制剂终身替代治疗　早期轻型病例以口服左甲状腺素为主。定期检测甲状腺功能，维持 TSH 在正常值范围。

2. 对症治疗　中、晚期重型病例除口服左甲状腺素外，需要对症治疗，如给氧、输液、控制感染、控制心力衰竭等。

护理关键点

病情观察、一般护理、用药护理、心理护理、并发症的护理、健康教育

三、护理措施

（一）病情观察

1. 观察患者生命体征、神志、语言、动作、皮肤状态、胃肠道症状等变化。

2. 观察有无寒战、皮肤苍白、体温过低及心律不齐、心动过缓等现象，警惕黏液性水肿的发生。

（二）一般护理

1. 给予高蛋白、高维生素、低钠低脂饮食，保证饮水充分。鼓励便秘者多食新鲜蔬

果及粗纤维食物，以促进肠蠕动。

2. 指导患者学会腹部按摩，肛门括约肌训练促进排便，养成定时排便习惯。鼓励患者每天进行慢跑、散步等适度运动，并持之以恒，注意劳逸结合。

3. 体温过低者，调节室温在 22 ~ 23℃，可采用添加衣服，戴手套，睡觉时加盖毛毯、棉被或使用热水袋等方法保暖，避免受凉。

（三）用药护理

1. 甲状腺制剂从小剂量开始，逐渐增加，注意用药的准确性，用药前后分别观察脉搏、体重及水肿情况。临床用药为左甲状腺素片，一般需要终身替代治疗，不能随意加减药物或停药。

2. 病程长者、病情严重者，开始治疗时加用少量糖皮质激素。

3. 治疗初期，每间隔 4 ~ 6 周监测甲状腺功能，以血 TSH 稳定在正常范围为佳。

4. 血脂代谢异常者，必要时可予以调脂药物治疗。

（四）心理护理

关心患者，建立良好的护患关系，鼓励患者倾诉自己对疾病的困惑和担忧，给予鼓励疏导。教育患者家属多与患者沟通，鼓励患者多参与社交活动，适度运动，以减轻身心疲惫不适的感受。

（五）并发症黏液性水肿昏迷的护理

1. 避免诱因：避免寒冷、感染、手术、使用麻醉药和镇静药等诱发因素。

2. 严密监测：观察患者神志、生命体征及全身黏液性水肿情况，记录每天出入量及体重变化。如出现体温低于 35℃、呼吸浅慢、心动过缓、血压降低、嗜睡等，或出现口唇发绀、呼吸深长、喉头水肿等症状，要立即报告医师并配合救治。

3. 立即吸氧，注意保持呼吸道畅通，必要时做好气管插管或气管切开术前准备。

4. 迅速建立静脉通路，按医嘱及时给药。

5. 监测患者动脉血气分析的变化。

6. 注意保暖，避免局部热敷，以免烫伤或加重循环不良。

（六）健康教育

1. 疾病知识指导：指导患者了解甲状腺功能减退及其并发症的防治及自我保健知识；适当运动；预防感染和外伤；慎用催眠、镇静、镇痛、麻醉等药物；多食高热量、高蛋白、高纤维素食物；告知患者药物替代治疗需要终身服药，指导正确的用药方法，遵医嘱严格掌握剂量，不可随意增减或停药。

2. 指导患者自我监测甲状腺激素服用量不当的症状，如出现多食消瘦、脉速、发热、情绪激动等表现，提示用药过量；如活动无耐力、困顿、疲乏无力、情绪冷淡、行动迟缓，可能提示药量不足，均应及时回院复诊。

3. 给患者讲解黏液性水肿昏迷发生的原因及表现，教患者学会自我观察，若出现低血压、心动过缓，体温降低（＜ 35℃），应立即就医。

4. 长期替代治疗者每 6 ~ 12 个月监测甲状腺功能，定期复查。

第四节 甲状腺手术围术期护理常规

一、护理评估

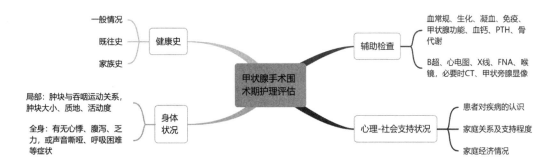

护理关键点

术前护理、术后护理、潜在并发症（出血、呼吸困难、神经损伤、甲状旁腺损伤）观察与护理、健康指导

二、护理措施

（一）术前护理

1. 饮食护理 宜给予清淡且富含营养的食物，忌食或少食辛辣刺激食物。

2. 呼吸道准备 指导患者锻炼腹式呼吸、有效咳嗽的方法，吸烟者禁烟，预防感冒。

3. 合并常见慢性病患者准备 ①对高血压和冠心病患者，遵医嘱监测血压，指导服用药物，术前血压控制在 160/100mmHg 以下；服用抗栓、抗凝药物（如阿司匹林、华法林、血塞通、利伐沙班、氯吡格雷等）者应遵医嘱停药或更换药物。②对糖尿病患者，应遵医嘱监测血糖，指导降糖药物的使用，术前餐前血糖＜ 7.8mmol/L，餐后 2 小时血糖＜ 10.0mmol/L。③其他疾病：遵医嘱执行治疗并指导正确的使用方式。

4. 术前准备 ①肠道准备：禁食 8 ～ 12 小时，禁饮 4 小时。②皮肤准备：遵医嘱备皮，男性刮胡子、胸毛，女性长发者耳后扎麻花辫，修剪指甲，术前一晚洗浴，术晨贴身穿手术衣，去除所有金属饰品、义齿、隐形眼镜，女性勿化妆。③术晨准备：测生命体征，检查有无异常特殊情况，准备麻醉床、备用物。④心理疏导：给予心理支持和帮助，讲解疾病相关知识及预后，缓解焦虑情绪。

（二）术后护理

1. 观察病情变化，记录生命体征，记录引流液颜色、性状、量。

2. 补液、补钙，预防手足麻木、抽搐等低钙血症的发生。

3. 雾化吸入，减轻喉头水肿，稀释痰液利于排痰，预防肺部感染。

4. 术后不适护理：①术后疼痛。一般可耐受，不影响进食及睡眠。应向患者讲解术后引起疼痛的原因，使其消除紧张情绪。②术后恶心、呕吐。与手术麻醉药、插管刺激有关，应向患者讲解原因，缓解紧张情绪；呕吐严重时可给予盐酸甲氧氯普胺 10～20mg 肌内注射或者静脉推注，暂禁食，给予静脉补液。

（三）潜在并发症的观察与护理

术后并发症的表现与护理见表 6-4-1。

表 6-4-1　术后并发症的表现与护理

并发症	临床表现	护理措施
出血	颈部发紧、疼痛、肿胀、敷料呈血性渗出，有呼吸困难，引流液中有大量血液 	颈部制动，行床旁止血；观察颈部有无肿胀，引流液颜色、性状、量
呼吸困难及窒息	呼吸困难、烦躁、发绀，闻及痰鸣音或喉鸣音，严重时出现"三凹征"	给予半卧位、雾化吸入稀释痰液，激素类药物减轻神经及喉头水肿，指导有效排痰的方法，必要时及时给予气管切开
神经损伤	单侧喉返神经损伤：声音嘶哑。双侧喉返神经损伤：声带瘫痪，引起呼吸困难。喉上神经外支损伤：声带松弛，音调降低。喉上神经内支损伤：会厌反射消失，呛咳	观察术后发声、饮水情况，遵医嘱给予静脉使用激素类药物，减轻水肿；甲钴胺口服，营养神经、促进恢复
低钙血症	口唇、手足麻木、抽搐，疼痛性肌肉痉挛，强直性收缩，指间关节伸直，拇指内收 	观察病情及症状，监测血钙、PTH，遵医嘱静脉补钙及口服钙剂治疗，给予心理疏导及相关知识讲解

（四）健康指导

1. 心理指导　耐心为患者讲解术后并发症及预后，鼓励患者表达感受，缓解焦虑，保持心情愉悦。

2. 饮食指导　①术后麻醉清醒生命体征平稳，无恶心呕吐者，术后 6 小时可少量试饮温开水，以减轻咽痛及咽喉黏膜红肿程度；若无饮水呛咳或其他不适者，可逐步过渡到温凉流质饮食。②术后次日饮食宜清淡。无饮水呛咳者饮食可给予软质饮食、普食；若有饮水呛咳，嘱其尝试进食固体食物，进食时低头，量不宜过多、速度不易过快，进食时观察患者表现，进食后注意询问其感受。③术后 3 天忌食蛋白质、奶、豆制品、浓汤及高脂肪食物，以防乳糜漏的发生。④甲状旁腺切除或术后低钙的患者应进食高钙低磷的食物，减少菌类、坚果、含磷高的食物。⑤术后乳糜漏且引流量＜200ml/d 的患者，予低脂饮食或无脂饮食；引流量＞200ml/d 的患者，需要禁食，遵医嘱给予静脉营养治疗；引流量＞500ml/d 的患者，需要再次手术治疗。

3. 用药指导

（1）左甲状腺素钠：①服药目的：补充甲状腺激素。②服药方法：早餐前 1 小时。③注意事项：坚持服药；避免漏服；与降压、降糖类药物间隔 2 小时；与奶豆制品、蛋白质类间隔 4 小时；与维生素、滋补品间隔 1 小时；与降脂药间隔 12 小时。

（2）碳酸钙：①服药目的：补充钙，增加骨质，预防骨质疏松；避免发生低钙血症。②服药方法：第一周：每天 3 次，每次 2 颗；第二周，若无手脚麻木，减至每天 3 次，每次 1 颗；第三周，若无手脚麻木，减至每天 2 次，每次 1 颗；第四周，若无手脚麻木，减至每天 1 次，每次 1 颗。③注意事项：调整药物之后，若出现手脚麻木情况，可返回至上次剂量再服 1 周后，根据情况减药，若症状不缓解或加重，请及时就医。补钙时间一般不超过 1 个月，骨化三醇 1 盒，服完即可。

（五）颈部功能锻炼

1. 锻炼的意义　①利于头颈部静脉侧支循环的建立，促进颈部静脉回流，减轻颜面水肿。②有利于促进局部血液循环，有助于创口的愈合、减少颈部瘢痕挛缩及瘢痕形成，提高颈部功能的恢复效果。

2. 颈部功能锻炼方法　①术后第二天若无不适，循序渐进做颈部功能锻炼"米"字操，上下＜30°，左右＜60°，每天 3 次，每次 5 分钟。拆线后 1 周逐步加大运动幅度，每天 3 次，每次 10 分钟。②上肢摆动、屈伸、肌肉等长收缩锻炼，促进血液及淋巴回流，每次 5～10 分钟，每天 3 次。③术后 1 周，颈肩部上肢肌肉功能锻炼、上臂爬墙、扩胸运动，每次最少 10 遍，动作幅度由小及大，锻炼时间逐渐延长。④术后 1～3 个月内坚持颈部功能锻炼，避免瘢痕粘连、瘢痕挛缩（图 6-4-1）。

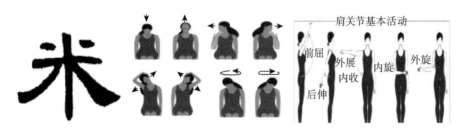

图 6-4-1　颈部功能锻炼

（六）日常调理与随访复查

术后服药 6～8 周携带病检单、甲状腺功能化验单进行第一次复查，此后根据医嘱服药及复查。

第五节　糖尿病护理常规

一、护理评估

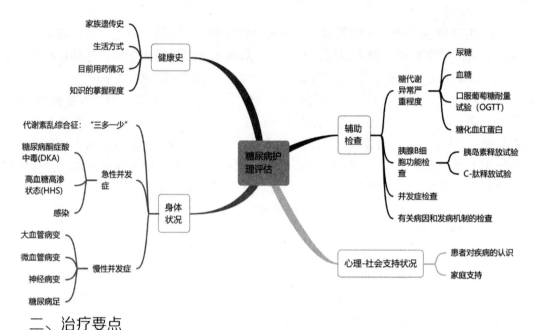

二、治疗要点

糖尿病治疗的五驾马车

1. 饮食治疗　糖尿病医学营养治疗，包括个体化营养评估、营养诊断、制订相应营养干预计划，并在一定时期内实施及监测。

2. 运动治疗　运动应循序渐进，持之以恒，相对定时、定量，开出个体化的运动处方。

3. 药物治疗　口服降糖药、胰岛素、胰高血糖素样肽 –1 受体激动剂等。

4. 血糖监测　定期检查和自我监测血糖、血压、体重等。

5. 健康教育　使患者充分认识糖尿病并掌握糖尿病的自我管理能力。

护理关键点

饮食护理、运动护理、降糖药治疗的护理、心理护理、健康教育

三、护理措施

（一）饮食护理

1. 控制总热能，总热量以维持理想体重为度（图 6-5-1）。

2. 平衡膳食，饮食多样化。每天吃 12 种以上不同的食物，包括以下四大类食品：谷薯类、蔬果类、肉蛋奶豆类、油脂类。食物种类多样化是获得全面营养的必要条件，主食粗细粮搭配，副食荤素搭配；勿挑食，勿偏食（图 6-5-2）。

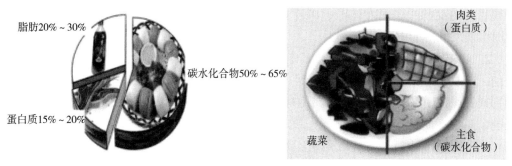

图 6-5-1 营养及饮食结构

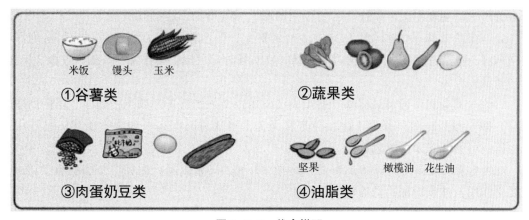

图 6-5-2 优食搭配

3. 适量优质蛋白质，鱼肉蛋类（含豆制品）。

4. 限制脂肪的摄入，尤其应该限制动物脂肪的摄入，植物油也应在每日 20g 以下；避免油腻和含脂肪高的食物，如油炸食品等；避免含胆固醇高的食物，如动物内脏。

5. 增加纤维素、维生素及矿物质的摄入。多食低糖的新鲜蔬果，绿叶蔬菜可多食。水果宜在两餐间作为加餐食用，既不至于血糖太高，又防止低血糖。可食低升糖指数的水果如西瓜、梨、苹果、柚子等。另外，要避免高糖食物，如各种糖果、香蕉、红枣、荔枝、柿子等含糖量相对较高的食物。

6. 定时定量进餐，鼓励多饮水，戒烟限酒。

（二）运动护理

1. 原则　因人而异，量力而为，循序渐进，持之以恒。

2. 适应证　轻、中度 2 型糖尿病，肥胖型 2 型糖尿病，稳定期的 1 型糖尿病。

3. 禁忌证　急性感染、血压过高、血糖控制不好、酮症、心肺功能不全、心律失常、严重肾病、严重视网膜病、糖尿病足等患者不宜运动。

4. 运动方式　应基于每个人的健康程度和平时的运动习惯选择运动方式，其中最有效的有氧运动是运用大肌肉群完成持续或间歇的运动，主要包括快走、慢跑、骑自行车、爬楼梯、游泳等。

（三）降糖药物治疗的护理

1. 双胍类　代表药：二甲双胍。服药时间：餐前、餐中、餐后都可以。副作用：主要是胃肠道症状，表现为口干、口苦、厌食、恶心、呕吐，还有可能会出现腹泻等，严重时会诱发乳酸酸中毒。

2. 胰岛素促泌剂（磺脲类、格列奈类）　代表药：格列美脲、瑞格列奈。服药时间：餐前 15～30 分钟。副作用：低血糖，一般与剂量过大、饮食配合不妥、同时使用长效制剂或者增强磺脲类降糖作用的药物有关。另外，还会导致体重增加，偶尔也会出现恶心、呕吐、消化不良等消化道症状。

3. 胰岛素增敏剂　如罗格列酮。服药时间：每天 1 次，早餐前或后口服。副作用：主要有水肿、体重增加、头晕、头痛、乏力等。

4. 葡萄糖苷酶抑制剂　如阿卡波糖、伏格列波糖、米格列醇、桑枝总生物碱。服药时间：于每餐第一口主食嚼服。副作用：主要是腹胀、排气增加、腹痛和腹泻等。

5. 二肽基肽酶 -4 抑制剂（DPP-4 抑制剂）　如西格列汀、沙格列汀、利格列汀、维格列汀。服药时间：每天任意时间，餐时或非餐时都可以。副作用：头痛、过敏、皮疹、肝功转氨酶升高。

6. 钠 - 葡萄糖协同转运蛋白 2 抑制剂（SGLT-2 抑制剂）　如达格列净、恩格列净、卡格列净。服药时间：每天 1 次，与进食无关，可任意时间，一般早上服用。副作用：低血压；可引起泌尿系统感染。

7. 胰岛素及胰岛素类似物注射剂　外源性补充胰岛素以降低血糖。注射时间：遵医嘱。主要副作用：体重增加；低血糖。

8. 胰高血糖素样肽 -1 受体激动剂（GLP-1 受体激动剂）　有降糖、抑制食欲、减重作用，有日制剂、周制剂，如利拉鲁肽、度拉糖肽、司美格鲁肽。用药时间：每天 1 次，或每周 1 次，不受进餐影响。副作用：抑制食欲，延缓胃排空，有时有恶心、呕吐症状。

（四）心理护理

根据患者入院时、住院期间、出院时的不同心理状况和心理问题，针对性地给予心理支持。

第六节　低血糖护理常规

一、护理评估

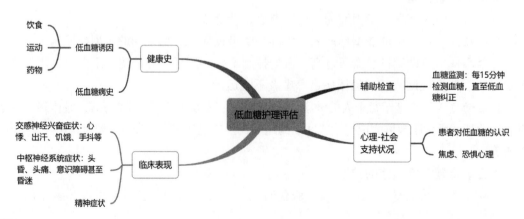

二、治疗要点

1. 意识清楚者，立即给予可以快速吸收的含碳水化合物（15～20g）的食物或饮料，15分钟后测血糖。

2. 有意识障碍者，使其侧卧，随时检查呼吸道是否通畅，呼吸是否平稳，避免喂食、喂水，以免引起窒息。有条件者在1～3分钟内立即静脉推注50%葡萄糖溶液20～40ml，或肌内注射胰高血糖素0.5～1.0mg；如15分钟后测血糖仍≤3.0mmol/L，则继续给予50%葡萄糖溶液60ml静脉注射；如低血糖未纠正，则静脉注射5%或10%葡萄糖溶液，或加用糖皮质激素。

护理关键点

治疗护理、心理护理、健康教育

三、护理措施

（一）治疗护理

1. 急性低血糖症　①葡萄糖：低血糖引起患者意识障碍时，应遵医嘱立即给予50%葡萄糖溶液20～40ml（静脉注射），15分钟后监测血糖，若血糖仍≤3.0mmol/L，继续给予50%葡萄糖溶液60ml静脉注射。②胰高血糖素：可在发病后与50%葡萄糖溶液同时应用，一般剂量为0.5～1.0mg，可皮下或肌内注射，多在用药后10～30分钟时患者神志恢复，必要时重复应用。③肾上腺素：当严重低血糖伴休克者不具备上述条件时，可应用肾上腺素，但高血压患者和老年人慎用。④甘露醇：经过上述处理后血糖已恢复，但仍昏迷，且时间超过30分钟者，为低血糖昏迷，可能伴有脑水肿，可考虑静脉滴注20%甘露醇，20分钟内输完。⑤糖皮质激素：经高糖治疗后，血糖虽已维持在8.3～11.1mmol/L，但已15～30分钟神志仍未清醒者，为使大脑不受损害，可应用氢化可的松100～200mg（或地塞米松10mg）静脉滴注，酌情4～8小时1次，共2～3次。

2. 轻度低血糖或慢性低血糖　①对症治疗：若患者目前正在口服降血糖药或胰岛素治疗，凡出现心悸、多汗、软弱、饥饿或头晕等症状或体征，已意识到为低血糖症，应立即给予饼干、糖块或糖水饮料等（含糖10～20g），同时监测血糖（一般在10～20分钟可恢复），以维持一定的血糖水平。如病情不易缓解者，也可用50%葡萄糖溶液静脉注射或10%葡萄糖溶液静脉滴注。②饮食方面：给予高蛋白、高脂肪、低碳水化合物饮食，并以少量多餐为主，以减少刺激胰岛素分泌的作用。

（二）心理护理

认真了解患者对低血糖的真实感受和想法，积极进行疏导，告知其接受正确的治疗能有效预防低血糖的发生，消除患者对发生低血糖的困惑以及恐惧感，从而减少或避免可能产生的焦虑、抑郁等不良情绪，使其保持积极乐观的心态接受治疗。

（三）健康教育

1. 低血糖指导　向患者和家属讲述低血糖发生的原因、症状、如何预防及发生低血

糖后的应对措施。①在家发生低血糖的应对措施：意识清楚、可安全吞咽、配合者，给予 15 ~ 20g 快速升糖碳水化合物，如 4 ~ 5 片葡萄糖片、1 瓶（60ml）葡萄糖液、150 ~ 200ml 纯果汁（如橙汁）、15 ~ 20g 糖溶于水，10 ~ 15 分钟后复测血糖，如血糖仍 < 4mmol/L，则重复以上操作（不超过 3 个循环）。②若患者昏迷，则不宜饮糖水以避免发生窒息，可用蜂蜜或果酱等涂抹在患者的牙齿、口腔黏膜，鼻饲糖水也是急救措施之一。

2. 饮食指导　指导患者平衡膳食，定时定量定餐，勿空腹饮酒。随身携带含糖类食物、急救卡，预防低血糖及严重并发症的发生。

3. 运动指导　①指导患者合理运动，制订个体化运动方案。②应携带易吸收的碳水化合物及糖尿病急救卡。③运动前后加强血糖监测，建议血糖水平在 7 ~ 12mmol/L 之间运动。如果血糖 > 12mmol/L，应避免运动；如果血糖 < 7mmol/L 时，应额外摄入碳水化合物（约 30g）。④使用胰岛素或胰岛素促泌剂患者运动前调整碳水化合物摄入量、药物剂量及选择注射部位来避免运动过程中低血糖。运动前血糖水平 < 5.6mmol/L，需要补充碳水化合物，警惕运动所带来的延迟低血糖反应。

4. 用药指导　告知患者降糖方案的个体化原则，应遵医嘱规律正确服药，切忌随意改变用药种类和剂量。定期监测血糖、糖化血红蛋白（HbA1c）及复诊，在医师的指导下根据病情进行药物调整。

第七节　库欣综合征护理常规

一、护理评估

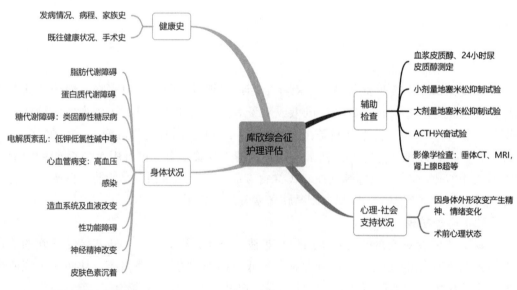

二、治疗要点

1. 治疗原发病：①手术治疗。②放疗：适用于手术后存在残余病灶的患者。

2.降低皮质醇水平。

3.缓解临床症状体征。

4.治疗相关系统的并发症。

护理关键点

特殊检查护理、对症支持护理、心理护理、随访护理

三、护理措施

（一）特殊检查护理

1. 疑诊库欣综合征的筛查试验　如2项以上检查异常，则高度怀疑库欣综合征，需要进行下一步定位检查。

（1）24小时尿游离皮质醇（UFC）：24小时UFC测定的是游离皮质醇，故不受皮质醇结合球蛋白的浓度影响，超过正常上限判断为阳性，诊断库欣综合征的敏感性可达到91%～96%，但至少测定2次。饮水过多（≥5L/d）、任何增加皮质醇分泌的生理或病理应激状态都会使UFC升高而出现假阳性结果；在中、重度肾功能不全患者，肾小球滤过率＜60ml/min时可出现UFC明显降低的假阴性结果。

（2）午夜血清皮质醇测定：人体皮质醇分泌呈现明显的昼夜节律，血皮质醇水平在午夜达最低值。库欣综合征患者血清午夜血皮质醇低谷会消失。如进行午夜血清皮质醇测定，应尽量保证采血时处于睡眠状态。诊断CS的午夜血清皮质醇≥50nmol/L（1.8μg/dl），敏感性达100%，但特异性仅20%。清醒状态下血清皮质醇≥207nmol/L（7.5μg/dl），诊断的敏感性＞96%，特异性87%。抑郁症、酗酒、肥胖和糖尿病患者的下丘脑-垂体-肾上腺轴活性增强，地塞米松抑制试验较单次测定血、唾液或尿皮质醇更有意义。

（3）1mg过夜地塞米松抑制试验：用于评估下丘脑-垂体-肾上腺轴反馈抑制功能是否正常。午夜11～12点口服地塞米松1mg，次日晨8：00采集服药后血皮质醇标本。服药后血清皮质醇值≥50nmol/L（1.8μg/dl）为不抑制，诊断库欣综合征的敏感性＞95%、特异性约80%；若提高切点至140nmol/L（5μg/dl），特异性可提高至＞95%，但敏感性降低为91%。需要注意患者对地塞米松的吸收和代谢率不同可影响地塞米松抑制试验的结果；部分药物如苯巴比妥、卡马西平和利福平等可通过诱导CYP3A4加速清除地塞米松而导致假阳性；而肝、肾衰竭患者的地塞米松清除率降低可以导致假阴性。

（4）经典小剂量地塞米松抑制试验（2mg/d×48小时）：检查前留24小时UFC或者清晨血皮质醇作为对照，之后开始口服地塞米松0.5mg，每6小时1次，连续2天，在服药的第2天再留24小时UFC或服药2天后测定清晨血皮质醇水平，若UFC未能下降到正常值下限以下或服药后血皮质醇≥50nmol/L（1.8μg/dl），为经典小剂量地塞米松抑制试验不被抑制。该试验与1mg过夜地塞米松抑制试验的敏感性和特异性相差不大，均可达到敏感性＞95%。

2. 库欣综合征的定位实验室检查　包括血ACTH的测定和大剂量地塞米松抑制试验。

（1）血 ACTH 测定：清晨 8：00 采血，因 ACTH 的半衰期很短，取血后需要将血标本冰浴，并尽快低温离心测定。通常认为，如血 ACTH < 2.2pmol/L（10pg/ml），则考虑 ACTH 非依赖性库欣综合征，如 ACTH > 4.4pmol/L（20pg/ml），则考虑为 ACTH 依赖性库欣综合征。

（2）经典大剂量地塞米松抑制试验（每 6 小时 1 次，8mg/d×48 小时）：检查前留 24 小时 UFC 或血皮质醇作为对照，之后口服地塞米松 2mg，每 6 小时 1 次，连续 2 天，在服药的第 2 天再留 24 小时 UFC 或服药 2 天后测定清晨血皮质醇，若 UFC 或者血皮质醇下降到对照值的 50% 以下为经典大剂量地塞米松抑制试验被抑制，支持库欣综合征的诊断。

3. 注意事项　告知患者采血注意事项，正确准备采血试管，在准确的时间点进行采血，并及时送检。地塞米松抑制试验时做好药物服用方法的宣教。

（二）对症支持护理

根据患者的个体情况予以降压、控制血糖、补钾、控制感染、营养支持等护理。

（三）心理护理

由于患者采血次数多，检查多，因自我形象紊乱而焦虑，加之对疾病的恐惧，以及激素水平分泌紊乱导致情绪改变，护士应多关注患者的情绪心理反应，适时给予心理疏导，做好心理护理。严重者出现急性精神病时，应请精神科医师协助诊治。

（四）随访护理

库欣综合征患者治疗后（无论是手术治疗、放疗还是药物治疗）均须密切随访，治疗后随访分为短期随访（1 个月内）和长期随访。

1. 短期随访　内容包括高皮质醇血症状态的缓解情况，以及评估是否出现水电解质紊乱、感染、血栓风险及手术相关并发症等。

2. 长期随访　应规律地评估病情的缓解情况（包括皮质醇水平、鞍区肿瘤的缓解和可能的复发）、垂体前叶其他轴系功能、血压、血脂、血糖、低钾血症和骨质疏松等并发症的改善和治疗情况。术后 1、3、6、12 个月及此后每年需要长期随访，密切观察库欣综合征相关临床表现的缓解和复发情况，检测血尿皮质醇，必要时行地塞米松抑制试验评估病情；垂体增强 MRI 随访监测肿瘤是否复发；监测垂体前叶 GH/IGF-1 轴、PRL、性腺轴、甲状腺轴等功能，必要时给予替代治疗。监测血压、血糖（必要时行口服葡萄糖耐量试验）、低钾血症和骨质疏松等相关并发症的改善和治疗情况。如患者随访计划外出现可疑复发的临床表现，需要及时复诊。

第八节 原发性醛固酮增多症护理常规

一、护理评估

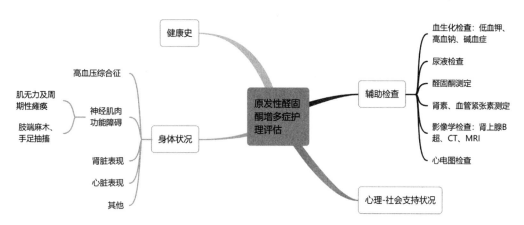

二、治疗要点

（一）手术治疗

切除醛固酮腺瘤。

（二）药物治疗

螺内酯，钙离子拮抗药，糖皮质激素。

护理关键点

病情观察、并发症的护理、心理护理、确诊试验的护理、健康教育

三、护理措施

（一）病情观察

1. 患者典型的临床表现为高血压和低血钾，要注意观察相关症状和体征。定期监测血压，观察血压是否存在昼夜节律，有无头晕、头痛的症状。

2. 观察患者肢端麻木、腹胀、手足抽搐、心律失常等低血钾的表现，必要时遵医嘱监测血清钾的变化。做好跌倒/坠床危险因素的评估，保证患者安全，防止摔伤。

3. 观察药物的疗效及不良反应，遵医嘱给予静脉或口服补钾同时监测血钾浓度，观察尿量，保证出入平衡。螺内酯是治疗原发性醛固酮增多症的一线用药，但长期服用男性会出现乳腺发育、阳痿，女性出现月经不调的不良反应，如不良反应明显应及时告知医师更改治疗方案。

（二）并发症的护理

1. **高血压危象** ①卧床休息。②严密观察神志、瞳孔、对光反射、血压的变化。③使用降压药时注意药物不良反应。

2. 心律失常　①持续心电监护，密切观察心率及心律的变化。②注意观察抗心律失常药物的不良反应。③静脉补充氯化钾的患者注意观察低血钾纠正的情况和防止高血钾对心脏的危害。④跌倒的预防及处理：及时进行跌倒风险评估，根据跌倒风险程度对患者进行相关跌倒防范知识指导，当跌倒发生后及时评估伤情并正确处理。

（三）心理护理

医护人员应充分理解和尊重患者，引导患者面对现实，指导患者进行自我心理调节，树立战胜疾病的信心，以最佳的心理状态接受治疗；告知家属和亲友要关心爱护患者，给予患者精神和经济上的支持，减轻患者心理压力；用适当的方式和语言与患者讨论病情，让患者了解原发性醛固酮增多症的有关知识，使患者配合治疗。

（四）确诊试验的护理

1. 适应证　疑似原发性醛固酮增多症、特发性醛固酮增多症的相关症状者。

2. 禁忌证　严重高血压，心力衰竭，肾功能不全，心律失常，严重低钾血症者。

3. 试验方法

（1）禁食时间：从当晚 10：00 至第二天试验结束约中午 12：00。

（2）体位要求：具体要求如下。①准备时间：第二天早上 5:30 起床洗漱，排空膀胱。②卧床休息：试验前必须绝对卧床 1 小时（6：00—8：00）。③坐位时间：8：00 抽血，抽完血后坐位输液至液体输完并抽血（可上厕所排尿）。

（3）试验时间：试验在早上 8：00—9：00 开始，4 小时静脉滴注 0.9% 的生理盐水2000ml，注意整个过程心电监护。

（4）抽血时间：分别在输液前及输液结束后。

4. 结果分析　正常情况下，饮水输注后血钠及血容量增加，大量钠盐进入肾单位远曲小管，可抑制肾小球细胞肾素分泌，从而抑制血管紧张素－醛固酮的分泌，使血中肾素、血管紧张素、醛固酮水平降低。试验临界值为 5 ～ 10ng/dl，如果小于 5ng/dl 则原发性醛固酮增多症可能性很小，大于 10ng/dl 基本可以确诊。

5. 注意事项　整个过程需监测血压和心率变化。

（五）健康教育

1. 过量醛固酮引起体内高钠低钾，血容量增多，血压增高，心脏负荷增加，所以患者应减少钠盐摄入。对血压特别高、血钠高者宜用低盐饮食，每日钠盐摄入量限制在 5g以下。鼓励患者多食富含钾、钙的蔬菜和水果，如香蕉、菠萝等，并根据患者的病情制订个体化的饮食方案，减少脂肪摄入，并禁止食用盐腌制的食品，如咸菜、腊肉、咸鸭蛋等。

2. 创造舒适安静的环境。病情严重者应卧床休息，减少活动，保证充足的睡眠。病情轻者可适当运动，以不感到疲乏为度。

3. 由于血压升高，导致患者出现头晕、头痛的症状，病程长可出现心脑肾的并发症。肌无力及周期性瘫痪的症状与血钾浓度有关，血钾越低肌肉受累越重，尤其是在劳累或服用排钾的利尿药后。护理上应注意评估患者病情和肌力的情况，据病情适当休息，保证充足的睡眠，根据年龄和身体状况选择合适的运动方式。低血钾发作时绝对卧床休息，避免激烈运动和情绪激动。低血钾时患者身体软弱无力，严重时发生软瘫，注意保证患者的安全，防止摔伤。

4.原发性醛固酮增多症病因不明，尚无有效的预防方法。但应注意养成良好的生活习惯，戒烟戒酒，减少钠盐的摄入。多锻炼身体，保持健康体重，同时定期体检，监测血压。针对高血压患者应每半年进行血液生化检查和筛查试验，一旦发现低钾、激素分泌水平异常，应及时就医。

5.原发性醛固酮增多症患者若早期发现、早期治疗，一般都可治愈，不影响生存期。若延误病情，严重者可引发并发症，从而影响生存期。患者应严格遵医嘱定期复查，以观察病情变化。

第九节　嗜铬细胞瘤护理常规

一、护理评估

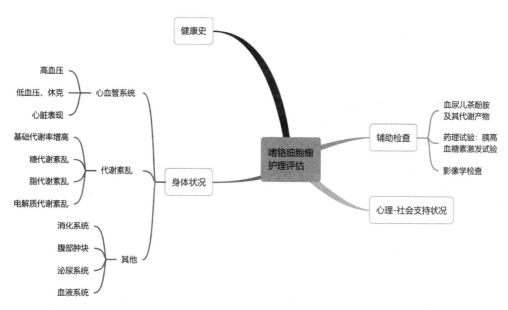

二、治疗要点

（一）药物治疗

α 受体阻滞剂（哌唑嗪），手术治疗前应用不得少于2周。高血压危象时使用酚妥拉明。

（二）手术治疗

护理关键点

饮食护理、减少或避免引发高血压危象的不良因素、用药护理、高血压危象的急救护理、围术期护理

三、护理措施

（一）饮食护理

1. 指导患者进食高蛋白、高维生素、易消化、低脂饮食。

2. 避免大量食糖和饮含咖啡因的饮料，禁烟酒，保持大便通畅。

（二）减少或避免引发高血压危象的不良因素

1. 保持环境安静，尽可能少打扰患者休息。避免情绪激动、吸烟、饮酒、创伤、咳嗽等诱发因素。

2. 防止跌倒和意外伤害，如外出需要有人陪伴，以应对突然高血压发作；切勿剧烈活动，翻身动作宜缓慢；卧床或睡眠时，宜放置床栏，变换体位时应缓慢；禁止对肿瘤生长的区域进行触及、碰撞等，以减少血压骤升的机会。

（三）用药护理

1. 遵医嘱给予降压药物，定时测血压、心率。若为儿茶酚胺引起的发作性高血压，应观察神志及心肺脑功能变化。血压高于 170/110mmHg 时，应遵医嘱及时给予可乐定或酚妥拉明控制血压。

2. 使用某些药物（组胺、甲氧氯普胺、胰高血糖素）时，如出现四肢麻木、头痛、肌肉震颤、心前区不适、焦虑等阵发性高血压发作的先兆症状，应立即测量血压，报告医师及时处理。

（四）高血压危象的急救护理

1. 卧床休息，取头高足低位以减轻脑水肿。

2. 密切观察患者生命体征，尤其注意血压的变化。

3. 快速开放静脉通路，保持液体入量，遵医嘱给予快速降压药物如酚妥拉明等。

4. 若有心律失常、心力衰竭、高血压脑病、肺部感染者，遵医嘱给予相应护理。

（五）围术期护理

1. 术前护理　①遵医嘱采用 α 受体阻滞剂降血压，严密观察血压及药物不良反应。②向患者反复耐心讲解疾病的有关知识，并简要介绍手术方法，耐心解答患者提出的各种疑问。

2. 术后护理　①严密监测生命体征的变化。②观察切口渗出的情况。③预防呼吸道感染。

第十节 腺垂体功能减退症护理常规

一、护理评估

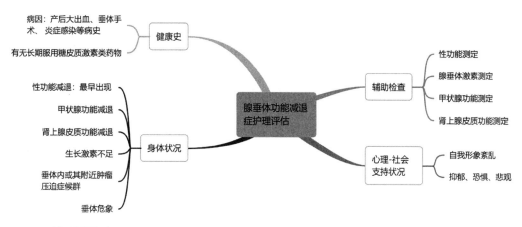

二、治疗要点

（一）病因治疗

肿瘤患者可选择手术治疗、放疗和化疗。

（二）激素替代治疗

采用相应靶腺激素替代治疗。

（三）垂体危象处理

护理关键点

一般护理、激素替代治疗的护理、垂体危象的护理

三、护理措施

（一）一般护理

1.指导患者注意休息，避免过度劳累，防止感染；避免精神刺激，保持心情愉快。

2.指导患者进食高蛋白、高热量和富含维生素的食物。

（二）激素替代治疗的护理

1.肾上腺皮质激素 先补给糖皮质激素（氢化可的松、泼尼松），再补甲状腺激素，以防发生肾上腺危象。首选氢化可的松，剂量随病情变化而调节。注意按时给药，并观察用药效果及不良反应。

2.甲状腺激素 从小剂量开始，并缓慢递增，以免增加代谢率而加重肾上腺皮质负担，诱发危象。用药过程中，注意观察患者心率。

3.性激素 病情较轻的育龄女性需要采用人工月经周期治疗，可维持第二性征和性功能，促进排卵和生育。男性患者用丙酸睾酮治疗，可促进蛋白质合成，增强体质，改善性功能和性生活，但不能生育。

（三）垂体危象的护理

1. 预防诱因。

2. 病情观察。

3. 急救配合：①迅速建立静脉通路，补充适当的水分，保证激素类药物及时、准确地使用。②保持呼吸道通畅，给予氧气吸入。③监测血糖，低血糖时应立即给予 50% 葡萄糖溶液 40～60ml 静脉注射。由于患者体内升糖激素不足，故血糖不低也应补充葡萄糖。④积极对症支持护理：低温者，遵医嘱给予小剂量甲状腺激素，采取保暖措施使患者体温回升；高热型患者给予降温处理；循环衰竭者按休克原则治疗；水中毒患者应加强利尿，可给予泼尼松或氢化可松。

参考文献

[1] 葛均波，徐永健．内科学 [M]．8 版．北京：人民卫生出版社，2016.

[2] 郭爱敏，周兰姝，王艳玲．成人护理学 [M]．4 版．北京：人民卫生出版社，2023.

[3] 夏枯草口服液临床应用共识专家组．夏枯草口服液治疗甲状腺肿大 / 结节类甲状腺疾病临床应用专家共识 [J]．中草药，2020，51（8）：2082-2087.

[4] 中华医学会，中华医学会临床药学分会，中华医学会杂志社，等．甲状腺功能亢进症基层合理用药指南 [J]．中华全科医师杂志，2021,20（5）：515-519.

[5] 中华医学会，中华医学会杂志社，中华医学会全科医学委员会，等．甲状腺功能亢进症基层诊疗指南（实践版·2019 年）[J]．中华全科医师杂志，2019，18（12）：1129-1135.

[6] 中华医学会，中华医学会临床药学分会，中华医学会杂志社，等．甲状腺功能减退症基层合理用药指南 [J]．中华全科医师杂志，2021,20（5）：520-522.

[7] 中华医学会．甲状腺功能减退症基层诊疗指南（2019 年）[J]．中华全科医师杂志，2019，18（11）：1022-1028.

[8] 中华医学会糖尿病学分会．中国 2 型糖尿病防治指南（2020 版）[J]．中华糖尿病杂志，2021，14（04）:317-421.

[9] 中国医疗保健国际交流促进营养与代谢管理分会，中国营养学会临床营养分会，中华医学会糖尿病学分会，等．中国糖尿病医学营养治疗指南（2022 版）（九）[J]．中华糖尿病杂志，2022，14（9）:881-933.

[10] 中国垂体腺瘤协作组．中国库欣病诊治专家共识（2015）[J]．中华医学杂志，2016,96（11）：835-840.

[11] 谭惠文，唐宇，余叶蓉，等．国际垂体协会《库欣病的诊断和管理共识》（更新版）》解读——诊断篇 [J]．中国全科医学，2022,25（20）:2435-2442.

[12] 国家卫生健康委办公厅．库欣综合征临床路径（2019 年版）．国卫办医函〔2019〕号．

[13] 中华医学会内分泌学分会．原发性醛固酮增多症诊断治疗的专家共识（2020 版）[J]．中华内分泌代谢杂志，2020,36（9）:727-736.

[14] 张赟，王涛，秦海艳，等．腺垂体功能减退症患者的药学监护 [J]．中国临床研究,2018,31(12):1702-1704.

[15] 王巍，方红娟，姚宁．基于奥马哈系统腺垂体功能减退症患者的护理应用 [J]．中国病案，2020，21（7）:98-102.

[16] 中华医学会内分泌学分会．嗜铬细胞瘤和副神经节瘤诊断治疗专家共识（2020 版）[J]．中华内分泌代谢杂志，2020,36（9）:737-750.

第七章　神经系统疾病护理常规

第一节　脑炎、脑膜炎护理常规

一、护理评估

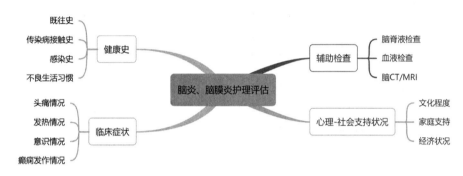

二、治疗要点

1. 一般治疗：严密监测生命体征，加强护理及营养支持。

2. 抗病毒治疗：直接抑制和杀灭病毒，干扰病毒的吸附，阻止病毒进入细胞、释放毒物。

3. 糖皮质激素治疗：调节患者免疫功能，抑制病毒所导致的炎症反应。

4. 抗癫痫治疗：控制癫痫，适用于并发癫痫症状的患者。

5. 对症支持治疗：呼吸循环支持、脱水降颅压、维持水电解质平衡、控制体温。

6. 合并症治疗：如器质性精神障碍、消化道出血、高血糖、肢体静脉血栓等。

7. 病重者输血浆或输注丙种免疫球蛋白。

护理关键点

一般护理、用药护理

三、护理措施

（一）一般护理

1. 安全护理　癫痫发作时切勿强行牵拉或按压患者肢体，使用床护栏，以免坠床及碰伤，并备压舌板于床旁。

2. 维持正常体温　体温超过38.5℃，进行物理降温，必要时遵嘱给予药物降温。出汗时及时更换衣服及被褥。

3. 保持呼吸道通畅　发生呕吐患者头偏向一侧，防止误吸；卧床不起患者，应注意及时吸痰、排痰、翻身，防止坠积性肺炎和压疮的发生。

4.潜在并发症　密切观察神志、瞳孔、呼吸节律、生命体征的变化，防止脑疝的发生。

（二）用药护理

病毒性脑炎药物治疗见表7-1-1。

表7-1-1　病毒性脑炎的药物治疗

分类	常用药物
抗病毒	阿昔洛韦、更昔洛韦
糖皮质激素	地塞米松、甲泼尼龙、泼尼松
抗癫痫	地西泮、卡马西平、苯妥英钠
利尿药	甘露醇、甘油果糖

1.抗病毒类药物护理　可选用阿昔洛韦、更昔洛韦等。表7-1-2列出了目前临床公认的一些抗病毒治疗方案（急性期一般选用静脉用药），静脉用药时，每次滴注时间1小时以上，避免快速或静脉推注，否则易发生严重的不良反应。该药静脉滴注后2小时，尿液浓度较高，应嘱患者充分饮水，防止药物沉积于肾小管内。

表7-1-2　病毒性脑炎的抗病毒治疗

药物	病毒
阿昔洛韦	单纯带状疱疹病毒、水痘带状疱疹病毒
更昔洛韦	巨细胞病毒、人疱疹病毒6型

2.激素类药物护理　严格按医嘱执行，不可突然停药，防止反跳现象发生，定期复查。

3.利尿药护理　应用20%甘露醇后要仔细观察患者的症状、体征，以及血压、脉搏、呼吸的变化。

第二节 癫痫护理常规

一、护理评估

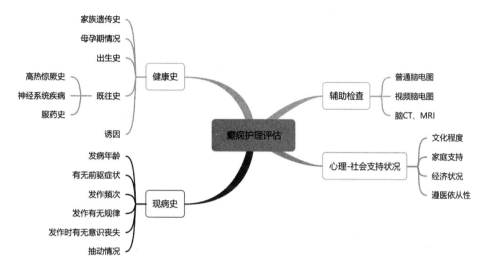

二、治疗要点

（一）病因治疗

有明确病因如肿瘤、寄生虫感染的患者首先进行相应的治疗。

（二）发作时治疗

保证患者安全；保持呼吸通畅；应用相应药物终止或预防再次发作。

（三）发作间歇治疗

服用抗癫痫药物。

（四）手术治疗

经过正规的药物治疗不见效者，可以考虑手术治疗。

护理关键点

用药护理、发作期护理、健康教育

三、护理措施

（一）用药护理

1.用药原则：在医师指导下用药，需要长期坚持服药，不随意更改或减量停药。

2.服药期间严密观察有无不良反应（见表7-2-1），定期复查血常规、肝功能、血药浓度。

表 7-2-1　常用抗癫痫药物不良反应

药物	不良反应
苯妥英钠	眼球震颤、共济失调、厌食、恶心、呕吐、攻击行为、巨幼红细胞性贫血、痤疮、牙龈增生、面部粗糙、多毛、骨质疏松、小脑及脑干萎缩（长期大量使用）、性欲缺乏、维生素 K 和叶酸缺乏、皮疹、周围神经病、肝毒性
卡马西平	复视、头晕、视物模糊、恶心、困倦、中性粒细胞减少、低钠血症、皮疹、再生障碍性贫血、肝损害
苯巴比妥	疲劳、嗜睡、抑郁、注意力涣散、多动、易激惹（儿童多见）、攻击行为、记忆力下降、皮肤粗糙、性欲下降、突然停药可出现戒断症状、焦虑、失眠、皮疹、中毒性表皮溶解症、肝炎
丙戊酸钠	震颤、厌食、恶心、呕吐、困倦、体重增加、脱发、月经失调或闭经、多囊卵巢综合征、肝毒性、血小板计数减少、急性胰腺炎（罕见）、丙戊酸钠脑病
左乙拉西坦	头痛、困倦、易激惹、感染、类流感样综合征
奥卡西平	疲劳困倦、复视、头晕、共济失调、恶心、低钠血症、皮疹
拉莫三嗪	复视、头晕、头痛、恶心、呕吐、困倦、共济失调、嗜睡、攻击行为、易激惹、皮疹、中毒性表皮溶解症、肝衰竭、再生障碍性贫血
托吡酯	厌食、注意力障碍、语言障碍、记忆障碍、感觉异常、无汗、肾结石、体重下降

（二）发作期护理

1. 观察患者发作过程（如意识是否丧失，突然跌倒，张口尖叫，呼吸暂停，面唇青紫，瞳孔大小，尿便失禁等）及生命体征。

2. 防止窒息：保持呼吸道通畅，卧位头偏向一侧，取下义齿及眼镜，解开衣领、腰带，使用压舌板，防止舌咬伤，给氧气吸入。

3. 防止受伤：加床栏，专人守护，发作时切勿用力按压患者肢体，出现躁动时防坠床、自伤。

4. 遵医嘱缓慢推注抗癫痫药，同时密切观察患者意识、呼吸、心率、血压情况。

5. 发作后期护理：保持安静，减少打扰。

6. 癫痫持续状态的护理：包括以下几方面。①气道护理：保持呼吸道通畅，预防肺部感染及误吸。②密切观察生命体征：记录发作持续时间、频率、意识。③饮食护理：给予鼻饲，保证每日入量。④安全护理：使用海绵垫，加强手足约束，防止坠床、烫伤、压疮的发生，床旁备压舌板防舌咬伤。

（三）健康教育

1. 饮食指导　保持良好的饮食习惯，合理饮食，食物以清淡且营养丰富为宜，给予高热量、优质蛋白、清淡、易消化的食物，多食蔬菜、水果，不宜辛辣、咸，避免饥饿或过饱，戒除烟、酒、咖啡。

2. 活动与休息指导　发作时和发作后均应卧床休息，平时建立良好的生活习惯，避免过度疲劳、便秘、睡眠不足和情感冲动。避免长时间看电视、玩游戏机，减少精神和感觉刺激。禁忌游泳、蒸汽浴等。

3.安全指导　告知患者有前驱症状时应立即平卧。禁止从事带有危险的活动，如攀高、游泳、驾驶及在炉火旁或高压电机旁作业等。随身携带个人信息卡（安全卡或健康卡），注明姓名、地址、病史、联系电话等。

第三节　重症肌无力护理常规

一、护理评估

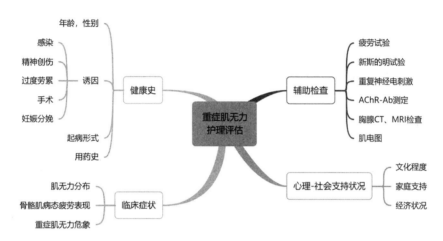

二、治疗要点

（一）一般治疗

1.药物治疗　①抗胆碱酯酶抑制剂：主要通过抑制胆碱酯酶的活性，减少 ACh 的水解，以增加肌力。②糖皮质激素：抑制自身免疫反应，减少 AChR 抗体的生成及促使运动终板再生和修复。③免疫抑制剂。

2.胸腺治疗　包括胸腺切除和胸腺放射治疗。

3.免疫球蛋白　辅助治疗的手段。

4.血浆置换　应用正常人血浆或血浆代用品置换患者的血浆，以去除血液中 AChR-Ab，达到治疗效果。

（二）肌无力危象的治疗

三种类型肌无力危象的治疗方法见表 7-3-1。

表 7-3-1　三种肌无力危象的治疗

危象类型	发生原因	治疗要点
肌无力危象	抗胆碱酯酶药量不足	加大抗胆碱酯酶药物的剂量
胆碱能危象	抗胆碱酯酶药物过量	立即停用抗胆碱酯酶药物，直到药物排出后重新调整剂量
反拗危象	对抗胆碱酯酶药物不敏感	停用抗胆碱酯酶药物，选用输液维持，过一段时间后如抗胆碱酯酶药物有效时再重新调整剂量

护理关键点

生活指导、症状护理、用药护理、心理护理

三、护理措施

（一）生活指导

1. 指导患者建立健康的生活方式，保证充分休息和睡眠，避免精神创伤、外伤，勿受凉感冒。

2. 保证营养摄入：指导患者进食高蛋白，高热量，高维生素，富含钙、钾的软食或半流质饮食，饭前休息 20 ～ 30 分钟可帮助患者肌力恢复。

3. 适宜的活动量：指导患者在自身症状较轻时活动，活动量以不感到疲惫为宜。

（二）症状护理

受累肌肉分布不同部位的护理见表 7-3-2。

表 7-3-2　受累肌肉分布不同部位的护理

累及部位	临床表现	护理措施
单侧或双侧眼外肌麻痹	上睑下垂、斜视、复视等	光线柔和，必要时可戴墨镜避免强光直射；避免用眼过度；出行注意安全
面部肌肉和口咽肌	咀嚼无力、进食时间长	进食易咀嚼、易消化的软质流食
	饮水呛咳、吞咽困难	进食时抬高床头 30° ～ 45°；进食一口量 3 ～ 5ml，进食速度均匀，避免呛咳引起肺部感染；必要时留置胃管或静脉营养
	言语不清	为患者提供纸笔、画板等交流工具，指导患者采用文字、绘画及肢体语言等形式表达自己的需求，加强有效沟通
四肢肌肉，以近端为重	抬臂、梳头、上楼梯困难	协助患者洗漱、穿衣、进食等生活护理，鼓励患者做自己力所能及的事情；上下楼尽量乘坐电梯
呼吸肌	咳嗽无力、呼吸困难	保持呼吸道通畅，做好口鼻腔分泌物的清洁，必要时吸痰；鼓励患者做深呼吸及咳嗽，抬高床头；遵医嘱给予氧气吸入；准备好抢救器材，必要时配合医师行气管插管 / 气管切开

（三）用药护理

遵嘱按时按量服药。重症肌无力常用治疗药物见表 7-3-3。

表 7-3-3　重症肌无力治疗药物

药物类别	代表药
抗胆碱酯酶药物	新斯的明、溴比斯的明
糖皮质激素	甲泼尼龙、地塞米松、醋酸泼尼松
免疫抑制剂	环磷酰胺、硫唑嘌呤

1. 抗胆碱酯酶药物 应严格掌握用药剂量和时间，注意观察患者有无出现恶心、呕吐、腹痛、腹泻、出汗、流涎等不良反应；必须按时服用，有咀嚼和吞咽无力者应在餐前30分钟口服，从而使患者的进餐时间在血药浓度高峰期，此时咀嚼吞咽功能达到最佳状态。

2. 糖皮质激素 多从大剂量开始。患者在用药早期（2周内）可能会出现病情加重，甚至发生危象，应严密观察呼吸变化，并做好抢救准备。长期服药者，要注意有无消化道出血、骨质疏松、股骨头坏死等并发症，定期监测血压、血糖和电解质；注意观察患者有无精神紊乱的症状。

3. 免疫抑制剂 定期检查血常规，注意观察患者有无胃肠道反应、出血性膀胱炎、脱发等不良反应。

4. 禁用和慎用药物 奎宁、吗啡及氨基糖苷类抗生素、新霉素、多黏菌素、巴龙霉素等均严重加重神经肌肉接头传递障碍或抑制呼吸肌的作用，应禁用。地西泮、苯巴比妥等镇静药应慎用。

（四）心理护理

1. 加强与患者的有效沟通，关心鼓励患者，树立战胜疾病的信心。

2. 建立良好的护患关系，保持患者稳定的情绪。

3. 保持和谐的家庭关系。

第四节 吉兰-巴雷综合征护理常规

一、护理评估

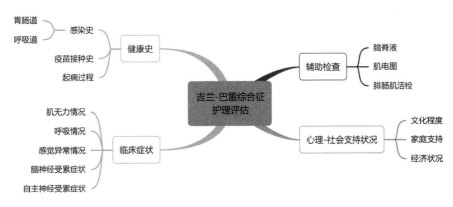

二、治疗要点

（一）病因治疗

1. 血浆置换 直接去除血浆中的致病因子。

2. 免疫球蛋白 出现呼吸肌麻痹前使用，可获得与血浆置换相近的效果。

（二）对症支持治疗

1. 辅助呼吸：呼吸困难者行气管插管、气管切开和人工辅助呼吸。

2. 运用营养神经药物。

3. 怀疑感染者使用抗生素。

4. 病情稳定后早期进行神经功能康复锻炼。

护理关键点

低效性呼吸型态的护理、躯体活动障碍的护理、心理护理、治疗护理

三、护理措施

（一）低效性呼吸型态的护理

1. 给予心电监护，定时监测生命体征、血氧饱和度、氧分压和二氧化碳分压变化，密切观察呼吸频率、深浅、呼吸形态变化，随时询问患者有无胸闷、气短、呼吸困难等不适。

2. 床头常规备吸引器、气管插管或切开包、机械通气设备，以利随时抢救。

3. 保持呼吸道通畅，定时翻身、叩背、吸痰，必要时给予气管插管或气管切开。

4. 改善缺氧状态，根据患者缺氧状态给予鼻导管或面罩吸氧。

（二）躯体活动障碍的护理

1. 安全护理：预防跌倒、坠床、烫伤、压疮等不良事件。

2. 饮食护理：进食易消化、易吸收、清淡、低糖、低脂、高维生素、高蛋白饮食，必要时给予鼻饲，保证营养摄入。

3. 瘫痪卧床期间，保持侧卧、仰卧时的良肢位，以防肩关节外展、髋关节外展、足下垂等并发症的发生。

4. 做好肢体的被动、主动功能训练。

（三）心理护理

1. 做好疾病的知识教育。

2. 做好基础护理，减轻不适，增加舒适感。

3. 主动关心安慰患者，加强沟通，尽量满足其需要，使其积极配合治疗。

（四）治疗护理

免疫球蛋白输注护理：①免疫球蛋白放冰箱保存；②使用前室温下放置30分钟复温；③用药前询问有无过敏史；④开始静脉滴注速度为20滴/分，持续15分钟后若无不良反应可逐渐加快至60滴/分；⑤观察有无头痛、发热、寒战、呼吸急促、背痛、皮疹、恶心、呕吐等过敏反应。

第五节　帕金森病护理常规

一、护理评估

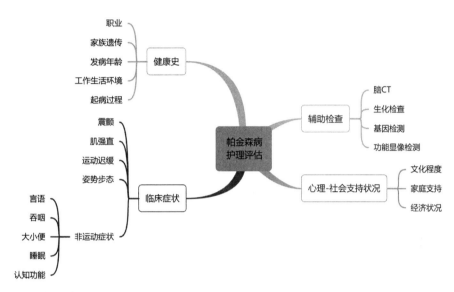

二、治疗要点

（一）药物治疗

早期无需药物治疗。当疾病影响患者日常生活和工作能力时，适当的药物治疗可不同程度地减轻症状，并可因减少并发症而延长生命。

（二）手术及干细胞治疗

长期药物治疗疗效明显减退，同时出现异动症的患者可以考虑行手术治疗。手术治疗只是改善症状，不能根治，术后仍需要药物治疗。手术治疗方法有立体定向神经核毁损术和脑深部电刺激术。目前正在探索采用干细胞移植结合基因治疗的新疗法。

护理关键点

生活护理、饮食护理、用药护理、运动护理、安全护理、心理护理

三、护理措施

（一）生活护理

1.主动了解患者需求，根据患者需求鼓励、指导或协助其完成自我护理、自我修饰，维护其自我形象。

2.保持口腔、皮肤、会阴部的清洁。

3.每2小时翻身，保持床单位清洁平整，防止压疮。

4.对于顽固性便秘或排尿困难者，根据患者情况，帮助其通便、排尿。

5.对于言语不清、构音障碍的患者，采用手势、纸笔、画板交流。

6.为患者尽可能提供生活的便利：配备高位坐厕、等高度床、防滑垫、无需系鞋带的鞋子等。

（二）饮食护理

1.评估患者吞咽功能、咳嗽呕吐反射、咀嚼能力、消化功能，以此选择营养支持的方式和食物的类别。

2.进食时安置正确体位，从少量食物开始，进食后漱口，防止误吸。

3.给予高热量、高维生素、低脂、适量优质蛋白的易消化饮食，及时补充水分，防止便秘，减轻腹胀。

（三）用药护理

帕金森病用药见表7-5-1。

表 7-5-1　帕金森病常用药物类别及代表药

药物	作用	不良反应	用药注意事项
多巴丝肼、卡左双多巴控释片（息宁）	补充黑质纹状体内多巴胺的不足	恶心、呕吐、便秘、眩晕、幻觉、异动症、开/关现象	需要服药数天或数周才见效；避免嚼碎药片；出现开/关现象时最佳服药时间为餐前1小时或饭后1.5小时；避免与高蛋白食物一起服用；避免突然停药
普拉克索、吡贝地尔	直接激动纹状体，使之产生和多巴胺作用相同的药物效应，减少和延缓左旋多巴的不良反应	恶心、呕吐、眩晕、疲倦、口干、直立性低血压、嗜睡、幻觉与精神障碍	首次服药后应卧床休息；如有口干舌燥可嚼口香糖或多喝水；避免开车或操作机械；有轻微兴奋作用，尽量在上午服药，以免影响睡眠
恩他卡朋	抑制左旋多巴和多巴胺的分解，增加脑内多巴胺的含量	恶心、呕吐、神志混乱、不自主动作、尿黄	与多巴丝肼或息宁一起服用
司来吉兰	阻止脑内多巴胺释放，增加多巴胺浓度	恶心、呕吐、眩晕、疲倦、做梦、不自主动作	有轻微兴奋作用，尽量在上午服药，以免影响睡眠；消化性溃疡患者慎用
盐酸苯海索（安坦）	抗胆碱能药物，协助维持纹状体的递质平衡	恶心、呕吐、眩晕、疲倦、视物模糊、口干、便秘、小便困难	不可立即停药，需要缓慢减量；闭角型青光眼、前列腺肥大者禁用
盐酸金刚烷胺	促进神经末梢释放多巴胺并阻止其再吸收	下肢网状青斑、踝部水肿、不宁、意识模糊	尽量在黄昏前服用，避免失眠；肾功能不全、癫痫、严重胃溃疡、肝病者慎用；哺乳期妇女禁用

注：服药期间尽量避免使用维生素 B_6、利舍平、氯丙嗪等药物，以免降低药物疗效或导致直立性低血压

（四）运动护理

1. 疾病早期：主动运动，加强日常生活动作训练，维持业余爱好，学习太极拳，保持各个关节最大活动范围。

2. 疾病中期：有目的地进行被迫运动，如起坐、站立、踏步、起步、转身等。

3. 疾病晚期：被动活动肢体、保持正确卧姿、肢体置于功能位及按摩肌肉，最大限度发挥患者残存功能。

4. 训练强度以患者能接受为准则，将心理护理贯穿整个训练始终。

（五）安全护理

1. 加用保护性床栏防止坠床，24小时留陪，防跌倒。

2. 呼叫器和经常使用的物品放置于患者伸手可及处。

3. 防烫伤和烧伤：上肢有震颤、动作笨拙的患者，应避免自行从开水瓶倒水，使用有大把手且不易打碎的不锈钢饭碗、水杯和汤勺。

4. 加强巡视，防自伤、防走失、防坠楼、防伤人，做好药物的保管、发放、服用。

5. 直立性低血压患者，睡眠时抬高床头，避免快速坐起。

6. 外出时有人陪伴，对精神障碍者衣服口袋放置"安全卡片"（包括姓名、住址、联系电话）或佩戴手腕识别牌。

（六）心理护理

1. 建立信任的护患关系。

2. 细心观察患者的心理反应，对患者进行心理疏导，宣泄情绪。

3. 为患者创造良好的亲情和人际关系氛围，给予情感支持。

4. 促进患者与社会的交往，重建角色并适应角色的转变。

5. 帮助患者对疾病有正确的认识，发挥其主观能动性，积极配合治疗和护理。

第六节 短暂性脑缺血发作护理常规

一、护理评估

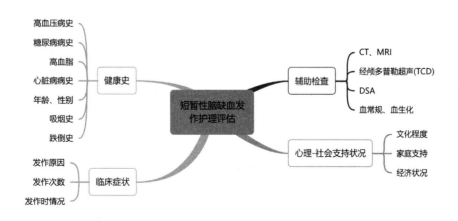

二、治疗要点

（一）病因治疗

1. 控制血压。

2. 治疗心律失常、心肌病变，稳定心功能。

3. 治疗脑动脉炎。

4. 纠正血液成分异常。

（二）药物治疗

1. 抗血小板聚集剂　可能减少微栓子的发生，常用药物有阿司匹林、双嘧达莫、氯吡格雷和奥扎格雷。

2. 抗凝治疗　低分子肝素钠和华法林（无抗凝禁忌证者）。

3. 钙通道阻滞剂　可扩张血管，阻止脑血管痉挛，如尼莫地平 20 ～ 40mg/d。

4. 中医治疗　常用川芎、丹参、红花等药物。

（三）外科手术治疗和血管内介入治疗

经血管造影确定短暂性脑缺血发作是由于颈部大动脉病变如动脉硬化斑块引起明显狭窄或闭塞者，为了消除微栓塞，改善脑血流量，建立侧支循环，可考虑外科手术治疗和血管内介入治疗（一般颈动脉狭窄＞ 70%，患者有与狭窄相关的神经系统症状，可考虑颈动脉内膜切除术或血管内介入治疗）。

护理关键点

休息与活动、安全护理、用药护理、心理护理、饮食护理

三、护理措施

（一）休息与活动

1. 规律的体育锻炼，可以改善心脏功能、增加脑血流量、改善微循环、控制血糖和降低体重。保持适当的体育运动，如散步、慢跑、踩脚踏车等，选择适合个体的文体活动，注意劳逸结合。

2. 频繁发作的患者应记录发作的持续时间、间隔时间和伴随症状，观察肢体麻木或无力是否减轻或加重，若加重应及时就医。

（二）安全护理

1. 发作时卧床休息，枕头不宜过高，以 15° ～ 20° 为宜。

2. 指导患者转头或仰头时动作缓慢，幅度不宜过大，避免因颈部活动过度或过急而导致发作。

3. 采取适当防护措施预防跌倒或坠床。频繁发作患者必要时协助如厕、沐浴，外出活动时有专人陪伴。

（三）用药护理

1. 遵医嘱正确服药，告知患者药物的不良反应及用药注意事项。

2.肝素抗凝治疗时应注意观察有无出血倾向。

3.使用阿司匹林、氯吡格雷或奥扎格雷治疗时可出现食欲缺乏、皮疹或白细胞计数减少的不良反应，发现异常应及时报告医师。

（四）心理护理

鼓励患者积极调整心态，稳定情绪，培养自己的兴趣爱好，增加社交活动，多参加有益身心健康的活动。

（五）饮食护理

1.选择低盐、低脂、充足蛋白质和丰富维生素的饮食，如谷类、鱼类、新鲜蔬菜和水果、豆类、坚果；少吃甜食和糖类；限制钠盐（＜6g/d）和动物油的摄入。忌辛辣、油炸食物和暴饮暴食。

2.戒烟戒酒，控制食物热量，保持理想体重。

第七节　脑梗死护理常规

一、护理评估

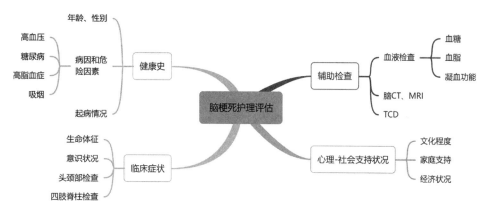

二、治疗要点

（一）一般治疗

1.血压管理　维持血压较平时稍高，保证脑部灌注，防止脑梗死面积扩大。

2.吸氧和通气支持　轻症、无低氧血症的患者，无需吸氧；脑干梗死或大面积梗死等病情危重或有气道受累的患者，需要气道支持和辅助通气。

3.血糖管理　急性期高血糖可以是原有糖尿病的表现或应激反应，当血糖＞11.1mmol/L时应给予胰岛素治疗。

4.防治脑水肿　脑水肿通常于发病后3～5天达到高峰。治疗目标是降低颅内压，维持足够的脑灌注和预防脑疝的发生。

5.上消化道出血　预防及治疗应激性溃疡。

6.对症支持治疗　预防深静脉血栓，维持水、电解质平衡，控制癫痫发作，预防与治疗感染等。

（二）特殊治疗

1. 早期溶栓治疗：发病 6 小时内静脉溶栓使血管再通。

2. 抗血小板治疗：未溶栓的患者在发病后 48 小时内服用阿司匹林或氯吡格雷治疗。

3. 抗凝治疗：长期卧床患者，特别是合并高凝状态，有深静脉血栓形成或肺栓塞趋势的患者使用低分子肝素，心房纤颤患者使用华法林。

4. 脑保护治疗。

5. 血管内治疗：经皮腔内血管成形术和血管内支架置入术等。

6. 外科手术治疗：颈动脉内膜切除术；脑水肿患者可行去骨瓣减压术。

7. 康复治疗。

护理关键点

一般护理、用药护理、偏瘫的护理、失语的护理、吞咽困难的护理

三、护理措施

（一）一般护理

1. 病情观察　密切观察患者意识、瞳孔、生命体征变化，有无头痛、恶心、喷射性呕吐等脑病先兆。

2. 休息与卧位　急性期绝对卧床休息，头不宜过高。

3. 安全护理　偏瘫患者使用床栏防止坠床；行走不稳患者有人扶走；感觉障碍患者禁用电热毯、热水袋；烦躁不安患者正确使用约束带。

4. 保持呼吸道通畅　长期卧床患者定时翻身拍背，防止肺部感染。

5. 饮食护理　进食低盐、低脂、低糖、清淡易消化高蛋白饮食，鼓励多饮水，多食富含粗纤维饮食，保持大便通畅，戒烟限酒。

6. 生活护理　口腔护理；加强皮肤护理，定时翻身，预防压疮；做好大小便护理。

7. 心理护理　主动关心、安慰患者。对语言交流障碍者，注意多交流加强言语训练。多与患者沟通，及时发现心理问题，有针对性地给予心理治疗，争取家庭及社会的支持。

（二）用药护理

1. 使用溶栓扩容治疗、抗血小板治疗、抗凝治疗患者应注意观察有无出血倾向。发现皮下有出血点及注射部位有成片淤斑，及时报告医师给予处理。

2. 使用甘露醇应注意 15 ~ 20 分钟滴入，同时应观察有无肺水肿迹象、肾功能不全，老年人密切关注小便情况。小便异常时，及时报告医师给予处理。

（三）偏瘫的护理

肢体置于功能位（图 7-7-1），使用体位垫、气垫床、防悬鞋等，早期进行被动活动按摩，病情稳定后鼓励患者做主动锻炼，并主动增加活动量。

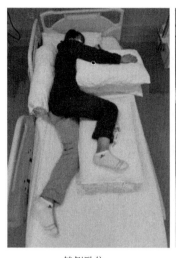
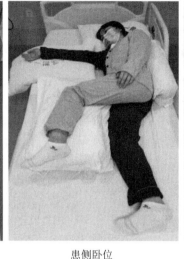
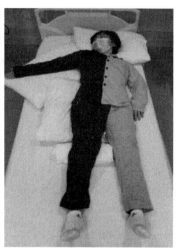

健侧卧位　　　　　　　　患侧卧位　　　　　　　　仰卧位

图 7-7-1　偏瘫时肢体功能位

（四）失语的护理

通过手势提示法、实物图片法、提示板的应用，多与患者沟通，了解需要，使用安慰性语言，及时满足患者需要，帮助其树立信心，配合治疗与护理，及早康复（表 7-7-1）。

表 7-7-1　规范化手势语

手势	代表意义
伸大拇指	排便
伸小拇指	排尿
伸示指	有痰
握空心拳（形如水杯）	口渴
握实心拳（形如重锤）	疼痛
用手拍床	想交流
握笔写字势	想写字

（五）吞咽困难的护理

1. 鼓励能吞咽的患者进食。提供充足的进食时间。选择软饭、半流质或糊状食物，避免辛辣、粗糙、干硬食物，少量多餐。进食后保持坐立位 30～60 分钟。吞咽困难、不能进食者给予鼻饲。

2. 防止窒息：指导患者进食时避免讲话，避免分散注意力。不宜使用吸水管，如果用杯子喝水，杯中水至少保留半杯。床旁备吸引装置，以防误吸。

第八节　脑出血护理常规

一、护理评估

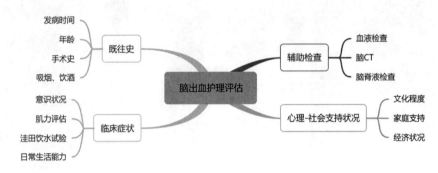

二、治疗要点

（一）治疗原则

脱水降颅压，调整血压，防止继续出血，减轻血肿所致继发性损害，促进神经功能恢复，防治并发症。

（二）治疗措施

1. 控制脑水肿：脑出血后 48 小时脑水肿达到高峰，维持 3 ～ 5 天后逐渐下降，可持续 2 ～ 3 周。常用甘露醇、呋塞米、甘油果糖降颅压。

2. 调控血压：当血压≥ 200/110mmHg 时，应采取降压治疗，血压维持在略高于发病前的水平或 180/105mmHg 左右。

3. 止血和凝血治疗。

4. 手术治疗：壳核出血量＞ 30ml，小脑或丘脑出血＞ 10ml，或颅内压明显增高，内科治疗无效者，可考虑手术治疗。

5. 亚低温疗法。

6. 康复治疗。

护理关键点

基础护理、并发症的护理

三、护理措施

（一）基础护理

1. 急性期绝对卧床休息 2 ～ 4 周，床头抬高 15°～ 30°，以减轻脑水肿。

2. 保持环境安静、安全，严格限制探视，避免各种刺激，各项治疗、护理应集中进行。

3. 生活护理：每日协助口腔护理 2 ～ 3 次；做好皮肤护理，预防压疮；保持大便通畅，协助床上大小便；有肢体偏瘫患者，协助做好良肢位的摆放，并指导和协助肢体进行主动、被动运动，预防关节僵硬和肢体挛缩畸形。

4.给予高蛋白、高维生素、富含纤维素的清淡饮食。昏迷或有吞咽障碍的患者，遵医嘱给予留置胃管。

5.心理护理：对清醒患者讲解疾病有关知识，消除其不良心理，避免情绪激动和过度紧张，保持情绪稳定。

（二）并发症的护理

1.脑疝先兆与急救处理

（1）评估有无脑疝的先兆表现：严密观察患者意识、瞳孔变化，定时监测生命体征，注意患者有无剧烈头痛、喷射性呕吐、烦躁不安、血压增高、脉搏减慢、呼吸不规则、一侧瞳孔散大、意识障碍加重等脑疝的先兆表现，一旦出现，应立即报告医师。

（2）急救处理：①立即建立静脉通路，遵医嘱给予快速脱水、降颅内压药物，如20%甘露醇250ml在15～30分钟滴完。②保持呼吸道通畅，及时清除呕吐物和口鼻腔分泌物，防止舌后坠和窒息。③氧气吸入。④心电监护，监测生命体征、血氧饱和度变化。⑤备好气管插管、气管切开、呼吸机、抢救药物和脑室穿刺引流包等。

（3）用药观察：使用脱水降颅内压药物时，注意监测尿量和电解质的变化，防止低钾血症和肾功能受损。

2.上消化道出血

（1）病情监测：①注意观察患者有无呃逆、上腹部饱胀不适、胃痛、呕血、便血、尿量减少等症状和体征。②留置胃管鼻饲的患者，注意回抽胃液，观察胃液的颜色，如发现为血色或咖啡色应立即报告医师。③观察有无黑粪，并及时留取标本行大便隐血试验。④如发现患者出现呕血或从胃管内抽出咖啡色胃液，解柏油样大便，同时伴有面色苍白、口唇发绀、呼吸急促、皮肤湿冷、烦躁不安、血压下降、尿少等，应考虑上消化道出血和出血性休克，要立即报告医师，积极止血、抗休克处理。

（2）饮食护理：遵医嘱禁食，或给予清淡、易消化、无刺激性、营养丰富的流质饮食，注意少量多餐和温度适宜，防止损伤胃黏膜。

（3）用药护理：遵医嘱给予保护胃黏膜和止血药物，如奥美拉唑、巴曲酶、氢氧化铝凝胶等，注意观察用药后的反应。

第九节　动脉瘤护理常规

一、护理评估

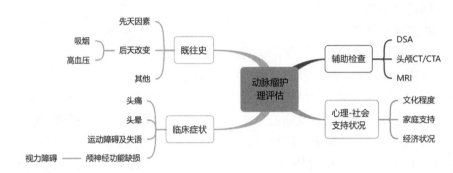

二、治疗要点

（一）防止动脉瘤破裂出血

1.抗血管痉挛治疗。

2.减少刺激，避免颅内压骤升或骤降。

3.维持血压稳定。

（二）介入治疗

单纯弹簧圈栓塞、球囊辅助栓塞和支架辅助栓塞。

护理关键点

术前护理、术后护理

三、护理措施

（一）术前护理

1.病房环境安静、整洁。避免各种不良刺激，减少探视，保持患者情绪稳定，躁动患者遵医嘱使用镇静药。

2.告知患者颅内动脉瘤或动静脉畸形相关知识，解答患者疾病相关问题。

3.动脉瘤患者应绝对卧床休息，遵医嘱控制血压，避免血压大幅度波动导致动脉瘤破裂。如出现头痛、呕吐、意识障碍或偏瘫等动脉瘤破裂出血的表现时，及时通知医师。

4.严密观察患者的生命体征、意识、瞳孔及肢体活动变化，及早发现出血并采取相应治疗措施。

5.嘱患者保持大便通畅，可适当使用缓泻剂；勿用力咳嗽；避免剧烈运动。

6.如有癫痫病史患者，家属24小时陪护，加强保护。发生癫痫，立即给予对症处理，保持呼吸道通畅，防止发生窒息。

7.做好心理疏导，讲解手术方式，做好术前准备，减轻患者的焦虑和紧张。

（二）术后护理

1. 抬高床头 30°，以利于颅内静脉回流。保持呼吸道通畅，给予氧气吸入。

2. 严密监测患者生命体征、意识、瞳孔及肢体活动情况。出现剧烈头痛、恶心呕吐或抽搐发作时及时呼叫医师及护士。

3. 稳定患者情绪，避免激动，遵医嘱使用镇静镇痛药。

4. 维持血压在稳定水平，血压波动大的患者遵医嘱使用尼卡地平等控制血压。遵医嘱应用尼莫地平等，缓解动脉血管痉挛。如患者出现症状性血管痉挛及时告知医师，维持较高血压，维持脑灌注。

5. 有癫痫病史患者，家属 24 小时陪护。一旦发作，及时处理控制。记录癫痫发作、消失，以及持续时间及次数。

6. 术前排便困难患者，保持大便通畅，可遵医嘱使用缓泻剂，避免引发颅内动脉瘤破裂或脑动静脉畸形（AVM）栓塞术后栓子脱落。

7. 遵医嘱记录 24 小时出入量，做好扩容治疗，维持脑灌注，预防及减轻脑缺血发生。

8. 介入栓塞术后：如图 7-9-1。①卧床 24 小时，穿刺点盐袋常规压迫 12 小时，穿刺肢体制动 24 小时。②观察穿刺点皮肤有无青紫、渗血及皮下血肿。③观察下肢足背动脉搏动，皮肤颜色、皮温、感觉等。④使用抗凝药物，如阿司匹林、低分子肝素钠等，观察是否有出血倾向。

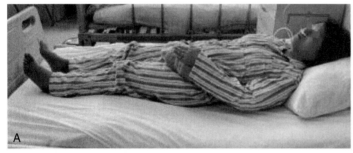
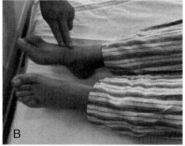

图 7-9-1　A. 介入栓塞术后体位；B. 检查足背动脉搏动

9. 动脉瘤夹闭术后：①观察伤口敷料干燥固定、渗血渗液情况。进行消毒和更换敷料时，必须严格无菌操作，保持床单位清洁。②术后引流管（图 7-9-2）：硬膜下或硬膜外引流管，引流袋一般放置于枕旁，观察引流液颜色、性状、量，避免发生导管阻塞情况。每 24 小时不应超过 300ml，引流液过多及时通知医师，警惕低颅压发生。硬膜下、硬膜外引流管一般放置 2 ～ 3 天拔出。

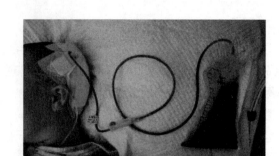

图 7-9-2　动脉瘤夹闭术后伤口与引流

第十节　垂体瘤护理常规

一、护理评估

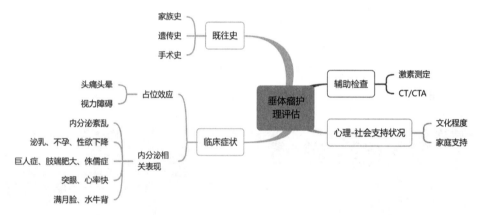

二、治疗要点

（一）一般治疗

1.严密监测生命体征，警惕垂体卒中的发生。评估患者头痛程度：肿瘤出血坏死，会有剧烈的头痛、恶心呕吐，甚至失明、意识丧失。

2.注意视力变化，预防坠床/跌倒。

3.保持大便通畅，防止颅内压增高。

4.定期复查，药物治疗。

（二）手术治疗

1.开颅手术治疗。

2.经鼻内镜微创手术治疗。

护理关键点

术前护理、术后护理

三、护理措施

（一）术前护理

1. 术前常规准备：①手术通路的准备。防止感冒与感染。术前 3 天朵贝溶液漱口每天 6 次，氯霉素和新麻滴鼻液滴鼻每日 3 次，术前 1 天剪鼻毛。②训练床上大小便、张口呼吸。

2. 术前患者可进食高蛋白、高热量、高维生素、易消化及少渣的饮食。成年人术前 10 小时禁止饮食，儿童术前 6 小时禁止饮食。

3. 遵医嘱应用激素治疗，纠正患者垂体功能不足，防止术后可能发生的急性垂体瘤功能衰竭。

4. 术前保证患者安全，视力下降、视野缺损的患者，需要有家属 24 小时陪护，防止跌倒 / 坠床。

5. 有针对性地进行健康教育。

（二）术后护理

1. 鼻腔纱条的护理：观察鼻腔纱条渗液的颜色、性状、量，如出现大量鲜红色液体及时告知主管医师。防止纱条脱落，禁止脱落后回塞。如有液体流出鼻腔可使用无菌棉签擦干（图 7-10-1），切不可用纸或者湿巾接触鼻腔纱条，防止逆行感染。防止鼻腔纱条非计划性拔出。

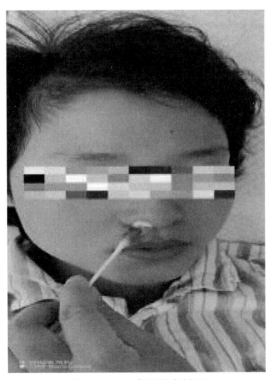

图 7-10-1　鼻腔纱条护理

2. 保持呼吸道通畅。麻醉未清醒前取去枕平卧位，将头偏向一侧，注意气道及口腔内分泌物，及时进行处理。因鼻腔纱条填塞可给予面罩氧气吸入。

3. 保持水、电解质平衡。①严格记录 24 小时出入量。②留置尿管，定时测量尿比重、渗透压及尿中钾、钠的含量，若尿比重＜ 1.005，24 小时尿量＞ 4000ml，或每小时尿量＞ 250ml，则有尿崩症的可能，可遵医嘱皮下注射垂体后叶素，维持尿量 3000 ～ 4000ml/d。③每日监测钾、钠、氯、二氧化碳结合力、尿素氮、肌酐、渗透压。④通过饮食补充钾盐和钠盐。

4. 预防颅内出血：观察鼻腔渗出液的颜色、性状及量，翻身时动作轻柔，避免情绪激动、便秘等引起颅内压升高的因素。

5. 监测患者生命体征及术后视野变化。

参考文献

[1] 中华护理学会，首都医科大学宣武医院. 急性缺血性脑卒中静脉溶栓护理指南 [J]. 中华护理杂志，2023，58（1）:10-15.

[2] 李瑜霞，罗正龙，尹雷，等. 帕金森病非药物非手术治疗进展 [J]. 国际老年医学杂志,2023,44（2）:233-236.

[3] 中国抗癫痫协会. 临床诊疗指南：癫痫病分册 [M]. 北京：人民卫生出版社，2023.

[4] 王拥军. 临床路径释义：神经内科分册 [M]. 北京：中国协和医科大学出版社，2018.

[5] 尤黎明，吴瑛. 内科护理学 [M]. 7 版. 北京：人民卫生出版社，2022.

第八章 感觉系统疾病护理常规

第一节 白内障护理常规

一、护理评估

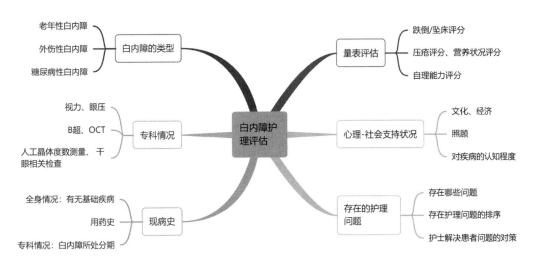

二、治疗要点

（一）一般治疗

1. 患者视力尚好，不影响生活的情况下可以门诊随诊和观察。

2. 患者视力低于 0.3，影响生活质量的情况下建议手术治疗。

3. 手术治疗是解决白内障的唯一方法。

（二）手术治疗

1. 白内障囊外摘除法。

2. 白内障囊内摘除法。

3. 白内障超声乳化吸入 + 人工晶体植入法。

护理关键点

围术期护理、规范使用眼药水、健康教育

三、护理措施

（一）围术期护理

1. 术前护理

（1）用药护理：为了预防术后感染，术前常规嘱患者使用左氧氟沙星滴眼液滴眼至少 8 ～ 10 次（仅滴准备做手术的患眼）。

（2）护理操作：术前晚为患者进行泪道及结膜囊冲洗。冲洗泪道时注意有无脓性分泌物，如有必须告知主管医师，由医师判断是否能够如期手术。泪道冲洗结果如实、及时记录在护理记录单上。注意，手术当天不能进行泪道冲洗，防止术后感染。冲洗结膜囊时注意观察患者角膜及结膜情况，如有充血及大量分泌物，及时告知主管医师处置。

（3）健康宣教：① 患者进入手术室必须着干净的病号服，戴手术帽和换鞋方可进入，女性患者长发需要梳至两侧，防止术中仰卧位时间长导致不适和头部压疮。② 告知患者进入手术室铺单后，医护人员询问信息时，仅口述，不能用手比划和指引，避免手术区域的污染。③ 白内障手术的麻醉方式一般是使用眼药水进行表面麻醉；患者术前和术晨均不需要禁食禁饮，不过度饮食即可。糖尿病、高血压患者正常服药。④ 白内障手术需要患者的配合，主要是在强光下进行固视，责任护士可以使用手电照射患者的眼睛，让患者固定眼睛不转动，每次 5 秒，术前训练 3 ～ 5 组，有利于患者术中的配合。

2. 术中护理　手术室护士根据患者手术方式、预定人工晶状体，事先准备好手术无菌台和耗材，填写手术用物清点表；接患者时核对信息，询问责任护士患者血压、血糖有无异常；接患者进入手术室，消毒前、包头前、下刀前、开封人工晶状体前均需要与一助、手术医师三方核对患者信息和手术眼别。手术过程中监测患者的生命体征、观察患者的反应、询问患者的感受，如患者有不适，及时跟主刀医师沟通并协助处理。手术结束遮盖术眼前，手术室护士和一助再次核查器械、棉签、针头等物品是否有遗漏。术毕，助手和手术室护士搀扶患者送出手术室，责任护士手术室门口接患者。

3. 术后护理　手术结束当天有敷料覆盖术眼，当天不使用任何眼药水，如果有眼痛、眼胀、头痛等不适及时告知主管护士。术后第一天拆开纱布，用无菌棉签擦拭患者眼部眼膏，开始遵医嘱使用眼药水。术后眼药水种类根据医师习惯不同，略有差异，总体来说分为抗生素眼药水、抗炎眼药水、人工泪液及有些特殊患者会加用降眼压的眼药水。

（二）规范使用眼药水

1. 眼药水的储存　眼药水应储存在干净、阴凉处。一般的眼药水开封后 4 周后就不能继续使用。

2. 眼药水使用的顺序　眼药水的剂型不一样，使用顺序有差异，先用滴眼液，再用凝胶，晚上用膏剂，这样的顺序一方面是为了不影响药物的吸收，另一方面是因为使用膏剂患者会出现视物模糊的情况，睡前使用不影响患者白天的活动。使用一种眼药水和另一种眼药水之间间隔 5 ～ 10 分钟，同一剂型先用后用不影响药效。

3. 眼药水使用的方法　患者洗净双手，确认滴眼液的名称、有效期后，以一手拉开下睑，另一手持眼药水，滴入结膜囊内，注药瓶口距离结膜囊 1 ～ 2cm。眼膏的使用与眼药水一样，挤入患者结膜囊内，不是涂抹在眼皮上。

（三）健康教育

1. 饮食指导　白内障疾病和饮食关系不大，术后饮食无特殊，但因为老年性白内障占白内障人群的大多数，因此还是建议患者结合自身有无高血压、糖尿病等基础疾病清淡饮食，食物建议多样化，营养均衡。

2. 运动指导　白内障术后患者 1 个月内不建议进行剧烈运动；日常活动要防止眼部

受伤，防止因撞击引发人工晶体脱位。

3. 眼部保健　术后 1 周复查，医师评估术后恢复情况及调整用药。术后患者如需要配镜，建议术后 3 个月屈光稳定后至专业眼镜店佩戴框架眼镜。术后用眼应劳逸结合，一般用眼 40 分钟建议休息 5～10 分钟，避免视疲劳的发生。

第二节　青光眼护理常规

一、护理评估

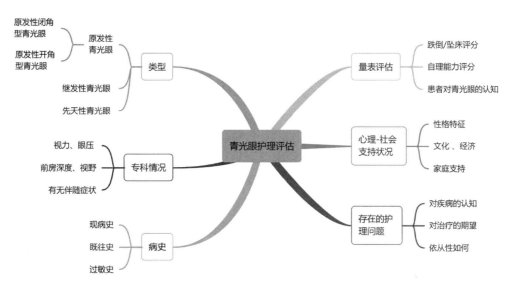

二、治疗要点

（一）降低眼压

1. 药物治疗　①拟胆碱作用药物：1% 毛果芸香碱滴眼液或眼膏。②肾上腺能受体激动剂：酒石酸溴莫尼定滴眼液。③β 受体拮抗剂：0.5% 噻吗洛尔；0.25% 倍他洛尔。④碳酸酐酶抑制剂：1% 布林佐胺滴眼液；2% 多佐胺滴眼液；口服醋甲唑胺。⑤高渗剂：20% 甘露醇快速滴注; 异山梨醇溶液口服。⑥前列腺素衍生物: 0.005% 拉坦前列素; 0.004% 曲伏前列素。

2. 手术治疗　①解除瞳孔阻滞手术：周边虹膜切除术、激光虹膜切开术。②解除小梁网阻塞手术：房角切开、小梁切开、氩激光小梁成形术。③建立房水外引流通道的手术（滤过性手术）：小梁切除术、非穿透性小梁手术、激光巩膜造瘘术、房水引流装置置入术。④减少房水生成的手术：睫状体冷凝术、睫状体透热术和睫状体光凝术。此类手术通过破坏睫状体及其血管，减少房水的生成，达到降低眼压的目的。⑤青光眼白内障联合手术：白内障膨胀期，晶体前移，造成瞳孔阻滞，去除晶状体的因素可从机制上有效阻止闭角型青光眼的发生。

（二）视神经保护性治疗

目前临床常用的是钙离子阻滞剂、谷氨酸拮抗剂、神经营养因子、抗氧化剂等。

护理关键点

眼压监测、眼压控制、药物护理、心理护理、指导自我护理

三、护理措施

（一）眼压监测

眼压是眼球内容物对眼球壁的压力，从统计学上将正常眼压定义在 10～21mmHg。正常眼压不仅反映在眼压的绝对值上，还有双眼对称、昼夜相对稳定等特点，正常人一般双眼压力差异不应＞5mmHg，24 小时眼压波动不应＞8mmHg。实际上在人群中，眼压并不是呈正态分布的。临床上，部分患者眼压虽超过统计学上限，但是长期随访，并未出现视野缺损和视神经的损害，这部分称之为高眼压症；部分患者眼压虽然正常但是却发生了典型的青光眼的视神经萎缩和视野缺损，称之为正常眼压青光眼。患者入院后需要监测 24 小时眼压，每 2 小时监测眼压一次。目前病房使用的测眼压仪器是手持式的接触式眼压计，具有小巧便携的特点。护士需要掌握眼压计的使用方法，监测眼压后及时记录，眼压异常时立即报告主管医师。刚入院的患者需要连续监测眼压，夜间得不到很好的休息，监测 1 个周期或者用药一段时间眼压稳定后，即可停止连续眼压监测，让患者夜间得到充分的休息。

（二）眼压控制

告知患者眼压增高时会伴有眼痛、眼胀、头痛及恶心、呕吐等症状。患者也可以闭起双眼，用手指触摸眼球，自测眼压，如果硬度像额头则提示眼压高，要立即就医。临床上对青光眼的治疗，是期望将眼压控制在视神经损害不进一步发展的水平，即目标眼压。目标眼压因人而异，与患者出现视神经损害时的眼压水平、青光眼进展速度、患者的年龄和寿命等都有关。

（三）药物护理

1. 缩瞳剂（拟副交感神经药）　通过兴奋虹膜括约肌，缩小瞳孔来解除周边虹膜对小梁网的堵塞，使房角重新开放，从而降低眼压。1%～4% 毛果芸香碱滴眼液，每天 3～4 次。副作用有眉弓疼痛、视物发暗，高浓度长期使用会有胃肠道反应。如果出现严重的副作用，应当即刻就医，更换药物。

2. 肾上腺能受体激动剂　降低眼压的机制为促进房水经小梁网及葡萄巩膜外引流排出。0.2% 酒石酸溴莫尼定滴眼液是 α_2 受体激动剂，可以同时减少房水生成和促进房水经葡萄膜巩膜外流通道排出。

3. β 受体拮抗剂　作用原理是抑制房水的生成，代表药物是 0.25%～0.5% 噻吗洛尔滴眼液，每天 1～2 次。心脏房室传导阻滞、心动过缓和支气管哮喘者禁用 β 受体拮抗剂。心率小于 55 次 / 分的患者要报告医师。

4. 碳酸酐酶抑制剂　减少房水生成而降低眼压，代表药物有 1% 布林佐胺滴眼液、2% 多佐胺滴眼液、口服药物醋甲唑胺。醋甲唑胺或者乙酰唑胺长期口服会出现口周及指（趾）麻木、尿路结石、肾绞痛、血尿等副作用，因此用药期间护士要告知患者可能出现以上问题，

告知患者要多饮水，若出现以上问题及时跟主管护士或者主管医师反映。

5. 高渗剂　提高血浆渗透压，使玻璃体内的水分进入血浆而降低眼压，但降压作用在用药后 2 ～ 3 小时就会消失。使用 20% 甘露醇快速静脉滴入，甘露醇降低眼压的同时也会降低颅压，部分患者可能会出现头痛、恶心等症状，长期用药的患者责任护士还要注意患者电解质、呼吸、脉搏变化。使用 20% 甘露醇降眼压的患者，护士一定要选择较粗的血管及随时关注患者输液情况，防止高渗剂渗漏情况的发生。

6. 前列腺素衍生物　其降眼压的机制是增加房水经葡萄膜巩膜外流通道排出。每日傍晚 1 滴，可以降低眼压 20% ～ 40%。副作用为局部短暂的烧灼感、刺痛等。毛果芸香碱可以减少葡萄膜巩膜通道房水外流，理论上与前列腺素制剂有拮抗作用，一般两者不宜联合应用。

（四）心理护理

青光眼患者往往有比较明显的性格特性，易激动、易激惹。由于青光眼造成的视力损害无法逆转，因此患者的焦虑、恐惧心理表现比较突出。护理人员要理解患者的心情，耐心细致地倾听患者的诉求，告知疾病相关知识和用药问题，给予支持和鼓励，帮助其控制情绪，树立战胜疾病的信心。

（五）指导自我护理

1. 饮食指导：应进食富含维生素食物，禁辛辣、刺激性食物，低脂饮食，忌暴饮暴食，保持大便通畅，避免在短期内饮用大量液体，一次饮水量不宜超过 300ml。

2. 生活有规律、劳逸结合、避免过度疲劳、足够的睡眠、适当的体育锻炼。

3. 避免长时间看电视、电影，避免长时间低头，不要在暗室逗留，以免眼压升高。

4. 衣领勿过紧、过高，睡眠时枕头宜垫高，以防头部充血后导致眼压升高。

5. 定期监测眼压、视野：医师会根据患者的具体情况，给出不同的复诊建议。患者若出现头痛、眼痛、畏光、流泪、恶心呕吐等症状，应当及时就诊。

第三節　視網膜脫離護理常規

一、護理評估

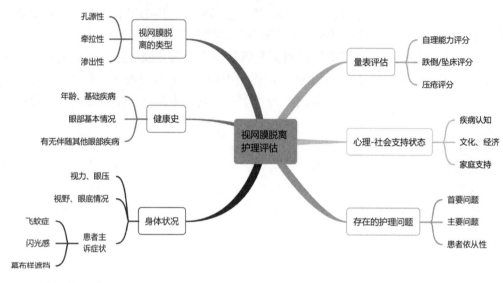

二、治療要點

1. 術前術中查清所有裂孔，進行準確定位。
2. 手術方法有鞏膜外墊壓、鞏膜環扎術，複雜病例選擇玻璃體切除術。
3. 孔封閉的方法有激光光凝、電凝、冷凝裂孔周邊。

護理關鍵點

術前護理、術後護理、健康教育

三、護理措施

（一）術前護理

參照"白內障護理常規"術前護理。

（二）術後護理

1. 體位護理　行玻璃體切除術注氣或者注硅油的患者，術後應保持面部向下、眼睛與地面保持平行的體位，目的是利用硅油、氣體的張力頂壓視網膜裂孔位置。患者每天須保持這樣的體位至少 14 小時，約 14 天。這樣的體位患者往往會比較難受，護士要指導患者可以變換體位，臥位、坐位、行走時的原則是保持面部向下，眼睛平行於地面；可以借助 U 形枕、腰墊等讓患者的強迫體位更舒適，護士還應該每班檢查患者皮膚，尤其是手肘、足背等脂肪少容易受壓的部位；對於依從性差的患者，要督促患者保持有效頂壓的體位，跟患者解釋其中的原理，取得患者的理解和配合。

2. 病情观察　术后每日监测患者的眼压，观察术眼有无分泌物、视力恢复情况等。

3. 运动护理　术后减少眼球和头部的运动，安静卧床休息 1 周。当病情稳定时，可以下床轻微活动，一般术后 6 周可以恢复日常活动。

（三）健康教育

防止复脱，术后 1 个月内多卧床休息，避免剧烈运动及头部受伤；预防感冒，避免咳嗽；避免重体力劳动和提拉重物。术后术眼或者另一只眼出现闪光感、幕布样遮挡时及时到医院就诊。

第四节　泪器疾病护理常规

一、护理评估

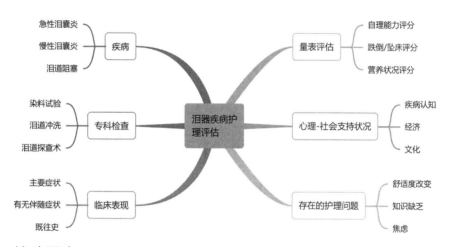

二、治疗要点

1. 婴幼儿泪道阻塞　用手指按摩泪囊区，每天 3～4 次，持续数周，能促进鼻泪管下端开放。过程中观察患儿眼部有无分泌物，如有分泌物需要加用抗生素眼药水。

2. 功能性溢泪　是指为患者进行泪道冲洗时患者的泪道是通畅的，是由于眼轮匝肌松弛，泪泵作用减弱或者消失导致的溢泪。功能性溢泪的治疗可以采用含有肾上腺素的滴眼液滴眼以收缩泪囊黏膜。

3. 非功能性溢泪　①泪小点狭窄、闭锁、缺如或者增生：使用泪点扩张器扩张泪小点或者将增生的结膜瓣样组织切除。②睑外翻导致泪小点位置异常：手术矫正睑外翻。③泪小管阻塞：手术探通或者激光探通，配合留置泪道硅胶管治疗。④泪总管阻塞：鼻内镜下行泪囊鼻腔吻合术或者行鼻泪管支架置入术。

4. 泪囊炎　①药物治疗：滴用抗生素滴眼液，或者使用抗生素滴眼液进行泪道冲洗。②手术治疗：手术方法同功能性溢泪，对无法进行吻合术的患者可以考虑泪囊摘除术。③急性泪囊炎的患者如果形成脓肿，则应该切开排脓，炎症控制后择期行手术治疗，手术治疗方式同前。

护理关键点

术前护理、术后护理、健康教育

三、护理措施

（一）术前护理

1. 参照"白内障护理常规"术前护理。全身麻醉按照全身麻醉手术准备。

2. 泪道手术前除了常规滴用抗生素滴眼液外还需要滴用麻黄碱滴鼻液，以收缩鼻腔黏膜。发药给患者时特意强调或者用红色笔特意标注是滴鼻用，防止药物使用不良事件的发生。

3. 术前为患者进行泪道冲洗时判断泪道阻塞的部位：①冲洗通畅，无阻力，患者感觉到冲洗液流入鼻腔和口腔者，表示泪道通畅。②冲洗有阻力，冲洗液完全由原路返回，表示泪小管阻塞。③冲洗液自下泪小点注入，由上泪小点反流，表示泪总管、泪囊或者鼻泪管阻塞。④冲洗有阻力，部分由泪小点反流，部分流入鼻腔，表示鼻泪管狭窄。⑤冲洗液由上泪小点反流，同时有黏性或者脓性分泌物，表示鼻泪管阻塞同时伴有慢性泪囊炎。

4. 慢性或者急性泪囊炎周边炎症者禁止泪道冲洗。

（二）术后护理

手术后冲洗泪道，每周 1 次，2 周后改为每月 1～2 次。手术后刚开始冲洗时由于炎症反应，可能会出现冲洗不通畅的情况，甚至术后第一次冲洗时会有咖啡渣样物体冲洗出来，这是术中出血所致。

（三）健康教育

1. 术后用手紧捏鼻翼半小时，护士观察有无血性分泌物，观察患者眼周有无淤血，严密监测患者生命体征。患者术后由于手术操作会导致面部或者眼周水肿，或者局部麻醉手术患者会出现术眼侧面部的水肿、鼻唇沟变浅等症状，护士应当注意观察，并及时告知医师，协助其鉴别诊断。

2. 术后除了常规使用抗生素滴眼液之外依然使用麻黄碱滴鼻液滴鼻，以收缩鼻腔黏膜，减轻鼻腔水肿。

3. 患者行鼻内镜下鼻腔泪囊吻合术，术中填塞明胶海绵，术后患者会出现鼻塞、呼吸不顺畅的情况，告知患者使用口呼吸，麻黄碱滴鼻液滴鼻，同时增加饮水量，减缓口干症状。告知患者随着时间的延长，明胶海绵会有一部分自行吸收，鼻塞症状会慢慢缓解。术后 1 周在鼻内镜下取出残余的明胶海绵。

4. 如果留置了泪道硅胶管或者鼻泪管支架，一定要告知患者复诊及拔除管道的时间，防止患者忘记将鼻泪管长时间遗留在体内情况的发生。一般是 1～3 个月拔除置入物，视置入耗材的性质和患者的具体情况而定。

5. 急、慢性泪囊炎患者应及时就医，正确用药，防止炎症的进一步扩散。

第五节　眼外伤护理常规

一、护理评估

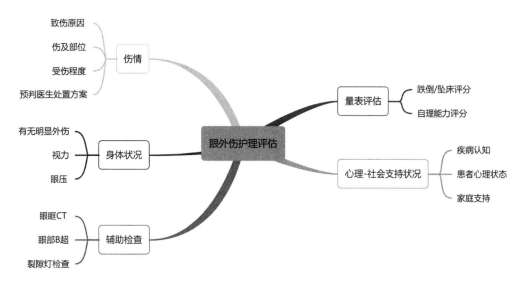

二、治疗要点

（一）非手术治疗

根据患者受伤的具体情况进行判断，部分患者行非手术治疗即可。

1. 眼睑水肿及皮下淤血者：3 天内冷敷，3 天后热敷，水肿和淤血可自行吸收。

2. 单纯性结膜裂伤、球结膜下淤血可滴用抗生素滴眼液。

3. 角膜伤口小而整齐者，可不予缝合，加压包扎即可。

4. 眼异物伤异物表浅者取出异物，给予抗生素滴眼液滴眼。

5. 眼化学伤患者争分夺秒、就地取材、充分冲洗是急救的第一步。

（二）手术治疗

患者伤情严重，必须手术治疗，部分患者可能会面临不止一次的眼科手术。

1. 开放性裂伤者，及时清创缝合。

2. 泪小管断裂行泪小管断端吻合术。

3. 外伤性白内障患者需要进行白内障摘除手术。

4. 玻璃体积血 3 个月积血仍未吸收者要考虑玻璃体切除术。

5. 对于复杂眼球穿通伤患者，初期缝合伤口，控制感染，二期再行内眼手术，处理外伤性白内障、玻璃体积血、视网膜脱离等情况。

护理关键点

紧急处置、病情观察、心理护理、健康教育

三、护理措施

（一）紧急处置

根据患者的伤情，配合医师对患者进行紧急处置。

1. 角膜异物表浅者　接到医嘱后为患者在裂隙灯表面麻醉下进行异物剔除。

2. 眼化学伤患者　接到患者后立即以生理盐水大量充分冲洗，冲洗液体量 500ml 以上，冲洗时间 30 分钟以上。

3. 需要急诊手术者　为医师协调手术室，准备缝合所需要的物资，安抚患者。

（二）病情观察

1. 观察患者的生命体征。眼外伤患者有时合并有全身其他重要脏器的损伤，必须全面掌握患者的情况，避免延误病情。

2. 观察患者的眼压、视力。不仅是受伤眼，健眼也应密切关注，及时发现交感性眼炎，及时处理。

3. 急诊手术后的患者，倾听、重视患者主诉，尤其当其诉眼痛、眼胀时要及时告知医师，监测眼压。

（三）心理护理

眼外伤带来剧烈的眼部不适及预后的不确定性，会让患者和家属有很重的心理负担，担心视力无法恢复，影响生活和学习。护士和医师应当向患者如实说明病情及预后，把病情的紧急性和处理方案的利弊分析清楚，同时有些眼外伤的预后并没有患者及家属想象的那么严重，患者积极配合医师的治疗方案，视力是可以挽回的。给患者和家属康复的信心，了解患者目前的困境，对于知识是疑惑给予耐心的解答。

（四）健康教育

眼外伤有一部分是可以避免的，护士应当做好患者及家属甚至企业的健康指导，可以避免眼外伤的发生。

1. 伤后保持乐观积极的情绪，配合医师的治疗。

2. 建立良好的生活习惯，进食粗纤维、易消化的膳食，保持大便通畅。

3. 注意用眼卫生，护士指导患者规范使用眼药水。

4. 教育青少年远离致伤物，如玩具枪、烟花爆竹、木棍等。

5. 教育建筑、工厂、电焊从业者在劳动中佩戴防护面罩或者眼罩，做好自我防护，防止化学物品、飞溅的石头和铁屑进入眼睛；使用一些生产工具前，检查工具的性能，防止工具使用不当伤及眼睛。告知患者发生眼外伤的一些紧急自救的方法，如果不能现场急救，到距离最近的医院处理。

第六节　慢性化脓性中耳炎护理常规

一、护理评估

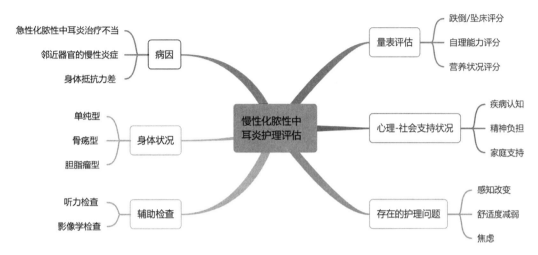

二、治疗要点

（一）病因治疗

积极治疗原发病。

（二）药物治疗

分为局部用药和全身用药。有条件者，用药前先取脓液做细菌培养和药敏试验。

（三）手术治疗

根据病变的部位、性质及听力状况选择术式。

护理关键点

一般护理、围术期护理、健康教育

三、护理措施

（一）一般护理

1. 遵医嘱正确使用滴耳剂、滴鼻剂。

2. 严密观察患者全身及耳部情况，重点观察有无头痛及意识、瞳孔的变化，防止颅内、外并发症的发生。疑有颅内感染患者，禁止使用镇静药、镇痛药，以免掩盖病情。

3. 有颅内压增高患者，遵医嘱使用降颅内压的药物，同时保持大便通畅，监测颅内压，避免脑疝的发生。

4. 饮食护理：摄入营养丰富、易消化的饮食，忌辛辣、硬的食物。

（二）围术期护理

1. 术前护理　①心理准备：评估患者的心理状态，告知疾病相关知识，让患者对手术步骤和术中配合细节有所了解，消除其紧张、恐惧心理。②耳部准备：耳内流脓的患者，用 3% 过氧化氢溶液清洁外耳道，局部抗生素水溶液滴耳。③术前皮肤准备：告知患者备皮的目的及必要性。范围为术耳周围 5～7cm，将头发梳向对侧并固定。需要耳道植皮者应首选左侧大腿皮肤，范围是上起腹股沟，下至膝关节内侧面 2/3。④其他准备：完善相关检查；术前沐浴更衣，着重清洁耳郭及周围皮肤；全身麻醉术前告知患者需要禁饮禁食 8 小时；术晨监测患者的生命体征。

2. 术后护理　①体位：全身麻醉术后去枕平卧位，头偏向一侧，术耳朝上，如无恶心、呕吐等反应，次日可下床活动。②全身麻醉术后 6 小时如患者无特殊情况，可进食流质或者半流质，3～5 天后可逐步过渡到普食。以高热量、高维生素清淡饮食为主。

3. 专科护理　观察伤口有无渗血渗液，敷料有无脱落；观察有无恶心、呕吐、眩晕等症状；观察有无面瘫、眩晕、眼震，以及头痛、意识障碍、昏迷等颅内并发症；手术后如出现眼睑闭合不全、鼻唇沟消失、嘴角歪向一侧、流涎等面神经瘫痪症状，眩晕、眼震、恶心、呕吐等迷路症状，多因手术后伤口充血、肿胀压迫面神经、听神经所致，应指导患者不必惊慌，立即告诉医护人员以便及时处理。每 6 小时 1 次监测患者的生命体征；遵医嘱使用抗生素；耳外敷料每日更换，必要时随时更换，6～7 天拆线；如有植皮，大腿内侧取皮处不用换药，10 天左右敷料自行脱落。

（三）健康教育

1. 教会患者正确的滴耳药方法。第一步，滴时拉一拉。一般取坐位侧偏头或侧卧于床上，"生病"的那只耳朵朝上，往后上方揪起耳朵，使外耳道尽量拉直，将滴耳液对着耳道口，按医师指定的滴数滴入。滴液过多不仅浪费药液，而且有引起眩晕等不适反应的可能。滴药时注意不要碰到外耳道壁的皮肤，以免滴管被污染。第二步，滴后按一按。滴完药液保持姿势 3～5 分钟，并用手指轻轻按压耳屏（耳道口前方的突起）3～5 次，帮助药液直达患处。

注意事项：①耳聋或耳道不通者，不宜使用；②耳膜穿孔者也不宜使用。

2. 术中置入听小骨的患者，术后卧床 3 天，以避免听小骨移位。

3. 注意保持外耳道清洁，防止感冒。告知患者加强锻炼，增强体质。

4. 2 周后门诊复查 1 次，以后每 2 周复查 1 次，连续 1～2 个月。耳痛、耳内流脓随时就诊。

5. 耳内痂垢不要强行挖去，应由医师处理，以避免损伤已修补好的鼓膜。

6. 未得医师允许，不要游泳，防止污水进入耳内再次引起感染。淋浴或洗头后要及时擦干流入耳内污水。

第七节　鼻窦炎护理常规

一、护理评估

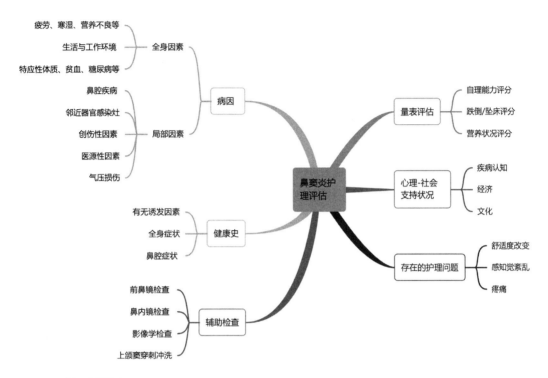

二、治疗要点

（一）急性鼻窦炎的治疗

1. 全身治疗　使用抗生素，使用抗变态反应的药物，伴有其他全身疾病的针对性治疗。

2. 局部治疗

（1）鼻腔用血管收缩剂和糖皮质激素。

（2）体位引流。

（3）物理治疗：热敷、红外线照射等。

（4）鼻腔冲洗。

（二）慢性鼻窦炎的治疗

1. 非手术治疗　①改善治疗：鼻部使用药物。②鼻腔冲洗：每天 1～2 次。③上颌窦冲洗。④负压置换法。⑤全身应用抗生素。

2. 手术治疗　鼻腔手术和鼻窦手术。

护理关键点

围术期护理、健康教育

三、护理措施

（一）围术期护理

1. 术前护理　①心理护理：解释慢性鼻窦炎的可能病因、发展过程、治疗方法和目的、可能出现的并发症及原因、康复情况及预防方法。解释鼻窦炎手术目的、意义、手术方式、术后可能产生的不适感觉及注意事项，消除不良情绪，使患者配合治疗。②常规专科检查：协助患者完成鼻内镜检查、鼻窦 CT 等，排除手术禁忌。③术前备皮：告知患者备皮的目的及必要性，术前 1 天剪除双侧鼻毛。④保证充足睡眠，有利于促进食欲，增强机体抵抗力。⑤术前训练：训练卧位使用便器排尿、排便；教会患者正确的擤鼻方法，即嘴巴紧闭，压住一侧鼻翼，气由另一鼻孔呼出，擤出鼻涕，同样方法擤出另一侧鼻腔内鼻涕。⑥手术日晨准备：测量生命体征，检查手术区皮肤准备情况，协助患者取下活动性义齿、眼镜、首饰等物品，贵重物品交其家属保管，不化妆，去手术室前排空膀胱。按手术需要，将病历、术中用药、CT 片、手术交接单等带入手术室，与手术室核对交接并签名。

2. 术后护理　①全身麻醉术后去枕平卧，头偏向一侧，嘱患者吐出口内分泌物，切勿咽下，15～20 分钟叫醒患者一次，勿使患者处于昏睡状态，以便及时吐出口内分泌物，同时观察口内分泌物并观察患者有无频繁吞咽动作，如口内有较多血液，观察患者有无活动性出血，查看咽后壁是否有血凝块或有血液流下，及时通知医师进行处理。观察鼻腔渗血情况，如有血性液体流出及时用纸巾擦去，并将用过的纸巾集中放置勿丢弃，以便观察出血量。②饮食护理：全身麻醉 4 小时后可进少量温凉开水，喝水前取侧卧位含少量水漱口，以便清洁口腔内的残留血液及分泌物。6 小时后可进食温凉半流食，如稀饭、牛奶、蛋羹等容易消化易于咀嚼的软食，勿进食羊肉、狗肉等热性及辣椒、芥末等辛辣刺激性食物。③密切监测患者生命体征，患者术后 3 天可能会出现外科热或者吸收热。④观察鼻腔填塞物是否固定在位，有无渗血。鼻腔填塞物 48 小时候后抽取。术后鼻腔填塞是术后止血的重要措施，因此嘱患者勿将鼻腔填塞物自行抽出，告知患者，鼻腔术后会有少量渗血同时鼻腔会产生分泌物混合血液经鼻腔或者口腔流出，坐起或活动时会增多，用纸巾轻轻擦掉或经口吐出即可。同时鼻腔填塞物压迫鼻腔周围神经或有头痛、牙痛等不适症状，在鼻腔填塞物抽出后可自行慢慢缓解，如疼痛剧烈请及时告知医护人员，可服用镇痛药物。抽取鼻腔填塞物前应嘱患者进饮食，以防止抽取填塞物时发生虚脱。⑤鼻腔填塞物抽出后给予鼻腔点药，鼻内镜复查鼻腔无鲜红色渗血即可冲洗鼻腔，每天 2 次；指导鼻腔滴药和冲洗方法。

（二）健康教育

1. 日常自我护理　①增强体质，预防感冒。②养成良好的生活习惯，避免过度劳累。③鼻部手术后 1～2 周后可洗头洗澡，但注意洗头时不要低头、用力时间过长，最好采用仰头洗头法。洗澡洗头水温不可过热。

2. 滴鼻法　①仰卧垂头法：患者仰卧于床上或桌上，肩下垫枕或衣物，头后仰，使鼻孔朝天，鼻孔和前额的连线与台面垂直。每侧鼻孔内滴入药液约 1 分钟后再坐起，低头，使多余的药液由鼻腔顶部流向鼻底，这样药液可均匀地分布于鼻黏膜表面。这种姿势适用于急、慢性鼻窦炎或后组鼻窦炎患者。②侧头位：患者卧向患侧，肩下垫枕，头部下垂并偏向患侧，将药液滴入患侧鼻腔即可。这种姿势适用于前组鼻窦炎患者。

3. 鼻腔冲洗法　是治疗鼻腔、鼻窦疾病的常用方法。①鼻腔冲洗液的选择：生理盐水、中药冲洗液或者西药冲洗液。②冲洗液的温度：接近正常体温，一般 35℃。③冲洗方法：将鼻腔冲洗器的鼻塞口严密堵住需要冲洗的鼻孔，堵住气孔，握住清洗器瓶体的手同时挤压瓶体开始冲洗。冲洗时，患者低头前倾 30°，张口缓慢呼吸，不说话，不做吞咽动作。在水流速度变慢时，示指离开冲洗器上的进气孔，同时放松瓶体，瓶体回弹后再继续冲洗。同样方法冲洗另外一侧。

4. 注意事项　患者要在医务人员的指导下进行鼻腔冲洗；冲洗过程中出现鼻腔出血、耳闷等症状应该立即暂停冲洗。鼻内镜术后患者一般在鼻腔填充物取出后次日开始冲洗。脑脊液鼻漏、鼻颅底开放术后、严重中耳炎、鼻腔急性炎症者禁止鼻腔冲洗。

第八节　鼻中隔偏曲护理常规

一、护理评估

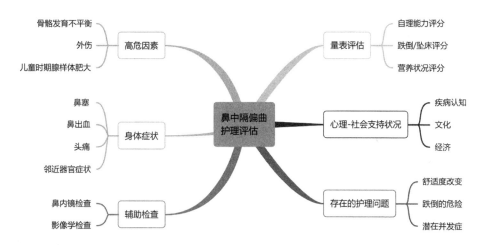

二、治疗要点

（一）非手术治疗

轻度鼻中隔偏曲可以局部治疗，如鼻甲冷冻术或者激光治疗。

（二）手术治疗

鼻中隔偏曲矫正术是根治鼻中隔偏曲的唯一方法。

护理关键点

术前护理、术后护理、健康教育

三、护理措施

（一）术前护理

1. 指导患者正确使用滴鼻液，预防鼻黏膜干燥出血及局部感染。

2. 配合医师积极行手术治疗，围术期护理参照"鼻窦炎护理常规"中的鼻科患者围术期护理进行。

3. 讲解鼻中隔偏曲的治疗与保健知识，疾病的发生、发展、转归，做好术前心理护理。

4. 指导患者正确使用漱口水，保持术前口腔清洁。

（二）术后护理

1. 评估患者术后疼痛情况，根据疼痛评分情况遵医嘱给予患者不同类型的镇痛药物。术后 24 小时往往是疼痛最剧烈的时间段，要多观察患者情况，鼓励患者说出自身感受并帮助患者有效缓解疼痛。

2. 术后并发症的预防：①患者术后有鼻中隔伤口出血、血肿和脓肿的危险。②术后取半卧位，促进血液回流，消除面部肿胀，减轻面部皮肤、血管张力。③术后观察鼻腔填塞纱条是否脱出及根据填塞材料掌握填塞时间（凡士林纱条 48 ～ 72 小时，膨胀海绵 48 小时，碘仿纱条 7 天），观察鼻腔分泌物性状、颜色，指导患者正确滴鼻或擤鼻。④避免用力咳嗽、打喷嚏，保持大便通畅。如想打喷嚏，可用手指按住人中，做深呼吸或舌尖抵住硬腭以制止。⑤双侧鼻腔填塞者，嘱患者多喝水，做好口腔护理，预防感染。⑥根据医嘱给予抗炎、止血药物。

（三）健康指导

1. 饮食指导　进食流质或半流质饮食，减少张口咀嚼导致牵拉伤口引起疼痛及出血。

2. 生活指导　生活规律，注意劳逸结合。戒烟，改善生活及工作环境，减少环境污染，避免对鼻腔黏膜刺激。术后短期内避免剧烈运动，注意保护鼻部，勿受外力碰撞。

3. 正确滴鼻方式　①清理鼻腔内的分泌物，建议压住一侧鼻翼将分泌物轻轻擤出来，或者回吸后从口中吐出，尽量不要捏住双侧鼻翼用力擤，以免分泌物通过咽鼓管进入中耳。②采取仰卧位姿势或者采取坐位姿势并倚靠沙发，尽可能使头部后仰下垂，同时还可以在肩下垫枕头，尽量使鼻孔保持垂直向上，这样可以避免药液流入咽部，引起口干、口苦等不适症状。③往鼻腔内滴入适量的药液，并且轻柔按压住鼻翼，使药液均匀分布在鼻黏膜上，让其发挥药理作用，一般保持这种姿势 2 ～ 3 分钟后可以起立，促使多余药液从前鼻孔流出。

4. 正确擤鼻方式　用手指按住一侧鼻孔，另一侧鼻孔稍用力将鼻涕擤出，同法再擤另一侧。擤鼻涕后洗手。禁止捏住双侧鼻孔一起擤鼻。

第九节　鼻出血护理常规

一、护理评估

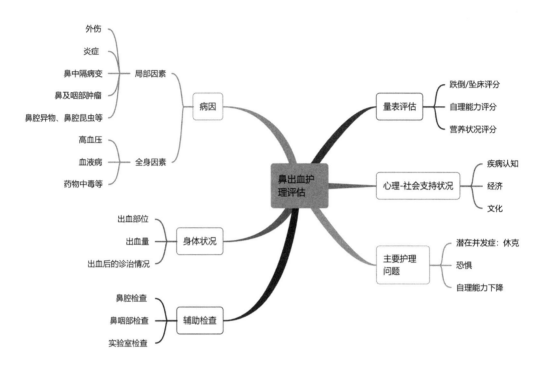

二、治疗要点

（一）局部治疗

1. 指压法止血：指导患者用手指捏紧两侧鼻翼（压迫鼻中隔前下方）10～15分钟，同时冷敷前额和后额；或者用1%麻黄碱棉片塞入鼻腔暂时止血。

2. 烧灼法：适用于反复少量出血，且明确出血点者。传统的烧灼法是应用化学药物或电灼，现已少用。微波、射频或YAG激光等治疗效果良好。

3. 填塞法是最有效和常用的鼻腔止血法。填塞材料包括可吸收类和不可吸收类。

4. 鼻内镜下止血法。

5. 血管结扎法。

（二）全身治疗

根据患者实际情况给予镇静、止血、补液、纠正电解质及酸碱失衡。

护理关键点

维持生命体征、安抚患者、协助患者生活护理、健康教育

三、护理措施

（一）维持生命体征

监测生命体征、建立静脉通路。观察鼻腔有无活动性出血，如果填塞后鼻腔有少许渗血，量逐渐减少，颜色变淡，表示无活动性出血；如果鼻腔鲜血增多或者口腔中都有新鲜血液，表示出血未止，立刻通知医师。

（二）安抚患者

实施急救措施时保持镇静，安抚患者及家属的情绪，告知患者及家属止血的措施有效且及时的话，患者不会有危险，患者需要尽量配合医师的治疗。患者取半坐卧位，用冰袋或者湿毛巾敷前额部，辅助止血，减轻鼻面部的肿胀。

（三）协助患者生活护理

协助患者及家属清除口鼻部的血迹，协助患者采取舒适体位，如果被服被血液污染及时给予更换。出血止住或者患者体力恢复后可以下床活动，下床活动时循序渐进，有家属陪伴，防止血容量不足导致跌倒不良事件的发生。

（四）健康教育

1. 指导患者食用易消化、富有营养的半流质饮食，如鱼、蛋、适量的猪肝等，多食新鲜的蔬菜、水果，少喝浓茶、咖啡，不吃辛辣、刺激性食物如辣椒等。

2. 生活指导：戒烟酒，避免用力擤鼻或者挖鼻孔，避免用力排便。

3. 指导患者滴鼻剂的使用：鼻腔填塞物抽出后，指导患者按医嘱正确使用滴鼻剂。0.5%～1%麻黄碱滴鼻液，每日2～3次，每次1～2滴；清鱼肝油等油类滴鼻液，每日3～4次，每次2～3滴。

第十节 扁桃体手术护理常规

一、护理评估

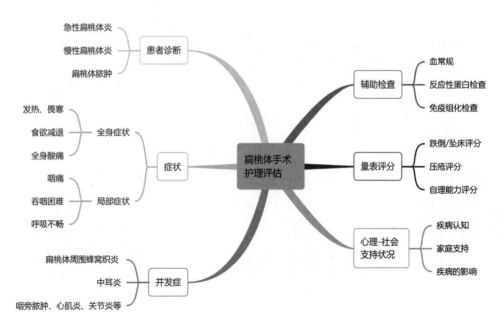

二、治疗要点

（一）内科治疗

1. 一般治疗　充分休息，清淡饮食。

2. 抗生素应用　遵医嘱使用抗生素静脉应用或者口服治疗。

3. 局部治疗　局部使用漱口液、局部涂药。慢性扁桃体炎患者可以进行局部激光治疗。

（二）手术治疗

穿刺抽脓、切开排脓、扁桃体切除术。

护理关键点

术前护理、术后护理、健康教育

三、护理措施

（一）术前护理

1. 注意休息，清淡、高热量饮食。

2. 对症支持治疗的护理：患者如果有发热应当按照发热患者护理常规进行护理。使用抗生素治疗时，注意监测患者体温变化。

3. 淡盐水漱口，保持口腔清洁。

4. 伴有呼吸困难的患者夜间尤其注意观察患者睡眠及呼吸情况。

5. 脓肿破溃的患者应协助其漱口或者使用吸引器将脓液吸出。

（二）术后护理

1. 体位　全身麻醉患者清醒后，去枕平卧位4～6小时，保持呼吸道通畅，头偏向一侧，以免呕吐物误吸入呼吸道发生窒息。

2. 遵医嘱治疗　遵医嘱给予持续心电监测及氧气吸入，给予冰袋冰敷双侧颈部。

3. 病情观察要点　①疼痛：评估患者疼痛的程度，倾听患者主诉，评估疼痛性质、持续时间和部位，必要时根据病情使用镇痛药。②入量：评估患者术后进食、饮水、输液量的情况，以免患者因伤口疼痛拒绝进食，影响伤口愈合。

4. 疼痛护理　扁桃体切除术后疼痛主要表现为进食、讲话时疼痛，术后24小时内最为明显。根据患者术后伤口疼痛的不同程度，与患者进行交流，分散其注意力；疼痛不可耐受，可使用冰袋局部冷敷；必要时根据病情使用镇痛药或镇痛泵。

5. 心理护理　患者术后因进食、讲话时疼痛，推迟进食时间，进食量减少，睡眠时易醒，精神紧张焦虑，影响康复。应向患者加强饮食宣教，强调尽早合理饮食的重要性，鼓励患者进食，给予患者心理支持。

6. 并发症的观察与护理　①出血。原发性出血时间为术后24小时内，常与术中止血不彻底，留有残体和术后饮食不当引起。应密切观察出血量，观察口腔分泌物的颜色和性状。当鲜血从口中大口吐出为大量活动性出血，安抚患者，给予床头抬高及冰袋冷敷颈部并及时通知医师，嘱患者将口腔内分泌物吐出，遵医嘱给予止血药，准备好抢救物品及药品，必要时协助医师准备急诊手术探查止血。加强巡视病房，尤其在夜间睡眠时，观察患者有无频繁的吞咽动作。一旦发现，将患者叫醒，嘱其将口腔内分泌物吐出，观察分泌物的量和性状。继发性出血常发生在术后1周左右，常与进食不当将伤口擦伤有关。术后1周时伤口表面白膜开始脱落，应嘱患者进食更加谨慎，以免发生出血。②感染。表现为白膜延迟生长，色污秽，薄厚不均，咽弓充血显著，患者咽痛较重且持续时间较长，常引起耳内放射性疼痛。监测患者体温是否升至超过38.5℃，注意观察伤口恢复情况，遵医嘱给予足量抗生素。嘱患者保持口腔清洁，协助患者坚持漱口，并嘱患者头部仰起，漱到伤口部位。③水肿。因术中过度牵拉或损伤邻近组织，以软腭及悬雍垂水肿比较多见，水肿多于术后4～5天消退。④肺部并发症。与手术中有过多的血液或异物被吸入下呼吸道有关，注意观察患者有无咳嗽、咳痰，观察痰液颜色、性状及量。

7. 宣教和指导要点　①用药宣教。遵医嘱给予消炎、止血、镇痛药物进行治疗，告知患者及家属各种药物的名称、用法、用药时间及作用、副作用，并观察用药后的反应。②饮食指导。患者全身麻醉术后6小时内禁食水；术后6小时后可进冷流质饮食，可减少渗血，缓解疼痛；术后1～3天可进温凉半流质饮食；术后4～6天进半流食；术后7～14天渐进软食；2周后根据情况可进普食。禁食辛辣、刺激性食物。鼓励患者术后多饮水，增加咽部运动，防止伤口粘连及瘢痕挛缩。向患者及家属强调术后饮食直接和手术预后有关，强调遵医行为，切不可自作主张。

8. 注意事项　①咽部活动。患者术日由于咽部疼痛会表现为减少进食、讲话，责任护士应给予正确指导。术日尽量少说话、少吞咽。术后第1天开始鼓励患者适当进食、漱口、讲话，以促进局部血液循环，防止伤口粘连、瘢痕挛缩。嘱患者术后10天内禁止剧烈活动，避免出血。②合理饮食。告知患者术后合理调整饮食，向患者讲解按要求饮食的重要性，并加强巡视，观察患者是否按要求进食。③口腔清洁，加强患者口腔护理，强调保持口腔清洁的重要性，告知术后第1天开始，三餐后及每日睡前用漱口液含漱，保持口腔清洁，预防伤口感染。

（三）健康教育

1. 饮食指导　指导患者正确饮食，2周内宜进软食，2周后酌情改为常温普食，1个月内勿进食刺激性及粗糙食物，避免引起伤口出血。疾病恢复期应选择含有丰富维生素、蛋白质的饮食，多饮水，增强体质，促进身体的恢复。

2. 口腔清洁　术后1个月应防止呼吸道炎症，如上呼吸道感染、咽喉炎等。保持口腔清洁，养成早晚刷牙及餐后漱口的卫生习惯。

3. 病情指导　若病情有变化，如出血、发热等应及时到医院就诊，以免延误病情。

4. 心理指导　指导患者保持乐观心态，避免情绪激动。

第十一节　腺样体肥大护理常规

一、护理评估

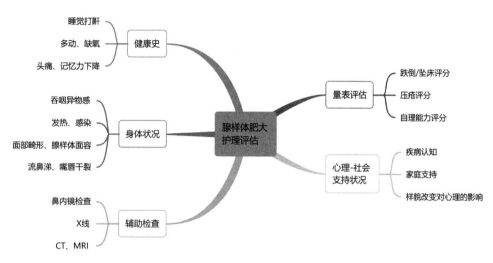

二、治疗要点

（一）病因治疗

病因明确的，针对病因进行治疗，如治疗鼻腔、鼻窦、扁桃体的炎症，局部用生理盐水进行鼻腔冲洗等。

（二）增强体质

加强体育锻炼，增强体质，避免感染。

（三）药物治疗

抗病毒、抗感染等药物的使用。

（四）手术治疗

鼻内镜下进行腺样体切除术或者等离子射频消融术。

护理关键点

术前护理、术后护理、健康教育

三、护理措施

（一）术前护理

1. 保持室内清洁，定时通风，避免感冒，加强营养。

2. 增加机体抵抗力，保证充足的睡眠，禁烟、酒，要把身体状况调到最佳状态，保证手术能达到最佳效果。减少术后呼吸系统并发症的发生，避免进食酸、辣等刺激性食物。

3. 指导患者按时完成相关术前检查。

4.做好患者的心理护理，告知注意事项，取得患者及家属的配合。

（二）术后护理

1.术后注意观察切口有无出血，嘱患者将口腔分泌物轻轻吐出；避免打喷嚏、剧烈咳嗽咳痰；及时清除口腔内分泌物，做好口腔护理；双侧颈部持续冰敷，以减轻疼痛。

2.向患者解释疼痛的原因及减轻疼痛的方法，及时评估疼痛程度。轻微疼痛可采用转移注意力的方法，对于疼痛较重者必要时遵医嘱给予镇痛药物。

3.全身麻醉清醒后进食温凉流质食物，逐步到半流质、软食；2周后可进普食；忌辛辣、刺激性、坚硬的食物。

4.告知患者按时服药，注意休息和锻炼，增强机体抵抗力。

（三）健康教育

1.锻炼身体，提高机体抵抗力，避免过度劳累，预防感冒。

2.戒除烟酒；少食辛辣刺激性食物；保持口腔清洁，每餐前后用漱口液漱口。扁桃体切除术后注意饮食，2周内应避免硬、带刺食物，并告知家人有白膜从口中脱出是正常现象，勿惊慌。

3.告知患者要适当隔离，少到公共场所，避免接触感染源。

第十二节　咽部肿物护理常规

一、护理评估

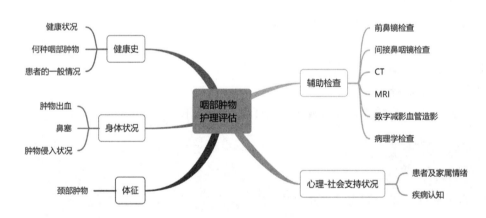

二、治疗要点

（一）手术治疗

手术治疗依然是咽部肿物主要的有效治疗手段。根据肿瘤的性质、范围不同，切除的深度、范围也有所不同。比如鼻咽纤维血管瘤，可以采用鼻内镜手术或者鼻外进路手术。

（二）放射治疗

鼻咽癌大部分为低分化癌，首选放射治疗，疗效也比较好，5年生存率可以达到50%；鼻咽纤维血管瘤患者也可以行局部放射治疗。

（三）其他治疗

恶性肿瘤在放射治疗的同时可配合中医治疗、化疗及免疫治疗等方法，以防止恶性肿瘤细胞的扩散。

护理关键点

术前护理、术后护理、健康教育

三、护理措施

（一）术前护理

1. 心理护理　肿瘤类的疾病会引起患者和家属不同程度的紧张、恐惧。如果是良性肿瘤，护士可介绍肿瘤的性质，打消患者和家属的担心；如果是恶性肿瘤，多与家属沟通，取得家属同意后才能跟患者谈及肿瘤的性质，告知家属目前治疗的方法及可能的预后，鼓励家属参与患者治疗方案的制订及患者康复，为患者提供良好的家庭支持环境。

2. 口腔护理　术前使用软毛牙刷刷牙，进食后漱口，必要时使用漱口液，保持口腔卫生。

3. 保持鼻腔清洁　每日鼻腔冲洗 2 次。根据手术方式，需要经鼻内镜手术患者术前需要剔除鼻毛。

4. 术前准备　全身麻醉患者术前准备与一般全身麻醉手术类似。

（二）术后护理

1. 病情观察　监测患者生命体征，尤其关注伤口敷料有无渗血，有无术后出血的发生。如果发生术后出血，护士需要协助医师止血，遵医嘱使用药物止血；如果出血量大，需要实施鼻腔填塞、血管结扎等止血措施。护士要安抚患者，告知患者配合医师治疗，也要积极为医师准备所需物资。

2. 疼痛的护理　头痛严重者或者伤口疼痛严重者告知医师，遵医嘱给予镇痛药物。

3. 发声的护理　声带小结 / 息肉术后适当噤声 2 周，给予糖皮质激素雾化吸入。应注意掌握正确的发声方法，否则仍可复发。

（三）健康教育

1. 鼻咽癌需要放化疗的患者注意保护血管和照射部位的皮肤。穿着棉质柔软的衣物，避免使用刺激的皮肤清洁剂。

2. 清淡饮食，忌辛辣刺激性饮食；戒烟、酒。

3. 声带小结 / 息肉患者术后避免大喊大叫，注意保护嗓子。

4. 预防上呼吸道感染。

5. 告知患者遵医嘱复查。

第十三节　急性会厌炎护理常规

一、护理评估

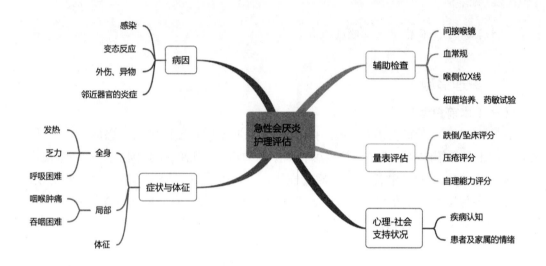

二、治疗要点

（一）尽快控制炎症

静脉输注抗生素和糖皮质激素。

（二）严密观察呼吸情况

观察患者有无呼吸困难，应用药物后呼吸困难得不到改善的患者可以考虑气管切开；有脓肿者可在喉镜下切开排脓。

（三）注意口腔卫生，防止感染

（四）营养补充

进食困难者进行肠外营养，补充水分及各大类营养要素。

护理关键点

一般护理、用药护理、口腔护理、心理护理、健康教育

三、护理措施

（一）一般护理

1. 体位 半卧位有利于呼吸。应指导患者以卧床休息为主，保持室内空气流通。

2. 防窒息 严密观察呼吸型态，遵医嘱给予吸氧，监测血氧饱和度，准确判断呼吸困难的程度，对伴有呼吸困难及病情发展快者应尽早行气管切开或会厌脓肿切开，确保患者呼吸道通畅。床边备气切包、气管插管用物、负压吸引装置等。

3. 生命体征监测 观察体温变化，体温过高者应及时采用物理降温或遵医嘱应用其他降温措施。

4. 饮食护理 食物应选择营养丰富的全流质或半流质饮食，不可进粗硬及刺激性食物，严禁烟酒。由于吞咽时有梗阻感且疼痛加剧，可进食少量流质（如牛奶、果汁等）。进食少的情况下，应遵医嘱加大补液量以满足机体需求。

（二）用药护理

1. 遵医嘱静脉给予足量抗生素和激素（目前认为头孢菌素为首选）。

2. 采用雾化吸入以减轻症状。激素雾化治疗后督促患者漱口及洗脸，避免激素沉积。

（三）口腔护理

由于炎症影响，口腔自洁作用障碍，炎性分泌物排泄到口腔，坏死上皮脱落，食物残渣滞留及患者咽部疼痛不愿进食等诸多因素导致口腔不洁加重。应指导患者注意保持口腔清洁。

（四）心理护理

患者因剧烈喉痛及呼吸困难而产生焦虑甚至对死亡恐惧，应向其解释虽起病急剧有危及生命的可能，但经过及时有效的治疗可以痊愈；而对部分未能引起足够重视而忽略治疗的患者应告知疾病的相关知识，尤其需要了解有窒息的危险性，必须密切配合治疗。

（五）气管切开护理

已施行气管切开术的患者，按气管切开术后护理常规护理。

（六）健康教育

1. 如发病时有呼吸不畅，应保持情绪稳定、放轻松，避免躁动降低耗氧量。

2. 如自觉呼吸困难加重，应立即告知医护人员。

3. 进食软食、流食，多饮水，补充足够的营养物质。如吞咽困难严重可告知医师，医师会酌情给予静脉补充营养。

4. 为了确保治疗效果，尽量配合医护人员进行各项治疗、护理工作。

5. 如出现发音困难等情况，可通过纸笔、手势等方式沟通。

6. 急性会厌炎多发生于体质虚弱的人群，尤其多见于糖尿病患者，因此如果患者合并有糖尿病，应当控制血糖在正常范围内，避免感染加重。

7. 日常生活中应加强体育锻炼，避免熬夜劳累及大量饮酒，预防上呼吸道感染，过敏体质患者避免接触变应原。

第十四节　阻塞性睡眠呼吸暂停低通气综合征护理常规

一、护理评估

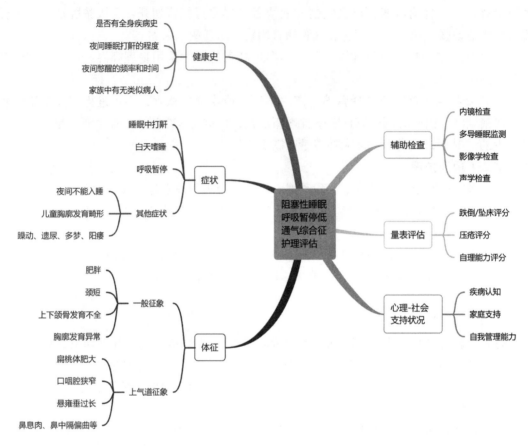

二、治疗要点

（一）一般治疗

减肥，戒烟酒，养成侧卧位睡眠习惯。

（二）内科治疗

1. 持续正压通气　是目前应用广泛且有效的方法之一。

2. 应用口器治疗　睡眠时佩戴特定口内装置，将下颌向前拉伸，促使舌根前移，扩大舌根后气道。

（三）手术治疗

病因明确的，应用手术方法去除病因，如鼻息肉切除术、鼻中隔偏曲矫正术、悬雍垂腭咽成形术等。

护理关键点

病情监测、讲解疾病相关知识、术后护理、健康教育

三、护理措施

（一）病情监测

观察患者入睡后憋气、呼吸暂停的程度、频率、次数，为患者进行多导睡眠监测。指导患者采用半坐卧或者侧卧位睡眠，睡前避免饮酒、服用镇静安眠类药物。如果患者住院，护士一定要加强巡视，发现患者憋气时间过长要叫醒患者。床旁备好吸引器、简易呼吸器、气切包等抢救物品。如果患者有潜在并发症脑卒中、心肌梗死、猝死，应密切监测及观察患者生命体征，尤其要加强夜间血压、心率、血氧饱和度的监测。

（二）讲解疾病相关知识

向患者讲解疾病的病因、预防措施。对于用呼吸机和口器治疗的患者，向其讲解应用呼吸机和口器治疗的重要性，不可以盲目停用。

（三）术后护理

1. 严密观察患者的面色、呼吸频率，严密监测生命体征，观察患者有无出血征象，有无频繁的吞咽动作，告知患者将口中分泌物吐出、勿咽下，必要时可以使用吸引器帮患者吸出，准备好急救物品。

2. 评估患者的疼痛程度，告知主管医师，遵医嘱使用镇痛药物，给予患者心理安慰。

3. 给予患者颈部及颌下冰敷，术后 4 小时可含服冰块，适量饮用冰水或者食用冰淇淋可减轻疼痛。术后可能出现饮食呛咳、鼻腔反流现象，告知患者是由于术中部分软腭及腭垂被切除导致，一般 2 周左右会消失。术后第 1 ～ 3 天进食流质、半流质饮食，之后逐步过渡到普食。

4. 防止术后潜在并发症：①出血。观察口腔分泌物情况，如果患者吐出新鲜血性液体，告知主管医师检查患者伤口，查看创面是否有活动性出血，如有则配合医师采用收缩血管药物、纱球压迫、静脉用药等措施止血。术后告知患者勿食用坚硬、粗糙、辛辣刺激性食物。②鼻咽反流，是指进食过程中有水或者食物自鼻腔流出。护士要告知患者进食应小口、慢咽，指导患者术后 24 小时进行咽部功能训练。③感染。术后给予患者口腔护理每天 2 ～ 3 次，使用具有杀菌消毒作用的漱口液漱口，保持口腔清洁。

（四）健康教育

1. 指导患者控制饮食、定期锻炼、戒烟酒、避免应用镇静药物、调整睡眠体位。

2. 术后 4 周勿进干硬、大块及酸辣刺激性食物，并注意口腔卫生，进食后漱口。

3. 嘱患者定期随访并监测心脏功能、血压等，防止并发症的发生。

4. 告诫患者不宜从事驾驶、高空作业等有潜在危险的工作，以免发生意外。

第十五节　喉阻塞护理常规

一、护理评估

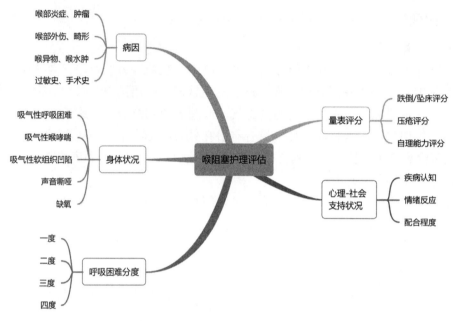

二、治疗要点

（一）原则

争分夺秒，因地制宜，迅速解除呼吸困难，防止窒息。

（二）药物治疗

足量的抗生素和糖皮质激素。

（三）对症治疗

根据呼吸困难的程度和病因，选择不同的处理方式。若为异物，应迅速取出。若为喉肿瘤引起三度以上呼吸困难，做好气管切开的准备；四度呼吸困难，可行环甲膜切开或气管插管、气管切开术。

护理关键点

心理护理、保持呼吸道通畅、气管切开护理、健康教育

三、护理措施

（一）心理护理

向患者及家属讲解疾病发生的原因、可能的后果。为了保证患者的生命安全，患者和家属应当积极配合医师的治疗。

（二）保持呼吸道通畅

改善缺氧状况，预防窒息。遵医嘱为患者吸氧，监测生命体征及血氧饱和度。备齐抢救物品、设备。

（三）气管切开护理

1. 气管切开前的护理

（1）严密观察患者呼吸困难及喉阻塞的程度，床旁备好氧气瓶、吸引器、吸痰管、床头灯、气管切开包、适当型号的气管套管（表8-15-1）、抢救用品等。如病情加剧，紧急情况下及时与医师联系行床旁气管切开术。

（2）向患者说明手术的目的和必要性，术中可能出现的不适感及如何配合，术后康复过程中需要注意的事项，解除患者和家属的紧张、恐惧。

（3）完成术前常规检查，如血、尿常规，出凝血酶时间，必要时行心电图、胸部X线等检查。喉阻塞患者如需要做必要的特殊检查如胸部X线、CT时，应有医务人员陪同。告知患者不可随意离开病房，以防发生意外。

（4）术前应禁食禁水。

（5）如果情况紧急，必须争分夺秒，立即行气管切开。

表 8-15-1　金属气管套管型号选择

型号	内径（mm）	长度（mm）	适用年龄
00	4.0	40	1～5个月
0	4.5	45	1岁
1	5.5	55	2岁
2	6.0	60	3～5岁
3	7.0	65	6～12岁
4	8.0	70	13～18岁
5	9.0	75	成年女性
6	10.0	80	成年男性

2. 气管切开后的护理

（1）保持气管内套管通畅：气管切开后，必须时刻保证气管内套管通畅。有分泌物咳出时用纱布擦净。成年人每4～6小时清洗套管内管1次，清洗消毒后立即放回，内套管不宜离外管套管时间过久，以防外套管被分泌物阻塞。如分泌物较多或小儿气管切开患者，要增加清洗次数，以防分泌物干痂附着于管壁内影响呼吸。气管套管的内芯应放在床旁柜抽屉内随手可取之处，以备急用。

（2）维持下呼吸道通畅：室内保持适宜的温度和湿度，温度20～25℃，湿度60%～70%。气管内分泌物黏稠者可用雾化吸入或蒸汽吸入，一般使用生理盐水、抗生素及糜蛋白酶或沐舒坦。定时通过气管套管滴入湿化液，如0.45%氯化钠液，保持气道湿化。协助患者取平卧或半卧位，鼓励有效地咳嗽、咳痰。必要时可用吸引器吸出下呼吸道痰液。

（3）预防感染：①每日清洁消毒切口，更换套管垫。注意无菌操作，减少切口肺部感染的机会。②进营养丰富的半流质饮食或软食，增加蛋白质、维生素的摄入，增强机体抵抗力。③按医嘱使用抗生素。④密切观察体温变化，切口渗血、渗液情况，气管内分泌物的量及性状，如出现发热、分泌物增多、性状异常及时报告医师。⑤鼓励患者经常翻身和下床活动，必要时帮助患者翻身拍背，预防肺部感染。

（4）更换气管垫法：患者取坐位或卧位，取下污染的气管垫，必要时吸痰。用乙醇棉球擦去切口周围渗血及痰液。将清洁气管垫（两侧均附有系带）置于气管外套管翼下，带子交叉系于颈后或颈侧，打活结。注意消毒切口或放入清洁气管垫时，动作幅度不要过大，以免将气管套管拉出，引起危险。带子打结勿太紧或太松，以能伸进一手指为宜。

（四）健康教育

1. 对于需要带管出院的患者，应教会患者及家属清洁内套管、更换套管垫的方法；告知患者洗澡时防止洗澡水回流进入气道，外出时用纱布遮盖套管口，防止异物进入；脱管或者有呼吸困难时随时就诊；定期复诊。

2. 引起喉阻塞的原因很多，如果是异物引起的，护士要教导患者及家属避免引起喉阻塞的因素，比如进食时不逗玩小孩，不大声说笑；3岁以下的孩子不进食花生、瓜子等食物。如果出现异物导致的喉阻塞时，及时采取自救方法。

第十六节　喉癌护理常规

一、护理评估

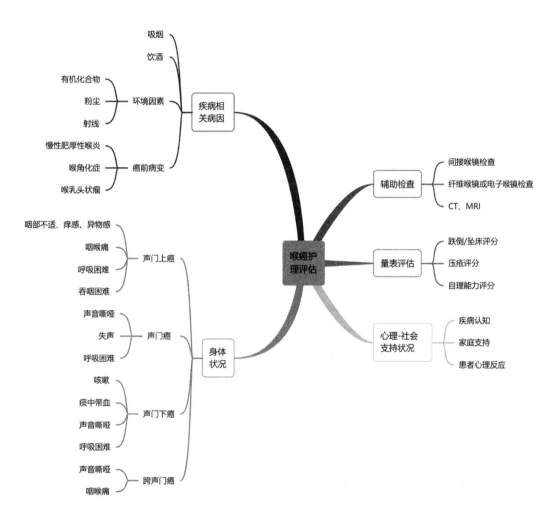

二、治疗要点

（一）手术治疗

手术原则是彻底切除肿瘤的前提下，尽可能地保留或重建喉功能，以提高患者的生活质量。手术方式主要有支撑喉镜下 CO_2 激光手术、喉部分切除术、垂直半喉切除术、水平半喉切除术、喉次全切除术、喉全切除术。

（二）放射治疗

范围小而浅的肿瘤可以采用放射治疗。

（三）其他治疗方法

恶性肿瘤的治疗一般会采用多种治疗方法联合治疗，化疗、免疫治疗、中医治疗等方法都可以结合患者的具体情况加以应用。

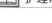

护理关键点

术前护理、术后护理、心理护理、健康教育

三、护理措施

（一）术前护理

1. 术前病情观察　①呼吸困难和低氧症状：评估患者有无吸气性呼吸困难及其程度，有无吸气性软组织凹陷，有无面色苍白、发绀等低氧表现。②评估患者有无吞咽困难及其程度。③声嘶：评估患者音质和音量。

2. 呼吸道护理　注意观察呼吸情况；避免激烈运动；防止上呼吸道感染；有呼吸困难者，应卧床休息，减少活动，以降低机体耗氧量及减轻心脏负担。必要时床旁备气管切开包。呼吸困难者按喉阻塞护理。

3. 饮食护理　术前可进食高蛋白、高热量、高维生素、易消化的清淡饮食，以增强体质及提高术后组织修复能力，忌辛辣及刺激性食物，禁烟酒。有吞咽困难者遵医嘱予留置胃管或静脉营养治疗。

4. 术前准备　①皮肤准备：剃胡须，颈清扫者剃头发至少至耳后四横指处，取皮区备皮，并注意避免皮肤破损。②配血，药物过敏试验。③用物准备：大毛巾、镜子、纸巾、书写用的笔和纸等。术前备好小镜子、纸巾等物品，用作术后照着练习自行更换气管内套管及擦除气管造口外痰液及分泌物的动作。④消化道准备：予漱口液漱口，术前按麻醉要求禁食，部分喉切除术前留置胃管。

5. 心理护理　评估患者的心理状况，给予心理疏导，解释术后的各种替代发音方法（食管发音、配戴电子喉、放置发音管、人工机械喉等），使患者树立治愈疾病的信心。

6. 健康宣教　掌握有效咳嗽、咳痰的方法，练习床上大小便，掌握术后失语沟通方法。

（二）术后护理

1. 加强观察　不同的术式，观察要点有所不同。

（1）喉癌微创手术病情观察：①生命体征及血氧饱和度，尤其是呼吸、血压情况。②音质和音量。③唾液及痰液的性状，注意有无咯血、憋气等出血症状。④并发症：神经损伤如伸舌歪斜、舌麻木、味觉异常、进食呛咳，咽喉黏膜损伤及牙齿松脱等。

（2）喉部分切除术或全喉切除术病情观察：①生命体征及血氧饱和度，尤其是呼吸、血压情况。②有无皮下气肿，皮下气肿的范围及消长情况。③伤口出血情况：痰液及唾液性状，伤口引流液的性状及量，伤口敷料渗血情况，胃管引出液的性状及量，伤口周围是否有肿胀并触及包块。若发现活动性出血，应及时告知医师进行处理。④伤口感染和咽瘘：体温变化，伤口周围有无红、肿、热、痛和分泌物渗出，进食后观察是否有食物从伤口周围外渗。发现特殊情况时，及时报告进行处理。⑤乳糜漏：伤口引流管有大量淡黄色液或乳白色液引出，应警惕乳糜漏的发生。

2. 体位　麻醉完全清醒后，视患者情况给予平卧位或半坐卧位，利于颈部伤口引流，减轻颈部组织充血、水肿。避免头颈部过伸、悬空及头部过度活动，影响伤口的愈合。

鼓励早期床上活动，以促进肠蠕动、食欲和咳嗽排痰，预防皮肤长期受压致压疮形成。

3. 饮食护理 术后禁食，留置胃管者予胃肠减压24～48小时，停胃肠减压后鼻饲流食，根据手术方式不同予鼻饲流食7～14天，防止营养摄入不足，保证鼻饲量，鼓励少食多餐；注意鼻饲饮食中各种营养的供给，包括热量、蛋白质、维生素、纤维素等；患者鼻饲饮食发生不适时，如腹胀、打嗝等，及时处理；做好鼻饲管护理，防止堵塞、脱出。7～14天后行吞咽功能训练，试经口进食（部分喉切除者进食团状食物、全喉切除者进食流质食物），进食顺利后拔除胃管，进食高热量、易消化的半流质饮食或软食，避免粗糙刺激性食物。

4. 呼吸道护理 向患者讲解新的呼吸方式，气体不从鼻进出而从颈部气管造口进出，不可遮盖或堵塞颈部造口；观察患者呼吸的节律和频率，监测血氧饱和度；定时湿化吸痰，防止痰液阻塞气道，防止气道干燥结痂；鼓励患者深呼吸和咳嗽，排出气道分泌物，保持呼吸道通畅，防止肺部感染。每天应定时配合拍背以促进排痰。

5. 防止切口出血 注意观察患者的血压、心率变化；切口加压包扎；吸痰动作轻柔；仔细观察出血量，包括敷料渗透情况、痰液性状、口鼻有无血性分泌物、负压引流量及颜色；如有大量出血，应立即让患者平卧，用吸引器吸出血液，防止误吸，同时建立静脉通路，尽快通知医师，根据医嘱使用止血药或重新手术止血，必要时准备输血。

6. 预防感染和咽瘘 注意观察体温变化；换药或吸痰时注意无菌操作；每日消毒气管套管；气管纱布潮湿或受污染后应及时更换；负压引流管保持通畅有效，防止无效腔形成；做好口腔护理；术后勿将痰、分泌物等咽下，分泌物多时配合定时吸痰。根据医嘱全身使用抗生素；增加营养摄入，提高自身免疫力。

7. 疼痛管理 评估疼痛的部位、程度，告知疼痛的原因和可能持续的时间；必要时按医嘱使用镇痛药物或镇痛泵；抬高床头30°～45°，减轻颈部切口张力；教会患者起床时保护颈部的方法；避免剧烈咳嗽加剧切口疼痛。

8. 用药护理 配合医嘱使用抗炎、稀释痰液等药物，掌握雾化吸入的方法，配合行气管内滴药，以利排痰及防止感染，注意防呛咳。

9. 引流管护理 伤口引流管及胃管接负压瓶，尿管接引流袋，观察并记录引流液量、颜色，管道妥善固定，保持通畅，标志清楚，防意外脱管。

10. 语言交流障碍护理 术前教会患者简单的手语，以便术后与医护人员沟通，表达个体需要；术后也可使用写字板、笔或纸，鼓励患者与医护人员沟通，交流时给予患者足够的时间，表示耐心和理解；告知患者术后一段时期可以学习其他发音方式如食管发音、电子喉等。

（三）心理护理

帮助患者适应自己形象的改变，关注尊重患者，鼓励患者说出内心感受，避免流露出嫌弃或不耐烦；介绍成功案例，现身说法；调动家庭支持系统，主动参与社会交往。还可教会患者制作围巾、镂空饰品等遮盖造瘘口，保持自我形象。

（四）健康教育

1. 生活指导 保持室内温、湿度适宜，必要时使用空气加湿器。

2. 教会带管出院者掌握气管套管护理的方法 学会对着镜子取放气管内套管的方法；

保持气管套管及呼吸道通畅，定期更换及煮沸消毒，擦洗干净，每天 2 次；气管套管要妥善固定，防止脱管，固定系带打结于颈侧，松紧度以能放入 1 根手指为宜。

3. 清洁、消毒造瘘口　①每日观察造瘘口是否有痰液或痰痂附着，每天更换气管垫 1～2 次，可用湿润棉签清洁，必要时使用乙醇棉球消毒造瘘口周围皮肤。②气管内滴药的方法为将药液沿气管套管壁轻轻滴下，湿化频次为每小时 1 次或每 2 小时 1 次，防止呛咳。③制作特殊小口罩，遮住造瘘口，以防吸入灰尘及异物，寒冷天气可防止冷空气直接吸入肺内，导致刺激性咳嗽。④建立自我保护意识：淋浴时花洒等不能直接对着瘘口，盆浴时水不可超过气管套管，注意勿使水流入气管套管。外出时可用有系带的清洁纱布垫系在颈部，遮住气管造口入口，严防异物不慎经瘘口掉入气管内导致呛咳或窒息。不到人群密集处，防止上呼吸道感染。可适当锻炼身体，增强自体抵抗力，但不可进行水上运动。

4. 建立自信心　积极参加社会活动，提高生活质量。

5. 居家护理指导　①根据患者具体情况向气管内滴入湿化液，以稀释痰液，防止痰液干燥结痂致痰液难以咳出及堵塞套管；多饮水；如气道内有痂皮形成，应去医院，切勿自行清理。②适当休息和工作，掌握锻炼程度，增强体质，提高机体抵抗力。进行恢复头颈、肩功能的锻炼。③学会自查颈部淋巴结的方法，如有颈部淋巴结肿大或包块、呼吸不畅及时到医院就诊。④发音康复指导：术后 3～4 个月可开始训练发音。指导微创手术治疗喉癌患者正确用声（指导非张力发声，单侧声带切除者应尽量少发声，双侧声带切除者应鼓励患者适当说话以防粘连）。向患者提供有关发音康复训练、参与社会活动组织如喉癌俱乐部等的建议与信息。

6. 复诊指导　定期随访，1 个月内每 2 周 1 次，3 个月内每月 1 次，1 年内每 3 个月 1 次，1 年后每半年 1 次。如发现造瘘口出血、呼吸困难、造瘘口有新生物或颈部触及肿块等情况时立即就诊，随诊 5 年。

第十七节　口腔癌护理常规

一、护理评估

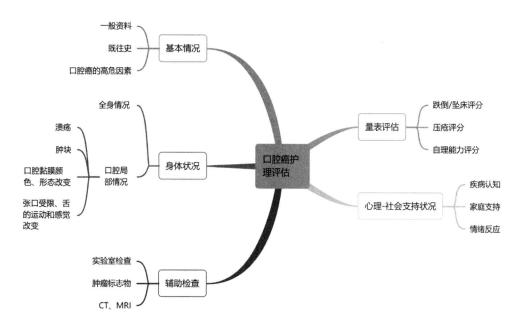

二、治疗要点

（一）手术治疗

最常见的口腔癌是舌癌，早期高分化的舌癌手术效果很好；牙龈癌及早切除病变及邻近组织是最佳的选择。

（二）放射治疗

早期高分化的舌癌放射治疗效果较好；绝大多数的牙龈癌细胞为高分化鳞状上皮细胞，对放射治疗不敏感，放射治疗一般仅适用于未分化的牙龈癌。

（三）化学治疗

晚期的舌癌可以根据患者的具体情况选用化学治疗。

护理关键点

术前护理、术后护理、健康教育

三、护理措施

（一）术前护理

1. 完善术前检查、备血。

2. 皮肤准备：皮肤准备的上界为耳上两横指及耳周围5cm，下界为锁骨下缘，后至耳后发际，前至双侧面颊部。

3. 口腔准备：根据患者口腔情况，每日以漱口液漱口，特别是每次进食后，保持口腔清洁。同时手术前检查患者口腔基本情况，如果术前有严重的牙周、牙体疾病，应尽量术前治疗。

4. 呼吸道准备：有吸烟史的患者术前至少戒烟2周，避免术后呼吸道感染。

5. 心理准备：医护合作做好患者的解释工作，让患者对即将面临的手术做好心理建设，对可能的语言、咀嚼功能障碍有心理准备。护士应当告知患者应对这些困难的方法，树立患者克服困难的信心和决心。

（二）术后护理

1. 术后监测生命体征，做好护理文件书写方面的记录。

2. 呼吸道的管理：及时清除口腔、咽部的分泌物，必要时放置通气导管，预防舌后坠引起的窒息，保持呼吸道通畅。

3. 皮瓣的观察：保持引流管通畅，观察引流液的颜色、量、性状。术后72小时皮瓣移植最容易发生血管危象。正常皮瓣1～2天内较苍白，或呈淡红色，如皮瓣颜色在术后72小时内出现鲜红—绛红—紫红色的变化，需要在6小时内处理，超过6小时则皮瓣血栓已经形成，会造成移植失败。护士需要仔细观察皮瓣颜色、温度（移植后多有温度下降的现象，一般不低于皮温的3～6℃），有异常及时告知医师处理。

4. 引流管的护理：术后一般放置两根负压引流管，一根放置于皮瓣区，一根放置于淋巴清扫处，要保持引流的通畅和固定稳妥，观察引流液颜色、量和形状。这和外科引流管的护理是一致的。

5. 口腔护理：术后每日用漱口液漱口。根据伤口愈合的情况，医师会更改漱口液的种类。

（三）健康教育

1. 进食清淡、易消化食物。

2. 居家进行口腔咀嚼、吞咽（空口吞咽、含水吞咽）、张口、讲话等功能训练。如果进行了淋巴结清扫，术后颈肩功能的锻炼和恢复也很重要。

3. 保持乐观积极的心态对疾病的康复很重要。

4. 定期复查，如果配合放射治疗的患者还要注意放射部位皮肤的保护。

第十八节　先天性唇裂护理常规

一、护理评估

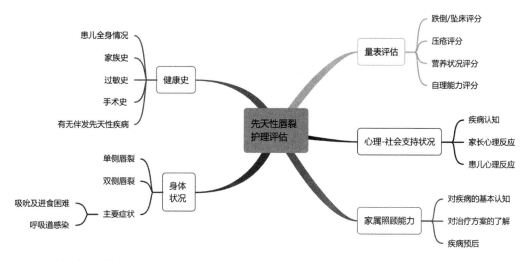

二、治疗要点

手术治疗是恢复唇裂的唯一手段。一般认为，进行单侧唇裂恢复的最佳年龄是 3 ～ 6 个月，体重 7kg 以上。早期手术，尽早恢复上唇的功能和外形。随着年龄的增长，鼻、唇部的继发畸形可能需要二期手术。

护理关键点

术前护理、喂养指导、伤口护理、健康教育

三、护理措施

（一）术前护理

1. 心理护理：告知家长手术相关知识，消除家长过分担心和恐惧心理。

2. 口腔护理：为防止感染，术前 3 天开始为患儿进行口腔护理。

3. 术前完善相关检查。

（二）喂养指导

1. 指导患儿家长改变喂养方式，术前 3 天停止吸吮母乳和奶瓶喂养，开始训练用汤匙或唇腭裂专用奶瓶喂养。

2. 患儿手术清醒 4 小时后，可给予少量葡萄糖水，若无呛咳、呕吐可以开始喂奶或者进流质饮食。护士指导家长用汤匙喂食，喂东西时汤匙置于健侧，防止食物污染伤口。患儿如果因为疼痛拒绝进食，可以采用静脉补充水分、电解质和营养物质。如果患者为成年人，则可以鼓励其尝试经口进食，1 周后逐步改为普食。

（三）伤口护理

唇裂后伤口护理的重点是防止伤口裂开及感染。防止小儿哭闹、张口大笑等让唇部张力过大的动作。伤口较大或者双侧唇裂的患者则可以使用减张纱条。

（四）健康教育

1. 告知家长术后防止患儿跌倒，防止对手术伤口的二次伤害。

2. 术后 2 周进流质饮食，仍然使用汤匙或者专用奶瓶喂养，术后 1 个月可以使用普通奶瓶。

3. 术后复诊，根据唇部、鼻部具体情况判断是否需要二期手术。

4. 术后保持唇部和口腔的清洁，防止伤口感染。

第十九节　先天性腭裂护理常规

一、护理评估

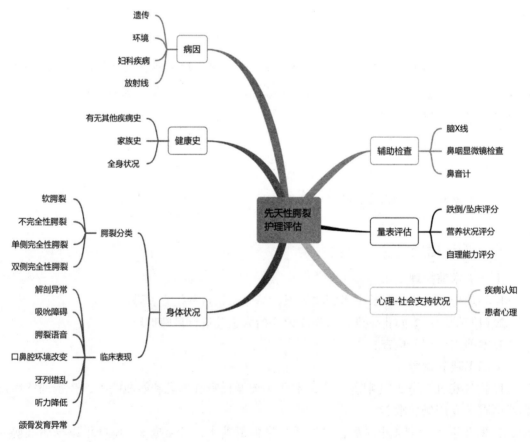

二、治疗要点

（一）手术修复

大多数学者认为应该早期行手术修复，约在 18 月龄为宜。

（二）正畸治疗

除手术修补外，如果有牙列错乱或者缺牙的患者还需要进行正畸治疗和缺牙修补等后期治疗。

（三）语音训练

由于生理上的缺陷，腭裂患者发音不清楚，手术治疗后还需要对患者的发音进行训练和纠正。

（四）心理治疗

由于腭裂患者外表和发音等外在表现的显著性，很多患者会有自卑心理，除了以上治疗方法外，必要时需要心理医师的帮助，帮助患者建立自信心。

护理关键点

围术期护理、伤口的护理、语音训练、健康教育

三、护理措施

（一）围术期护理

1. 手术前口腔护理：同"先天性唇裂护理常规"。

2. 4 岁以上患者必要时做语音评价及鼻咽镜检查。

3. 裂隙较大者制作腭护板，用于术后保护伤口。

4. 饮食护理：参照"先天性唇裂护理常规"。

5. 术后密切观察伤口及鼻腔有无出血、渗血及喉头水肿，上腭填塞纱条有无松脱，以及腭板是否固定好。

（二）伤口的护理

防止幼儿哭闹，导致伤口裂开；鼓励患者术后多饮水，保持口腔卫生及创面清洁，成年人以漱口液漱口，幼儿可配合者也可以漱口液漱口。

（三）语音训练

腭裂术后 1 ～ 2 个月开始语音训练。语音训练分两个阶段。

1. 第一阶段　主要是练习软腭及咽部肌肉活动，使其有效地完成"腭咽闭合"动作。

2. 第二阶段　在软腭、咽部肌肉活动趋于正常，"腭咽闭合"基本恢复正常，可以开始第二阶段的发音练习，需要在专业人员指导下完成。

（四）健康教育

1. 腭裂修复后需要创造条件为患者进行康复训练，家长也要参加训练以便术后指导患者正确发音，否则不良的语言习惯和发音习惯一旦形成，很难再纠正。

2. 术后 1 ～ 2 个月建议患者吹口琴、吹气球等加强腭咽闭合。

3. 术后 2 ～ 3 周进食流质饮食，4 周后过渡到普通饮食。

第二十节　颌面部间隙感染护理常规

一、护理评估

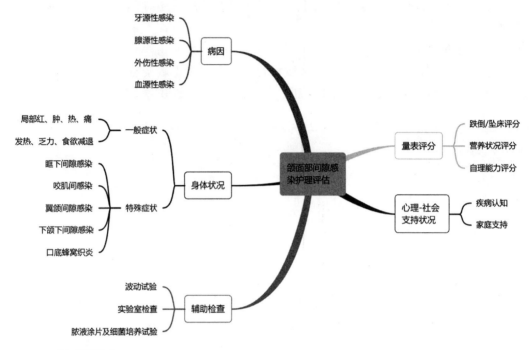

二、治疗要点

（一）局部治疗

保持局部清洁，较少活动，避免不良事件。急性脓肿未形成阶段，可局部采用中药热敷。脓肿形成可切开引流。牙源性感染引起的需要针对病因进行治疗。

（二）全身治疗

严重的颌面部间隙感染在局部治疗的基础上，需要针对患者的情况给予全身营养、补液、抗感染治疗。肿胀严重引起呼吸困难者，必要时气管切开以保持呼吸通畅。

护理关键点

病情观察、对症护理、口腔护理、健康教育

三、护理措施

（一）病情观察

监测患者生命体征，观察炎症是否向邻近组织扩散，有无呼吸困难。警惕并发症：海绵窦血栓性静脉炎、败血症、脓血症等。

（二）对症护理

1. 高热患者给予物理降温，物理降温无效者联合药物降温。

2. 疼痛明显的患者，告知医师遵医嘱给予镇痛药物的同时要观察局部炎症情况。

3. 脓肿形成后局部会有明显的波动感，护士协助医师切开引流，切开后护士要密切观察引流情况及脓肿消退情况。

（三）口腔护理

以漱口液漱口，保持口腔清洁。

（四）健康教育

1. 饮食指导：给予清淡、易消化且热量高的饮食，高热患者尤其要注意水分的摄入。

2. 锻炼身体，增强机体抵抗力。

3. 如果有牙周炎、根尖周炎等疾病应当及时治疗，避免牙源性感染导致的颌面部间隙感染的发生。

参考文献

[1] 席淑新，赵佛容.眼耳鼻喉口腔护理学 [M].4 版.北京：人民卫生出版社，2017.

[2] 郭爱敏，周兰姝，王艳玲.成人护理学 [M].4 版.北京：人民卫生出版社，2023.

[3] 杨培增，范先群.眼科学 [M].9 版.北京：人民卫生出版社，2018.

第九章 运动系统疾病护理常规

第一节 尺桡骨双骨折护理常规

一、护理评估

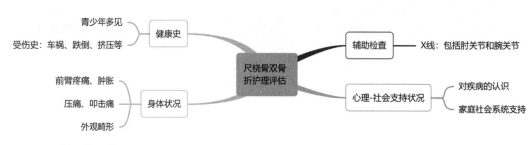

二、治疗要点

尺桡骨双骨折是较为常见的前臂骨折。前臂骨折占全身骨折的 10% ～ 14%，其中尺桡骨双骨折可占全身骨折的 6% 左右。以青少年多见，直接或间接暴力均可造成尺、桡骨干双骨折，骨折部位多发生于前臂中下 1/3。

（一）非手术治疗

大多数儿童尺桡骨双骨折适合非手术治疗。

1. 没有移位的尺桡骨双骨折。需要密切随访影像学检查，如果出现骨折移位或成角需要改为手术治疗。

2. 存在全身情况差或凝血功能不正常等手术禁忌证。

非手术治疗的方式主要是手法复位和外固定。在局部麻醉下按照骨折的不同类型采用相应的手法复位，通过 C 型臂 X 线机透视确认复位情况。用石膏或小夹板等外固定进行固定。需要注意前臂肿胀及肢端血供的变化情况，防止发生骨筋膜室综合征。肿胀消退要及时调整外固定松紧度，避免骨折再移位。

（二）手术治疗

1. 指征

（1）骨折手法复位失败。

（2）合并神经、肌腱、血管损伤。

（3）同侧肢体伴有多发损伤。

（4）开放性骨折伤后时间不长、污染较轻。

（5）骨折不愈合或畸形愈合严重影响前臂功能。

2. 方法　内固定的方法常用的有钢板内固定和髓内钉内固定。其中以钢板最为常用。髓内钉一般适用于多段骨折的固定，也可采用桡骨骨折钢板固定加上尺骨骨折髓内钉固定的混合固定方式。应选用两个切口，以避免尺桡骨骨性交叉连接的危险。

要警惕前臂急性骨筋膜室综合征的发生。术前准备对软组织情况做出正确评估，若肿胀明显，可用石膏托外固定，抬高患肢，待肿胀消退再行手术。急性骨筋膜室综合征一旦确诊需要急诊行筋膜切开减压术。

术后无特殊原因一般无须去除内固定。如有需要，一般 1 年以后可去除内固定，但是为避免去除内固定后发生再骨折，最好在术后应用支具保护 4～8 周。术前须告诫患者发生术后再骨折可能。

护理关键点

病情观察、疼痛的护理、功能锻炼

三、护理措施

（一）病情观察

注意有无疼痛进行性加剧，肢体肿胀，指呈屈曲状态，皮肤苍白发凉、毛细血管充盈时间延长等骨筋膜室综合征早期临床表现，及时做出诊断。定时检查夹板及石膏绷带等固定松紧是否合适，及时给予调整。

（二）疼痛的护理

抬高患肢，减轻水肿，缓解疼痛；遵医嘱合理应用药物镇痛。

（三）功能锻炼

指导复位固定后的患者进行上臂肌和前臂肌的收缩运动；术后 2 周即开始练习手指屈伸活动和腕关节活动；4 周后开始练习肩、肘关节活动；8～10 周后 X 线摄片证实骨折已愈合，才可以进行前臂旋转活动。去除外固定后，可进行各关节全活动范围的功能锻炼。

第二节　胫腓骨骨折护理常规

一、护理评估

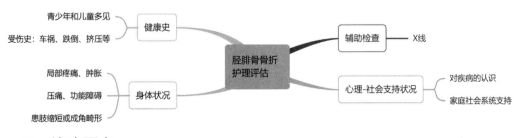

二、治疗要点

胫腓骨骨折的治疗原则是恢复小腿长度、骨干对线和负重功能。复位时首先满足胫骨的复位，然后是腓骨复位。对较稳定的横断骨折和短斜形骨折，采用手法复位后小夹板固定或石膏固定。对于不稳定的长斜形和螺旋形骨折，可采用螺丝钉或加压钢板内固定术。对于较为严重的开放性或粉碎性骨折，采用骨外固定术。

护理关键点

疼痛的护理、外固定的护理、术后护理、功能锻炼

三、护理措施

（一）疼痛的护理

疼痛轻者可采用分散或转移患者的注意力、按摩、热敷等方法进行缓解；缺血性疼痛必须及时解除压迫，松解外固定；如果发生骨筋膜室综合征需要及时手术，切开减压后才能缓解疼痛；剧烈疼痛者可给予药物镇痛。

（二）外固定的护理

施行手法复位、小夹板固定或石膏固定者，根据肢体肿胀情况调整外固定的松紧，避免由于伤肢肿胀严重使外固定相对过紧，造成对局部神经血管的压迫。肢体的高度肿胀尤其需要警惕，注意观察是否会发展为小腿的骨筋膜室综合征。一旦并发骨筋膜室综合征，要及时切开引流、减压，同时应用抗生素控制感染，避免骨髓炎的发生。

（三）术后护理

1. 生命体征观察　对手术后患者加强生命体征的观察，维持生命体征的稳定。

2. 伤口观察　观察局部血液循环、感觉、运动情况。观察有无伤口出血，保持伤口敷料的干燥。

3. 引流　保持术后引流管的通畅，观察引流液的性状、量、颜色。

4. 补液　按照医嘱补足血容量，尤其对术前有休克症状的患者，根据其血压、尿量和周围组织灌流状况调节补液速度，维持血压的稳定。

5. 抗感染　按医嘱合理应用抗生素。

（四）功能锻炼

伤后早期可进行髌骨的被动活动和趾间关节活动；夹板固定期可练习膝踝关节活动。禁止在膝关节伸直状态下旋转大腿，因这时旋转可传到小腿，影响骨折的稳定。外固定去除后，全面练习关节活动，逐步下地行走。

第三节　颈椎病护理常规

一、护理评估

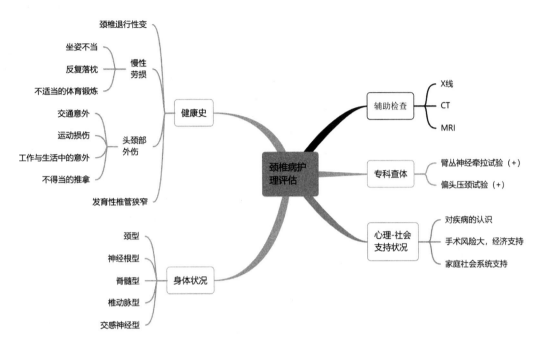

二、治疗要点

（一）非手术治疗

1. 减轻焦虑。

2. 卧床休息。

3. 佩戴颈托或颈围。

4. 物理治疗：颌枕带牵引、理疗、推拿按摩（脊髓型除外）。

5. 运动疗法：颈椎柔韧性训练、肌力训练及跑步、游泳、球类等运动。

（二）手术治疗

常用手术方式有颈椎前路减压融合术和后路减压术。

护理关键点

气管推移训练指导、俯卧位训练指导、呼吸训练指导、术后功能锻炼指导

三、护理措施

（一）围术期护理

1. 术前护理　由于颈椎病手术难度较大，再加上颈部解剖关系特殊，因此术前护士应协助医师做好充分的准备工作。①心理护理：向患者及家属做好思想工作，讲明手术

的必要性、手术方式及术中术后可能发生的问题，打消患者对手术的恐惧心理，增强患者战胜疾病的信心。②术前训练：气管食管推移训练、俯卧位训练、呼吸训练、床上大小便训练等。

2. 术后护理　颈椎病手术的成功与否，除手术本身外，术后护理至关重要，特别是术后 24 小时内。①体位护理：颈部制动。②密切观察生命体征。③引流管护理。④鼓励患者咳嗽和深呼吸以预防肺部感染，必要时遵医嘱给予雾化吸入。⑤严密观察有无并发症发生，及早发现并通知医师。

3. 术后常见并发症　①呼吸困难、窒息。手术牵拉气管，可能造成气管水肿及喉头水肿，呼吸道分泌物增加；术后切口出血压迫；植骨块松动、脱落压迫气管：以上原因皆可造成气管受压，引起呼吸困难窒息，甚至死亡。呼吸困难是前路手术后最危急的并发症，一般多发生在术后 1～2 天，尤其在 24 小时内。因此，床旁应备好气管切开包，术后严密观察患者的呼吸频率、节律和深度及监测血氧饱和度，如果患者出现呼吸困难、颈部增粗要立即采取措施，拆除缝线放出积血或做气管切开。②神经损伤。上颈椎部位手术容易发生喉上神经的损伤，表现为患者术后在饮水及进流食发生呛咳；下颈椎部位手术容易发生喉返神经的损伤，主要表现为患者术后出现发音嘶哑等发音障碍。护士应告诉患者这种现象是暂时的，术后 1～3 个月后便可恢复。

（二）气管推移训练指导

气管食管推移训练主要是为行前路手术的患者做准备，预防术中持续牵拉颈部器官引起的心率、血压波动及呼吸困难等并发症。

方法：一般在手术前 5～7 天开始，患者取仰卧位，肩下垫枕头，头后仰，帮助患者用 2～4 指指端在切口侧将气管食管持续向非手术侧缓慢推移，使其逐渐适应并尽可能避免牵拉过程中断。开始每天 3 次，每次 15～20 分钟，以后每天逐渐延长推移时间，增加到每天 3～5 次，每次 60 分钟，训练到气管被推移过中线持续 1 小时以上，患者无明显不适，手术部位结缔组织达到松弛状态。体形较胖、颈部粗短者，推移训练应适当加强。老年体弱者训练时应注意动作轻柔、逐渐适应，以免发生意外。病情允许，也可坐位练习气管推移训练（图 9-3-1）。

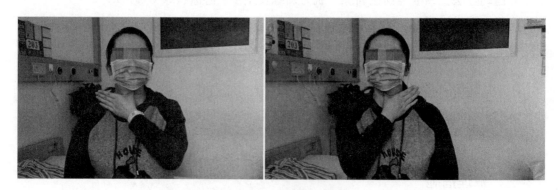

图 9-3-1　气管推移训练

（三）俯卧位训练指导

俯卧位训练主要是为行后路手术的患者做准备，后路手术时间较长，容易引起呼吸道阻塞，造成呼吸停止，因此术前训练很重要。

方法：术前2～3天开始训练，护士指导患者每次俯卧10～30分钟，每天2～3次，以后可逐渐增加到每次3～4小时，以适应手术长时间俯卧位。

（四）呼吸训练指导

颈椎手术后由于疼痛，患者不敢进行深呼吸及咳嗽、咳痰，不利于肺的膨胀及呼吸道分泌物的排出，尤其是颈椎前路手术操作的刺激还可能增加呼吸道分泌物的产生。这些都可能导致手术后肺部感染、肺不张等并发症甚至窒息而危及生命。因此，应对患者进行呼吸训练。

方法：吸烟患者术前应戒烟2周。训练时护士指导患者采取半卧位或坐位，进行深而慢的呼吸，吸气后屏气3～5秒，再慢慢呼气，尽量将气呼尽（图9-3-2）。做两次深呼吸后，用力将痰从肺部咳出。也可借助气球，通过吹气球进行呼吸训练（图9-3-3）。

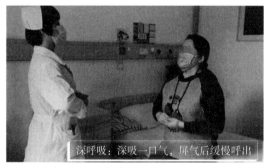

图9-3-2　呼吸训练（深呼吸）

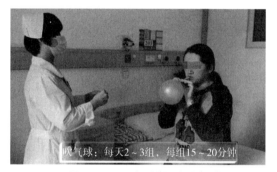

图9-3-3　呼吸训练（吹气球）

（五）术后功能锻炼指导

拆线后根据患者病情和手术情况用石膏或颈托进行固定，一般需要2～3个月。术后3天内，卧床进行四肢肌肉舒缩和关节活动；术后第3天起，戴颈围在床上半卧位或在床边进行四肢肌肉舒缩和关节伸屈活动，活动量应循序渐进；术后1周，戴颈围下床活动。颈椎植骨者1周后戴颈围半卧位，2周后髂骨取骨处拆线，可下床活动。微创手术患者根据病情和术中情况决定卧床休息的时间，一般患者可以第2天戴颈托下床活动，术后戴颈托3～4周。

第四节　腰椎间盘突出症护理常规

一、护理评估

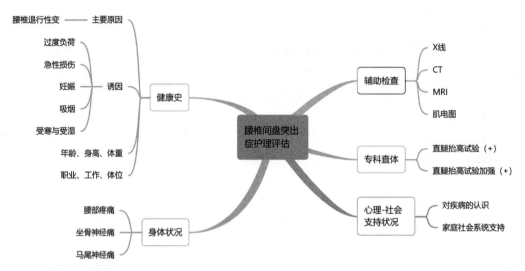

二、治疗要点

（一）非手术治疗

非手术治疗的指征：初次发病、病程较短者；休息后症状可缓解者；由于全身疾病或局部皮肤疾病不能手术者；不同意手术者。

1. 休息与活动　卧床休息可以使肌肉、韧带、关节囊松弛，关节间隙增大，使局部的充血、水肿获得改善，进而减轻对神经根的压迫和刺激。同时，卧床休息时椎间盘内压力最低，有利于突出物的"还纳"。卧床休息时要求完全、持续和充足。

2. 牵引治疗　骨盆牵引可以使椎间隙增宽，减少椎间盘内压，扩大椎管内容量，从而减轻对神经根的刺激和压迫。牵引时患者仰卧，床尾抬高15～25cm，以产生对抗牵引力，用骨盆带固定在患者骨盆处，通过滑轮及绳索，利用重锤的力量进行牵引，牵引的重量一般按体重的1/10～1/8计算。牵引时护士应注意牵引锤保持悬空，同时应保护患者骨突部，以防止压疮发生。持续骨盆牵引效果较间断牵引法好，孕妇、高血压患者、心脏病患者禁用。骨盆牵引可使椎间盘局部充分休息，为患者机体恢复创造良好的条件。

3. 药物治疗　可使用非甾体抗炎药。此类药物主要作用为解热、镇痛、抗炎。常用的代表性药物有阿司匹林、布洛芬、保泰松等。护士应指导患者在用药过程中注意监测药物不良反应，主要为胃肠不适或溃疡；其他较少见的有头痛、头晕，肝、肾损伤，血细胞减少，水肿，高血压及过敏反应等。硬脊膜外注射类固醇药物可抑制神经末梢的兴奋性，同时改变局部血供、消炎、镇痛。

4. 物理治疗　可使痉挛的肌肉松弛，进一步减轻椎间盘压力，但应注意手法要轻柔，避免加重损伤。对神经损害严重者，如广泛感觉减退、肌肉瘫痪，尤其是有排大小便功能障碍者，不宜推拿。对伴有椎管狭窄者，推拿效果差，有时反而使症状加剧，故不宜采用推拿疗法。另外，还有电疗、光疗、热疗、磁疗等。

（二）手术治疗

手术治疗的目的是减轻神经根所受的压力，进而解除患者的疼痛。适应证：症状严重，反复发作，经过半年以上非手术治疗无效，病情逐渐加重，影响工作和生活；中央型突出，有马尾综合征、括约肌功能障碍者，应急诊手术；有明显神经受累者。

手术方式包括开放性手术、微创手术、椎间盘假体置换术。此三类手术方式均有较好的手术效果。手术效果随术后随访时间的延长而有所下降。手术方式的选择更需要关注其中、远期效果。

护理关键点

卧床要求、腰围的使用、心理护理、功能锻炼

三、护理措施

（一）卧床要求

1.卧硬板床：褥子薄厚、软硬应适度，床的高度要略低一些，最好能使患者刚坐起时双脚就可着地。

2.仰卧位时髋、膝关节应保持一定的屈曲位，这样可使腰椎前凸变平，而且可以避免下肢肌肉的牵拉。

3.教会患者正确的下床方法：协助抬高床头，患者先移向床的一侧，将腿放于床的一侧，胳膊将身体支撑起；移坐在床的一侧，将脚放在地上，利用腿部肌肉收缩使身体由坐位改为站立位，然后再用拐杖等支撑物支持站立。躺下时按相反的顺序依次进行。

4.避免过度下蹲：大小便时，最好使用坐式便器。如患者必须在床上使用便盆时，最好有一可以支持或牵拉的物品，以支持患者将臀部抬起。

5.功能锻炼：卧床休息一般不超过2周。护士应指导患者进行未固定关节的全范围活动及腰背肌的功能锻炼，若患者不能进行主动练习，在病情许可的情况下，可由医护人员或家属帮助患者活动各关节、按摩肌肉，以促进血液循环，防止肌肉萎缩和关节僵直。

（二）腰围的使用

佩戴腰围的主要目的就是制动，也就是限制腰椎的屈曲活动，以使损伤的腰椎间盘可以局部充分休息，为患者机体恢复创造良好的条件。

1.腰围的规格应与患者自身的腰长度及周径相适应，腰围的上缘应达肋下缘，腰围下缘至臀裂。腰围后侧不宜过分前凸，一般以平坦或略向前凸为宜。

2.腰围佩戴的时间要根据病情适当掌握。在腰部症状过重时，如无不适感觉应经常佩戴，不要随意取下。病情较轻的患者，可在外出时尤其是要较久站立或较长时间坐位时配戴。应注意过长时间地使用腰围，可以使肌肉及关节活动大幅度降低，从而继发肌肉失用性萎缩及腰椎各关节不同程度的强直，因此配戴腰围的时间最长不应超过3个月。

3.佩戴腰围后仍要注意避免腰部过度活动，一般以完成正常的日常活动及工作活动

为度。

（三）心理护理

腰椎间盘突出症患者由于病程较长，反复发作，需要手术治疗者往往症状较重，要求手术尽快解除痛苦，但对手术后的效果、术后需要长时间卧床和生活不能完全自理而顾虑重重。

1.鼓励患者与家属的交流，使家属能够帮助患者克服困难及压力。同时介绍患者与病友进行交流，以增强患者的自尊心和自信心。

2.介绍减少疼痛发作的措施，减轻患者的心理负担和躯体不适。

3.鼓励患者及其支持系统成员参与患者的治疗活动，督促或陪同患者治疗，以助提高治疗效果。

（四）围术期护理

1.术前护理 ①评估患者的临床症状，如疼痛性质、范围、感觉丧失区域及肢体麻木程度等，并做详细的记录，以便与术后进行比较。②根据患者对手术的了解程度，向患者解释手术方式及术后暂时出现的问题，如疼痛、麻木等。训练正确翻身、床上使用便盆、正确上下床及直腿抬高的方法，为术后下床活动增强信心。③指导患者进行腰背肌锻炼，具体锻炼的方法为五点支撑法和三点支撑法，每日锻炼数十次。

2.术后护理

（1）体位护理：患者由手术室回病房，应用3人或4人搬运法将患者移至病床上，搬运过程中注意保持身体轴线平直。术后24小时内患者平卧为主，以压迫伤口，利于止血。手术24小时后，护士应每隔2～3小时协助患者翻身。翻身时护士应采取轴线翻身的原则：指导患者双手交叉于胸前，双腿中间放软枕，一名护士托扶患者的肩背部，另一名护士托扶患者的臀部及下肢，同时将患者翻向一侧，在患者头下、肩部、臀部及胸前垫枕头以支持体位，保持脊柱平直。

（2）观察并记录病情变化：①观察生命体征及神经功能。患者返回病房后，应每1～2小时测量体温、脉搏、呼吸、血压各一次，24小时平稳后改为每6小时测量一次；观察患者下肢皮肤的颜色、温度和感觉及运动恢复情况。②引流情况。注意无菌操作，妥善固定防止脱出，避免引流管扭曲、打折，按时挤压引流管，保持引流通畅，密切观察引流液的颜色、性状及量，及时准确记录。术后第2天，如果引流量小于50ml、颜色淡红，则可拔除引流管。③切口。观察手术切口敷料有无渗湿，渗出液的量、颜色、性状；渗湿后应及时更换敷料，以防感染。

（3）并发症的观察：微创手术的并发症较少，主要是血管神经损伤和感染。开放性手术的常见并发症如下。①脊髓或神经根损伤：观察下肢感觉、运动情况，若发现患者出现脊髓神经受损加重表现，遵医嘱立即予以脱水、激素、营养神经类药物治疗。②神经根水肿、粘连：如术后患者出现原麻木区和疼痛均不消失，或较前加重时，护士应考虑到神经根水肿、粘连的可能。③感染：椎间隙感染是手术的严重并发症，护士应严密注意观察；若患者于术后1～3天内突然出现腰部剧烈疼痛或下肢疼痛，活动加剧，不敢翻身并有低热、白细胞计数增高等，应考虑到术后椎间隙感染，立即报告医师。④脑脊液漏：若引流袋内引流出淡黄色液体，患者出现头痛、呕吐等症状，应考虑发生脑脊液漏，须立即报告医师予以处理；同时适当抬高床尾，去枕卧位7～10天；监测及补充电解质；遵医嘱按时使用抗生素预防颅内感染发生。必要时探查伤口，行裂口缝合或修补硬脊膜。⑤切口内血肿：患者可表现为术后迟发的、渐进性的下肢神经损害症状加重，一旦发现，及时协助医师对患者进行切口血肿探查术，清除血肿。

（五）功能锻炼

1. 直腿抬高锻炼　术后第2天引流管拔除后，护士应鼓励患者主动直腿抬高，每次抬高30°～70°；协助患者做下肢的屈伸移动可牵拉神经根，并使神经根有1cm范围的移动，可防止术后神经根的粘连。

2. 四肢肌肉关节的功能锻炼　指导患者卧床期间坚持每日活动四肢，以防失用性肌萎缩、肌力减退等。活动踝关节、膝关节，以免影响日后下地行走。嘱患者做扩胸、深呼吸，以增加肺活量，促进换气功能，预防肺部并发症。教会患者自行按摩腹部，以增加腹肌的张力，减少腹胀、尿潴留及便秘的发生。

3. 腰背肌锻炼　术后第7天开始，其目的在于增强腰背肌肌力，使肌肉韧带的弹性恢复，保持腰椎生理前凸，以增强脊柱的稳定性。②锻炼腰背肌的方式有很多种（图9-4-1）。①飞燕式：俯卧位进行，头、双臂、双腿后伸；五点式：平卧位进行，头、双肘、双足跟支撑，挺起胸腹；③三点式：平卧位进行，头、双足跟支撑挺起。应严格掌握循序渐进的原则，次数由少到多，幅度由小到大，时间由短到长，以锻炼时不加重疼痛或稍有轻微感觉能忍受为宜。

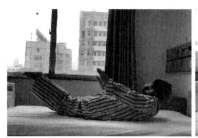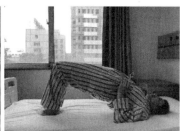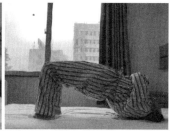

图9-4-1　腰背肌锻炼

4. 行走训练　一般开放手术患者卧床2周后可以戴腰围下床活动，微创手术可以更早下床，但是具体还要根据手术情况决定是否缩短或延长卧床时间。正确指导患者起床：起床前先穿戴好腰围，抬高床头，半卧位30秒；然后移向床侧，将腿放下床沿，用手臂撑起身体坐在床边休息30秒；无头晕等不适后，可协助患者用腿部的力量站立。躺下时顺序相反。

第五节 经皮椎间孔镜手术治疗腰椎间盘突出症护理常规

一、护理评估

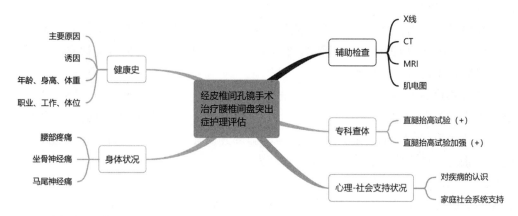

二、治疗要点

随着器械的改良、成像系统的发展及技术的改进和提高，经皮椎间孔镜腰椎间盘切除术在近年得到迅猛的发展，目前已成为治疗腰椎间盘突出症的主流技术之一。椎间孔镜其实就是配有灯光、摄像头的管子，从患者身体侧方或者是侧后方经椎间孔进入椎管内，通过摄像头可以清楚地看到突出的椎间盘、髓核，以及神经根、硬膜囊和增生骨组织。然后使用各类工具如钳子，去除突出的椎间盘，并且还能够部分去除增生骨质，再用射频、电极来修复已经破损的纤维环。

（一）椎间孔镜手术治疗的优势

1. 创口小　背部微小切口，直径只有 7 ~ 8mm，基本不留瘢痕。
2. 疼痛轻　疼痛感小。手术是在局部麻醉下完成，患者在清醒的状态下配合手术。
3. 恢复快　不对骨质造成损伤，术后恢复时间缩短。
4. 住院时间短　一般情况下手术后 2 小时可在腰围保护下下床，即刻可以进食，当天出院，1 周基本恢复，费用相对较低。
5. 出血少　术中出血量不到 20ml。微创手术视野清晰，加上采用双极射频等先进止血器械，有助于减少出血量。

（二）椎间孔镜手术治疗的适应证

椎间孔镜下椎间盘切除术的选择标准与椎板切开、椎间盘切除术的选择标准并没有本质的差别。选择行微创手术的椎间盘突出症患者必须表现出神经根受压的症状和体征，并须满足以下条件：

1. 腰椎间盘突出症状严重，腿痛重于腰痛，经严格非手术治疗无效或已造成急性神经功能障碍者，包括中央型、外侧型的突出、破裂、游离的椎间盘，最佳适应证为单节段的外侧型突出。

2. 尽管非手术治疗有效，但症状很快复发，且反复发作 2 次以上，发作时症状严重，影响工作和生活，病史超过半年以上者；或者虽然症状和体征都不十分严重，但病史较长，诊断明确，患者有手术治疗要求者。

3.无论病史长短，一旦出现神经根麻痹损害者，如拇伸肌肌力4级以下。

4.中央型椎间盘突出合并马尾神经损害，如大小便功能障碍，CT显示椎间盘或后纵韧带无明显钙化者。

5.尽管椎间盘突出症的病史、症状、体征并不典型，但CT、MRI及椎间盘造影等影像学检查发现有椎间盘巨大突出者。

6.合并侧隐窝狭窄的椎间盘突出。

7.突出物有钙化的椎间盘突出。

8.有神经根受压的阳性体征，如直腿抬高试验（+）、拇指伸屈试验（+）、膝或跟腱反射减弱等。

9.影像学检查与临床症状、体征相一致。

10.经系统非手术治疗6～8周无效者。

11.愿意接受椎间孔镜手术并承担穿刺失败需要转行开放手术风险者。

（三）椎间孔镜手术治疗的禁忌证

1.曾行化学溶解术的患者。

2.有严重肌力下降、足下垂或马尾综合征者。

3.有腰椎滑脱等节段不稳定表现者。

4.伴有脊柱畸形、肿瘤的病例。

5.凝血功能障碍者。

6.合并有严重内脏功能减退或其他身体状况异常不能承受手术者。

7.有严重心理障碍者，或者手术恐惧心理大，不愿意接受手术治疗者。

8.症状和体征表现与影像学检查不一致者。

9.合并精神性疾病者。

（四）椎间孔镜手术治疗的并发症及处理

1.神经根损伤　是椎间孔镜手术常见并发症，包括神经根鞘损伤、神经根疝型损伤、神经根挫伤和切割伤、马尾神经损伤。初学者因定位不准、反复操作、对镜下解剖结构不熟悉，术中更易出现神经根损伤。术中造成神经根损伤的主要原因有穿刺针造成的刺伤、工作套管活动过程中造成的挤压伤、髓核钳或蓝钳造成的剪切伤和射频刀头对神经根造成的电击伤或热损伤。预防措施：①术前在CT/MRI图像上认真查看神经根的走行和是否变异，并测量椎间孔的高度和宽度。②术前与患者做好充分的沟通，做到术中及时反馈。③穿刺过程中如出现神经根刺激症状，要及时调整穿刺角度。④工作套管的活动要轻柔，避免大角度的暴力操作，规范使用环锯。⑤全程在腔镜监视下操作，避免视野外和盲视下操作。抓取神经根附近的髓核组织时，采用试夹和轻拉的动作，并及时关注患者的反馈。⑥尽量减少射频刀头在神经根表面的使用。轻微的神经根损伤经激素、营养神经、理疗和康复等治疗后，均有不同程度的缓解，一般不会对生活造成明显的影响。如造成完全性神经根损伤，将会导致下肢相应区域不可逆的严重功能障碍。

2.血管损伤　椎间孔镜手术中微小的血管损伤形成血屏现象，会影响手术野；大的血管损伤不仅影响手术野，并有可能导致血肿形成，甚至需要开放手术处理。出血的原因：

损伤腰横动脉终末支、神经根动脉或椎管前后壁静脉丛，椎间孔成形骨组织破坏过多引起骨面渗血。预防措施：①术前慎重选择肝硬化、血小板和凝血功能异常的患者。②俯卧位保持胸腹部悬空，控制血压，术中适当镇静镇痛避免血压波动过大。③术前规划好穿刺路径，减少穿刺次数和误穿，全程在 C 型臂 X 射线机监视下操作，防止穿刺到椎体侧前方引起大血管损伤。④做好预止血措施。射频电极无法止血时，可用明胶海绵填塞后旋转工作套管压迫，必要时暂停手术 5 ～ 10 分钟。⑤手术结束时停止冲水，观察手术操作区的出血情况。⑥镜下止血无效时放置引流管，腰部沙袋加压，同时做好开放手术止血的准备。

3. 类脊髓高压综合征　初始表现为颈部僵硬、疼痛不适、肌肉紧张，伴烦躁、出汗、心率增快、血压升高，此时患者神志清楚，血氧饱和度无变化，继之出现双下肢由远向近心端的麻木感，向上可达胸部平面，并有会阴麻木和肛门坠胀感。预防类脊髓高压综合征的关键是要降低冲洗液的压力和缩短手术时间。

4. 术后复发　文献报道椎间孔镜手术后复发率为 0.8% ～ 9.4%，有患者和技术方面的原因。患者方面原因和年龄、体重指数、突出类型、腰椎间盘退变的程度及术后不遵从医嘱等密切相关。技术方面原因有术中操作对后纵韧带、纤维环和软骨终板破坏过多，工作套管与椎间隙不在同一平面，导致椎间盘内松动的髓核组织摘除不彻底，或者遗漏髓核组织及减压不彻底等。

5. 术后感染　切口部位感染是手术后常见的并发症之一。椎间孔镜手术术后感染发生率为 0.12% ～ 1.64%。有研究指出，腰椎间盘突出症术后发生深部感染的独立危险因素包括吸烟、肥胖、营养不良、免疫力低下、伴有糖尿病、手术时间＞ 3 小时、手术复杂等。术前应做好充分准备，术后观察切口，必要时给予抗生素治疗。

6. 术后下肢感觉异常　通常表现为相应神经分布区域的皮肤感觉减退、异常疼痛，包括痛觉过敏和烧灼样疼痛，严重者出现感觉缺失，并和术前的症状不一样。这和术中经 Kambin 三角穿刺、扩张及放置工作通道时可能损伤出口神经根和背根神经节有关，其发生率达 8% ～ 17%。术中尽可能动作轻柔，减少神经根的牵拉，术后给予营养神经和物理治疗，90% 可自行缓解。

护理关键点

术前护理、术后护理、功能锻炼

三、护理措施

（一）术前护理

1. 心理护理：介绍椎间孔技术，该手术具有创伤小、安全性高、并发症少、恢复快的特点，术后 24 小时即可出院。手术时间约 1 小时，且手术为局部麻醉，在手术过程中患者神志清醒，如有不适可及时与医师、护士沟通。向患者及家属介绍科里手术成功的病例，使其增强治疗的信心。术后护士讲解可能出现的并发症，告知其预防与处理的方法，教会其自我观察。

2. 患者术前适应性训练指导包括以下几方面。①手术前体位训练：椎间孔镜手术要求患者俯卧位，为确保手术顺利进行，应训练体位以耐受手术。指导患者练习手术体位，每天练习 2 次，每次 30～60 分钟，循序渐进，直至能坚持 1 小时以上。②翻身训练：翻身时双臂交叉抱于胸前，双膝并拢，屈曲向翻身侧，头、颈、躯干保持一致，翻身角度以不超过 45°为宜。③学会深呼吸及咳嗽运动，以利术后排痰，预防坠积性肺炎。④训练床上大小便，以免术后卧床排便不畅。

3. 做好患者及家属的教育，减轻焦虑。非禁食期间鼓励患者进食高蛋白、高维生素、高钙、粗纤维及果胶成分丰富的食物。

4. 皮肤准备：术前做好皮肤准备，检查患者术野皮肤是否体毛过多，皮肤是否有破溃、硬结等。

（二）术后护理

1. 体位护理：患者术后回病房，采取 3 人平托搬运法，将患者移至病床上。术后平卧 2 小时，翻身过程及翻身后要保持脊柱在一水平线，避免扭转。侧卧位应稍前倾，用稍硬的枕头置于脊柱后。术后当天平卧 2～6 小时后可在腰围保护下下床活动。

2. 伤口护理：观察伤口渗血、渗液情况。

3. 观察双下肢感觉、活动情况，了解患者腰痛症状有无缓解、麻木是否减轻、直腿抬高度数有无增加、有无大小便功能障碍等，并与术前做比较，如患者下肢疼痛、麻木不消失或较术前加重，下肢及肛门周围感觉丧失加重或扩大，应立即报告医师，及时处理。

4. 咳嗽的观察与护理：术后要注意观察患者有没有感冒等情况，如有咳嗽、咳痰、便秘等增加腹内压的病情，要及时处理，以防止腹内压增加所致椎间盘内压力增大，髓核再发突出。

5. 术后使用坐便器，以防止蹲便时腹内压增加所致椎间盘内压力增大，髓核再发突出。

（三）功能锻炼

功能锻炼可增加腰背肌肌力，有助于缓解肌肉萎缩，使腰背肌起到肌肉夹板作用，有利于腰背功能的恢复。向患者宣教锻炼的意义，帮助制订锻炼计划，并予协助和指导锻炼。

1. 术后 4 小时开始指导直腿抬高锻炼。双腿伸直，足背尽量背伸，双下肢交替伸直抬起。初次幅度从 30°开始，逐渐加大抬腿幅度。如患者不能自主抬高，护士可协助其完成。

2. 术后第 1 天即可佩戴腰围下床活动，行腰背肌锻炼。为增强脊柱稳定性，腰背肌锻炼开始用五点式运动，2 周后改为飞燕式运动。每日 2～3 次，每次 30 分钟，逐渐增加次数，逐步恢复并过渡到日常生活。佩戴腰围先完全坐立，背部平靠椅背，臀部坐满整个椅面，适应后再下床站立、活动，站立时应挺胸、脊背挺直、收缩小腹；活动时双手支撑腰部保持开肩挺胸伸腰位。开始 15 分钟，逐渐增加时间与次数。

3. 到第 2 周每天可下床活动 4～6 小时。任何活动均以主动锻炼为主，被动锻炼为辅。

第六节　脊柱骨折护理常规

一、护理评估

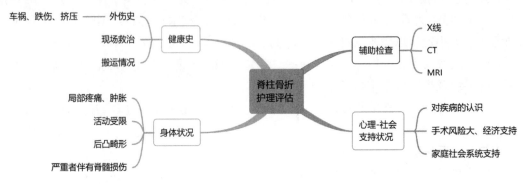

二、治疗要点

（一）紧急搬运

1. 搬运工具最好选用硬板担架或木板，不可使用软物搬运。

2. 搬运时应注意患者体位，切忌拎起患者四肢抬送，或强拉硬拽身体的某一部分。禁忌单人背送，因其可能会加重脊柱骨折的畸形和脊髓神经损伤的程度。

3. 搬运前先将患者的双上肢贴于躯干两侧，双下肢理直并拢，3人一起平托（1人托头肩部、1人托腰髋部、1人托双下肢），搬至担架或木板上，或使患者躯干及四肢呈一体滚动移至担架或木板上（图9-6-1）。

4. 搬运腰椎骨折的患者时至少需要2人，疑有颈椎骨折的患者至少需要3人搬运。在搬运时必须有人手稳定患者的头部，或用衣物放于头侧以稳定患者头部，不可将头部托起或旋转，以免加重损伤引起呼吸肌麻痹而死亡。

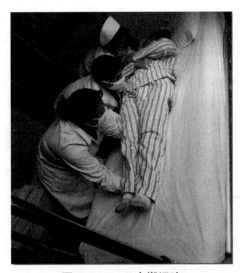

图9-6-1　三人搬运法

（二）脊柱骨折的治疗方法

1. 胸腰椎单纯压缩性骨折，应平卧硬板床，骨折部垫枕，使脊柱背伸，同时及早进行腰背肌功能锻炼。早期锻炼可以促进血肿吸收，预防肌肉萎缩，减轻局部水肿，防止损伤后的软组织粘连和组织纤维化，达到复位及治疗的目的。

2. 颈椎骨折或脱位，多采用牵引复位，复位后可用金属支架固定器，或头颅胸石膏领固定约 3 个月。

3. 严重的脊柱骨折和脱位，一般采用手术切开复位、内固定的治疗方法。目的是避免新的移位或脊髓损伤，增加脊柱的稳定性。

（三）防止肺部感染、泌尿系感染

肺部感染、泌尿系感染均为截瘫患者致命的并发症，因此在早期就应向患者及家属讲明预防的方法，避免并发症的发生。同时也应告之患者感染的症状，以及感染后要及时就诊，正确处理。

1. 预防肺部感染　注意保暖，避免着凉。指导患者进行深呼吸训练，如吹气球等。保持呼吸道通畅，鼓励患者有效地咳嗽、咳痰，可用双手压迫患者的腹部，让患者深呼吸，然后用力咳出；或者协助患者拍背，通过叩击振动背部，间接地使附着在肺泡周围及大气管壁的痰液松动脱落而排出。对于截瘫部位较高无力咳痰的患者，则应采取变换体位引流促进痰液排出，必要时使用吸痰器吸痰。

2. 预防泌尿系感染　多饮水（大于 3000ml/d），保持尿液充足，排尿通畅。保持会阴部清洁，每日用清洁毛巾温水擦洗尿道口。尽量避免留置尿管时间过长。经常更换体位，进行力所能及的主动、被动锻炼。

护理关键点

心理护理、满足患者生活需要、重建排泄型态、功能锻炼

三、护理措施

（一）心理护理

1. 脊柱骨折合并脊髓损伤的患者，往往不能接受现实，对生活表现出各种各样的消极态度。尤其是合并截瘫的患者，受伤之前的生活很独立，受伤后生活方式改变，需要他人照顾，患者往往不能接受，有时会采取极端的做法。

2. 护理人员应多与患者沟通交流，耐心倾听患者的主诉，理解、同情患者感受，与患者一起分析焦虑产生的原因及不适，尽可能消除引起焦虑的因素。对患者提出的问题给予明确、有效和积极的信息，与患者交朋友，建立良好的护患关系，使其能积极配合治疗。正确地引导患者正视现实，应与患者家属、朋友、工作单位一起，给予患者最大的支持和理解，解除其后顾之忧。鼓励患者树立正确的人生观，告之即使瘫痪也能在康复医师的指导下进行康复功能锻炼，尽可能最大限度地发挥未瘫痪部位的功能。而且，随着科学技术的发展，康复医学的进步，治疗方法的不断改进，截瘫患者有望得到更好

的治疗和护理。同时利用护理手段如松弛疗法等给予患者身心各方面良好的照顾，从而消除患者的心理障碍。

（二）满足患者生活需要

脊柱骨折患者无论是否有脊髓损伤，均需要卧床休养。因此，护理人员应为患者备好呼叫器，常用物品置于患者易取到的地方，协助患者做好个人卫生，满足患者的生活需要。

（三）重建排泄型态

脊髓神经损伤合并截瘫的患者，神经反射中断，导致尿潴留或尿失禁、便秘或大便失禁。针对以上情况，护士应向患者及家属讲解重建排泄型态的知识和技能。

1. 对于尿潴留的处理　①在受伤早期（伤后 2 周内），保持尿管持续开放，使膀胱内不积存尿液，减少膀胱壁受损伤的机会。②如患者张力开始恢复，反射出现，保留尿管定时开放，每 2 ～ 4 小开放一次，训练膀胱肌肉的收缩和舒张的能力。③尿管留置 3 ～ 4 周后，可拔除尿管。若无尿失禁存在，可训练患者和家属使用按摩挤压排尿法，每 2 ～ 4 小时一次。一般当膀胱充盈时，患者会有下腹部胀满感、出汗或其他不适，此时，操作者应用手按摩患者腹部，用力均匀，向会阴部挤压膀胱，促其排尿。④教会家属采用定时导尿的方法，这也是避免尿路感染的方法之一。

2. 对于便秘的处理　向患者讲明正常排便的重要性。平时多饮水，防止大便干燥。多食水果及粗纤维蔬菜，促进排便。每日顺时针方向按摩腹部，促进肠蠕动。截瘫患者养成定时人工协助排便的习惯，即每 1 ～ 2 天使用一次开塞露，人工协助排便。

3. 对于尿失禁和便失禁的处理　首先要找到引起失禁的原因，并给予相应的处理。但是，要注意保持患者会阴部的清洁、干爽。每次清洁后要用柔软毛巾沾温水轻轻擦干净臀部，外敷爽身粉，必要时可外涂鞣酸软膏。

4. 防止压疮　对于脊柱骨折的患者，不管其是否存在脊髓损伤，均应注意定时轴线翻身，一般每 2 小时一次。同时按摩骨突部位，尤其是血液循环不畅的部位，如踝关节、膝关节等，可垫起骨突部位加以预防。

（四）功能锻炼

护理人员应向患者及家属讲明功能锻炼的重要性，调动其锻炼的积极性。截瘫患者如脊髓无实质性损伤，一旦解除了压迫，则患肢功能可能恢复。若截瘫时间较长，则需要坚持肢体被动活动。在稍有恢复之后，即应加强主动活动，以防脊髓功能恢复后肢体出现难复性的关节僵直等。对瘫痪肢体做关节的被动活动和肌肉按摩，每天 2 ～ 3 次，每次 30 ～ 60 分钟。鼓励患者在病情允许的情况下，做未瘫痪肌肉的主动锻炼，包括颈部、上肢等关节肌肉的活动。根据病情，适时进行轮椅、腋拐的训练。

第七节 脊髓损伤护理常规

一、护理评估

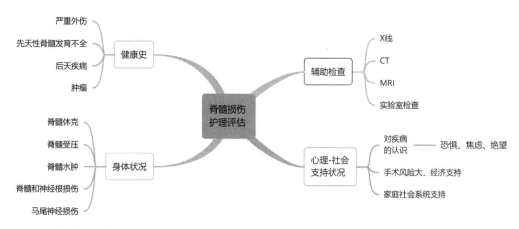

二、治疗要点

尽早解除对脊髓的压迫，保证脊髓功能尽可能恢复。对椎体骨折或骨折脱位，应尽早施行闭合复位或手术复位，避免进一步的脊髓损伤；加强功能锻炼，预防并发症。

护理关键点

心理护理、病情观察、生活护理、康复训练、出院健康教育

三、护理措施

（一）心理护理

几乎所有脊髓损伤患者在伤后均有严重的心理障碍，出现紧张、焦虑、恐惧、多疑，以及为疾病的预后担忧、缺乏自信心、有依赖心理等。护理人员应经常巡视病房，多与患者交谈，了解患者的心理情绪变化，有针对性地进行疏导、安慰、鼓励，消除患者的忧虑心情，增强战胜疾病的信心，积极配合临床治疗。在生活上给予适当的、必要的照顾，使其感受到医院的温暖、工作人员的关怀，增强患者的安全感、信任感，减轻恐惧及紧张心理。同时，向患者及其家属宣传有关疾病的知识，介绍有关治疗和护理的意义与方法，耐心讲解康复训练及提高生活自理能力的重要性，指导患者掌握和运用正确的自我护理方法，使患者消除依赖心理，逐步认识自己的状况，积极参加康复训练，尽可能通过改善、代偿或替代的方式增强实际生活、活动的能力。

（二）病情观察

在脊髓损伤后 48 小时内应予以心电监护及氧气吸入，密切观察患者呼吸型态的变化、呼吸困难的情形，以及是否使用辅助呼吸机呼吸；监测患者动脉血气分析，了解其缺氧

情况；观察患者是否有心动过缓等迷走神经刺激过度的反应，尤其是在给予翻身或吸痰以后，观察患者心血管的反应；注意观察患者脊髓受压的征象，在受伤后24～36小时内，每隔几小时就要检查患者四肢的活动、张力强度、触痛觉等，以后每天至少检查4次，若在反应程度上有任何变化，应立即通知医师。

（三）生活护理

尽量帮助患者取合适卧位，减轻不适症状；加强营养，增强机体抵抗力；鼓励患者多饮水、多吃新鲜水果和蔬菜，保持大便通畅；瘫痪肢体保持关节于功能位，防止关节屈曲、过伸或过展，定时被动活动和按摩，避免压疮发生；鼓励患者在病情允许的情况下自主活动，提高其生活自理能力。

（四）康复训练指导

在脊髓损伤初期，生命体征平稳后，就应立即开始全身各关节的被动活动，每一关节活动时间为5分钟，每天1～2次，以避免关节挛缩与肌张力的减退。进行被动活动时，要注意动作轻柔、缓慢、有节奏，活动范围应达到最大生理范围，但不可超越，以免拉伤肌肉或韧带。同时，按照患者脊髓损伤的部位，可实行不同的物理治疗，以加强未麻痹肌肉的力量。给予日常生活活动训练，使患者能逐步自行穿脱衣服、进食、盥洗、大小便、沐浴，以及开关门窗、电灯、水龙头等，增强其自我照顾的能力。鼓励患者尽可能早期离床，以利于改善下肢血液循环，防止静脉血栓的形成。特别注意当患者（尤其是半身瘫痪者）第一次坐起时，应在其起身之前穿着弹力袜，以增加静脉血液回流，防止产生直立性低血压。

（五）围术期护理

1. 术前护理　同一般脊柱手术前护理常规，若为颈椎损伤患者应严密评估患者呼吸情况。手术前按照医嘱进行各项准备，如备皮、洗澡，完成术前实验室检查，评估患者的一般情况、营养状况、生命体征等。注意脊髓受压的情形，尤其是注意维持患者的正常呼吸，观察患者脊髓的功能，以及活动与感觉功能的丧失或恢复情况。向患者说明手术的目的、方法和注意事项，消除患者害怕、忧虑和不安的情绪。手术前给予清洁灌肠，并指导患者翻身及床上使用便盆的方法。

2. 术后护理　手术后护理同一般脊柱手术后护理常规，尤其密切观察患者肢体感觉活动恢复情况。手术后患者应睡于硬板床上，保持背部平直，可给予适当的支托，避免不必要的振动、旋转、摩擦和任意暴露。侧卧位时不可在背部垫枕头，以免牵拉伤口，可在手臂、肩膀和腿部垫支持物。颈椎手术后，头下不可垫高枕，可予以薄枕，于头两侧垫沙袋以达到颈部制动的效果。注意观察患者的一般状况，包括皮肤颜色、意识程度、定向力、生命体征，以及四肢的运动、力量和感觉。观察伤口情况，随时注意有无出血、有无脑脊液自伤口漏出，以及手术部位有无水肿。如果伤口敷料渗湿，应立即更换，以防感染。倾听患者主诉，及时满足其需要。

3. 术后常见并发症的预防

（1）皮肤压力伤：每天擦浴1次，每周洗头1次，满足患者的卫生需要。每2～3小时翻身1次，翻身时避免身体扭曲，行轴线翻身以免加重脊髓损伤（图9-7-1）。颈椎损伤时，最好用气垫床，定期自动交替改变压迫点，以减少压力集中于局部而造成皮肤的损伤。侧卧位时应使下面肢体的关节、膝关节屈曲，小腿部垫一软枕，使足跟空出，两膝关节之间放一软枕。骨突处或受压的部位，如足跟、肘部、膝部及髋关节处等，更要经常检查。损伤的初期，患者有大小便失禁的情形，应注意处理排泄物，维持会阴部与骨突处皮肤的干燥，避免会阴及肛周皮肤潮红。保持患者被服和床单的平整。另外，脊髓损伤患者瘫痪肢体的温度觉丧失，对冷热刺激的耐受力较正常为低，故在使用热水袋保暖时注意温度不可过高，防止烫伤。

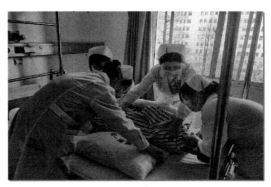

图 9-7-1　轴线翻身

（2）肺部感染：因为脊髓损伤，特别是高位截瘫的患者，呼吸肌的力量较弱，导致排痰能力弱，加之长期卧床容易肺部感染，一旦肺部感染，很难控制与治疗，甚至成为患者死亡的原因。因此，预防肺部感染非常有意义。患者入院后应规律予以翻身、拍背，如咳痰困难，应定时予以吸痰。遵医嘱予以雾化吸入治疗，严格控制探视人员，防止交叉感染。

（3）深静脉血栓：脊髓损伤患者是发生深静脉血栓的高危人群，应予以物理预防，方法包括穿下肢弹力袜及使用气压泵，根据患者的病情遵医嘱予以药物预防如皮下注射低分子肝素。如果患者双下肢能够活动，应鼓励其多活动双下肢，特别是踝关节的活动，以促进血液回流；双下肢不能活动的患者需要用气泵等治疗方法促进血液循环，降低深静脉血栓的发生率。

（4）足下垂：长期卧床的患者特别是截瘫患者很容易发生足下垂，因此应保持患者的功能位如足底踩软枕或穿防旋鞋等。

（六）出院指导

1. 教育患者及其家属，遵医嘱定期到医院进行复查。

2. 教育患者及其家属继续进行康复训练。①对于截瘫患者，康复过程中一项复杂而艰巨的工作就是功能重建，要让患者相信经过努力是可以取得成效的，即使不能完全恢复，也可持拐或借助轮椅行走。②卧床期间应对未麻痹的肢体肌肉进行主动练习，如上肢的拉力练习等，以增加肌力，为以后的扶拐和迈步打下良好的基础。对于瘫痪的肢体，家属应帮助患者按摩、做被动训练，以防止关节强直和肌肉挛缩。待脊柱愈合后，可开始进行起坐、上下轮椅、带支架站立和行走等训练。③坐位的训练应从坐、扶坐、自坐到床边垂足坐。为了方便患者练习，床上可安放支架或手环，也可用床头拉绳或有钩手杖，开始时患者利用手环或拉绳在床上坐，还可用手拉住床沿，练习左右翻身。待能自如起坐后，可练习上下轮椅，先将轮椅靠至床边，一只手拉住手环，然后另一只手握住外侧椅把，依靠双手的牵拉和支撑，使臀部抬起移至轮椅上，用手将双下肢下垂，使足移至轮椅踏板上。④最终练习站立和行走。站立时，应戴好支架，扶住床栏保持平衡。待能站稳后再开始练习行走。双手扶拐，先将左拐前移，将右下肢甩向前方，然后右拐前移，再将左下肢甩向前方。注意在进行站立和行走练习时，必须有家属保护，以防摔倒。

第八节　椎体后凸成形术治疗胸腰椎骨质疏松性骨折护理常规

一、护理评估

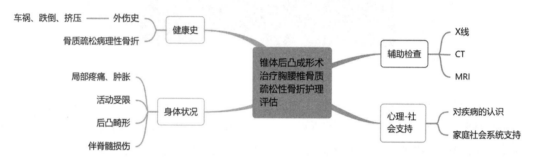

二、治疗要点

随着我国老龄化人口日趋增多，骨质疏松性骨折成为老年患者的常见病、多发病。传统非手术治疗方法需要患者长期卧床，明显增加了骨丢失，不利于骨折愈合，致残率较高，对患者生活质量影响明显。椎体后凸成形术是治疗老年胸腰椎骨质疏松性骨折的一种微创治疗技术，其主要方法是椎体内注入骨水泥，以恢复椎体高度及强度，稳定骨折端，重建脊柱稳定性，缓解骨折疼痛，矫正脊柱后凸畸形。其术后镇痛效果良好，是目前临床上广泛应用的微创治疗技术。

（一）手术方法

患者取俯卧位，胸部及盆部适当垫高，避免影响呼吸，术前在C臂机透视下定位，于体表标记椎弓根位置，明确骨折及穿刺部位。常规手术部位消毒铺巾，给予局部麻醉。麻醉成功后，用椎体后凸成形术穿刺针穿刺，透视下将穿刺针穿刺至椎体的前中1/3处，穿刺针针尖正位透视位于椎弓根影内侧缘时，侧位像在椎体后壁。确定穿刺针未进入椎管内，然后置入工作导管，安放球囊，缓慢撑开球囊，确定椎体高度恢复满意，退出扩张球囊，调制骨水泥，待骨水泥至拉丝期时，通过骨水泥注射器缓慢注入骨水泥，边注射边透视，确定骨水泥无渗漏，待骨水泥硬化后退出工作套管，消毒后无菌敷料包扎。手术结束后继续观察5～10分钟，患者如无不适，返回病房。

（二）手术特点

此术式创伤小，局部麻醉下即可完成，避免了全身麻醉的多种风险，术后效果可靠，术后即刻减轻疼痛，时效性强，患者依从性较好，满意率较高。通过术中球囊撑开复位，恢复了椎体的高度，注入骨水泥，有明显的支撑作用，可维持椎体的高度，有效防止椎体的压缩及塌陷。椎体后凸成形术缓解疼痛机制：一是可能与骨水泥的黏合作用及骨水泥硬化后的锚定作用有关，通过以上作用使骨折的椎体黏合，减少了局部骨折的微动，同时增加了椎体及脊柱的力学稳定性，因此减少了脊柱骨折对局部神经及肌肉韧带等组织神经末梢的刺激作用；二是骨水泥在硬化过程中，会发生聚合反应，该反应中骨水泥会放热，同时有一定毒性作用，从而破坏局部的神经末梢及局部的炎症因子及炎症细胞，使椎体内微环境发生变化，使神经的敏感性降低，阻断了炎症因子的形成，从而减轻局部疼痛。另外，该术式手术时间短，术后可早期下床活动，一般术后第 2 天即可佩戴腰围下床活动，减少了骨折非手术治疗长时间卧床相关并发症的发生率。早期活动还能避免长期卧床带来的坠积性肺炎、压力性损伤、尿路感染等并发症，也避免了因长期卧床导致骨量丢失而加重骨质疏松的恶性循环。因骨水泥固定了骨折端，增加并改善了脊柱骨折端稳定性，从而减轻了骨折导致的疼痛，因此患者可早期进行功能锻炼，可以促进腰背部肌肉组织的恢复，避免肌肉萎缩，预防脊柱后凸等畸形引起的胸腰背部疼痛、胃胀不适甚至直立困难等症状。

护理关键点

心理护理、术前准备、术后护理、康复训练、并发症的护理

三、护理措施

（一）心理护理

由于大多数患者缺乏疾病相关知识，加之患者担心术后后遗症或者发生并发症等，容易产生恐惧、焦虑等负性情绪。应针对患者具体心理状态，耐心向患者解释经皮椎体成形术的安全性、可靠性及微创技术，通过讲解手术成功案例，消除患者术前恐惧、焦虑心理，取得患者的配合与理解，增强患者治疗的信心。

（二）术前准备

协助患者完成术前检查。嘱患者戒烟酒，床旁指导患者进行腹式呼吸及深呼吸锻炼；嘱其避免食用辛辣刺激性食物，并预防感冒。术前纠正患者贫血状态及改善水电解质及酸碱平衡。术前注意监控血压，维持血压在可接受手术的范围内。术前监控患者血糖水平，糖尿病患者主要控制饮食，服用短效降糖药物可至术前晚，长效降糖药物在术前 2 ~ 3 天停用，应用胰岛素控制血糖者应用至术日晨。指导患者练习床上大小便，避免术后发生尿潴留及便秘。患者术中取俯卧位，术后需要适当制动，因此术前要适应俯卧位，指导患者自行锻炼。具体方法：协助患者取俯卧位，头偏向一侧，胸部和两肩处垫一小软枕，下腹部及骨盆两侧髂嵴处使用大软枕，双手臂置于肩部前方，肘关节向前屈曲以增加舒适感，俯卧时间逐渐延长，患者可耐受的情况下，每次俯卧时间应超过 30 分钟，每天 2

次。指导患者术前皮肤清洁，做好术区备皮工作。术日晨监测患者生命体征，如有发热、咳嗽等病情变化，应及时通知医师。进手术室前取下义齿及各种饰品，交予陪伴人保管。准备手术所需物品、器械、影像学资料等，随同患者一起带入手术室。

（三）术后护理

术后监测患者生命体征变化，密切观察患者双下肢感觉、肌力及大小便情况，观察患者手术部位疼痛情况、有无渗血，术后严密观察患者是否发生胸痛、呼吸困难等症状。护理人员备齐抢救用物，发现异常及时遵医嘱对症处理。患者术后若无恶心、呕吐等胃肠道不适症状即可进食，应指导其进食清淡且富有营养的食物，逐渐增加含钙和维生素丰富的食物。在患者病情允许的情况下，鼓励其早期下床活动，预防压力性损伤、下肢深静脉血栓形成等并发症的发生。术后穿刺处用无菌敷料覆盖 24～48 小时，注意观察穿刺处有无疼痛及渗血、渗液情况，去除敷料后用碘伏消毒，术后 3 天可用清水清洗，注意避免使用碱性肥皂清洁。

（四）康复训练

术后平卧 2 小时，避免翻身运动，此卧位有利于骨水泥进一步聚合反应，以完全硬化，达最大强度。术后 4 小时后开始练习深呼吸。术后 6 小时后在护士协助下进行轴线翻身。术后第 1 天如无头晕等不适，可在腰围保护下按起床的三部曲下床活动，指导患者掌握"下床活动三部曲"的方法（卧、坐、立各 30 秒）。术后指导患者进行腰背部功能及肌肉力量的训练，功能及康复训练要循序渐进，避免腰部二次损伤，以不感到疲劳为宜。

（五）并发症的护理

1. 穿刺部位感染　严格遵守无菌技术操作规程，保持穿刺部位敷料清洁、干燥，如有渗血及时更换。保持床单位的清洁、干燥。医务人员要特别重视手卫生的执行，预防感染。

2. 发热　是最常见的并发症，是因聚甲基丙烯酸树脂的聚合产热所引起的炎性反应。应做好患者的生活护理，鼓励多饮水，做好口腔护理。高热者，予降温处理，协助擦干汗液，及时更换衣物，保持床单位的清洁、干燥。

3. 骨水泥渗漏　调配好合适的骨水泥黏稠度是预防骨水泥渗漏的关键。较稀薄的灌注剂易注射和扩散，但也会增加渗漏。较黏稠的骨水泥虽然可减少渗漏和进入静脉，但不易扩散，注射困难。骨水泥黏稠度的控制以一定量的单体（10ml）情况下，取低黏稠度骨水泥和钡粉混合物的量进行控制。术后要严密观察下肢肌力、感觉，甚至大小便的改变，有异常及时报告医师处理。

第九节　脊柱侧弯护理常规

一、护理评估

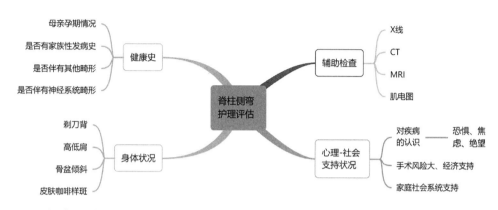

二、治疗要点

脊柱侧凸据程度、分型不同可以进行非手术治疗和手术治疗，一般根据弯度的大小来判断，主弯 Cobb 角在 40° 以下者宜用非手术治疗。从年龄来讲，12 岁以下可行非手术治疗。

1. 非手术治疗　支具治疗。多用于特发性脊柱侧凸患者，适用于年龄小，弯度为 20° ～40° 。支具可防止侧凸进展，一般穿着后，部分患者近期疗效显著。无论是何种支具，均要坚持每天 24 小时穿用，不要中断，需要向患者及家属强调夜间佩戴支具的重要性。睡眠时可采用侧卧位，脊柱凸侧在下，凹侧在上，借助身体重力矫形。若不能 24 小时穿用，可以在晚上取下数小时，逐渐减少取换时间。支具不应过度压迫胸部、乳房和下颌部，对幼儿患者应根据生长发育情况调节支具，以免影响身体发育。另外，支具着力部位应用棉花垫衬，防止发生压疮。穿好支具时摄前后位片，观察矫正度为多少，一般可以获得 50% 以上的矫正度。

2. 手术治疗

护理关键点

管路的护理、饮食护理、活动护理、出院指导

三、护理措施

（一）围术期护理

1. 术前宣教　护士应了解患者及家属对疾病及其治疗方面知识的了解程度，评估患者及家属对学习的需求和能力，根据患者的具体情况，给予讲解和指导。①早期手术治疗。因为弯度小，年龄轻，脊柱的顺应性好，容易收到良好的效果。尤其是先天性脊柱侧凸，应当早期行手术治疗，早期固定防止侧凸加重，即使年龄较小也应早期手术。②脊柱侧

凸手术原则上是矫正畸形，用内固定物矫正畸形的同时也可维持位置，在所矫正的位置上进行固定。要使脊柱固定，就需要进行植骨术，目前临床常用异体骨进行植骨。③手术麻醉方式为全身麻醉。

2. 术前准备　①呼吸训练：增加肺活量，对于侧凸程度较重的患者术前予以肺功能检查，判断患者的肺功能情况。如肺功能不够良好，需要先进行肺功能训练，多使用呼吸功能训练仪。使用时嘱患者用力吸气，将训练仪内的小球吸气上浮，目标是通过训练，尽量使3个小球均能浮起，且在顶部停留几秒。②清醒试验的训练：清醒试验是患者在术中麻醉状态下配合医师做的一项重要试验，目的是避免截瘫的发生。术前必须向患者讲清楚，教会患者术中进行合作，让患者活动双足趾，如果患者领会，双足趾均能活动，表示脊髓没有损伤。

3. 术后护理　手术后患者返回病房后，护士应对患者的情况进行评估。评估的内容包括患者接受了何种手术，手术是否顺利，患者的意识状况，生命体征是否平稳，伤口情况，双下肢感觉活动情况，有无放置引流管，术后心理状态如何。①体位：术后平卧6小时以利于压迫伤口止血，6小时后可以翻身，遵循轴线翻身的原则，每2小时翻身1次，夜间可适当延长。术后待患者麻醉清醒后一般可枕枕头，除脊柱节段高者如上节段达胸椎甚至颈椎的患者，此类患者只能予以薄枕。②生命体征的观察：术后予以心电监测及氧气吸入，待生命体征平稳后可遵医嘱停止心电监测及吸氧。对于前路手术的患者尤其注意血氧的情况，以及时发现肺部并发症。③专科的观察：术后需要定时评估患者双下肢的感觉、活动情况及伤口敷料是否干净，如有异常需要及时通知医师。④并发症的处理：患者术后常见的并发症有体温过高和腹胀。体温过高一般是术后吸收热所导致的，但不能排除伤口感染的可能性，因此术后患者体温过高时均须通知其主管医师，遵医嘱予以物理降温或药物治疗。临床中对于体温低于38.5℃的患者常用冰袋物理降温；高于38.5℃的患者遵医嘱给予药物治疗。腹胀在临床中也非常常见，尤其是患者卧床期间。因此，在患者卧床期间，鼓励其进行四肢活动的同时，指导其进行腹部按摩，由右下腹开始顺时针进行按摩，同时予以饮食指导，嘱患者卧床期间尽量少进食容易产气的食物如牛奶、豆浆、甜水等。如果患者出现腹胀，应及时予以处理，如进行腹部按摩和热敷等。上述方法无效时需要及时通知医师，予以开塞露置肛或肛管排气，减少患者因腹胀所导致的身体不适、情绪烦躁等负面影响。

（二）管路的护理

做好伤口引流管和尿管的护理。伤口引流管分为筋膜下引流和皮下引流两类，因此需要了解患者引流管的位置。前者引流彻底，引流量偏大；后者引流量小，机体恢复较快。保持管路的通畅，观察引流液的颜色、性状、量是否正常。伤口引流管及尿管一般于术后24～72小时拔除。

（三）饮食护理

术后麻醉清醒后可少量喝水，术后第1天可少量予以清淡流食，之后逐步过渡到半流食直至普食。

（四）活动护理

术后患者麻醉清醒后可任意活动四肢。术后第1天鼓励患者进行直腿抬高及踝关节的跖屈和背伸活动，以保持下肢的肌肉力量。术后遵医嘱指导患者下床活动。下床时间一般为术后 2 ～ 5 天。护理人员需要指导患者如何正确坐起及躺下，保持手术区域的脊柱制动。下床活动时遵医嘱予以佩戴支具，并指导患者正确佩戴，以防造成机体不适及皮肤受损。

（五）出院指导

1. 起床活动时，应先教会患者及家属起床方法：先侧卧，用一手支撑身体，保持脊柱平直；先坐于床旁，然后再立于床旁，以防直立性低血压发生。

2. 教会患者端坐姿势，要用背部紧靠椅背。

3. 严禁弯腰拾物、扭转身体和提重物。

4. 告知患者及家属佩戴支具的注意事项，如支具内穿无纽扣的纯棉衣服，支具松紧适度等。戴支具 3 ～ 6 个月。

5. 免除体育活动半年至 1 年，禁止进行剧烈的体育活动。

6. 发现异常及时就诊，定期复查。

第十节　肩袖损伤护理常规

一、护理评估

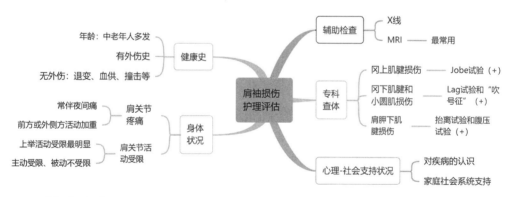

二、治疗要点

（一）非手术治疗

肩袖疾病的非手术治疗包括休息、非甾体消炎镇痛药物、改变生活方式、康复治疗、器械治疗等。休息的时间要足以使炎症和疼痛缓解，平均 1 ～ 2 周。诊断性注射类固醇激素可以缓解症状，有利于进行康复治疗。2 ～ 3 个月后进行第 2 次注射，总共不超过 3 次，注意注射可以导致肌腱脆弱和断裂。非手术治疗的要点在于：第一，避免肩袖肌腱继续受到反复的刺激和损伤；第二，需要通过功能锻炼使患者的肩关节尽可能恢复到接近正常的被动活动度；第三，通过锻炼并未受累的肩袖肌力尽可能地代偿已受累的肩袖肌功能。冈上肌肌腱为最常受累的肩袖肌腱，针对冈上肌肌腱的损伤，可加强患者主动的体侧内外旋肌力练习，从而加强前后部肩袖组织的肌力，以代偿一部分冈上肌功能。

（二）手术治疗

对于非手术治疗无效的往往需要采取手术治疗。肩袖修补术经历了一个从切开修补到小切口修补，再到镜下修补的发展历程。镜下修补有其独特的优势，主要包括：术中三角肌损伤小；手术创伤小、患者恢复快；术中可以同时处理肩关节的合并损伤；手术对于外观的影响较小。随着关节镜技术及器械的不断发展，镜下肩袖修补术已经获得越来越好的手术效果。在修补之前，针对合并有肩峰下撞击症的患者要先行肩峰下减压术。

护理关键点

术前准备、术后护理、功能锻炼、出院指导

三、护理措施

（一）术前护理

1.皮肤准备：关节镜手术区及周围皮肤状况要求严格，如有破损、疖肿、毛囊炎均不能手术。为了确保手术顺利进行，预防术后感染的发生，术前保护手术区的皮肤极为重要。告知患者避免抓伤、碰伤患肢；避免蚊虫叮咬（夜间可穿着长衣裤睡觉）；如有皮肤瘙痒、红肿等现象应立即通知医师给予处理，不得自行解决。肩关节手术的备皮范围是患侧前后中线以内，包括患侧颈部及以下、患侧剑突以上胸背部皮肤及患侧上肢皮肤，注意备腋窝。备皮时注意动作要轻柔，勿划伤。备皮后嘱患者沐浴更衣，剪指（趾）甲。

2.胃肠道准备：禁烟酒，禁辛辣刺激性食物；术前12小时禁食，4～6小时禁饮，必要时遵医嘱禁食禁饮。

3.患者术前适应性训练指导：①学会深呼吸及咳嗽运动，以利术后排痰，预防坠积性肺炎。②训练床上大小便，以免术后卧床排便不畅。

4.做好患者及家属的教育，减轻焦虑。非禁食期间鼓励患者进食高蛋白、高维生素、高钙、粗纤维及果胶成分丰富的食物。

5.术前特殊练习：指导患者进行预防术后并发症的训练，包括教会患者患肢肌肉收缩和放松运动；为防肿胀及促进末梢血液循环，让患者进行握拳练习、体位改变练习；教会患者如何坐起、下床等。要求患者完全掌握，同时应让患者家属了解，协助指导督促患者完成。

6.为患者选择合适的肩关节外展包或使用前臂吊带，教会其使用方法并告之注意事项。

（二）术后护理

1.一般护理 患者回病房合理安排交接，以便能安全地将患者搬运至床上。搬运过程中要注意患者的保暖并保护隐私，特别要注意保护各种管道，防止脱落，并且检查麻醉穿刺处有无渗出。全身麻醉患者按全身麻醉术后护理常规护理。

2.生命体征监测 全身麻醉未完全清醒前注意观察意识及生命体征，床边心电监护，保持呼吸道通畅，给予吸氧，氧流量为2～3L/min。臂丛麻醉术后观察有无胸闷、气促等气胸的表现。

3. 体位护理　前臂吊带悬吊制动 24 小时，肘与胸之间垫 1 个软枕，肩关节保持轻度外展位。结合术中情况个性化制订术后患者的康复训练计划。

4. 肢端血供观察　密切观察患肢情况，包括体位、固定、患肢活动、肿胀、神经感觉、皮肤温度和颜色、末梢循环的充盈度及桡动脉的搏动情况等，如有异常及时报告医师，给予处理。

5. 疼痛的护理　术后伤口疼痛是最常见的问题。注意观察患肢血供和肿胀情况，区分是伤口疼痛还是敷料包扎过紧引起的疼痛，认真倾听患者的主诉和观察桡动脉搏动情况。帮助患者摆好舒适体位，以减轻疼痛不适。指导患者放松情绪，使用一些转移注意力和娱乐的方法，如交谈、听音乐、深呼吸等。如为伤口疼痛，遵医嘱给予消炎镇痛药，用药后注意观察药物的效果和不良反应以对症处理。如为敷料包扎过紧引起的疼痛，应立即松解绷带，症状即可得到缓解。

6. 并发症的护理　肩关节肿胀、感染等。密切观察肩部肿胀的面积、程度。观察患者体温，术区局部是否有红、肿、热、痛，压痛。密切观察患肢活动及感觉。若有异常，及时通知医师，遵医嘱给予对症处理。

（三）功能锻炼

1. 手术当天，麻醉清醒后进行掌指关节、腕关节的主动活动，可起到减轻肿胀、缓解疼痛的作用。

2. 术后第 1 天，先行肘关节的被动屈伸运动，护士协助患者最大限度屈肘关节，每天 5 次，每次 5 分钟。患者坐起，下地行走。增加手部主动活动，进行肘的主动活动，患肢主动屈伸肘关节，每天 5 次，每次 5 分钟。

3. 术后第 2 天，由医师决定，开始指导患者被动肩关节活动。健手辅助或护士协助，肩关节前后摆动，患者弯腰，患侧手臂笔直下垂，像钟摆一样来回摆动，注意摆动幅度为 15°，每天 5 次，每次 5 分钟。

4. 继续以上练习，并逐渐增加活动度，同时进行被动肩关节外展、内收、内外旋运动，自 10° 开始，每天增加 3°～5°，每天 5 次，每次 10 分钟。肩关节的锻炼幅度循序渐进，否则会损伤局部组织。

5. 术后 8～12 周后进行肩关节主动锻炼。①爬墙练习：面朝墙，双足离墙站立，手指从墙底处向高处爬行，在疼痛允许的范围内尽量往上。每次 5～10 分钟，每天 5 次。②滑轮练习：做肩关节上举、外展、内旋动作。双手在胸前握住滑轮把柄，用健侧拉把柄锻炼肩关节做内旋运动。③用木棍或体操棒做肩关节上举、外展、前屈、后伸运动。④联合运动：双臂做划船或游泳动作。

（四）出院指导

1. 术后 1～2 天患者即可出院，但肩关节功能的全面康复却需要 6 个月至 1 年，仅依靠在院的 1 周至数周的院内康复锻炼是远远不够的，院外的康复锻炼尤为重要。

2. 注意半年内应避免接触性运动（如参加篮球比赛、排球比赛等）。

3. 术后 2 周拆线，1 个月后定期复查，如有不适，随时来院复查。

第十一节　膝关节半月板损伤护理常规

一、护理评估

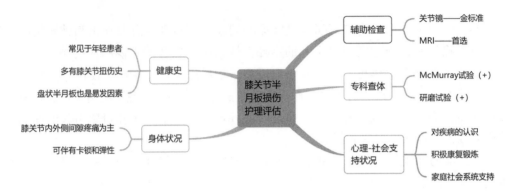

二、治疗要点

半月板损伤的治疗分为非手术治疗和手术治疗。一般来说，MRI上显示一、二度半月板损伤采用非手术治疗，三度半月板损伤则应根据患者的症状、体征，半月板损伤的不同部位，以及有无合并损伤进行选择。

（一）非手术治疗

适应证主要有：

1. 一个不全的半月板损伤或者小于5mm的稳定的边缘撕裂伤并且没有合并任何其他损伤（如合并前交叉韧带损伤）。

2. 稳定的纵形半月板撕裂：长度短于1cm的纵形半月板裂伤被认为是稳定的。

3. 中心游离缘≤3mm的损伤。

非手术治疗主要是对膝关节进行制动，同时辅以康复锻炼。一般采用长腿石膏托或等长的膝关节支具进行制动，固定时间一般4～6周。在此期间，患者在医师的指导下进行股四头肌、腘绳肌、腓肠肌、比目鱼肌，以及髋部的伸肌、屈肌、收肌和展肌等的等长运动，以保持肌肉的张力，一般可取得较好的疗效。如果经过非手术治疗后症状再次出现，就应该采取手术治疗。

（二）手术治疗

绝大多数半月板损伤都应采取关节镜下手术治疗。目前半月板损伤的手术治疗可采用半月板撕裂部分切除术或者半月板缝合修复术。术中应使用探钩仔细检查半月板，以便发现隐匿的损伤，避免漏诊。半月板内侧2/3没有血供，损伤后通常采用部分切除术修整成形术，即切除半月板的撕裂部分，取出切除的碎片，剩余部分修整为光滑的弧形，避免在锯齿状边缘出现进一步的撕裂。半月板外1/3区域有血供，这个部位小的损伤常能自然愈合，大于15mm的损伤则需要手术治疗，通常选择半月板缝合修复术。半月板修复的理想指征：青年患者，急性半月板损伤，纵形撕裂（1～2cm长的边缘损伤）。半月板缝合修复的方法有由内向外、由外向内和全内缝合3种。半月板修复理想的材料现已有很多，目前运用最多的是一些可吸收材料。半月板修复术必须保证膝关节的稳定性，一旦出现不稳定现象，修复好的半月板可能再次破裂。故合并有韧带损伤时，应同时治疗恢复膝关节稳定性。

当半月板出现了完全不可修复的损伤时可以切除半月板，但是半月板的边缘应尽可能保留。半月板完全切除后短期效果较好，但是数年后就会出现股骨髁变平、关节间隙变窄和骨赘形成等骨性关节炎的表现。因此，在条件允许的情况下应该尽量保存半月板。

对于丧失了半月板，同时关节稳定，未发生骨性关节炎的患者，选用同种异体半月板移植和人工半月板置换术治疗可取得较好的临床效果。

护理关键点

术前准备、疼痛的护理、术后护理、并发症的护理、功能锻炼

三、护理措施

（一）术前准备

1. 心理护理　应建立良好的护患关系，鼓励患者说出心里的感受，给予心理支持。向患者介绍治疗概况和手术成功的病例，帮助患者增强信心和安全感，保持心情舒畅。告知术前术后注意点，帮助患者以良好的心态接受手术。

2. 健康评估　①评估意识、生命体征、皮肤完整性、肢体活动、饮食、排泄、睡眠情况等。②肢体状况：膝关节疼痛、肿胀，膝关节活动受限，关节交锁、弹响，患肢肢端的血供，活动感觉情况。③营养状况：有无贫血、低蛋白血症及患者的进食情况。④既往史、近期手术史、目前用药情况（高血压、冠心病、糖尿病、呼吸系统疾病等）。

3. 术前一天准备　①皮肤准备：清洁切口处皮肤，患侧小腿及大腿备皮，剪指（趾）甲。指导患者戒烟酒、练习深呼吸、有效咳嗽、床上排便等。②根据医嘱做抗生素皮试、交叉配血。③术前禁饮、禁食，常规禁食10小时，禁饮4小时。④手术日晨准备：测量生命体征，检查手术区皮肤准备情况，更换清洁病员服，取下活动性义齿、眼镜、首饰等附属物品，贵重物品交其家属保管，不化妆。去手术室前，嘱患者排空膀胱。按手术需要将病历、术中用药、X线片等带入手术室，与手术室人员进行核对交接。

（二）疼痛的护理

评估疼痛，密切观察，针对引起疼痛的原因，协助调整体位，解除局部皮肤卡压，并给予脱水消肿治疗；急性损伤48小时内，可冰敷患膝，但应防冻伤；必要时尽早给药，观察镇痛效果。有效控制疼痛，保证足够的睡眠。

（三）术后护理

1. 体位护理　根据麻醉和手术部位安置合适体位，患肢略屈膝20°～30°并抬高，膝关节下垫软枕，膝关节保持伸直位。

2. 病情观察　术后密切观察生命体征，记录病情变化。

3. 密切观察切口情况　观察切口渗出情况，保持敷料干燥，弹性绷带包扎松紧度适宜。

4.**疼痛的护理**　使用镇痛泵者应严密观察其效果，认真听取患者主诉。

5.**饮食护理**　术后麻醉清醒后可少量饮水。无胃肠道反应后可进普食，多饮水、多吃水果、蔬菜，高蛋白饮食，保持大便通畅。

6.**心理支持**　保持良好的心态，正确对待疾病。

（四）并发症的护理

1.**关节腔积血（最常见）**　一般出血少，可自行吸收，不影响关节功能的恢复。大量出血，关节疼痛进行性加重，肿胀明显，伤口敷料渗血多，要进行处理，可行关节腔穿刺，抽出积血，加压包扎，冰敷。

2.**关节腔积液**　关节肿胀，疼痛轻，术后4～8小时滑膜刺激后反应（膝关节张力大，肿胀明显，浮髌试验阳性），可行穿刺抽吸。

3.**感染**　感染可致严重膝关节功能障碍，预后不良。情况如下：①一般体温≤38℃，突然明显升高，且伤口反跳痛，检查伤口，关节穿刺、涂片，判断伤口感染。②体温持续38～39℃，膝部红、肿、热、痛，急查血常规、细菌培养，遵医嘱合理使用抗生素，保持切口敷料清洁、干燥，做好基础护理、消毒隔离工作。

4.**粘连性关节炎**　痛阈低，拒绝短期内活动膝关节。

5.**深静脉血栓**　小腿后方疼痛，小腿及踝关节肿胀明显，远端皮色发青，皮温低，足背搏动弱。处理：患肢静脉造影确诊，药物溶栓。

（五）功能锻炼

1.**术前功能锻炼**　指导患者在病床上平放大腿，使得腿部的肌肉绷紧，每15秒放松1次，每组20次，每天5组。同时指导患者进行踝关节的背伸运动，伸直膝关节，并合理地收缩股四头肌，形成踝关节的良好运动形式，每5秒放松1次，每组50次，每天5组。膝关节半月板损伤取平卧位，并对膝关节还有足背进行伸直锻炼，腿部抬高40°，每次5秒，每组25次，每天4组。

2.**术后功能锻炼**　术后第1天，交替按摩踝关节并屈伸踝关节，活动足趾，每次3秒，30次/组，每天3～5组。联合腘绳肌等长训练，患者平卧位，软枕放置在患侧腿下，足尖保持向上，患腿用力压住枕头，保持大腿后侧肌肉紧绷的状态，持续3秒后放松。然后，进行股四头肌、小腿三头肌等长训练，每次30个，每天3次。术后第2天，鼓励患者进行直抬腿、侧抬腿练习，患者取仰卧位伸直抬高患肢，每组30次，每天2组，每组间隔时间为30秒。术后第3天加强膝关节屈曲练习，最大限度屈膝持续5秒，然后缓慢伸直腿部，每组20次，每天2组，术后14天进行屈膝90°练习。术后第4天，实行单腿站立、下床活动训练，循序渐进增加训练时间和下床行走距离。术后第5天，结合患者的病情变化加强行走强度，鼓励患者增加负重行走，但需要严格控制每次活动的时间。

第十二节　膝关节交叉韧带损伤护理常规

一、护理评估

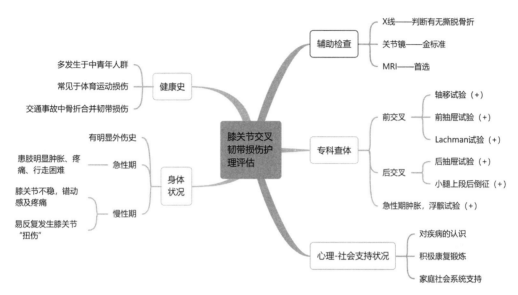

二、治疗要点

（一）前交叉韧带损伤的治疗

前交叉韧带损伤患者的主要问题是关节不稳和疼痛，应根据前交叉韧带损伤具体情况来决定治疗方法。韧带止点撕脱骨折可采用骨折复位螺钉、缝合等固定，也可同时采用几种固定方式。手术可切开进行，也可在关节镜下进行。对于前交叉韧带 I 级损伤的患者，韧带虽被拉长，但无关节不稳定症状，可采用非手术治疗，即支具或石膏固定患膝 3 周后开始患肢肌力及关节活动度锻炼。对于前交叉韧带 II、III 级损伤的患者，有关节不稳定的症状（前抽屉试验时胫骨向前移位大于 3mm），则多采取前交叉韧带重建手术治疗。手术可以使患者恢复到受伤以前的运动水平。对于年轻、活动量大的患者，韧带重建有利于减少将来出现半月板撕裂和延缓骨关节炎的发生发展。现代运动医学技术越来越强调急性期的韧带修复与重建。如果关节疼痛是患者的主要问题，韧带重建可减缓症状，但无法完全消除症状，需要其他补充治疗。

（二）后交叉韧带损伤的治疗

胫、股骨前后移位小于 10mm 的单纯后交叉韧带损伤推荐使用非手术治疗，主要是股四头肌康复训练。如果股四头肌发达有力，通常能弥补后交叉韧带的功能。经过股四头肌康复训练后，患者仍有后交叉韧带损伤不稳症状则需要行重建手术。对于单纯性后交叉韧带损伤，如果胫骨向后不稳，移动度大于 10 ～ 15mm，应该行关节镜下后交叉韧带重建术。如果 MRI 发现后交叉韧带损伤合并有半月板损伤（比前交叉韧带合并半月板损伤的发生概率小）或者是其他损伤，应进行手术治疗。合并有后外侧复合体损伤时，应同时重建后外侧复合体，否则很容易导致后交叉韧带重建手术失败。后交叉韧带手术较前交叉韧带手术困难，结果更难以预料。

护理关键点

术前护理、术后护理、康复训练、出院指导

三、护理措施

（一）术前护理

1. 心理护理　术前向患者介绍手术方法、目的和术后注意事项，说明关节镜下前交叉韧带重建是微创手术，具有术后疼痛较轻、功能恢复快等优点。另外，有些患者认为手术后患肢功能可以完全恢复正常，对术后需要较长时间的功能锻炼缺乏心理准备。应告知患者韧带重建术后需要恢复性功能锻炼，在韧带重建后 1 年左右才可能恢复剧烈的体育运动。

2. 床上大小便训练　前交叉韧带术后患肢需要制动，大小便很不方便，术前需要指导患者练习在床上大小便。

3. 术前预防感染　该手术是在关节内进行，术前应充分做好术前皮肤准备，预防感染。常规于术前 1 小时静脉注射抗生素，手术时间较长者，术中再应用同等剂量的抗生素一次。

4. 局部准备　①手术条件的准备：认真仔细地检查手术区域及邻近皮肤有无伤口或感染灶，膝关节区域备皮，手术前 2～3 天每天 2 次用温水清洗患肢。②局部功能的准备：术前教会患者关节活动和股四头肌等长收缩的锻炼，对患者的术后恢复有较重要的作用。由于术前已经向患者及家属讲明这种锻炼的重要性，术后大多数患者都能主动积极地配合，因而恢复较快。

（二）术后护理

1. 一般护理　术后注意关节是否肿胀，给予持续冰敷 72 小时，注意包扎松紧度。观察患肢肢端血液循环和温度。观察引流液的量、颜色。如果术后引流液颜色较深、量较多，说明关节内有出血，此时要严密观察；如果术后 2～3 小时引流液颜色逐渐变淡，量逐渐变少，说明出血已停止，可不必处理；如果引流液量仍然较多，颜色未变淡，可自引流管内注入适量肾上腺素生理盐水，局部略加压包扎，出血会逐渐减少。

2. 患肢体位　术后常规抬高患肢，膝后垫软枕保持膝屈曲 15°～20°。此种体位可使前交叉韧带处于松弛状态，移植后的异体韧带处于张力最小状态，有利于韧带与骨接合口的愈合。不可将软枕垫于膝后以远小腿处，此种体位相当于膝关节的前抽屉试验，会使交叉韧带处于紧张状态，不利于韧带愈合。

3. 镇痛　因为膝关节镜手术本身创伤较小，故有些患者术后仅服用一般镇痛药物 1～2天。但大多数患者术后存在不同程度的膝关节疼痛，因而明显限制了膝关节的活动，对这类患者我们常规给予自控镇痛泵方法，使患者的疼痛降至最低限度，从而可使患者较从容地达到膝关节功能锻炼的要求。

（三）康复训练

1. 术后 1～2 周　①支具制动及负重：在休息时必须锁定于完全伸直位，在支具完全伸直位保护下，撑双拐根据耐受情况行部分至完全负重。②股四头肌等长收缩：尽量将患肢伸直，足尖向上勾，使大腿前部肌肉收缩，每日 2 次，每次 15 分钟。③腘绳肌等长收缩：将患肢伸直，用力使足后跟压向床面使大腿后侧肌肉收缩，每日 2 次，每次 15 分钟。④髌骨内推活动：完全伸直膝关节，用同侧大拇指压在髌骨（膝盖骨）外侧缘，向内推动髌骨，至最大限度后松开，反复进行，每日 2 次，每次 15 分钟。

2. 术后 3～4 周　①支具制动及负重：在休息时必须锁定于完全伸直位，在支具完全伸直位保护下，撑双拐行完全负重。②直腿抬高训练：仰卧位，膝关节伸直位支具固定，抬高下肢至 30°～45°，维持 10 秒后放下，反复进行，每日 2 次，每次 15 分钟。③腘绳肌抗阻收缩：俯卧位，膝关节伸直，将沙袋绑在踝关节上方，屈曲膝关节。④提踵训练：站立位，膝关节伸直，将足后跟提起，足尖着地。⑤膝关节被动伸屈活动度训练：每日增加膝关节屈曲活动度 15°，达到 ≥120°，每日 2 次，每次 30 分钟。⑥本体感受器训练：蹬固架自行车，每日 2 次，每次 15 分钟。

3. 术后 5～8 周　①支具制动及负重：休息时必须锁定于屈膝 10° 位，用支具在屈膝 10° 位保护下，行完全负重。②直腿抬高训练：仰卧位，膝关节伸直位支具固定，抬高下肢至 30°～45°，维持 10 秒后放下，反复进行，每日 2 次，每次 15 分钟。③半蹲训练：戴支具在 10°～45° 半蹲活动，每日 2 次，每次 15 分钟。④膝关节被动伸屈活动度训练：每日增加膝关节屈曲活动度 15°，达到 ≥90°，每日 2 次，每次 30 分钟。⑤本体感受器训练：蹬固架自行车，每日 2 次，每次 15 分钟；平衡板训练（双腿过渡到单腿，支具限制活动范围于 10°～45°），每日 2 次，每次 15 分钟。

4. 术后 9～12 周　①支具制动及负重：去除支具，但是行走时避免膝关节过伸。②半蹲训练：在 10°～45° 半蹲活动，每日 2 次，每次 15 分钟。③本体感受器训练：蹬固架自行车，每日 2 次，每次 15 分钟；平衡板训练（单腿，活动范围于 10°～45°），每日 2 次，每次 15 分钟。④膝关节主动伸屈活动度训练：每日增加膝关节屈曲活动度 15°，达到 ≥120°，每日 2 次，每次 30 分钟。⑤灵活性训练：侧向踏台阶，每日 2 次，每次 15 分钟。

5. 术后 13 周至 6 个月　①半蹲训练：在 10°～45° 半蹲活动，每日 2 次，每次 15 分钟。②本体感受器训练：蹬固架自行车，每日 2 次，每次 15 分钟；平衡板训练（单腿），每日 2 次，每次 15 分钟。③灵活性训练：向前匀速慢跑，每日 2 次，每次 30 分钟。

6. 术后 7～12 个月　①本体感受器训练：蹬固架自行车，每日 2 次，每次 15 分钟；平衡板训练（单腿，活动范围于 10°～45°），每日 2 次，每次 15 分钟。②灵活性训练：侧向跑，每日 2 次，每次 15 分钟；后退跑，每日 2 次，每次 15 分钟；向前变速跑，每日 2 次，每次 15 分钟。

（四）出院指导

1. 饮食指导　患者应加强营养，多进含蛋白质、维生素、钙、铁丰富的食物，增加自身抵抗力。适当控制体重的增加，以减少对关节的负重。

2. 生活指导　①嘱咐患者严格按照康复训练计划进行康复锻炼，但要注意锻炼和运动适应度，避免过度负重引起损伤。②患者在康复过程中，若出现任何情况需要及时与医师沟通。③在坐位期间应选择较高的沙发、凳子和椅子，避免膝关节屈曲过度使压力增大，妨碍关节功能的恢复。④为防止膝关节肿胀，术后 6 周内应避免热敷；6 周后，在活动前可热敷。

第十三节　骨关节炎护理常规

一、护理评估

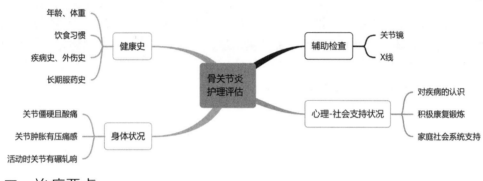

二、治疗要点

（一）药物治疗

协助患者按时服药，并注意观察药物的作用、副作用与毒性。药物治疗的目的在于减轻疼痛，减少肌肉痉挛。常用药如下。

1. 解热镇痛药物　代表药物为对乙酰氨基酚，治疗骨关节炎的首选药物，对于轻到中度的关节疼痛使用是有效的。

2. 非甾体抗炎药（NSAID）　代表药物为布洛芬、芬必得、吲哚美辛等，对中、重度疼痛患者有效，可抑制炎症反应，消除关节疼痛和肿胀。但应注意此药会造成胃肠道黏膜的刺激及出血性糜烂等不良反应，因此不宜久服。

3. 糖皮质激素　常用方法是将皮质激素类药物注入关节腔内，以控制渗出，减轻疼痛，使症状得到改善。但是长期使用激素可加剧软骨损害，因此同一关节中应用每年不得超过 3～4 次。

4. 改善病情药物及软骨保护剂　代表药物为氨基葡萄糖、葡糖胺聚糖、双醋瑞因。此类药物可改善软骨营养，减缓和修复软骨退变，但是起效缓慢。服药初期与镇痛药或NSAID 药物合用，才能较好地缓解症状。

（二）物理治疗

通过让患者充分休息，减少患肢负重，从而缓解关节的疼痛、痉挛与僵硬，提高生活质量。注意当患者处于急性炎症期时应先给予冷敷，以消除肿胀。慢性期时可使用热水淋浴、热水袋等进行热敷，但应注意防止烫伤。

（三）关节灌洗

关节灌洗即通过关节镜持续向关节腔内注入生理盐水，并不断地吸出洗液，借以排出关节内的代谢废物、碎屑和直径在 2mm 以下的游离体，从而减少有害物质对滑膜和关节的刺激，减轻和消除关节的疼痛。同一个关节不应反复灌洗，1 年内灌洗次数应少于 4 次。

（四）手术治疗

当患者有持续性疼痛或进行性关节畸形，且严重影响日常生活和活动时，可行手术治疗。常用的手术方式为髋关节置换术、膝关节置换术。经关节置换术的患者，大都可解除疼痛，矫正畸形，一般可维持 10 ～ 15 年。

1. 髋关节置换术　即将病变的髋臼、股骨头切除，以人工的髋臼及股骨头替代，来维持关节的功能。（详见"人工髋关节置换术护理常规"）

2. 膝关节置换术　即将病变的膝关节，包括股骨下端内外髁、胫骨上关节面及髌骨表面切除，以人工关节代替，来维持关节的功能。（详见"人工膝关节置换术护理常规"）

护理关键点

心理护理、生活指导

三、护理措施

（一）心理护理

护理人员应解除患者的思想顾虑，本病虽然会有一些痛苦与不便，但一般不致引起严重残疾。在症状的缓解期大都可以坚持工作，防止过度疲劳和及时对症处理，即可避免频繁发作。

（二）生活指导

指导患者日常生活时应注意保护关节，避免进一步损伤。

1. 受累关节避免过度负荷，减少不合理的运动。适量活动，避免不良姿势；避免长时间站立、跪位和蹲位；减少或避免上下楼梯及走不平的路；避免提重物走路；避免穿高跟鞋。

2. 休息时应维持关节处于功能位。患者卧床休息时，应注意睡姿要平直。一般采取仰卧保持关节处于功能位，勿使用太柔软或支持力不佳的床垫。

3. 在日常生活中，应尽量使用大关节，避免使用小关节，以防止畸形。例如：携带物品时，可以用背的方式取代手提的方式；拧毛巾时，可用压的方式取代以手扭转的方式；拿茶杯时，用双手捧起茶杯；擦地板时，用拖把擦，而不要蹲着用抹布擦。

4. 减少不合理的运动，使用辅助工具。膝、髋关节退化的患者应避免登山、走远途路等运动。运动时采用护膝、手杖、拐杖、助行器等，减轻受累关节负重，增加关节稳定性。关节畸形患者采用相应的矫形支具或矫形鞋，矫正内翻或外翻畸形，以平衡各关节面的负荷。

5. 鼓励体重较重的患者减轻体重，以减轻关节的负重，缓解疼痛。

第十四节 人工髋关节置换术护理常规

一、护理评估

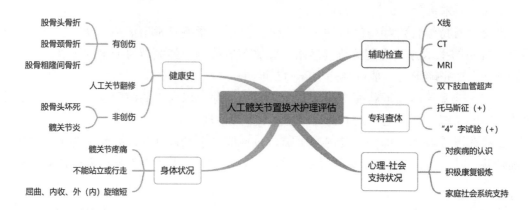

护理关键点

镇痛管理、营养管理、睡眠护理、体位护理、管道护理、用药护理、生活指导

二、护理措施

（一）术前准备

1. 心理护理 大多数患者对手术治疗有顾虑，容易出现焦虑、恐惧感，我们要根据年龄、职业、文化程度有针对性地做好患者的精神安慰和心理疏导，讲解关节置换的有关知识，介绍同种病例康复期的患者来现身说法，以增加患者对手术的认识和信心。同时倡导尊重和关爱护理，寻求社会支持系统的帮助，对于患者来说，家庭和社会的关心无疑是一服良药。护士要充分利用和发挥家庭社会支持系统的功能，鼓励家属多陪伴患者，减少孤独感，争取社会、家人支持，做好家属的思想工作，不在患者面前流露出厌烦的情绪。

2. 术前饮食护理 患者合理饮食，如类风湿患者应进食高蛋白、高维生素、易消化饮食，以提高机体抵抗力，糖尿病患者应严格限制饮食，控制好血糖水平。鼓励多饮水，预防尿路感染。劝阻戒烟，吸烟会引起毛细血管痉挛，影响术后康复。

3. 一般准备 ①对于曾服用阿司匹林、氯吡格雷、利舍平等药物治疗的患者，应于术前遵医嘱停药 1 周或改用其他影响较小的药物，防止术后出血。②治疗体内的慢性感染、皮肤病（鼻窦炎、手足癣等），糖尿病、心脏病、高血压等经系统的内科治疗已控制。③术前做好各项常规检查，包括血常规、尿便常规、肝肾功能、血电解质、空腹血糖、出凝血时间、心电图、胸部 X 线，以及根据内科病史所需要的特殊检查，骨科相关影像学检查（X 线、CT、MRI）。④常规术前准备，包括交叉配血、备血、皮试、更衣（换病号服）等。⑤术前晚行胃肠道准备。⑥用物的准备：软枕 3～4 个、男 / 女式尿壶、护理垫、助行器、可升降式坐便器、吸管、勺子、气球等。

（二）术后护理

1. 术后严密观察病情 术后严密观察患者的生命体征、对患肢进行神经功能的评估及积极预防肺栓塞。①注意观察患肢皮肤的颜色、温度、肿胀情况、活动度及有无异常感觉，是否有其他不适主诉，以便及早发现有无神经血管的并发症。②术后指导患者早期床上及下床活动，手术侧患肢穿弹力袜，以减少血液在血管内的潴留，预防血栓的形成。③肺栓塞是人工髋关节置换术术后较严重的并发症，术后应严密观察，积极预防。若患者出现呼吸急促、心率加快、烦躁不安或表情淡漠等，均提示有肺栓塞的可能，应及时处理。

2. 预防局部感染 ①保护切口干燥，敷料被渗血浸湿时应及时更换。注意观察局部有无红、肿、热、痛的急性炎症反应。②术后继续应用抗生素，并注意观察用药后的反应。防止身体其他部位的感染，如肺部感染、尿路感染等。鼓励患者做深呼吸和咳嗽动作，告诉患者尽量自行排尿、多饮水，防止机体抵抗力进一步下降而导致局部或全身感染。

3. 指导患者进行正确的功能锻炼 早期功能锻炼可促进血液循环，防止肌肉萎缩和血栓形成。开始时，患者由于害怕疼痛和担心活动会对髋关节不利，往往保持肢体处于僵硬状态，护士应指导患者尽量放松肌肉，活动关节，这样才有利于功能恢复。①患者麻醉清醒后，即鼓励其开始做小腿和踝关节的自主活动。②术后第1天可指导患者练习股四头肌的等长收缩运动及未固定关节的活动，以防止静脉血潴留。护士应鼓励患者每小时活动10次。为使患者能够顺利地进行运动，护士应在患者运动前30分钟先给予超前镇痛。应注意的是，患者的运动应在疼痛能够忍耐的范围之内进行。③术后3天鼓励患者在小腿的支持下，做髋关节的自动屈伸活动。这一步骤很重要，护士应向患者说明移动肢体不会伤害髋关节。④术后3～6天患者应继续在床上练习，每天抬高臀部3次，每次做10个动作。⑤7天后，大多数患者可自己上、下床。可在他人的帮助下下床活动，先站立，然后逐步使用拐杖行走，行走的时间不宜太长，应逐渐增加活动量和活动时间。

（三）镇痛管理

术后镇痛可以有效减轻患者的痛苦，对患者的术后恢复起到积极的帮助作用。

1. 加强镇痛泵使用中的管理 ①患者术毕回病房责任护士要与麻醉师当面交接，了解手术方式、麻醉方法、PCA泵开放情况，并进行班班床旁交接，确保镇痛泵输注系统通畅。检查每例患者镇痛泵是否正常输注、药液的剩余剂量，输注部位有无红、肿、皮肤过敏、出血、渗液、针头脱落等情况。定时查看导管接头是否固定牢固，有无脱落，导管有无扭曲或移动而损伤皮肤。严密监测患者，警惕镇痛泵治疗期间患者并发症的发生。②告知患者及家属镇痛泵使用注意事项：严禁碰撞、挂起、坠地，一旦发生立即与护士联系；起床活动时镇痛泵低于穿刺部位；严禁在镇痛泵上连接液体，以免药液稀释影响镇痛效果；不要频繁按压镇痛泵上的追加药物剂量按钮，评估患者麻醉恢复情况、疼痛程度。疼痛为中度时可按压镇痛泵追加镇痛药观察镇痛效果，如效果不佳时通知主管医师。

2. 正确认识和对待疼痛 ①术后疼痛是正常反应，不要过度紧张和害怕，学会分散注意力、放松等疗法。②疼痛时可向医护人员表达，医护人员也会对患者进行疼痛评估。疼痛评分＞3分，医护人员采取口服、肌内注射、经静脉推注或静脉滴注药物等超前、多模式、个体化镇痛。③镇痛效果为保证患者在安静和运动情况下无明显疼痛。

（四）营养管理

1. 髋关节置换后活动量减少，卧床时间增加，使肠蠕动减慢，容易便秘，应多食用易消化的食物，如粗纤维食物，多食用蔬菜，有助于增加肠蠕动，减少便秘。

2. 髋关节置换术后，虽然出血量较少，但是对于老年人，蛋白水平会有所下降。因此建议患者多吃鸡蛋，每天至少坚持吃 2～3 个鸡蛋，以鸡蛋羹为主，易于消化。建议下床活动后再增加瘦肉、牛奶、豆制品等富含优质蛋白食物的供给。

3. 对于老年患者，髋关节置换术后通常面临骨质疏松的问题，手术后可以多喝牛奶、适当晒太阳、多吃豆制品，有助于增加钙的吸收。

4. 髋关节置换术后存在贫血的患者，可以适当食用富含铁的食物，如猪肝等动物内脏、鸡血、鸭血等，都可以帮助增加铁的摄入。

（五）睡眠护理

髋关节置换术后失眠可通过饮食调理、睡眠卫生、药物治疗等方法综合调理。

1. **饮食调理**　结合自身体质情况，酌情选用具有养血安神、滋阴安神功效的食物，如百合银耳莲子羹、燕窝粥、酸枣仁茶、红枣桂圆八宝粥、龙眼肉等。

2. **睡眠卫生**　首先建立规律的作息制度，不要长时间地看手机、玩游戏；其次养成良好的睡眠习惯，晚餐尽量清淡容易消化，不要吃得过饱，避免刺激性的饮食，如浓茶、酒、咖啡等；然后避免不良情绪的刺激，调节情绪。手术后失眠和长时间的负面情绪有关系，因此患者应重视个人的情绪变化，让患者可以处于一个情绪相对稳定的精神状态中，以获得最佳的治疗效果。而调节情绪必须结合个人的实际情况，其中冥想、深呼吸、倾诉等均能帮助患者调节术后精神紧张。避免过度的焦虑、抑郁，保证睡眠环境安宁、舒适，避免噪声干扰。

3. **药物治疗**　病情稳定、生命体征平稳的情况下，在专业医师的指导下，合理、规范化地选用一些镇静类药物，同时应放松心情。

（六）体位护理

1. 术后卧床期间保持患肢外展中立位，两大腿之间放置软枕，防止患肢内收。

2. 术后 3 个月内避免下蹲、坐矮凳、盘腿、交叉腿站立、跷二郎腿。

（七）管道护理

1. 术后应充分引流，目的在于将关节内残留的渗血、渗液排出，减轻肿胀，防止感染，促进伤口愈合。

2. 妥善固定引流管，预防引流管扭曲、压迫、堵塞，保持引流通畅。观察并记录引流液的量、颜色、性状。术后伤口引流管，关闭 2 小时，放开 10 秒。术后 8 小时关闭，第 2 天 8 点开放。填写非计划拔管风险因素评估表，预防管道滑脱，悬挂防脱管标识（图9-14-1）。

（八）用药护理

1. 遵医嘱合理使用抗生素。

2. 疼痛时遵医嘱肌内注射或口服镇痛药或使用镇痛泵。

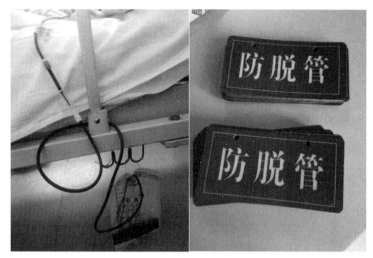

图 9-14-1 防脱管

3.预防血栓，皮下注射抗凝药物如低分子肝素钠、依诺肝素，口服利伐沙班。

（九）生活护理

1.预防跌倒 ①入院时评估患者跌倒风险，详细告知风险，让患者及家属理解、配合，讲解跌倒导致的严重后果，床头挂风险提示牌。②指导患者使用助行器。③保持地面干净、整洁。④指导患者体位转换时速度缓慢，避免弯腰后突然站起，减少弯腰动作及弯腰程度。⑤指导患者卧位转为站位时，遵循"三部曲"，即平躺 30 秒、坐起 30 秒、站立 30 秒再行走。⑥指导患者一旦发生直立性低血压，或患者体位改变，外出行走出现头晕、肢体无力等不适症状时，应立即就近坐下或搀扶平躺休息。⑦对患者及家属进行防跌知识教育，如不空腹下床、衣裤长短适中、起床速度放慢、穿防滑鞋，地面潮湿勿下地行走，厕所应有防滑垫。⑧发生跌倒应立即呼叫医护人员。

2.预防髋关节脱位 ①搬运患者时（图 9-14-2），由 2 名护士托住患者头部和腰背部及髋部，另外一名护士托住大腿和小腿，同时托起，保持患者在同一水平位，平放在床上，平放后在两腿间放软枕，抬高患肢 15°，保持患髋肢体外展 15°～30° 中立位，防止髋关节过度屈曲、内收、内旋（图 9-14-3）。②术后 3 周内适当进行早期功能锻炼，且髋关节屈曲应＜60°。③不宜过早进行直腿抬高训练，每次坐姿不宜超过 30 分钟。

3.出院后注意事项 ①坐位：保持膝关节低于或等于髋部，不宜久坐，不宜坐过低的椅子、沙发，不要交叉腿和踝，前弯身不要超过 90°，坐时身体向后靠腿向前伸，坐位时保持双足分开 15cm。②从坐位起立时，向椅子的边缘滑动，然后用助步架或拐杖支撑站起。③卧床时，在双腿之间放一个枕垫，使关节保持在适当的位置。④如厕：用加高的自制坐便器如厕，或在辅助下身体后倾患腿前伸如厕，注意保持髋关节部高于膝关节。⑤取物：术后 2 周内不要弯腰捡地上的物品，不要突然转身或伸手去取身后的物品，吃饭时宜把饭碗放在面前。⑥乘车：臀部位置向前坐，身体向后靠，腿尽量前伸。⑦沐浴：伤口愈合后，扶持可靠可进行沐浴，因站着沐浴有一定的危险，故可坐在一个高凳上，喷头为可移动的手持喷头，并准备一个带长柄的沐浴海绵以便能触到下肢和足。⑧穿鞋脱袜：请别人帮忙或使用鞋拔子，选择不系带的松紧鞋和宽松裤。行后外侧切口者可内侧提鞋，行前内侧切口者可外侧提鞋，避免弯腰动作。⑨完全康复后可进行的体育活动：散步、园艺、骑车、打保龄球、打乒乓球、游泳、跳舞，并保持适当的体重。避免进行对新髋关节产生过度压力造成磨损的活动，如跳跃、快跑、滑雪、滑水、网球等。

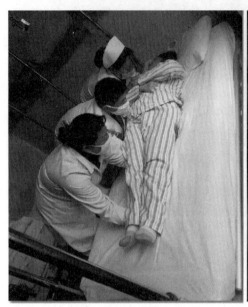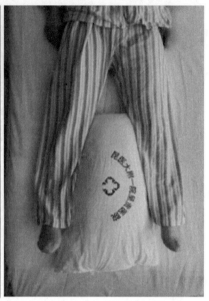

图 9-14-2　多人搬运　　　　　　图 9-14-3　患肢外展中立位

4. 预防感染　①术后每隔 2～3 天更换伤口敷料。若术后切口出现红、肿、热、痛、液体流出，连续两天体温超过 38℃，无疼痛的人工关节新发生的疼痛或疼痛不适加剧应及时来院诊治。若切口处留有缝线，术后 2 周回院或到当地正规医院拆线。②增强自身抵抗力，防治感染性疾病，哪怕是感冒，也需要重视。若身体其他部位出现感染性疾病，如牙龈炎、皮肤破溃感染、尿路感染、肺部感染等需要积极治疗，以防止发生人工关节感染。

5. 预防静脉血栓

（1）基本预防：①抬高患肢，禁止腘窝及小腿下单独垫枕，加强观察。②避免脱水。③戒烟戒酒，控制血糖、血脂。④多做深呼吸及咳嗽动作。⑤鼓励患者主动活动，尽早下床。

（2）药物预防：根据住院期间手术医师医嘱规范服药（利伐沙班），预防深静脉血栓。

（3）物理预防：踝关节主动伸屈、股四头肌主动收缩锻炼；长时间站立时需要穿弹力袜。长时间站立、坐、卧，如长途旅行（坐飞机、汽车等）时要定时做上述练习或行走；高危患者（如肥胖、高血压、糖尿病、髋部多次手术等患者）咨询医师并酌情使用预防性药物。

第十五节 人工膝关节置换术护理常规

一、护理评估

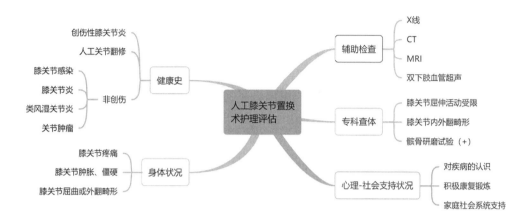

二、护理措施

（一）镇痛管理、营养管理、睡眠管理

此部分详见"人工髋关节置换术护理常规"。

（二）围术期护理

1. 术前护理

（1）对患者进行全面的评估，做好术前教育，使治疗及护理过程得以顺利进行。

（2）建立患者、家属和护士的密切关系，护士应制订一个实际而有效的护理目标，使患者能清楚地了解从手术中的获益。

（3）术前准备应严格按照骨科手术护理常规进行。局部皮肤有破损、有感染灶时不能手术，需要待治愈并稳定一定时间后进行。术前1天开始常规应用抗生素以预防感染。

2. 术后护理

（1）术后密切观察患者的血压变化，如果患者出现面色苍白、四肢发冷、出汗、心率加快，血压下降等，应及时通知医师。

（2）术后抬高患肢48小时，以促进血液循环和消除肿胀。一般不在腘窝处置枕，以防膝关节屈曲挛缩。

（3）严密观察伤口渗血情况，观察足趾血液循环。如发现足趾发绀、苍白、发凉等，均为足趾血液循环障碍的表现，应及时通知医师。

（4）术后一般放置引流管1～2天。护士应严格无菌操作，保持引流通畅，防止引流管扭曲和滑脱。

（5）手术当天，即应指导患者做踝关节背屈、旋转等动作以活动小腿肌肉，手术当天即可坐起。

（6）引流管拔除后可用关节持续波动活动（CPM）机来进行患肢的持续性被动性运动。其目的在于预防手术部位的粘连，使膝关节进行全范围的关节运动。①手术后第2天，伤口引流管拔除后执行。②关节活动范围由 0° ～ 50° 开始进行。③一般每天做 4 次，每次 10 ～ 15 分钟，并根据患者自身情况每天可增加 5° ～ 10° 。④每天第一次运动时，可先从前一天执行的角度开始。⑤如患肢膝关节有肿胀现象，可在运动做完之后给予冰敷 15 分钟。

（7）在关节活动度和肌力均恢复满意后，可协助患者下床站立，若无不适的情况下可在协助下以助行器或拐杖进行走路练习。此时护士应注意患者走路的步伐是否正确，每一步都应以足后跟着地，膝关节伸直。

（三）功能锻炼

1. 卧床功能锻炼 踝泵运动、直腿抬高训练、股四头肌等长收缩练习、呼吸训练、床上排便训练及助步器使用（主要目的是帮助患者术后能够尽早地适应功能锻炼，可根据患者的耐受来调整锻炼的时间和频率）。

（1）踝泵运动：平躺于床上，下肢伸展，大腿放松，将足尖缓缓内勾，尽力使足尖朝向自己，至最大限度时保持 3 秒，然后足尖绷直下压，至最大限度时保持 3 秒，然后放松。每组 20 ～ 50 次，每天 3 组。

（2）直腿抬高训练：患肢抬高至小腿与水平面成 45° ～ 60° 夹角，膝关节绷直，足背背伸使小腿肌肉紧张，抬起保持几秒后慢慢放下。每组 20 ～ 50 次，每天 3 组。

（3）按压膝关节：患者平躺在床上，自然伸直腿后，将沙袋（可用食盐代替）放置于患者膝盖上，以保持膝关节伸直，尽量使膝盖后方贴着床。每次坚持 5 ～ 10 秒，重复多做几次，每组 10 ～ 20 次，每天 3 组。

（4）股四头肌等长收缩练习：双腿保持伸直，用力反复绷紧和放松大腿前方的肌肉，保持膝关节伸直位 5 ～ 10 秒，然后放松。每组 10 ～ 20 次，每天 3 组。

（5）膝关节被动屈伸功能练习：①被动伸膝练习。患者仰卧位或俯卧位，仰卧位时足后跟垫枕头，在膝关节上方辅助向下的力量；坐位时手托住足踝处，使膝关节尽量伸直，并维持 10 秒，使后方感觉酸胀。每组 10 次，每天 3 组。②被动屈膝练习。患者仰卧位或坐位，在小腿前方辅助向后的力量，使膝关节屈曲到目标角度，维持 10 秒，然后再伸直膝关节。每组 10 次，每天 3 组。

（6）膝关节主动屈伸功能练习：依靠患者自身力量，主动进行膝关节屈曲及伸直训练。每组 10 次，每天 3 组。

（7）呼吸训练（增强肺功能，预防肺部感染）：用鼻子吸气，嘴巴呼气。

（8）床上排便训练：床上使用便盆训练。

2. 术后锻炼 动员患者术后第 1 天使用助行器下床活动，在病房及科室走廊活动。①术后功能锻炼、肌肉力量锻炼（同术前）：指导患者在床上进行锻炼，从踝泵训练、直腿抬高训练、按压膝关节、股四头肌等长收缩练习等，过渡到膝关节被动屈伸功能练习、膝关节主动屈伸功能练习等。②术后关节活动度锻炼：短时多次，避免关节肿胀、疼痛。

③预防跌倒：术后在家人及医护人员的帮助下拄双拐或助行器进行活动，3个月后患肢部分负重行走，量力而行。如有不适应至门诊复查，根据门诊医师建议逐渐增加负重及行走的距离。术后防止跌伤，以免发生骨折、关节脱位等。

（四）生活指导

1. 指导患者继续做股四头肌收缩、足踝运动、直腿抬高、患腿弯曲等运动，以加强膝关节的活动度及肌肉的强度。

2. 术后一段时间内，需要借拐杖或助行器等器械协助走路。训练后应抬高患肢以促进血液回流，减少肿胀。若患者的足部肿胀较明显，应减少步行量。

3. 渐进性地增加每日活动量，避免过度劳累。活动后要有适度的休息加以调整，使关节在正常的姿势下得到放松。

4. 保持理想的体重，以减轻膝关节的负担。

5. 膝关节手术后，应避免爬山、上下楼梯、跑步、蹲马步、提重物及走远路等。术6个月可以游泳、骑车等，并可逐渐恢复到正常的生活。

6. 如有下列情况时应立即复诊：伤口红肿有分泌物、疼痛加剧、膝关节活动困难等。

第十六节　类风湿关节炎护理常规

一、护理评估

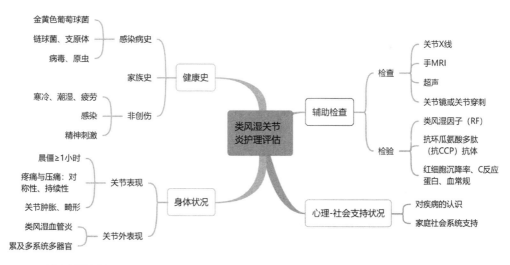

二、治疗要点

早期诊断和尽早进行合理治疗是本病治疗的关键。治疗措施包括一般性治疗、药物治疗、免疫净化和外科手术治疗，其中以药物治疗最为重要。

（一）一般性治疗

急性期关节肿痛、发热、内脏受累患者，应卧床休息，给予充足蛋白质及高维生素饮食，有利于身体的康复。恢复期进行适当的关节功能锻炼，或借助物理疗法，避免关节畸形。

（二）药物治疗

抗风湿药物分为非甾体抗炎药、改变病情抗风湿药、糖皮质激素类药等。护士应密切观察药物的作用和不良反应，监测血常规、免疫指标，同时指导患者药物的服用方法及注意事项、不良反应，使患者能自觉坚持服药，不随便停药、换药、增减药量，监测药物不良反应。

1. 非甾体抗炎药　双氯芬酸、萘丁美酮、美洛昔康、塞来昔布等。

2. 糖皮质激素类药　不作为治疗类风湿关节炎的首选药物，但在下述4种情况可选用。①类风湿血管炎：包括多发性单神经炎、类风湿肺及浆膜炎、虹膜炎等。②过度治疗：在重症类风湿关节炎患者，可用小剂量激素快速缓解病情，一旦病情控制，应首先减少或缓慢停用激素。③经正规慢作用抗风湿药治疗无效的患者可加用小剂量激素。④局部应用：如关节腔内注射可有效缓解关节的炎症。总原则为短期小剂量（10mg/d以下）应用。

3. 改变病情抗风湿药　甲氨蝶呤，口服或静脉注射；柳氮磺吡啶，从小剂量开始，逐渐递增；羟氯喹、来氟米特、环孢素、金诺芬、白芍总苷等。

4. 锝[^{99}Tc]亚甲基二膦酸盐注射液（云克）　静脉用药，10天为1个疗程。

5. 生物制剂　①TNF-α嵌合性单克隆抗体：推荐剂量为3mg/kg，分别于0、2、6周静脉注射一次，以后每8周静脉注射一次，通常3～6次为1个疗程。需要与甲氨蝶呤联合应用，抑制抗体的产生。依那西普：是人重组TNF受体p75和IgGFc段的融合蛋白，目前国内有恩利和益塞普两种商品剂型。③阿达木单抗：是针对TNF-α的全人源化的单克隆抗体，推荐的治疗剂量为40mg，每2周1次，皮下注射。④托珠单抗：IL-6受体拮抗剂，主要用于中重度类风湿关节炎，对TNF-α拮抗剂反应欠佳的患者可能有效。4～10mg/kg，静脉输注，每4周给药1次。⑤利妥昔单抗（抗CD20单抗）：可与环磷酰胺或甲氨蝶呤联合用药。

6. 植物药　如雷公藤、白芍总苷、青藤碱等。

（三）免疫净化

1. 血浆置换。

2. 免疫吸附。

3. 淋巴细胞/单核细胞去除术。

（四）外科手术治疗

1. 腕管综合征的松解术。

2. 肌腱修复术。

3. 滑膜切除术。

4. 关节置换术。

护理关键点

饮食护理、用药护理、提升患者自理能力、心理护理、加强基础护理

三、护理措施

（一）饮食护理

1.少食牛奶、羊奶等奶类和花生、巧克力、小米、干酪、奶糖等富含酪氨酸、苯丙氨酸和色氨酸的食物。

2.少食肥肉、高动物脂肪和高胆固醇食物。

3.少食甜食。

4.少饮酒和咖啡、茶等饮料。

5.适量多食动物血、蛋、鱼、虾、豆类制品、鸡肉及牛"腱子"肉等富含组氨酸、精氨酸、核酸和胶原的食物等。

（二）用药护理

1.非甾类抗炎药　通过抑制环氧化酶以减少炎性介质，从而减轻滑膜的渗出，达到消肿、镇痛的目的。非甾体消炎药对胃黏膜直接刺激作用表现为隐匿和无症状胃出血，引起胃黏膜糜烂溃疡，表现为反酸、恶心呕吐、疼痛。患者应在饭后服药，可加用护胃药，如西咪替丁、硫糖铝等。

2.糖皮质激素类药　能迅速减轻关节疼痛、肿胀，在关节炎急性发作或伴有心、肺、眼和神经系统等器官受累的重症患者，可给予短效激素，其剂量依病情严重程度而调整。小剂量糖皮质激素（每日泼尼松10mg或等效其他激素）可缓解多数患者的症状。

3.改善病情抗风湿药　一旦诊断，尽早使用。对于病情重，有多关节受累、伴有关节外表现或早期出现关节破坏等预后不良因素者应考虑改变病情抗风湿药联合应用。常用的药物有甲氨蝶呤、来氟米特、柳氮磺吡啶、硫酸羟氯喹等。环磷酰胺主要用于合并血管炎或肺部表现者。用药前后应定期复查血常规、肝功能及其他有关项目。

4.植物药　雷公藤有非甾类抗炎作用，又有免疫抑制或细胞毒作用，可以改善症状，使红细胞沉降率和类风湿因子效价降低；副作用有女性月经不调及停经、男性精子数量减少、皮疹、白细胞计数和血小板计数减少、腹痛腹泻等，停药后可消除。

5.生物制剂　上述药物治疗疗效不佳的难治性患者可依据病情酌情考虑，包括肿瘤坏死因子抑制剂、IL-6拮抗剂等。

6.关节腔注射　①透明质酸钠：如口服药物治疗效果不显著，可联合关节腔注射透明质酸钠。②糖皮质激素。关节腔注射不良反应有肿痛、过敏、化脓性感染。

7.观察要点　血常规、肝肾功能、粪便隐血情况。

8.自我防护　预防感染，防止受寒、淋雨和受潮，注意保暖。

（三）提升患者自理能力

给患者讲解疾病知识、治疗方案、功能锻炼的方法，使患者能正确对待疾病，进行自我护理，坚持治疗。

1.评估患者的自理能力，以了解患者哪些日常活动能够独立完成，哪些需要他人协助完成。

2.保持恰当的姿势，指导患者通过镜子了解自己的姿势是否正确，试着连续坐着或站立。

3.患者起床活动时，可提供拐杖，并要穿着合适、防滑的鞋子，以保证患者活动时的安全。

4. 类风湿关节炎患者久坐后会发生关节僵硬，护士应指导患者在站起前先活动一下关节再站起，这样会容易些。久坐时，定时进行关节活动可增加舒适感。

5. 为类风湿关节炎患者提供比普通轮椅稍高些的轮椅，当患者站起或坐下时，可减少髋及膝部的受力。

6. 类风湿关节炎患者在如厕、站起、蹲下时会有一定的困难，便器放置的位置或马桶的高度应稍高些，马桶旁或便器旁边应有扶手以便患者抓扶。

7. 护士应把患者常用的物品放在易触及的地方，并要经常巡视，及时发现其需要，满足其基本需要。对于完全不能自理的患者应做好基本的生活护理，如口腔、会阴及皮肤护理，协助进食及床上大小便等。

8. 职业治疗对帮助建立和恢复自理能力非常重要。护士可请职业治疗师协助患者进行自理能力的训练。

（四）心理护理

向患者介绍疾病的性质、病程和治疗方案及疾病的预后。可告诉患者每名患者的疾病自然病程都不一样，约 10% 的患者在短期发作后可自行缓解，不留后遗症；另有约 15% 的患者在 1 ～ 2 年间就发生关节骨的明显破坏；大多数患者则出现发作与缓解的交替过程，并出现轻重不等的关节畸形和功能受损。早期合理的治疗方案可使疾病得到及早、合理的控制。只有在病程中出现系统性血管炎、感染、淀粉样变时才有预后不良。使患者了解与疾病相关的知识，解除焦虑情绪，同时积极主动配合治疗。

（五）加强基础护理

对于关节功能障碍、长期卧床或轮椅生活的患者，应加强日常基础护理，包括口腔黏膜、皮肤护理，预防口腔黏膜感染、破溃及压疮，进行胸廓及肺部的被动活动如翻身、拍背、深呼吸、咳嗽等，以预防上呼吸道及肺部感染。

第十七节　系统性红斑狼疮护理常规

一、护理评估

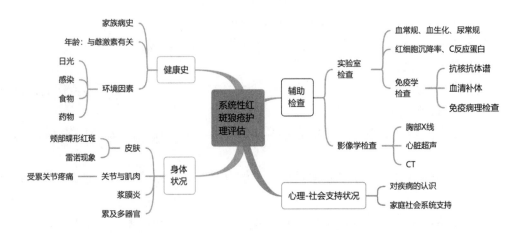

二、治疗要点

（一）一般治疗

适用于所有系统性红斑狼疮患者。避免日晒或紫外线照射，预防和治疗感染或其他合并症。

（二）药物治疗

1. 非甾体抗炎药　适用于有低热、关节症状、皮疹和心包及胸膜炎的患者，有血液系统病变者慎用。

2. 抗疟药　氯喹或羟氯喹，对皮疹、低热、关节炎、轻度胸膜炎和心包炎、轻度贫血和血白细胞计数减少及合并干燥综合征者有效，有眼炎者慎用。长期应用对减少激素剂量和维持病情缓解有帮助。主要不良反应为心脏传导障碍和视网膜色素沉着，应定期行心电图和眼科检查。

3. 糖皮质激素　据病情选用不同的剂量和剂型。激素的不良反应有类库欣征、糖尿病、高血压、抵抗力低下并发的各种感染、应激性溃疡、无菌性骨坏死、骨质疏松、儿童生长发育迟缓或停滞、精神行为异常。

4. 免疫抑制剂　①环磷酰胺：对肾炎、肺出血、中枢神经系统血管炎和自身免疫性溶血性贫血有效。②硫唑嘌呤口服，对自身免疫性肝炎、肾炎、皮肤病变和关节炎有帮助。③甲氨蝶呤：静脉滴注或口服，对关节炎、浆膜炎和发热有效。肾损害者需要减量，偶有增强光过敏的不良反应。④环孢素 A：口服，目前主要用于对其他药物治疗无效的系统性红斑狼疮患者。⑤长春新碱：对血小板计数减少有效。⑥白芍总苷：是芍药干根的乙醇 – 水提取物，具有免疫调节、抗炎、抗氧化和抗器官损伤等作用，可安全、有效地降低系统性红斑狼疮的活动度。

5. 其他治疗方法　大剂量免疫球蛋白冲击、血浆置换和免疫吸附疗法，适用于重症患者，常规治疗不能控制或不能耐受，或有禁忌证者。

6. 狼疮肾炎的治疗　①糖皮质激素。②免疫抑制剂。③血浆置换与免疫吸附疗法。④大剂量免疫球蛋白冲击治疗适用于活动性狼疮肾炎，免疫功能低下合并感染者。⑤其他如抗凝剂、全身淋巴结照射及中药，肾功能不全者可行透析治疗。

（三）潜在并发症

潜在并发症有狼疮肾炎、肺动脉高压、血细胞减少、感染、心包积液等。严密观察患者病情及生命体征，观察患者是否出现相应的临床表现，早发现、早治疗。

护理关键点

一般护理、心理护理、疼痛的护理、日常的护理、饮食护理、用药护理、出院指导

三、护理措施

（一）一般护理

1. 做好患者的入院指导和健康宣教，环境介绍。评估患者病情；保持病房环境整洁安静，温湿度适宜，湿度 50%～60%，温度 18～22℃，老年病室室温 22～24℃。

2. 活动与休息：疾病活动期卧床休息，缓解期应动静结合，逐步恢复锻炼。病情完全稳定后，避免劳累和诱发因素的前提下，适当进行有氧运动有利于心肺功能。

3. 活动期严密观察患者病情、饮食、睡眠、体重变化，监测生命体征。

4. 发热患者应少量多次饮水，汗多者及时更换衣物，体温大于 38.5℃并无禁忌者给予物理降温。当患者是某种感染引起的发热时，不宜物理降温。此时，下丘脑使体温高于正常水平，在一个较高的体温状态下，机体防御系统抵抗感染并与之斗争，此时物理降温多是无效的，如肺炎，冰袋会导致机体出现寒冷刺激引起畏寒和浑身颤抖，加重低氧血症和原发病；血液循环障碍者不宜用冷，如大面积组织受伤、休克、微循环障碍、皮肤颜色青紫患者不宜用冷；组织损伤、破裂患者禁止用冷；水肿部位禁忌用冷；冷过敏者用冷后会出现红斑、荨麻疹、关节疼痛、肌肉痉挛等症状。禁忌用冷的部位有：枕后、耳郭、阴囊、心前区、腹部、足底。

（二）心理护理

有超过半数的系统性红斑狼疮患者或多或少有心理方面的问题，在患者就诊时注意其心理健康情况，做好心理调适。

1. 不要恐惧、担忧，精神上不要紧张，保持心情愉快，树立和疾病做斗争的信心。

2. 家庭的关怀、体贴和精神鼓励对病情的稳定也很重要。如果患者出现心理异常，必要时及时求助精神科医师的帮助。

（三）疼痛的护理

1. 准确掌握患者疼痛、肿胀关节数、强度及持续时间。

2. 尽量让关节处于功能位。

3. 适当热敷或理疗。

4. 遵医嘱规范治疗，必要时给予非甾体抗炎药。

（四）日常护理

1. 保持皮肤黏膜完整，保持皮肤清洁干燥，避免紫外线直接照射。避免在阳光较强的时间外出，禁日光浴。外出时应采用物理防晒，避免暴露皮肤直接与阳光接触。

2. 避免接触刺激性物质，用清水洗脸，正确使用护肤品，不用碱性较强的皂液，尽量不用化妆品。

3. 注意保暖，避免受凉，根据气温变化调节手套、袜子的厚薄，保持肢端的温度。每天用温水泡手泡脚 1～2 次，每次 20 分钟，促进血液循环。避免接触冷水，做中药熏洗。

（五）饮食护理

1. 患者勿食有增强光敏感作用的食物，忌食蘑菇、香菇、海鲜及辛辣食物；忌食性温热食物如马肉、狗肉、驴肉、鹿肉、辣椒、大蒜、桂圆等；禁饮咖啡；忌冷冻食品和饮料；戒除烟酒，多食新鲜蔬菜和水果；有肾脏损害时予低脂低盐低优质蛋白饮食，如牛奶、鸡蛋、瘦肉、鱼类等，限水钠摄入。

2. 系统性红斑狼疮患者需要补充优质蛋白和多种维生素，尽量少吃高脂肪、高胆固醇类食物，尤其是狼疮肾炎患者会长期有蛋白从尿液中丢失，所以需要及时补充，如牛奶、鸡蛋、瘦肉等。摄入维生素类对疾病的症状会有所改善，所以需要适当补充。少食多餐，按时进餐，不要吃过于坚硬和不消化的、刺激性食物。患者可进食含有益生菌的发酵食物，如酸奶（每日建议摄入 300ml 酸奶）等。食用时间建议在饭后 2 小时内，这是因为空腹时胃液 pH 过低，益生菌容易失活。同时酸奶需要在离开冰箱半小时内饮用，目的是保证益生菌的活性及数量。

（六）用药护理

1. 激素 严格注意药物剂量，餐后服用，有胃病史者应合并使用胃黏膜保护药物。定期测量血压，观察血糖、尿糖变化，定期复查血常规及肾功能。指导患者遵医嘱用药，勿随意减药、停药或调整剂量。

2. 羟氯喹 抗疟药的衍生物，排泄缓慢，可在体内蓄积。主要不良反应为心脏传导障碍和视网膜色素沉着，应定期行心电图和眼科检查。

3. 注射用环磷酰胺 每 3～4 周一次。静脉滴注时前后冲管，治疗完毕注意观察不良反应。①骨髓抑制：白细胞计数减少常见，查看患者复查的肝肾功能化验单，询问患者是否有胃肠道反应如食欲减退、恶心呕吐，一般停药 1～3 天即可消失。②泌尿道反应：偶尔可致出血性膀胱炎，注意观察患者尿量、尿液颜色、是否有膀胱刺激征。环磷酰胺滴注完毕，嘱患者多饮水，多排尿，询问患者有无月经紊乱、脱发、口腔溃疡、皮肤色素沉着等。

4. 硫唑嘌呤 口服，对血液系统、皮肤病变和关节炎有作用。不良反应有消化道不适、骨髓抑制、肝脏损害及过敏反应等。用于中等严重程度的患者，用于环磷酰胺治疗控制病情后，维持缓解的药物。

5. 甲氨蝶呤 口服，对关节炎、浆膜炎和发热有效。不良反应有胃肠道反应、口腔黏膜糜烂、肝功能损伤、骨髓抑制、致畸等。

6. 环孢素 口服，目前主要用于对其他药物治疗无效的系统性红斑狼疮患者。不良反应有肝肾功能损伤、高血压、高尿酸血症、高血钾等。

7. 吗替麦考酚酯 适用于Ⅲ～Ⅴ型成人狼疮肾炎患者的诱导期治疗和维持期治疗。不良反应有胃肠道反应、骨髓抑制、感染、致畸等。

（七）出院指导

1. 遵医嘱服药，不要自行停药。许多患者往往认为"不痛了""不难受了""没有不舒服了"，就是病好了、痊愈了，就自行停药了。这是完全错误的，系统性红斑狼疮是免疫系统疾病，目前缺乏有效的治愈措施。出院时向患者强调切勿自行停药，并告知其停药的不良后果。

2. 避免诱因：避免阳光直射，避免服用诱发系统性红斑狼疮的药物和食物。

3. 定期复查，评估疗效，调整治疗方案，不适随诊。

4. 复查血、尿常规及肝肾功能，检测药物毒副作用，达到疗效最好、毒副作用最轻的目的，实现达标治疗。

5.平时注意合理安排好学习和休息；生活中避免重体力劳动、过度疲劳；生活有规律，保证充足的睡眠。

第十八节　系统性硬化病护理常规

一、护理评估

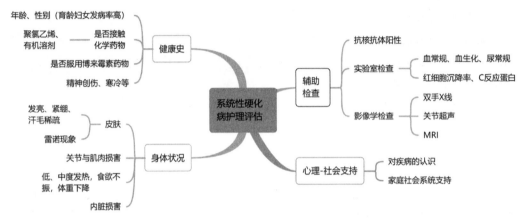

二、治疗要点

（一）病情观察

对于重症病情，累及心、肺、肾时，应严格监测生命体征。注意观察患者有无气急、胸闷、心律失常、呼吸困难、水肿等，病情变化时应及时通知医师。

（二）药物治疗

向患者解释长期用药的重要性，不要自行停药或减量。注意观察药物的不良反应。

1.抗胶原增生药　如青霉胺，是治疗系统性硬化病应用最广泛的药物，可干扰胶原分子间的交联作用，抑制新胶原生物合成。口服，0.5～1g/d，连服1～3年。服药期间应密切观察不良反应，如皮疹，肝、肾损害，骨髓抑制等。

2.血管扩张药　对频发的雷诺现象可使用钙通道阻滞剂，如硝苯地平、地尔硫䓬等。血管紧张素转化酶抑制剂，如卡托普利、依那普利等，对治疗硬皮病肾危象效果显著。

3.糖皮质激素与免疫抑制剂　糖皮质激素对皮肤水肿、关节炎、炎症性肌炎、心包炎、心肌损害和肺间质炎症期均有一定疗效。联合免疫抑制剂治疗，可提高疗效，减少糖皮质激素的用量。泼尼松30～40mg/d，数周后逐渐减至10～15mg/d维持。应用大剂量激素时，注意继发感染和水电解质平衡失调。免疫抑制剂常用甲氨蝶呤、环磷酰胺和硫唑嘌呤。应用环磷酰胺的患者，应嘱其多饮水，注意有无出血性膀胱炎的发生。另外，还应注意患者是否出现骨髓抑制，恶心、呕吐等消化道症状。

护理关键点

心理护理、饮食护理、皮肤护理、疼痛的护理、静脉穿刺护理、生活护理

三、护理措施

（一）心理护理

患者会存在无助、无望及自尊改变等方面的心理问题。护士应与患者建立互相信任的关系，主动倾听患者的心声，鼓励家人给患者以心理支持。告诉患者应保持乐观的精神状态，稳定的情绪，过于激动、紧张、焦虑会加重病情。通过给患者讲解本病的预后以减轻患者的焦虑情绪。系统性硬化病进展缓慢，确诊后的 5 年生存率为 60%～70%。随着治疗条件的改善，本病的生存率也不断提高。本病的预后与其临床类型，受损内脏的部位及程度有关。弥漫型的致残率和病死率较局限型为高。有心、肺、肾受损者预后不佳。

（二）饮食护理

饮食原则是高蛋白质、高维生素、适量食物纤维。蛋白质丰富的食物有鸡蛋、鱼、瘦肉等。多吃新鲜水果、蔬菜，防止便秘。嘱患者细嚼慢咽，少食多餐，避免辛辣、过冷、过烫的食物，以细软易消化为宜。因食管狭窄出现吞咽困难的患者给予流食或半流食，必要时给予管饲饮食。一次进食量不宜过大，进食后稍走动后再躺下，半坐卧位，以防止食物反流。心血管系统受累患者应给予低脂、低盐饮食。

（三）皮肤护理

因皮肤硬化而失去弹性，应预防干裂。避免过多洗澡，减轻皮肤干燥。在患处涂硅霜或凡士林，避免接触刺激性较强的洗涤剂。由于患区皮肤损害，出现少汗或无汗，体温调节作用失常，故夏季嘱患者多饮水，多吃西瓜、冬瓜、黄瓜等利尿的水果、蔬菜。室内温度不宜过高，外出避免阳光暴晒。卧床患者及时翻身，防止压疮发生。应注意避免外伤，因系统性硬化病患者皮肤血供差，愈合慢。

（四）疼痛的护理

协助患者取舒适的体位，急性期减少关节活动，尽量保持关节功能位，必要时用夹板固定。适当进行理疗或热敷，进行温水浴。指导患者掌握放松术。按时服药，必要时遵医嘱给予镇痛剂。随着病情的缓解，循序渐进地进行有氧运动。

（五）静脉穿刺护理

静脉穿刺时应采取以下措施：①穿刺前先对拟穿刺部位进行热敷。②在满足治疗需求的前提下选用最短最细的穿刺工具。③严格执行穿刺规范。④由于血管弹性差，回血较慢，针头进血管后，如果不回血，必要时带注射器回抽。⑤要停留片刻，见回血后再进针后固定。

（六）生活护理

1.在日常生活中注意劳逸结合，避免紧张，控制情绪，注意保暖，预防感染，锻炼身体，戒烟戒酒，清淡饮食，避免辛辣、刺激性食物，膳食平衡。

2. 减少或避免雷诺现象发生，避免情绪激动、寒冷、吸烟等诱发血管收缩的因素。告诉患者保持情绪稳定，避免紧张、焦虑等不良情绪；注意保暖，冬季外出时应穿着暖和的外衣，并注意戴好帽子、手套；嘱患者戒烟。

3. 皮肤硬化导致关节的活动受限，应指导患者进行肢体活动，每天 2～3 次，不能下床活动者鼓励其在床上进行适当的活动。基本方式以抬臂、抬腿及伸展运动为主，活动前协助患者进行肢体的按摩，以降低肌肉的紧张程度。要求患者在可耐受范围内尽量多做运动，坚持生活自理以恢复体力，增加肌力，维持及增加关节的活动度。

参考文献

[1] 郭爱敏，周兰姝，王艳玲.成人护理学 [M]. 4 版 . 北京：人民卫生出版社，2023.

[2] 李乐之，路潜.外科护理学 [M]. 7 版 . 北京：人民卫生出版社，2022.

[3] 李杨，梁晓坤.内外科护理学（下册）[M].北京：中国协和医科大学出版社，2012.

[4] 裴福兴，陈安民.骨科学 [M].北京：人民卫生出版社，2016.

[5] 张永筠，张叶，颜叶，等.细节管理在椎间孔镜下腰椎间盘髓核摘除术围手术期护理中的应用 [J].当代护士，2021，12（28）：33-34.

[6] 刘雄文，杨春鹏，谭斌，等.经皮椎间孔镜手术治疗腰椎间盘突出症的并发症及应对策略 [J].微创医学，2023，18（2）：213-216.

[7] 张维霞，张娜，于清清.PKP手术治疗胸腰椎骨质疏松性骨折临床护理[J].齐鲁护理杂志，2022,6(28)：140-142.

第十章 感染性疾病护理常规

第一节 新型冠状病毒肺炎护理常规

一、护理评估

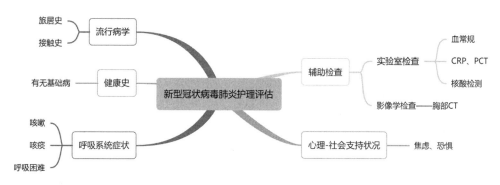

二、治疗要点

1. 严密监测患者生命体征变化。重点监测体温,呼吸节律、频率和深度,血氧饱和度等。

2. 使用无创呼吸机辅助通气患者,应按医嘱调节吸气压力、呼气压力和吸氧浓度等参数。

3. 行气管插管或气管切开需要建立人工气道的患者,护理人员需要在实施三级防护措施下,采用密闭式吸痰,做好人工气道管理。

4. 氧气疗法:①遵医嘱给予鼻导管或面罩吸氧,意识清楚的患者应做好沟通,取得配合。②鼻导管吸氧患者可在鼻导管外戴一层外科口罩。③密切观察患者生命体征和意识状态,重点监测血氧饱和度。④评估缺氧是否得到纠正。

护理关键点

咳痰的护理、发热的护理、腹泻的护理、心理护理

三、护理措施

(一)咳痰的护理

1. 呼吸窘迫者,应给予高流量吸氧,监测血氧饱和度。高流量气流可达到或超过主动吸气的最大吸气流速, 减少吸气阻力和呼吸做功,降低氧耗。

2. 无力咳痰者,应利用丰富的护理经验指导患者进行有效咳痰,必要时可叩击背部

使其咳出。

3. 重症患者，应使用吸痰术进行护理，防止痰液堵塞气道而减少氧气的摄入。

（二）发热的护理

1. 持续高热患者，可以使用冷疗法使其降温。心前区禁止冷敷，因可导致反射性心率减慢，不利于患者的恢复。

2. 建议和鼓励高热患者多饮水，加大排汗量也可以使体温降下来。

3. 每4小时复测一次体温，在短时间内患者仍无法降温则可以用乙醇擦拭四肢的方法及给予药物来降温。

（三）腹泻的护理

1. 密切观察患者腹泻的次数，排泄物的颜色、量、性状，及时留取标本，给予止泻药物。

2. 严密监测患者精神状态，仔细记录24小时出入量，监测血电解质，警惕水、电解质平衡紊乱，特别是低钾血症、低钠血症。

（四）心理护理

1. 介绍病室环境，使患者早日适应环境。

2. 对于重症患者，要多给予开导、鼓励，陪伴患者减少其孤独感，既可体现护士的人文关怀，又可促进患者的康复。

3. 对于护理人员也解决不了的心理障碍，联系心理专家给其心理干预、谈话。

第二节　新型冠状病毒肺炎患者焦虑、抑郁护理常规

一、护理评估

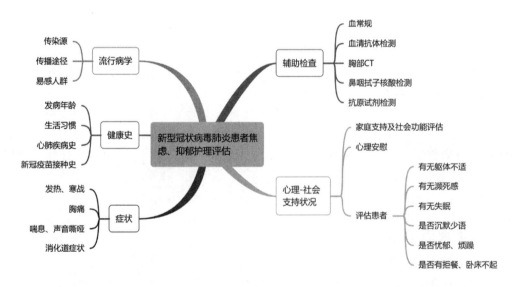

二、治疗要点

（一）一般治疗

1. 监测体温的变化，评估患者发热持续时间及伴随症状。

2. 严密观察病情，注意患者生命体征的变化，如症状加重，及时发现并处理。

3. 给予高蛋白、高热量、富含维生素、易消化的饮食。

4. 保持环境整洁、空气清新，并经常通风换气。调节室内温湿度，湿度 50% ～ 70%，温度 18 ～ 22℃。

5. 指导患者戴外科口罩，呼吸道隔离，病房定期消毒。

6. 教会患者雾化吸入、气喘气雾剂的使用方法及使用后的口腔护理。

7. 乏力时静卧休息。

8. 根据患者病情备好抢救仪器、物品、药物等。

9. 严格执行消毒隔离制度。

10. 加强患者的心理护理和健康教育。

（二）对症治疗

维持室内温度 20 ～ 22℃，湿度 50% ～ 60%。患者出现发热时，嘱其多饮水、温水擦浴物理降温，必要时应用药物降温，密切观察患者体温变化；患者咳嗽、咳痰时，嘱其多饮水，稀释痰液，指导其有效咳嗽，必要时协助拍背，促进痰液排出；患者胸闷时，摇高床头，使其处于半卧位，适当调高氧流量，安慰患者，避免因恐惧加重胸闷症状，密切观察其病情变化。

护理关键点

病情观察、用药护理、饮食护理、休息与活动、心理护理

三、护理措施

（一）病情观察

密切监测患者病情变化，做到及时发现，立即通知医师并采取积极的救治措施。严密监测生命体征尤其是体温、呼吸、血压、末梢血氧饱和度变化，其中观察患者末梢血氧饱和度变化尤为重要。当血氧饱和度 > 98% 时，给予患者持续低流量吸氧 2L/min；当血氧饱和度 95% ～ 98% 时，将氧流量调至 3L/min，同时密切观察血氧饱和度是否上升，如果不上升，需要复查动脉血气；当血氧饱和度 < 94% 时，观察患者有无胸闷喘憋，呼吸频率、节律有无异常，将氧流量调至 5L/min，并立即通知医师做进一步处理。观察患者咳嗽、咳痰有无减轻，痰液的颜色、性状、量。观察大便次数、性状、量，并做好记录。

（二）用药护理

根据医嘱按时、准确给药，观察患者用药效果、有无不良反应发生。

（三）饮食护理

请营养科会诊，制定三餐食谱，由膳食中心配餐，为患者提供高蛋白（如鸡蛋、奶、瘦肉、鱼等）、高热量、高维生素（新鲜水果和蔬菜）、清淡易消化食物，禁食辛辣刺激性食物，鼓励患者多饮水，提高机体免疫力；当患者高热食欲不佳时，及时与膳食中心联系，为患者准备菜汤、稀饭、牛奶等流质食物或新鲜水果，既能补充水

分，又能补充维生素、蛋白质等，保证患者营养，促进机体早日康复。当患者出现腹泻时，及时为患者准备纯净水、饮水机，严密观察腹泻有无改善，与药物引起的腹泻做好鉴别。

（四）休息与活动

在新型冠状病毒肺炎急性期，嘱患者卧床休息，减少耗氧，保存体力。当患者病情趋于稳定时，嘱其下床活动，循序渐进。当患者处于康复期，嘱其加强身体锻炼，增强机体抵抗力，如听音乐、练瑜伽、做仰卧起坐和蹲起练习、跳广场舞等。

（五）心理护理

1. 焦虑患者心理护理　①患者入院时护理人员要做好环境介绍，让其尽快熟悉环境，减轻不适感。给予患者合适的称呼，使其体验到亲切感。②根据患者不同爱好建议其选择不同分散注意力的方式。可根据患者的爱好为其提供书籍，减少关注新媒体的时间。当患者在网上看到一些新型冠状病毒肺炎负面信息时，难免会产生恐慌，应及时向其介绍疾病相关知识，告知新型冠状病毒肺炎是可防可控的，让患者充满信心。降低对疾病的关注度，从而缓解患者的焦虑情绪。③鼓励患者积极配合护理与治疗，早日康复出院。④对患者进行新冠肺炎相关知识宣教，告知患者对其要有合理的判断，有疑问及时咨询医护人员，不要擅自对疫情信息进行传播。⑤患者处于单间隔离状态，没有家人陪伴，难免出现孤独情绪，嘱其多与家人进行视频聊天沟通感情，多听音乐放松心情，观看电视、视频分散注意力。加强与患者沟通，了解患者内心想法及患者对自身病情的关注度，耐心解答患者提出的问题，予以正确引导；及时查看患者病情并告知，减轻患者焦虑程度。⑥患者失眠时，嘱其听一些舒缓放松的音乐，或减少午睡时间，睡前喝一杯牛奶。必要时，遵医嘱给予助眠药。⑦鼓励患者做自己力所能及的事情，每日对病房进行打扫，对床栏、床头柜等进行擦拭，转移自己的注意力。

2. 抑郁患者心理护理　①改善生活方式、情绪护理等。改善生活方式是抑郁症常见的护理措施，如保持作息正常，避免熬夜和过度劳累。保持均衡多样化饮食，尽量多吃新鲜的水果、蔬菜，以及大豆类、蛋奶类食品。尽量避免食用高脂肪、高热量、高碳水化合物食物。还应做到三餐规律，避免暴饮暴食。可进行适当的如慢跑、瑜伽、游泳等有氧运动。抑郁症护理期间，还应注意关注情绪变化及遵医嘱继续使用抗抑郁症类药物，避免自行停药。②提供安静舒适的住院环境，观察患者睡眠，积极改善睡眠状态，重度消极的患者必要时应遵医嘱给予保护性约束。③进行治疗性沟通，鼓励患者抒发内心体验；重视非语言沟通的作用，护理人员可通过眼神、手势等表达和传递对患者的关心与支持；采用正向激励，帮助其树立战胜疾病的信心，积极配合护理与治疗，对其治疗过程中的进步给予充分肯定，多方面消除患者的低落情绪。④为患者实施个性化、优质、科学的护理方案，协助患者建立新的应对技巧；严密观察患者情绪变化，协助患者认识负性认知，打断负性循环。⑤评估患者的自杀、自伤风险，严密观察其言行举止，发现异常时及时制止并给予心理疏导，必要时给予精神类药物辅助治疗。

第三节 流行性腮腺炎护理常规

一、护理评估

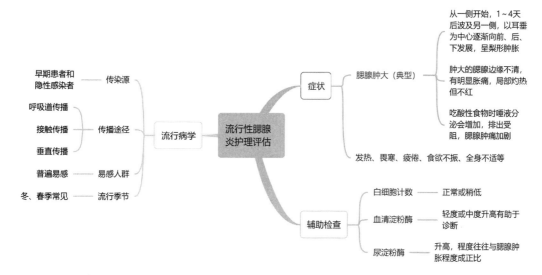

流行病学
- 传染源 —— 早期患者和隐性感染者
- 传播途径 —— 呼吸道传播、接触传播、垂直传播
- 易感人群 —— 普遍易感
- 流行季节 —— 冬、春季常见

流行性腮腺炎护理评估

症状
- 腮腺肿大（典型）
  - 从一侧开始，1~4天后波及另一侧，以耳垂为中心逐渐向前、后、下发展，呈梨形肿胀
  - 肿大的腮腺边缘不清，有明显胀痛，局部灼热但不红
  - 吃酸性食物时唾液分泌会增加，排出受阻，腮腺肿痛加剧
- 发热、畏寒、疲倦、食欲不振、全身不适等

辅助检查
- 白细胞计数 —— 正常或稍低
- 血清淀粉酶 —— 轻度或中度升高有助于诊断
- 尿淀粉酶 —— 升高，程度往往与腮腺肿胀程度成正比

二、治疗要点

（一）一般治疗

1. 卧床休息、呼吸道隔离至腮腺肿胀完全消退。

2. 饮食护理：给予富有营养、易消化的半流食或软食。不可给予酸辣、硬而干燥的食物，否则可引起唾液分泌增多，排出受阻，腺体肿痛加剧。

3. 病情观察：密切观察病情变化，有无剧烈头痛、呕吐、颈强直、嗜睡、烦躁或惊厥。

（二）对症治疗

1. 抗病毒治疗。

2. 保持口腔清洁，预防继发感染。

3. 降温：发热伴有并发症者应卧床休息至热退。

（三）并发症治疗

并发脑膜脑炎者给予镇静、降颅压等药物。睾丸炎患儿疼痛时给予解热镇痛药，局部冷敷，用睾丸托，可用激素及抗生素。并发胰腺炎应禁食、补充能量，注意水、电解质平衡。

护理关键点

生活护理、饮食护理、用药护理、预防指导

三、护理措施

（一）生活护理

流行性腮腺炎具有一定的传染性，可通过飞沫传播，也可通过接触被病毒感染的物品传播。患病后应注意自我隔离，避免去往人员密集的场所。也应注意口腔卫生，多注意休息，避免熬夜。

（二）饮食护理

流行性腮腺炎患者可进流质或半流质饮食，尽量避免进食酸性食物，也应避免食用辛辣刺激性食物，如生姜、大蒜等，以免影响病情恢复。否则可引起唾液分泌增多，排出受阻，腺体肿痛加剧。腮腺局部冷敷，可减轻炎症充血程度及疼痛。亦可用如意金黄散调茶水或食醋敷于患处，保持局部药物湿润，以发挥药效，防止干裂引起疼痛。

（三）用药护理

流行性腮腺炎是由腮腺炎病毒引起的呼吸道传染病，会导致腮腺肿大、肿胀等症状，患者生活中应遵医嘱用药，不得盲目增减药量，也不可自行停药，以免影响治疗，常用的药物有板蓝根颗粒、抗病毒口服液等。有发热症状时，可给予物理、药物降温，并口服布洛芬进行缓解治疗。患有扁桃体炎时，可含漱复方硼酸溶液进行治疗；当睾丸胀痛、头痛，或者腮腺肿痛时，可口服布洛芬镇痛；在发病早期，可使用利巴韦林进行抗病毒治疗；当并发其他部位炎症时，可注射头孢哌酮；当引发重症睾丸炎时，可短期服用氢化可的松。

（四）预防指导

1. 管理传染源　早期隔离患者直至腮腺肿胀完全消退。接触者一般检疫 3 周。

2. 被动免疫　给予腮腺炎高价免疫球蛋白可有一定作用，但来源困难，不易推广。

3. 主动免疫　出生后 14 个月常规给予腮腺炎减毒活疫苗或麻疹、腮腺炎和风疹三联疫苗免疫效果好。

第四节 麻疹护理常规

一、护理评估

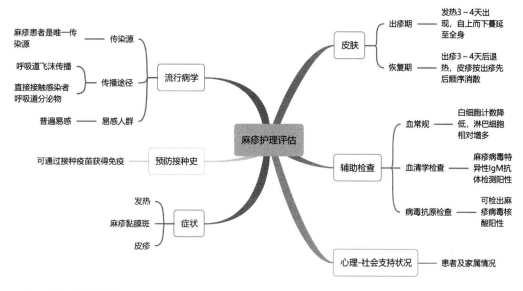

二、治疗要点

（一）一般治疗

1. 呼吸道隔离。

2. 发热期间给予清淡、易消化、营养丰富的流质或半流质饮食，少量多餐。补充水分。恢复期给予高蛋白、高维生素饮食。

3. 观察生命体征及神志变化。出疹期应观察出疹顺序（耳后至面部、颈部，再到前胸、后背及四肢，后至掌心和足心）、皮疹颜色及分布情况。

（二）对症治疗

体温≥39℃给予物理降温和小剂量退热药。禁用冷敷及乙醇擦浴。

（三）并发症治疗

1. 喉炎 雾化吸入稀释痰液，使用抗菌药物，对喉部水肿者可试用肾上腺皮质激素。喉梗阻严重时需要及早行气管切开。

2. 肺炎 合并细菌感染较为常见，主要治疗为抗菌。

3. 心肌炎 出现心力衰竭者应及早静脉注射强心药物，同时应用利尿药，重症者可用肾上腺皮质激素。

4. 脑炎 可使用抗病毒药物治疗，存在颅内压增高时可使用甘露醇等脱水药物治疗；有癫痫发作时可酌情使用抗癫痫药；必要时还需要给予呼吸、循环支持治疗。

护理关键点

生活护理、疾病预防指导、用药护理

三、护理措施

（一）生活护理

1. 注意皮肤卫生，避免搔抓皮肤，以防引起感染。

2. 穿宽松、柔软、舒适、透气的衣物，以防刺激皮损，加重不适。

3. 充分休息，保证足够睡眠，避免过度劳累。

4. 注意眼部保护，防止眼疲劳或眼部不良刺激。

5. 定期对患者的衣物、被褥、日常用品等进行消毒。

（二）疾病预防指导

1. 管理传染源　对患者行呼吸道隔离至出疹后 5 天，伴呼吸道并发症应延长至出疹后 10 天。接触过患者的易感儿童应隔离观察 3 周。

2. 切断传播途径　流行期间避免去公共场所或人员聚集的地方，出入应戴口罩。患者房间每天通风半小时。

3. 保护易感人群　主动免疫（接种疫苗）和被动免疫（接触麻疹后 5 天内立即采用）。

（三）用药护理

1. 对乙酰氨基酚混悬滴剂　口服，用滴管量取，间隔 4 ～ 6 小时重复用药 1 次，24 小时内不超过 4 次。不能同时服用其他含有解热镇痛药的药品（如某些复方抗感冒药）。肝肾功能不全者慎用。服用本品期间不得饮酒或含有酒精的饮料。

2. 利巴韦林　静脉或口服给药后主要的不良反应有溶血性贫血、血红蛋白减低及贫血、乏力等，停药后可消失。较少见的不良反应有疲倦、头痛、失眠等。

第五节　风疹护理常规

一、护理评估

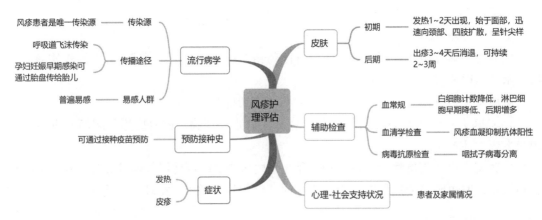

二、治疗要点

（一）一般治疗

1. 呼吸道隔离。

2. 风疹患者一般症状轻微，不需要特殊治疗，主要为对症治疗。症状较显著者，应卧床休息，进流质或半流质饮食。对高热、头痛、咳嗽、结膜炎者可予对症处理。

（二）对症治疗

1. 风疹患儿大部分均为低热，不需要特殊的降温处理。对发热者可用温水擦拭降温，多饮水。

2. 禁忌抓挠，防止皮肤感染。皮肤瘙痒可用温水擦洗，局部涂炉甘石洗剂或生油涂拭。必要时可用适当的抗过敏药物，同时要保持皮肤清洁、干燥。有高热出汗时，及时擦身，换干净、柔软衣服。

3. 眼部充血者，要避免光线刺激，可用眼药水滴眼。结膜炎用 0.2% 氯霉素滴眼液或 10% 醋酸磺胺滴眼液滴眼数日。要注意口腔卫生，常用淡盐水含漱口。咳嗽者予以镇咳药。清洗完鼻腔分泌物后，可涂石蜡油或金霉素软膏，以保护鼻黏膜。

（三）并发症治疗

风疹一般症状多轻，并发症少，主要有呼吸系统感染、脑炎、凝血功能障碍、心肌炎，其中以呼吸系统感染为主。

护理关键点

生活护理、用药护理、健康教育

三、护理措施

（一）生活护理

1. 注意劳逸结合，饮食营养均衡。

2. 流行季节少去人群密集场所，增加户外锻炼。

3. 保护孕妇，尤其妊娠初期 2～3 个月内，避免接触风疹患者。

（二）用药护理

1. 板蓝根颗粒　具有解毒散热的作用，可缓解头痛、发热。

2. 利巴韦林　可以抑制病毒的复制及传播，配合退热镇痛药物，能减轻病情。该药可能出现贫血、乏力等不良反应。如果反应强烈应立即停药，而孕妇应在医师的指导下使用。

3. 氨溴索　主要作用是增加呼吸道腺体分泌来降低痰液黏稠度，起到祛痰的效果，不良反应较少。

4. 非甾体药物　包括阿司匹林、吲哚美辛、尼美舒利等，具有解热、镇痛、消炎的作用。不良反应有头痛、头晕、失眠等。

（三）健康教育

1. 卧床休息，避免直接吹风，防止受凉加重病情。

2. 发热期间，多饮水。饮食宜清淡和容易消化，不吃煎炸、油腻食物。

3. 发现风疹患者，应立即隔离，隔离至出疹后 5 天。

4. 接种风疹疫苗：接种风疹疫苗后，95% 以上的人可产生抗体，使人体获得对风疹病毒的免疫力，并存在长达 20 年。

第六节　猩红热护理常规

一、护理评估

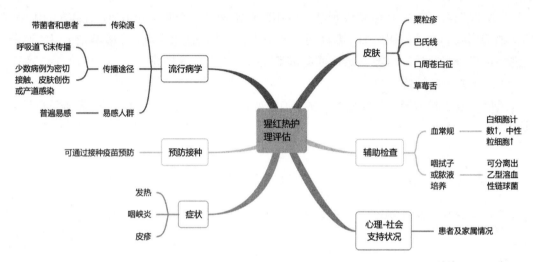

二、治疗要点

（一）一般治疗

1. 急性期卧床休息，同时应进行呼吸道隔离，避免疾病传播。

2. 加强护理，保持皮肤与口腔卫生。

3. 中毒症状严重者，医师还可能会根据情况进行补液治疗。

4. 高热患者可进行物理降温。

（二）对症治疗

1. 急性期嘱患者绝对卧床休息 2 ~ 3 周以减少并发症，并做好一切生活护理。发热可给予适当物理降温，可头部冷敷、温水擦浴或遵医嘱服用解热镇痛药。忌用冷水或乙醇擦浴。

2. 观察皮疹及脱皮情况，保持皮肤清洁，衣被勤洗换。可用温水清洗皮肤（禁用肥皂水）。剪短患儿指甲，避免抓破皮肤。脱皮时勿用手撕扯，可用消毒剪刀修剪，以防感染。

3. 应用大剂量抗生素治疗，可导致体内正常菌群发生紊乱，特别是口腔内病菌容易滋生。用温淡盐水含漱，每天早、晚各 1 次。患儿牙具用后用 0.2% 过氧乙酸溶液浸泡 30 分钟，然后用清水洗净。

（三）并发症治疗

1. 化脓性并发症　由本病病原菌或其他细菌直接侵袭附近组织器官所致。常见的如化脓性中耳炎、乳突炎、鼻窦炎、颈部软组织炎、蜂窝织炎及肺炎等。由于早期应用抗菌疗法，此类并发症已少见。

2. 中毒性并发症　由细菌的各种生物因子所致，多见于第 1 周，如中毒性心肌炎、心包炎等。病变多为一过性，且预后良好。

3. 变态反应性并发症　一般见于恢复期，可出现风湿性关节炎、心肌炎、心内膜炎、心包炎及急性肾小球肾炎。并发急性肾炎时一般病情轻，多能自愈，很少转为慢性。

护理关键点

生活护理、用药护理、健康教育

三、护理措施

（一）生活护理

1. 本病为传染性疾病，预防的关键在于切断传播途径。注意个人卫生，勤洗手，不与他人共用餐具等。

2. 打喷嚏或咳嗽时应捂住口鼻，以防细菌扩散。如果看到别人打喷嚏或咳嗽，也要及时远离。

（二）用药护理

1. 可使用青霉素肌内注射，疗程 10 天。80% 左右的患者 24 小时内即可退热，4 天左右咽炎消失，皮疹消退。

2. 第一代头孢菌素、红霉素或林可霉素等，适用于耐药株经青霉素治疗 48 小时无效者或青霉素过敏者。

（三）健康教育

1. 家属应为患者提供舒适的居住环境，避免外界的刺激。

2. 病情恢复期间患者应卧床休息，保证充足的睡眠，减少机体消耗，促进机体恢复。

3. 注意个人及周围环境卫生，患者应勤洗手、洗澡，勤换衣物，勤打扫卫生。

4. 卧床休息患者需要勤翻身、按摩肢体，防止出现压疮或静脉血栓。

5. 本病具有传染性，生病期间注意隔离，个人物品需专用，避免与他人交叉使用，用过的衣物应先消毒后清洗，生活用品定期消毒。

6. 穿棉质宽松衣物，保持皮肤干燥、清洁，减少摩擦、磨破皮肤的风险。

第七节　化脓性扁桃体炎护理常规

一、护理评估

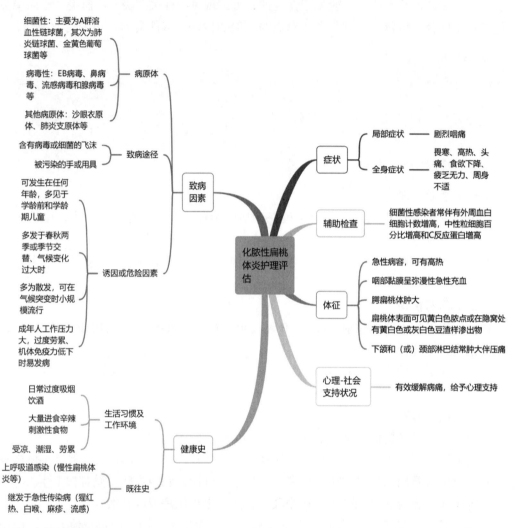

二、治疗要点

（一）一般治疗

注意休息，清淡饮食，多饮水，戒烟酒，加强营养并保持大便通畅。对于高热及吞咽困难者，应适当补充液体及电解质。

（二）抗菌药物治疗

因本病多为链球菌感染，应用抗生素及磺胺类药物疗效较好。一般首选青霉素，对青霉素过敏者可选用红霉素、林可霉素等。如病情较重或用青霉素后不缓解，可选用第二代头孢，根据轻重程度选择口服或静脉给药。若已发生局部并发症如扁桃体周围脓肿，可静脉给予第三代头孢同时合用甲硝唑或单独使用喹诺酮类治疗，扁桃体周围脓肿可予以穿刺或切开排脓。

（三）其他治疗

对于发热患者可给予物理降温治疗，高热者可给予非甾体抗炎药。反复急性发作的化脓性扁桃体炎，可待控制炎症后，行扁桃体切除术。

护理关键点

一般护理、休息与活动、饮食护理、病情观察、用药护理、心理护理、健康教育

三、护理措施

（一）一般护理

1.卧床休息，保持室内空气流通，温湿度适宜。

2.嘱患者尽量少说话，进食前后漱口，指导其使用口含片含服，以消炎镇痛，建议患者采取听音乐等方式尽量分散注意力以缓解疼痛。

3.遵医嘱全身使用抗生素，必要时使用解热镇痛药。

4.进温度适宜软食或流质饮食，多饮水，加强营养并保持大便通畅。

5.观察患者体温变化，局部红肿及疼痛程度。体温过高者给予物理降温。

6.观察患者咽痛情况，开始于一侧，继则双侧咽部均明显疼痛，吞咽时疼痛加剧。疼痛可放射至耳部。颈部淋巴结肿痛，有时可致转头困难。小儿化脓性扁桃体炎，扁桃体显著肿大时，可导致呼吸困难。炎症可波及周围组织引起扁桃体周围脓肿、急性中耳炎、急性鼻窦炎、急性淋巴结炎、咽旁脓肿等局部并发症。同时还应仔细观察患者尿液，发现异常及时联系医师给予处理。

（二）休息与活动

发病时应卧床休息，减少身体的消耗。慢性扁桃体炎患者应养成良好的生活习惯，保证充足的睡眠时间，随着天气变化及时增减衣服；去除室内潮湿的空气；坚持锻炼身体，提高机体抵抗力；不过度操劳，劳累后应及时调整休息；戒烟戒酒以保持室内空气新鲜，减少咽部刺激。

（三）饮食护理

进流质或者半流质食物，多饮水，加强营养，保持大便通畅。减少食用煎烤或油炸类食物，忌食辛辣或刺激性强的食物，以免进食不当影响扁桃体恢复。日常饮食以清淡为主，多补充一些新鲜水果、蔬菜，如西瓜、梨等。

（四）病情观察

化脓性扁桃体炎病情进展快，尤其合并呼吸困难者和并发症者，应密切关注患者病情进展并给予全身治疗。在应用抗生素治疗时，应严密观察患者体温、脉搏变化，如仍持续高热，可增大剂量，或在医师指导下更换药物。小儿体温过高时，应物理降温，用凉毛巾或冰袋敷头颈部，也可用低浓度乙醇擦浴帮助散热，防止患儿发生惊厥。

（五）用药护理

保持大便通畅，大便秘结时可服用缓泻药。严密观察患者病态发展，给予及时处理，

勿使并发症发生。若治疗 2 ～ 3 天病情没有好转，应分析其原因，必要时改用其他种类抗生素。在接受青霉素和磺胺类药物治疗期间，要注意观察患儿，防止发生过敏反应。在用药过程中，如果患儿出现皮疹、体温突然升高、腹痛，或出现休克的早期症状，要立即停药，尽快实施抢救。

（六）心理护理

急性化脓性扁桃体炎的主要症状表现就是咽喉疼痛、发热及全身不舒适的症状。告知患者及其家属注意事项。

（七）健康教育

1. 该病可通过飞沫或直接接触传染，发病期间患者应适当隔离。

2. 养成良好的生活习惯，睡眠充足，劳逸结合，根据气候变化及时增减衣物，防止受凉及劳累过度。注意口腔卫生，经常漱口。

3. 饮食宜清淡富于营养，戒烟酒，少食辛辣刺激性食物。

4. 加强身体锻炼，提高机体抵抗力。

5. 对频繁发作，即每年有 5 次或以上的急性发作或连续 3 年平均每年有 3 次或以上发作的急性扁桃体炎或有并发症者，建议在急性炎症消退 2 ～ 3 周后行扁桃体摘除手术。

第八节　病毒性肝炎护理常规

一、护理评估

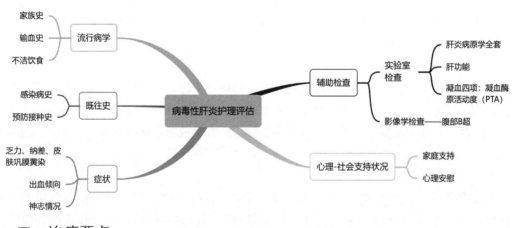

二、治疗要点

（一）一般治疗

1. 严密监测生命征。

2. 饮食宜清淡易消化，保证足够热量。低脂、适量蛋白质，禁酒。

3. 急性期卧床休息，恢复期逐渐增加活动量。

4. 多吃富含纤维素食物，养成良好的排便习惯。

5. 观察皮肤状况，保持皮肤清洁完整。

（二）对症治疗

1. 恶心、呕吐 ①保持舒适安静的环境，减少心理刺激。②协助患者取坐位，如病情不允许，可取侧卧位或仰卧位，头偏向一侧，避免呕吐物误呛入呼吸道；呕吐后做好洗漱工作，保持舒适。③呕吐频繁者可暂时禁食，予静脉补液。④观察呕吐物的色、性状、量及有无因呕吐引起的水、电解质平衡失调。⑤安慰患者，缓解其紧张情绪。

2. 黄疸、瘙痒 ①保持皮肤完整性：每天可用温水清洗或擦洗。选择清洁、柔软、吸水性强的布制衣裤，减轻皮肤瘙痒。修剪指甲，防止抓破皮肤。②合理饮食，卧床休息，戒烟酒。

3. 发热 ①降低体温，可采用物理降温或药物降温方法。②加强基础护理（口腔护理、皮肤护理等），尽量减少患者的不适。③补充营养和水分，以保证体液平衡，提高机体抵抗力。④加强病情观察，定时测体温，了解发热的原因、诱因，发热类型及伴随症状。⑤给予精神安慰，尽量满足患者的需求。

4. 意识障碍 ①保持安静的环境，病室温、湿度适宜。②体位：根据不同病情采取不同卧位。颅内压增高者宜取头高足低位，取仰卧位头偏向一侧。③保持呼吸道通畅，予氧疗以防脑缺氧。④加强病情的动态观察：定时测生命体征、意识、瞳孔、对光反射。危重患者应设专人护理，随时观察病情变化。⑤加强基础护理：皮肤、口腔、排便、排尿护理。⑥根据病情给予相应的营养支持。⑦注意患者安全，使用安全床档，必要时使用约束带。

（三）药物治疗

1. 抗病毒治疗：使用干扰素治疗时，应注意观察药物的不良反应，如发热、头痛、全身酸痛、乏力等，告诉患者这些症状会随治疗次数的增加而逐渐减轻。定期观察血常规，如有粒细胞、血小板计数减少，出现脱发、甲状腺功能减退等情况时应遵医嘱采取措施或停药。

2. 按医嘱应用护肝药，不滥用药物，特别要禁用损害肝脏的药物，并详细介绍所用药物的药名、剂量、作用、方法及有可能出现的不良反应。

护理关键点

休息及饮食护理、用药护理、随访指导、健康教育

三、护理措施

（一）休息及饮食护理

1. 卧床休息，保证充足睡眠；保持病室空气清新，通风良好；注意口腔及皮肤卫生，保持口腔清洁；合理休息，以减轻肝脏负担，有利于肝功能恢复；戒酒。

2. 急性肝炎患者予以适当热量、清淡、可口饮食，食欲好转后给予营养丰富易消化饮食，少食刺激性食物，多吃水果，多饮水，忌烟酒，忌食生冷。慢性肝炎患者应注意保证足够的热量、维生素和蛋白质，少食多餐，不可进食过饱，以免影响消化吸收；有腹水者，给予低盐或无盐饮食；疑有肝昏迷者，应限制蛋白摄入；有糖尿病或肥胖者，不宜进食高糖、高热量饮食，以预防脂肪肝。

（二）用药护理

向患者解释药物的药理作用及不良反应，指导正确的服药方法，按时用药，不要迷

信广告宣传的新药、新方法。用药过程中定期检测各项指标，并使患者掌握各项指标的意义，如有药物不良反应要及时就诊，以备调整药物或药量。

（三）随访指导

病毒性肝炎特别是慢性肝炎应坚持复诊，一般肝功正常后 3 个月内每半个月进行肝功复查，3 个月后每个月复查 1 次，半年后每年 2 次。如出现下列情况须及时就诊：乏力、纳差、恶心、呕吐、尿黄、皮肤巩膜黄染、腹部不适等。

（四）健康教育

1. 甲型和戊型肝炎多为急性感染, 经粪 – 口途径传播。注意个人卫生, 防止"病从口入", 可分别接种甲肝、戊肝疫苗进行预防。

2. 乙型、丙型、丁型肝炎多转成慢性肝炎，主要经血液、体液等胃肠外途径传播。养成良好的个人习惯，进行乙肝疫苗注射。

第九节　肝硬化护理常规

一、护理评估

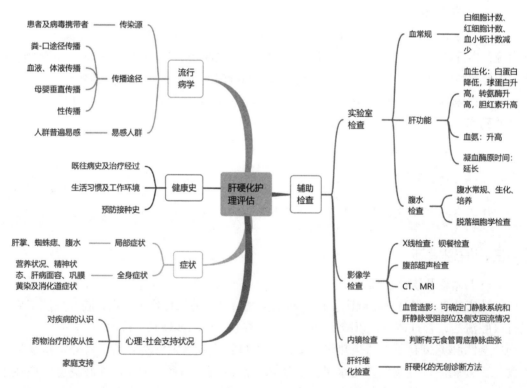

二、治疗要点

（一）一般治疗

1. 预防隔离　按传染病一般护理常规护理。在执行标准预防的基础上，实施基于传染源特点切断疾病传播途径的隔离。

2. 饮食　给予高热量、优质高蛋白、维生素丰富易于消化的食物，有利于肝脏恢复。注意不要过分强调高营养，以免发生脂肪肝。避免饮酒。肝功能显著受损、血氨升高或者有肝性脑病先兆的患者应限制或者禁食蛋白质，有腹水者应低盐或无盐饮食，进水量每天限制在1000ml左右，钠500～800mg/d。肝硬化失代偿期有食管胃底静脉曲张的患者应吃软食，进餐时细嚼慢咽，忌食辛辣刺激和坚硬生冷的食物，不宜进食过热的食物，勿暴饮暴食，以防发生消化道出血。保持大便通畅。

3. 休息与活动　症状明显或病情较重的肝硬化失代偿期患者应强调卧床休息，平卧位或右侧位，卧床休息可增加肝脏血流量，有利于病情恢复。大量腹水时可取舒适的半卧位，可使膈肌下降，有利于呼吸运动，减轻呼吸困难。恢复期或仅有乏力、食欲下降的肝硬化代偿期患者，可参加轻体力工作或活动，以活动后不觉得疲乏为主，适当增加睡眠等休息时间，避免劳累。

4. 皮肤护理　黄疸可导致皮肤瘙痒，应尽量避免用手搔抓皮肤，以免皮肤破溃感染，可用温水擦身，保持皮肤的清洁、干燥。卧床患者定时翻身，必要时加用气垫床。

（二）对症治疗

1. 药物治疗　遵医嘱使用保肝、抗病毒、抗生素治疗，观察药物疗效及不良反应。使用利尿药时应密切观察尿液的颜色、性状及量，准确记录24小时出入量或24小时尿量，定期测量腹围、体重。特别要注意维持水、电解质和酸碱平衡，注意观察有无嗜睡、表情淡漠、精神萎靡、抽搐等电解质紊乱的表现。

2. 观察要点　严密观察患者生命体征、意识状态。观察有无肝性脑病先兆，如情绪、性格、行为异常等。有无出血倾向，如牙龈出血、皮肤黏膜有无淤斑淤点、鼻出血、黑便等。有无黄疸，评估皮肤黏膜的黄疸程度、尿液颜色。双下肢有无水肿及水肿消退情况。

下肢水肿程度的评估：轻度水肿，水肿范围未超过踝关节；中度水肿，水肿范围在膝关节以下；重度水肿，水肿范围超时膝关节。

（三）特殊药物治疗

遵医嘱输注血浆及人血白蛋白，观察疗效及不良反应，做好记录。

1. 提高血浆胶体渗透压，利尿，消除腹水。患者肝脏功能受损，不能正常合成足够量的白蛋白，导致低蛋白血症、血浆胶体渗透压下降，形成腹水、水肿等。输注人血白蛋白或血浆等胶体物质后，可提高血浆胶体渗透压，同时配合利尿治疗，可有效改善腹水症状。

2. 改善机体一般状况。输注白蛋白或血浆等胶体物质，可改善因低蛋白血症而导致的长期严重营养不良。

护理关键点

疾病知识指导、生活指导、用药指导、家属指导

三、护理措施

（一）疾病知识指导

向患者及家属介绍疾病的相关知识及自我护理方法，分析和消除不利于个人和家庭

应对的各种因素，保持情绪稳定，戒烟禁酒，注意保暖及个人卫生，把治疗计划和饮食原则落实到日常生活中。

（二）生活指导

1. 休息与活动　保持充足睡眠，生活起居规律。失代偿期患者以卧床休息为主。代偿期患者可参加适当的体力活动，避免过度疲劳。

2. 皮肤的保护　皮肤瘙痒时，患者可穿着宽松棉质衣裤，洗澡时注意水温不要太高，不能使用刺激性的沐浴露和香皂。洗澡后可以涂抹一些性质温和的润肤剂，勿用手搔抓，以免皮肤破损。不饮浓茶、咖啡，少吃牛羊肉、海鲜，以及葱蒜等辛辣食物。必要时遵医嘱给药。

（三）用药指导

评估患者的依从性，向患者讲解合理用药对自身康复的重要性，介绍药物的名称、剂量、服药时间及方法，教会患者观察药物疗效和用药后可能出现的不良反应。使用抗病毒药物者，切勿擅自停药。使用利尿药者，应记录尿量，如出现软弱无力、心悸等症状时，应及时就医。

（四）家属指导

家属要理解和关心患者，给予患者精神支持和生活照顾。细心观察，及时识别病情变化。定期复诊，一旦出现不适症状时应及时就诊。

第十节　获得性免疫缺陷综合征护理常规

一、护理评估

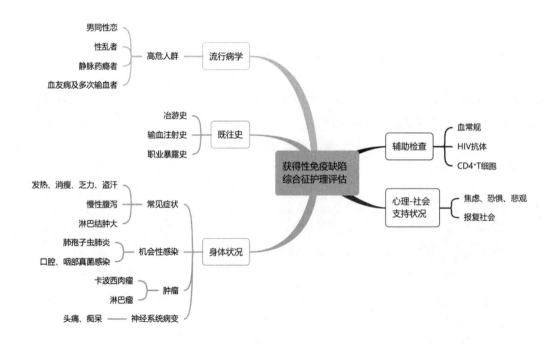

二、治疗要点

（一）一般治疗

1. 按传染性疾病一般护理常规，执行血液、体液隔离。患者抵抗力低时，实施保护性隔离。

2. 给予高热量、高蛋白、丰富维生素及易消化饮食，宜"多样、少量、均衡"，禁食辛辣刺激性食物。

3. 获得性免疫缺陷综合征（简称艾滋病）患者发生条件致病菌感染时应严格卧床休息，以降低机体消耗。症状减轻后可逐渐起床活动。病室应安静、舒适、空气清新。

4. 观察病情变化，注意有无肺、胃肠道、中枢神经系统、皮肤黏膜等病变，预防并发症的发生。

（二）对症治疗

1. 口腔如发生真菌感染、溃疡、鹅口疮等病变，保持口腔卫生，每次饭后用温盐水漱口，选用恰当的漱口水含漱并用软毛牙刷刷牙。对于恶心严重者，适当应用止吐药，鼓励患者少量多餐，增加摄入量。严重口腔溃疡时，可用吸管吸食汤和流食。

2. 腹泻时，每天准确记录出入量，评估腹泻次数和粪便量及性状。指导患者避免进食生食，注意用餐卫生。鼓励口服补液，勿饮用含咖啡因、酒精和奶制品的饮料。腹泻严重时，床旁放置便盆，便于紧急需要。保护肛门周围皮肤，每次排便后用温水清洗，每天可用温水或 1∶5000 高锰酸钾温水坐浴，并可采用敷贴保护肛周皮肤。

3. 出现恶心、呕吐、咳嗽、咳痰、呼吸困难、压疮、疼痛、高热、昏迷等时分别按相应的症状进行处理。

4. 出现精神症状时，应及时与患者家属沟通。注意对人物、时间、地点等方面的重点指导，鼓励患者参加力所能及的娱乐活动和运动。

5. 出现皮肤疾患时，保持皮肤清洁和干燥，宜穿宽松、舒适的棉质衣服。皮肤破损或疱疹时，宜暴露病变部位，避免包扎；皮肤脓肿形成时，必要时采取外科手术治疗，进行切开引流。

（三）抗病毒治疗

遵医嘱行抗病毒治疗，及时发现和处理药物的不良反应。如出现明显的胃肠道反应、周围神经病变、骨髓抑制、肝肾功能损害及皮疹、皮肤瘙痒等，及时报告医师进行处理。

护理关键点

预防措施、日常护理、饮食护理、用药护理

三、护理措施

（一）预防措施

1. 坚持洁身自爱，不卖淫、嫖娼，避免婚前、婚外性行为。

2. 严禁吸毒，不与他人共用注射器。

3. 献血和使用血制品必须在正规机构进行。

4. 不要借用或共用牙刷、剃须刀、刮脸刀等个人用品。

5. 确诊感染艾滋病的妇女避免怀孕、哺乳。

6. 使用避孕套是性生活中最有效的预防性病和艾滋病的措施之一。

7. 要避免直接与艾滋病患者的血液、精液、乳汁和尿液接触，切断其传播途径。

（二）日常护理

1. 要注意观察病情变化，注意观察体温、脉搏、呼吸、血压、血氧饱和度和神志、瞳孔的变化，还需要注意观察大小便的情况。

2. 艾滋病具有传染性，在进行护理时，也需要注意采取适当的防护措施。

（三）饮食护理

注意加强营养支持治疗，尽量通过口服营养满足身体需求。如果口服营养不足以满足身体需求，需要积极地进行静脉营养。另外，还需要注意调整饮食结构，避免吃过于辛辣刺激的食物。

（四）用药护理

艾滋病患者往往需要进行抗病毒治疗。要注意监督患者按时按量地服用抗病毒药物，还需要注意观察药物的副作用。平时生活中，如果身体出现不适的症状，建议及时前往医院就诊，完善检查明确病因后，在医师的指导下给予针对性处理或治疗。

第十一节　流行性乙型脑炎护理常规

一、护理评估

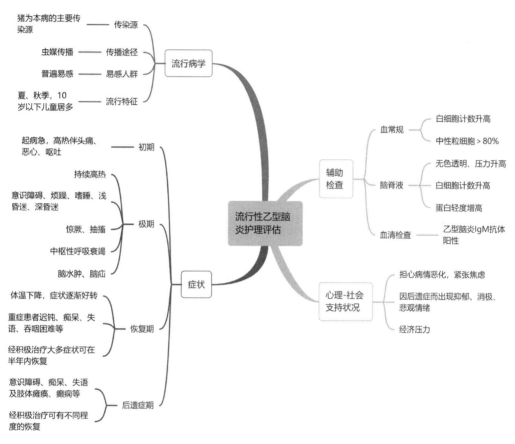

二、治疗要点

（一）一般治疗

1. 虫媒隔离，病室彻底灭蚊，需要有防蚊措施。保持病室安静，减少对患者的刺激。

2. 严密观察病情，意识、体温、脉搏、呼吸、血压及瞳孔的改变，注意有无尿潴留，发现异常及时报告医师。

3. 重症患者设专人护理，备齐吸痰器、氧气、气管切开包、抢救车，以备急用。

4. 做好口腔护理同时保护眼睛。

5. 注意皮肤护理，定时翻身，防止压疮及坠积性肺炎。

6. 恢复期应注意肢体活动，适当进行被动活动，以助功能恢复。有偏瘫者注意功能活动。

（二）对症治疗

1. 高热　一般应以物理降温为主，药物降温为辅。可采用冷敷、乙醇擦浴、冷盐水灌肠等，同时应降低室温。室温争取降至30℃以下，可采用室内放冰块，开电风扇、空调等措施。高热伴抽搐者可用亚冬眠疗法，即以氯丙嗪与异丙嗪合用肌内注射。上述方法效果不明显时，可采用亚冬眠疗法，肌内注射氯丙嗪和异丙嗪每次各 0.5 ～ 1mg/kg，每 4 ～ 6 小时 1 次。

2. 惊厥或抽搐　多数抽搐者，降温后即可止惊。可使用镇静止痉药，如地西泮、水合氯醛、苯妥英钠、阿米妥钠等。因脑水肿所致者，应以脱水药物治疗为主，可用 20% 甘露醇 1 ～ 1.5g/kg。

3. 呼吸衰竭　①严密观察，如呼吸不规则、双吸气、呼吸暂停，及时汇报医师处理。有呼吸停止，立即予以呼吸兴奋剂。②及时吸痰，给氧气吸入，准备气管插管和气管切开用物，协助医师抢救。气管切开后按气管切开患者常规护理。

护理关键点

恢复期护理、疾病预防指导

三、护理措施

（一）恢复期护理

1. 高压氧。

2. 功能锻炼。

3. 理疗、按摩、针灸。

（二）疾病预防指导

1. 防蚊、灭蚊。

2. 预防接种：通常在病毒感染开始流行前 1 个月进行疫苗接种，重点对象是 10 岁以下儿童和来自非流行区的易感人群。

第十二节　登革热护理常规

一、护理评估

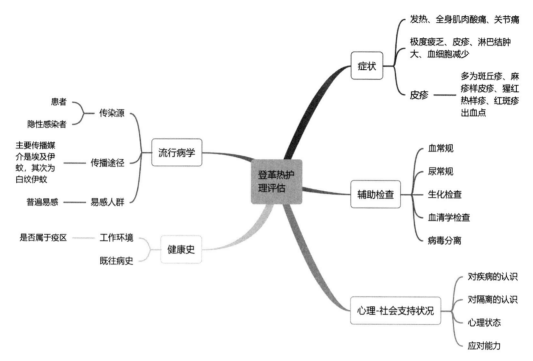

二、治疗要点

药物治疗：抗菌、解热镇痛。

护理关键点

生活护理、心理护理、健康教育

三、护理措施

（一）一般护理

1. 监测生命体征，观察高热持续时间、热型特点、退热后伴随症状是否缓解。

2. 记录 24 小时出入量，监测水、电解质平衡情况。

3. 观察出血倾向，如有无皮肤、黏膜淤点、淤斑或鼻出血、牙龈出血、注射部位出血、便血、尿血等，结合实验室检查，如血小板计数明显降低，有可能发生内脏出血，甚至 DIC。

4. 观察皮疹形态、分布，防止挠抓。

（二）对症护理

1. **降温** 以物理降温为主，必要时辅助药物降温。高热患者不宜全身使用冰袋，以防受凉发生并发症。对于出血症状明显者，避免乙醇擦浴，以免皮肤血管扩张加重出血。

2. **保持皮肤清洁、完整** 嘱皮疹伴瘙痒者勿留长指甲、勿抓挠，以免抓破皮肤引起感染。瘙痒不能耐受者，可给予冰敷或冷毛巾湿敷，使局部血管收缩减轻不适。指导患者着宽松的衣服，面料柔软舒适。

3. **缓解疼痛** 根据病情选择给药，遵循按需给药的原则，观察药物不良反应和用药后的镇静状态。

（三）口腔及眼部的护理

保持口腔清洁，给予生理盐水在起床后、饭后、晚上临睡前漱口，有真菌感染者用 $1\% \sim 4\%$ 碳酸氢钠漱口。建议患者使用软毛牙刷，动作轻柔，防止刷伤牙龈。部分患者会出现眼结膜充血，用生理盐水棉球擦洗双眼清除分泌物，也可给予利巴韦林滴眼液，避免强光直接照射，密切观察眼底有无出血。

（四）生活护理

1. **隔离** 在标准预防的基础上，实施接触隔离至退热或病后 6 天。病室设有灭蚊、防蚊措施。隔离前做好解释工作。

2. **休息与活动** 早期以卧床休息为主，恢复期的患者也不宜过早活动，体温正常，血小板计数恢复正常，无出血倾向方可活动。

3. **饮食指导** 给予高蛋白、富含维生素、高热量、易消化的流质、半流质饮食。饮水、饮食都要少量多次。

（五）心理护理

此病起病急骤、发展迅速，自觉症状重，出血倾向明显或并发大出血休克，患者及家属多有紧张、恐惧心理，医务人员应保持冷静，提供心理支持，增强患者治愈信心。

（六）健康教育

教育患者做好疾病预防的相关措施。加强疫情的监测，对来自疫区的人员应就地隔离进行医学观察；加强防蚊和灭蚊工作。在疾病流行期间，可应用驱蚊液，以防蚊虫叮咬。

第十三节　疟疾护理常规

一、护理评估

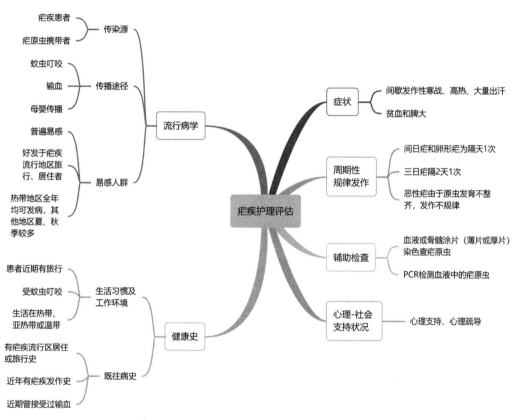

二、治疗要点

（一）基础治疗

1. 发作期及退热后 24 小时应卧床休息。

2. 要注意水分的补给，对食欲不佳者给予流质或半流质饮食，至恢复期给予高蛋白饮食；吐泻不能进食者，则适当补液；有贫血者可辅以铁剂。

3. 寒战时注意保暖；大汗应及时用干毛巾或温湿毛巾擦干，并随时更换汗湿的衣被，以免受凉；高热时采用物理降温，过高热患者因高热难忍可药物降温；凶险发热者应严密观察病情，及时发现生命体征的变化，详细记录出入量，做好基础护理。

4. 按虫媒传染病做好隔离。患者所用的注射器要洗净消毒。

（二）病原治疗

目的是既要杀灭红细胞内期的疟原虫以控制发作，又要杀灭红细胞外期的疟原虫以防止复发，并要杀灭配子体以防止传播。

1. 间日疟、三日疟和卵形疟治疗　包括现症病例和间日疟复发病例。须用血内裂殖体杀灭药如氯喹，杀灭红细胞内期的原虫，迅速退热；并用组织期裂殖体杀灭药亦称根治药或抗复发药进行根治或称抗复发治疗，杀灭红细胞外期的原虫，常用氯喹与伯氨喹联合治疗。

2. 恶性疟治疗　对氯喹尚未产生抗性地区，仍可用氯喹杀灭红细胞内期的原虫，同时须加用配子体杀灭药。成年人口服氯喹加伯氨喹。

（三）凶险发作的抢救原则

1. 迅速杀灭疟原虫无性体。

2. 改善微循环，防止毛细血管内皮细胞崩裂。

3. 维持水电解质平衡。

4. 快速高效抗疟药可选用青蒿素和青蒿琥酯等。

5. 其他治疗：①循环功能障碍者，按感染性休克处理，给予皮质激素、莨菪类药、肝素类、低分子右旋糖酐。②高热惊厥者，给予物理、药物降温及镇静止惊。③脑水肿应脱水，心力衰竭肺水肿应强心利尿，呼吸衰竭应用呼吸兴奋药或人工呼吸器，肾衰竭重者可做血液透析。④黑尿热则首先停用奎宁和伯喹，继之给予激素，碱化尿液、利尿等。

护理关键点

一般护理、对症护理、病情观察、用药护理、心理护理、健康教育

三、护理措施

（一）一般护理

1. 虫媒隔离　按虫媒传染病隔离，灭蚊。病室需要有完善的防蚊设施，如纱窗、纱门、蚊帐、灭蚊器等，并彻底灭蚊。待体温正常、血涂片检查已无疟原虫时解除隔离。

2. 休息与活动　应卧床休息，减少活动，发作期卧床休息。

3. 饮食护理　①给予高热量、高蛋白、高维生素、含丰富铁质食物以补充消耗，纠正贫血。②早期寒战患者，给予温凉流质饮食，如糖水、果汁等。③发作期不能进食的患者，静脉补充液体。

（二）对症护理

1. 典型发作　寒战期应注意保暖；发热期给予降温；大汗期后给予温水擦浴，及时更换衣服、床单，同时应保证足够的液体入量。

2. 凶险发作　出现惊厥、昏迷时，应注意保持呼吸道通畅，并按惊厥、昏迷常规护理。如发生脑水肿及呼吸衰竭时，协助医师进行抢救并做好相应护理，防止患者突然死亡。

3. 黑尿热的护理　①严格卧床至急性症状消失。②保证每日液体入量3000～4000ml，每日尿量不少于1500ml。发生急性肾衰竭时给予相应护理。③贫血严重者给予配血、输血。④准确记录出入量。⑤发热的先兆，可先有寒战、发冷，继而体温升高。密切观察生命体征及神志、面色等的变化，卧床休息，减少能量消耗。发冷时加盖棉被或给予热水袋保暖，体温不超过38.5℃时以物理降温为主。⑥出汗后，及时更换衣物及床单被套保持干燥，避免着凉，增加患者的舒适感。⑦意识障碍的患者应保持呼吸道通

畅，警惕窒息；患者呕吐时应避免呕吐物吸入，防止吸入性肺炎；躁动的患者应加床栏，必要时使用约束带。

（三）病情观察

1.对典型发作的患者，主要观察生命体征，尤其是热型、体温的升降方式，定时记录体温的变化。观察面色，注意有无贫血的征象。

2.对恶性疟疾应注意监测体温、意识状态，密切监测神志的变化，有无头痛、呕吐和抽搐等颅内高压或脑膜刺激征的表现，如有异常，及时告知医师。

3.对并发黑尿热应注意观察是否有急起寒战、高热、头痛、呕吐、进行性贫血和黄疸、腰痛、尿量骤减、排酱油样尿等表现。遵医嘱记录24小时出入量，监测血生化指标的变化，及时发现肾衰竭。

（四）用药护理

1.观察抗疟疾药的反应，口服氯喹可引起食欲不振、恶心、呕吐、腹泻、头晕、皮肤瘙痒等副作用，少数患者可以出现心律失常。奎宁主要的不良反应为食欲减退、疲乏、耳鸣、头晕，孕妇使用可引起流产。

2.指导患者饭后服用氯喹，减少对胃肠刺激；嘱多饮水或静脉补液，促进药物排泄。

3.静脉滴注氯喹或奎宁控制疟疾凶险发作时，应有专人看护，应严格掌握药物的浓度与滴速；抗疟药加入液体后应摇匀。滴注速度以40～50滴/分为宜，并密切监测血压、脉搏改变。氯喹或奎宁注射时可引起血压下降及心脏传导阻滞，严重者可出现心脏骤停。如果出现严重反应立即停止滴注，禁忌静脉推注。服用伯氨喹者应仔细询问有无蚕豆病史及其他溶血性贫血的病史及家族史等，并注意观察患者有无发绀、胸闷等症状和有无溶血反应（如巩膜黄染、尿液呈红褐色及贫血表现等）。出现上述反应需要及时通知医师并停药。

4.使用伯氨喹3～4天可出现发绀、血管内溶血，应注意观察有无头晕、恶心、呕吐等不良反应。一旦出现严重毒性反应，应立即报告医师停药。

5.应用脱水剂治疗脑水肿与呼吸衰竭时，应选择好静脉，保证药物在30分钟内输完，避免药物外渗，同时观察心功能情况。

6.青蒿琥酯有明显的胚胎毒作用，孕妇应慎用。药物溶解后应及时注射，如出现混浊不可使用。极度严重患者，首次剂量可加倍。静脉注射速度不宜太快，以3～4ml/min为宜。疟疾控制后，宜再用其他抗疟药根治。

（五）心理护理

做好缓解患者及家属紧张和焦虑情绪的工作。在给予讲解疾病基础知识及预后的基础上，加强巡视，为其制订饮食和休息计划，及时告知实验室检查结果，随时与患者和家属沟通，做好患者的心理疏导和心理支持，积极应对和治疗疾病。

（六）健康教育

1.加强疾病知识教育，如传染过程、主要症状、治疗方法、药物不良反应、复发原因等，指导患者坚持服药，以求彻底治愈。

2.治疗后定期随访，有反复发作时应立即到医院复查。

3.在1～2年内有疟疾发作史及血中查到疟原虫的患者，在流行季节前1个月，给予抗复发治疗。

4. 治疗未满 3 年者，不可献血。

第十四节　恙虫病护理常规

一、护理评估

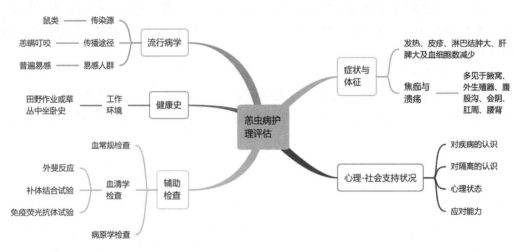

二、治疗要点

（一）一般治疗

1. 密切观察生命体征的变化, 若有心率增快、心律失常、咳嗽频繁伴胸痛、气促、神志改变, 以及出现谵妄、抽搐等表现, 有可能并发心肌炎、肺炎、脑膜炎等, 应及时通知医师, 配合处理。

2. 观察皮疹的位置及分布情况。

3. 观察淋巴结肿大情况。

（二）对症治疗

1. 发热　高热时应以物理降温为主, 采取冷敷或温水擦浴, 但不宜用乙醇擦浴, 以免影响皮疹和诱发皮下出血。持续高热者若使用物理降温效果不明显, 遵医嘱加用药物降温, 注意防止虚脱, 降温处理 30 分钟复测体温。热退时大量出汗, 要及时擦干或更换衣服, 做好皮肤护理。

2. 焦痂与溃疡、皮疹　观察皮肤受损情况, 对疑诊为恙螨叮咬的患者应仔细观察皮肤有无皮疹或者溃疡, 注意焦痂与溃疡的部位、大小、形状, 是否继发感染, 观察皮疹性质、分布与消长情况。如无自觉症状, 皮疹无需特殊处理, 保持皮肤清洁, 防止继发感染是焦痂与溃疡护理的关键, 勿强行撕脱痂皮, 应让其自行脱落, 局部涂 2% 龙胆紫, 用无菌敷料覆盖, 防止继发感染。

（三）病原治疗

治疗主要是病原治疗, 根据合并脏器损害的部位和程度给予相应对症处理。治疗期间严密观察血常规，以防药物副作用发生。患者应注意休息，避免劳累。可进食流质或半流质易消化吸收的食物。补充 B 族维生素和维生素 C。保持大便畅通，尿量为 2000ml/d 左右。对恙虫病患者越早诊治，疗效越好。部分恙虫病患者的病程进入第 2 周后，临床表现则显著加重，出现多器官功能损害和明显的出血倾向。当病程进入第 3 周后，除病情明显加重外，抗菌药物治疗的疗效亦较差，患者的体温常需要 3～5 天才能逐渐降至正常。少数患者可出现复发。复发时不再出现焦痂，应用与首次发病相同的抗菌药物治疗同样有效。治疗方案基本同流行性斑疹伤寒，国内以往多采用氯霉素或四环素，每天 1～2g，疗程 3～6 天；现也有采用多西环素者，认为其疗效胜过上述药物，且疗程也可缩短（200mg 顿服，或第 1 天 200mg，第 2～3 天各 100mg）。用环丙沙星治疗本病也有较好的效果，剂量为 0.2g，每天 2 次。用药后复发少见，国外报道的复发率较高，可能系不同株所致。复发以同样药物再治依然有效。

护理关键点

生活护理、用药护理、心理护理、健康教育

三、护理措施

（一）生活护理

1. 在标准预防基础上，采取虫媒隔离。

2. 发病早期患者出现高热、肌肉酸痛、全身无力，应卧床休息。减少机体消耗，防止并发症的发生。待病情好转后下床适当活动，活动量视体力恢复情况逐渐增加。

3. 给予营养丰富、高维生素、易消化的流食或软食，少量多餐，并注意补充充足的水分，昏迷者给予鼻饲饮食。

（二）用药护理

患者使用氯霉素及四环素族药物。氯霉素对造血系统毒性较大，故治疗期间应密切观察血常规的变化，有时用氯霉素治疗的患者可发现中毒性精神病，故精神病患者忌用。肝功能减退者使用氯霉素还能加重肝功能受损程度。使用四环素族抗生素应观察有无消化道症状，如恶心、呕吐、食欲不振等，还应注意观察有无过敏反应。四环素族药物易与牛奶、钙、铁、铝等生成不溶性的配合物，故不宜与富含上述成分的食物或药物同时服用。

（三）心理护理

护理人员应与患者及家属交流，鼓励其说出自己的想法和感受，对其提出的问题耐心解释。教会家属必要的护理措施，了解恙虫病的相关知识。告知患者及家属若积极配合治疗则预后良好，解除其恐惧、焦虑心理。

（四）健康教育

指导患者及家属做好个人防护，在流行季节避免在草地上坐、卧、晒衣被；在流行区野外活动时，为防止恙虫叮咬，应束紧袖口、领口及裤脚口，可在外露的皮肤上涂抹 5% 邻苯二甲酸二甲酯等。认真搞好室内外环境卫生，如除杂草、灭鼠、消灭恙螨、喷洒灭虫剂。

第十五节　伤寒护理常规

一、护理评估

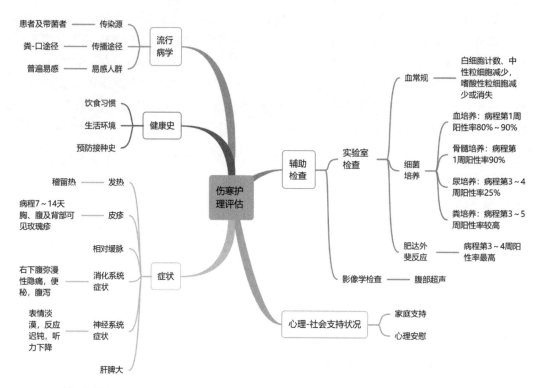

二、治疗要点

（一）药物治疗：抗生素、退热药

（二）对症支持治疗

（三）并发症治疗

1. 肠出血　①严格卧床休息，观察血压、脉搏、神志变化及便血情况。②暂禁食或进少量流食。③静脉补液，注意水电解质平衡。④观察出血量，必要时输血。⑤患者烦躁不安，可注射镇静药。⑥积极治疗仍出血不止的患者，应考虑手术治疗。

2. 肠穿孔　①单纯性穿孔应禁食，使用胃肠减压。②联合用抗菌药物，积极控制原发病的同时，控制腹膜炎发生。③密切观察有无感染性休克的发生。④伴腹膜炎患者及早手术；同时给予足量有效的抗菌药以控制腹膜炎。

3. 中毒性心肌炎　①给予肾上腺皮质激素。②给予心肌营养药，如维生素 B_1。③严格卧床休息。④如出现心力衰竭，应积极处理，可使用洋地黄及呋塞米并维持至临床症状好转，但如患者对洋地黄耐受性差时，用药需谨慎。

护理关键点

出院护理、生活护理、随诊护理

三、护理措施

（一）一般护理

1. 护理常规　按传染病一般护理常规护理。在执行标准预防的基础上，实施基于传染源特点切断疾病传播途径的隔离。

2. 饮食　为保证液体入量，应鼓励患者少量、多次饮水，增加排尿，以促进伤寒杆菌内毒素的排出，从而减轻毒血症状。极期予营养丰富、清淡的流质饮食，少量多餐，避免过饱。缓解期予易消化的高热量、高蛋白、高维生素、少渣或无渣的流质或半流质饮食，避免刺激性和产气的食物，观察进食后胃肠道反应。恢复期患者食欲好转，可逐渐恢复至正常饮食，此期仍可发生肠道并发症，应节制饮食，密切观察进食后反应。

3. 休息与活动　高热患者应绝对卧床休息至退热后 1 周，以减少热量和营养物质的消耗，同时减少肠蠕动，避免肠道并发症的发生。恢复期无并发症者可逐渐增加活动量。

（二）对症护理

高热时以物理降温为主，鼓励患者多饮水，必要时可药物降温，但不宜使用大剂量退热药，防止虚脱。保持皮肤的清洁干燥，做好生活护理。

（三）病情观察

监测患者的生命体征及意识状态的变化；观察脉搏与体温的关系；观察患者有无腹胀、便秘、呕吐及腹泻，注意大便的颜色、性状。观察有无并发症的出现；一旦发现病情变化，及时报告医师，积极配合处理。

（四）用药护理

喹诺酮类抗生素是治疗伤寒的首选药物，但会影响骨骼发育，孕妇及哺乳期妇女禁用，儿童慎用。氯霉素对非多重耐药伤寒杆菌所致的病例有效，但能导致再生障碍性贫血和骨髓抑制，使用期间应监测血常规变化。第三代头孢菌素在体外对伤寒杆菌有强大抗菌活性，毒副反应低，适用于孕妇、儿童、哺乳期妇女，以及氯霉素耐药菌所致伤寒。

（五）出院指导

1. 控制传染源　体温正常后第 15 天解除隔离或临床症状完全消失后 5 天和 10 天分别做尿、粪便培养，连续 2 次阴性，才能解除隔离。慢性带菌者应调离饮食服务行业，并予治疗。

2. 切断传播途径　是预防本病的关键性措施。加强对水源、饮食、粪便和消灭苍蝇、蟑螂的卫生管理工作。

3. 保护易感人群　对易感人群进行伤寒、副伤寒甲和乙三联菌苗的预防接种。

（六）生活指导

1. 要养成良好的卫生习惯，饭前便后要洗手。不到卫生条件差的摊点、餐馆就餐。注意环境卫生，不随地大小便，不乱倒垃圾污物，不污染水源。要防蝇、灭蝇。

2. 碗、筷要定期消毒，生熟炊具要分开，房间开窗通风，患者的食具、便器专用，患者的排泄物、呕吐物或剩余的食物须消毒后排放。

3. 注意饮食卫生，不喝生水；不吃腐败、变质或未经煮熟的食物；少吃生、冷食品，特别是海产品和水产品；市场购买的熟食品及隔夜的饭菜要加热、煮透再吃；不暴饮暴食。

（七）随诊指导

出现发热、腹痛、腹泻、呕吐等症状时应立即到正规医院诊治，以免延误病情。

第十六节　流行性出血热护理常规

一、护理评估

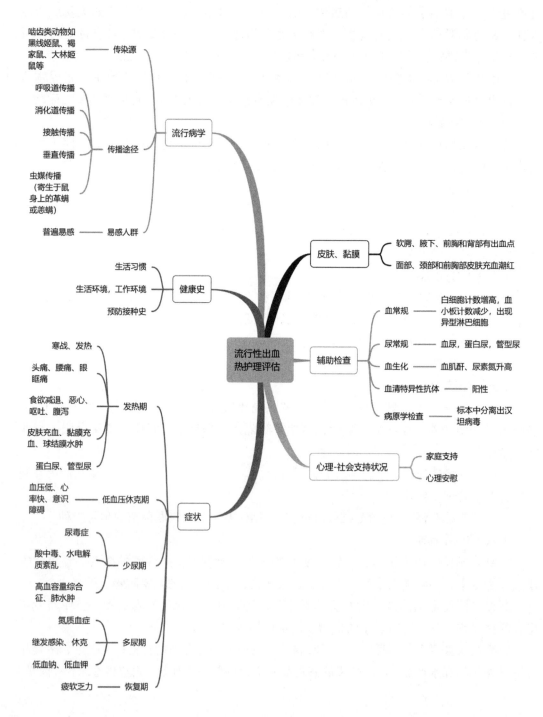

二、治疗要点

本病为自限性病毒感染，以综合治疗为主。早期进行积极的抗病毒治疗，抗生素预防感染，减轻免疫反应；中、晚期则针对病理生理进行对症治疗，注意防治休克、肾衰竭和出血。"三早一就"是治疗原则，即早发现、早休息、早治疗和就近治疗。重点把好休克关、出血关、肾衰竭关及感染关。

护理关键点

预防指导，暴露、咬伤指导，出院指导

三、护理措施

（一）一般护理

1. 护理常规　按传染性疾病一般护理常规护理。在执行标准预防的基础上，采用生物媒介传播、接触传播及空气传播的隔离与预防。

2. 饮食　发热期患者应注意饮食清淡可口，给予清淡、易消化、高热量、高维生素的流质或半流质饮食，如有出血倾向，应予无渣饮食。发热时要增加饮水量。少尿期须限制水、钠、蛋白质的摄入。多尿期要及时补充水分，可逐渐增加饮食的质与量，多摄入高蛋白、高糖和富含维生素的食物，注意水、电解质平衡，尤其注意钾的摄入。消化道出血时应禁食。

3. 休息与活动　疾病早期应绝对卧床休息，保持舒适体位，忌随意搬动患者，以免加重组织脏器出血。恢复期可逐渐增加活动量。

（二）对症护理

密切观察患者体温的变化，做好护理记录。高热时以物理降温为主，如应用冰袋、冰帽等，不宜用乙醇擦浴，以免刺激皮肤加重皮肤的充血、出血。必要时可药物降温，禁用强烈发汗退热药，避免因血容量减少引起低血压休克期的提前及症状加重。发热期患者可有头痛、腰痛、眼眶痛症状，应注意观察疼痛的部位和性质，摆放舒适体位，将疼痛降低到最低程度。

（三）病情观察

密切观察患者的生命体征、意识状态、末梢循环状况，如出现剧烈头痛、抽搐等应给予氧气吸入、镇静、脱水治疗，防止颅内出血；如出现恶心，腹部不适，腹胀、腹痛等需要警惕胃出血；定期监测血常规、凝血功能，血小板计数减少者应警惕严重出血情况的发生，有凝血障碍的患者要采取相应的护理措施，如提高穿刺成功率，注射部位压迫时间延长，保持病室温湿度适宜，避免空气干燥，嘱患者不要用手挖鼻，以防出血；有全身出血性紫癜或淤斑时，需要告知患者不能用手搔抓。记录24小时出入量，注意尿量、颜色及性状；观察有无并发症的出现；一旦发现病情变化，及时报告医师，积极配合处理。

（四）皮肤及黏膜的护理

做好患者的口腔护理，保持口腔的清洁无异味；保持床单位的清洁、干燥、平整，衣服应穿着宽松、柔软，出汗较多时应及时更换；协助患者取舒适体位，用软垫适当衬垫，并及时更换体位，必要时加用气垫床；保持皮肤的清洁、干燥，做好生活护理；加强病房管理，严格探视制度，减少各种交叉感染的机会。

（五）生活预防

1. 管理传染源　防鼠灭鼠。

2. 切断传播途径　改善卫生条件，防止鼠类排泄物污染食物和水源，流行季节野外作业或疫区工作时应加强个人防护。

3. 保护易感人群　重点人群可行疫苗接种。

（六）暴露、咬伤指导

1. 被老鼠咬伤，立即用 20% 的肥皂水和流动水交替冲洗伤口至少 15 分钟，再用生理盐水或纯净水洗净伤口，有条件的可再用 2%～3% 碘酒或 75% 乙醇涂擦伤口，并尽快到正规医院进一步处理伤口。

2. 被老鼠咬伤、接触过鼠污染物者，如出现不明原因发热达 38℃以上，应及时就诊治疗。

（七）出院指导

仍需休息 1～2 个月，生活要规律，保障足够的睡眠，安排力所能及的活动如散步，逐渐增加活动量。定期复查肾功能、血压，如有异常应及时治疗。

第十七节　布鲁菌病护理常规

一、护理评估

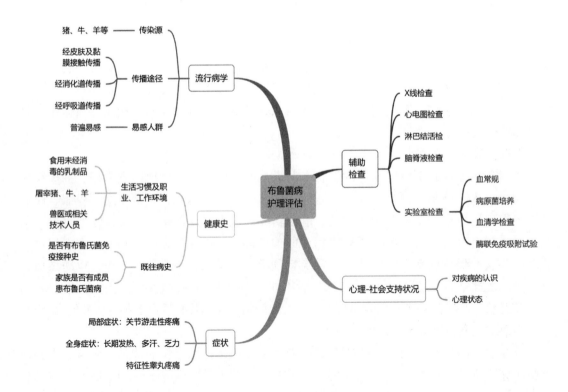

二、治疗要点

（一）药物治疗

抗生素、解热镇痛药。

（二）并发症治疗

1. 合并睾丸炎病例抗菌药物治疗同一般治疗，可短期加用小剂量糖皮质激素。

2. 合并脑膜炎病例在上述抗菌药物治疗基础上加用第三代头孢菌素类药物，并给予脱水等对症治疗。

3. 合并心内膜炎、血管炎、脊髓炎、其他器官或组织脓肿病例，在上述抗菌治疗药物应用同时加用第三代头孢菌素类药物，必要时给予外科手术治疗。

（三）特殊人群治疗

1. 儿童　可使用利福平联合复方磺胺甲噁唑治疗。8 岁以上儿童治疗药物选择同成年人。

2. 孕妇　可使用利福平联合复方磺胺甲噁唑治疗。妊娠 12 周内选用第三代头孢菌素类药物联合复方磺胺甲噁唑治疗。

护理关键点

生活护理、用药护理、心理护理、健康教育

三、护理措施

（一）病情观察及对症护理

1. 注意观察体温变化及伴随症状，高热时给予物理及药物降温，多汗者及时给予温水擦浴，更换衣裤及被褥，保持皮肤清洁、干燥。

2. 出现关节红肿疼痛时，可采用支架保护损伤关节，防止受压，协助患者翻身、按摩及肢体被动运动，防止关节强直与肌肉挛缩。

3. 男性患者注意有无睾丸肿大，可用十字吊带托扶。

4. 注意观察有无并发症表现等。

（二）生活护理

1. 急性期患者应卧床休息，除如厕外，一般不宜下床活动；间歇期可在室内活动，但不宜过多。

2. 给予高热量、高维生素、易消化的食物，并给予足够水分及电解质。

（三）用药护理

治疗原则为早期、联合、足量、足疗程用药，必要时延长疗程，以防止复发及慢性化。常用四环素类、利福霉素类药物，或使用喹诺酮类、磺胺类、氨基糖苷类及第三代头孢菌素类药物。治疗过程中注意监测血常规、肝肾功能等。

1. 一线药物　多西环素合用利福平或链霉素。

2. 二线药物　不能使用一线药物或效果不佳的病例可酌情采取以下方案：多西环素

联合复方新诺明或妥布霉素，亦可利福平联合左氧氟沙星或环丙沙星。

3. 难治性病例　可加用氟喹诺酮类或第三代头孢菌素类药物。

4. 隐性感染病例　是否需要治疗，目前尚无循证医学证据。

（四）心理护理

急性期患者由于发热、多汗、关节和肌肉疼痛、睾丸肿痛等症状，预感重病在身，常有恐惧、焦虑表现，尤其在一时不能确诊时，更易加重心理障碍。慢性期患者因疾病发作，迁延不愈，常有抑郁表现。护士应及时给予针对性的心理护理，疏导患者情绪，使其积极配合检查及治疗，消除顾虑。

（五）健康教育

1. 预防布鲁菌病的知识指导，特别是对于牧民则更显重要。讲述管理感染源及切断传播途径的措施，加强个人防护及进行预防接种，以防止发病。

2. 介绍本病的临床表现、治疗方法等。本病一般预后良好，但复发率较高，及时联合用药可避免或减少复发及慢性化。出院后增加营养、避免劳累，并遵医嘱定期复查。

第十八节　细菌性痢疾护理常规

一、护理评估

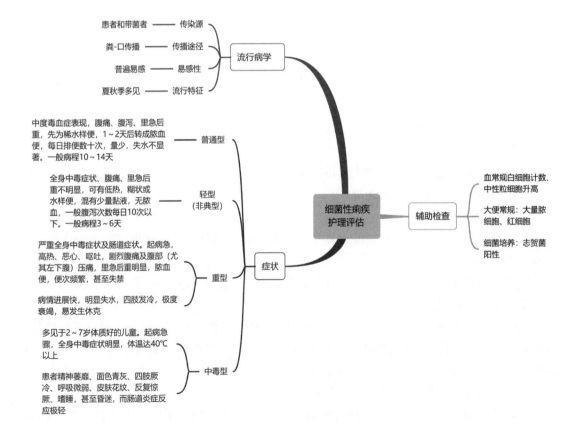

二、治疗要点

（一）一般治疗

1. 卧床休息、消化道隔离　隔离至临床症状消失，大便培养连续两次阴性。

2. 饮食治疗　急性期给予高热量易消化流食，病情好转后改清淡流质或半流质饮食，少量多餐，忌生冷、硬、炸和刺激性食物。对腹泻次数多的患者要鼓励多饮水，成年人每日量 3000ml 左右。危重患者详细记录出入量，严重腹泻伴呕吐时暂禁食，遵医嘱静脉补充营养。

3. 病情观察　观察记录大便次数、颜色、性状和量；观察腹痛的性质、程度、持续时间、伴随症状等；观察体温变化及处理后效果，并详细记录；密切观察生命体征、末梢循环、神志、尿量等，如有异常，及时报告医师。

4. 抗菌治疗　成年人首选喹诺酮类抗菌药物，如诺氟沙星、氧氟沙星、环丙沙星，儿童及孕妇禁止使用。除此以外，还可以选用青霉素类及头孢菌素类抗生素，如阿莫西林克拉维酸钾、头孢曲松、头孢哌酮等。

5. 对症治疗　保持水、电解质和酸碱平衡，有失水者，无论有无脱水表现，均应口服补液；严重脱水或有呕吐不能由口摄入时，采取静脉补液。痉挛性腹痛时给予阿托品或进行腹部热敷。发热者以物理降温为主，高热时可给予退热药。

（二）中毒性菌痢的治疗

本型来势凶猛，应及时针对病情采取综合性措施抢救。

1. 抗感染　选择敏感抗菌药物，静脉给药，待病情好转后改口服。

2. 控制高热与惊厥　高热者给予物理降温和退热药。伴惊厥者可采用亚冬眠疗法。

3. 循环衰竭的治疗　基本同感染性休克的治疗。主要有：①扩充有效血容量；②纠正酸中毒；③强心治疗；④解除血管痉挛；⑤维持酸碱平衡；⑥应用糖皮质激素。

4. 防治脑水肿与呼吸衰竭　保持呼吸道通畅，吸氧，严格控制入液量，应用甘露醇或山梨醇进行脱水，减轻脑水肿。

（三）慢性菌痢的治疗

1. 寻找诱因，对症处置　避免过度劳累，勿使腹部受凉，勿食生冷饮食。体质虚弱者可适当使用免疫增强剂。有肠道功能紊乱者可酌情给予镇静、解痉药物。当出现肠道菌群失衡时，切忌滥用抗菌药物，立即停止耐药抗菌药物使用，改用乳酸杆菌等益生菌，以利肠道正常菌群恢复。

2. 病原治疗　通常需要联用两种不同类型的抗菌药物，足剂量、长疗程。对于肠道黏膜病变经久不愈者，可采用保留灌肠疗法。

护理关键点

生活护理、疾病预防指导

三、护理措施

（一）生活护理

1. 一般护理　消化道隔离，卧床休息。高热患者，需要及时退热，可以采用物理降温或者药物降温。需要多补液，多喝水，防止脱水和电解质紊乱。

2. 饮食护理　进食低脂肪、高蛋白和高维生素流质或半流质饮食。流质或半流质食物除可以补充体内流失的水、电解质以外，还可减轻胃肠道负担，加速身体恢复，如米汤、烂面条、小米粥等。不食用辣椒、花椒、雪糕等强刺激性食物，以免加重患者病症发展。

3. 肛周皮肤护理　做好肛周皮肤的护理，便后要轻轻地擦拭，并且用温水擦洗。

（二）疾病预防指导

1. 管理传染源　及时发现患者和带菌者，并进行有效隔离和彻底治疗，直至大便培养阴性。重点监测从事饮食业、保育及水厂工作的人员，感染者应立即隔离并给予彻底治疗。慢性患者和带菌者不得从事上述行业的工作。

2. 切断传播途径　①饭前便后及时洗手，养成良好的卫生习惯。②注意饮食和饮水的卫生情况，不饮用生水，不吃变质和腐烂食物，不吃被苍蝇沾过的食物。③做好消毒隔离工作，食具要煮沸消毒15分钟，患者的粪便要用1%漂白粉液浸泡后再倒入下水道。④搞好环境卫生，加强厕所及粪便管理，消灭苍蝇孳生地，发动群众消灭苍蝇。

3. 保护易感人群　口服活菌苗可使人体获得免疫性，免疫期可维持6～12个月。

第十九节 破伤风护理常规

一、护理评估

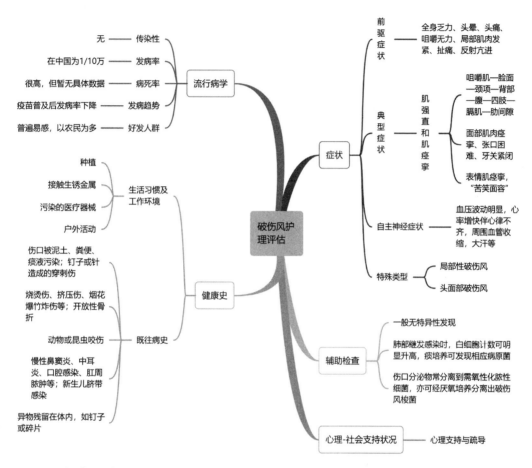

二、治疗要点

破伤风是一种极为严重的疾病，病死率高，尤其是新生儿和吸毒者，为此要采取积极的综合治疗措施，包括清除毒素来源，中和游离毒素，控制和解除痉挛，保持呼吸道通畅和防治并发症等。

（一）伤口处理

伤口内的一切坏死组织、异物等均须清除，应在抗毒素治疗后，在良好麻醉、控制痉挛下进行伤口处理，彻底清创、充分引流，局部可用 3% 过氧化氢溶液冲洗，清创后伤口不必缝合包扎。有的伤口看上去已愈合，应仔细检查痂下有无窦道或无效腔。

（二）抗毒素的应用

目的是中和游离的毒素，所以只在早期有效，毒素已与神经组织结合则难收效。但由于抗毒素有高达 5% ～ 30% 的过敏率，故用药前须做皮内过敏试验。破伤风人体免疫球蛋白在早期应用有效，一般只用一次。

（三）控制痉挛

患者入院后，应住隔离病室，避免光、声等刺激；避免骚扰患者，减少痉挛发作。据病情可交替使用镇静、解痉药物，以减少患者的痉挛和痛苦。可供选用的药物有：地西泮（可阻断神经元间传导，松弛肌肉），肌内注射或静脉滴注，类似药物还有劳拉西泮和咪达唑仑；氯丙嗪（可抑制中枢神经系统，减轻肌痉挛），肌内注射或静脉滴注，与地西泮交替使用，但低血容量时忌用；苯巴比妥（镇静作用）每 8 ～ 12 小时肌内注射一次；10% 水化氯醛（适合于痉挛严重者）口服或保留灌肠。痉挛发作频繁不易控制者，可用硫喷妥钠缓慢静注，但要警惕发生喉头痉挛和呼吸抑制，用于已做气管切开者比较安全。但新生儿破伤风要慎用镇静解痉药物，可酌情用洛贝林、可拉明等。

（四）注意防治并发症

主要并发症在呼吸道，如窒息、肺不张、肺部感染，因此对抽搐频繁、药物又不易控制的严重患者，应尽早进行气管切开，以便改善通气；应及时清除呼吸道分泌物，勤翻身、拍背，预防坠积性肺炎；气管切开患者应注意做好呼吸道管理，包括气道雾化、湿化、冲洗等。必要时专人护理，防止意外；严格无菌技术，防止交叉感染。已并发肺部感染者，根据菌种选用抗生素。采用留置导尿管缓解尿潴留，置肛管缓解腹胀。

（五）营养支持

由于患者不断阵发痉挛、出大汗等，故每日消耗热量和水分丢失较多。因此，要十分注意营养（高热量、高蛋白、高维生素）补充和水与电解质平衡的调整。必要时可采用中心静脉肠外营养。

（六）抗生素治疗

抗生素可选用青霉素肌内注射，或大剂量静脉滴注，可抑制破伤风梭菌。也可给甲硝唑，分次口服或静脉滴注，持续 7 ～ 10 天。如伤口有混合感染，则相应选用抗菌药物。

护理关键点

一般护理、呼吸道管理、休息与活动、饮食护理、病情观察、用药护理、心理护理、健康教育

三、护理措施

（一）一般护理

1. 将患者安置于隔离病室，保持安静，减少一切刺激，遮光，防止噪声，温度 15 ～ 20℃，湿度约 60%。治疗、护理等各项操作尽量集中，可在使用镇静药 30 分钟内进行，以免刺激患者而引起抽搐。

2. 协助患者大小便、穿衣、进食，定期帮患者活动四肢关节。

3. 保持静脉输液通路通畅：在每次抽搐发作后检查静脉通路，防止因抽搐致静脉通路堵塞、脱落而影响治疗。

4. 严格隔离消毒：所有器械、敷料均须专用；使用后器械用 0.5% 有效氯溶液浸泡 30

分钟，敷料应焚烧；用过的大单布类等包好，送环氧乙烷室灭菌后再送洗衣房清洗、消毒；患者的用品和排泄物均应消毒。

5.加强基础护理：破伤风患者会阴部分泌物会相应增多，应及时清理，防止泌尿道逆行感染；患者汗多应及时擦拭，保持舒适、清洁、干燥；使用牙垫以防止抽搐时咬伤舌头，保持口腔清洁。

（二）呼吸道管理

1.保持呼吸道通畅：如发生呼吸道梗阻，应立即通知医师行气管切开。

2.在痉挛发作控制后，给予雾化吸入，协助患者翻身、叩背，以利排痰。

3.患者进食时注意避免呛咳、误吸。频繁抽搐者，禁止经口进食。

（三）休息与活动

保护患者，防止受伤，使用带护栏的病床，防止患者坠床。

（四）饮食护理

加强营养，给予高热量、高蛋白、高维生素的饮食；进食应少量多次，以免引起呛咳、误吸。

（五）病情观察

严密观察病情变化，设专人护理，每4小时测量体温、脉搏、呼吸1次，根据需要测量血压。体温超过39℃时，可用冰敷、醇浴等物理方法进行降温，半小时后复测体温。观察并记录痉挛、抽搐发作的次数，持续时间及有无伴随症状，发现异常及时报告医师，并协助处理。

（六）用药护理

1.中和游离毒素　尽早使用破伤风免疫球蛋白（TIG）或破伤风抗毒素（TAT），可缩短病程、缓解病情。因为破伤风毒素一旦与神经组织结合，则抗毒血清已无中和作用。首选TIG，只需要一次肌内注射。如用TAT，一般宜静脉缓慢滴注，不需要连续应用。新生儿可以TAT静脉滴注，也可做脐部周围注射。注意观察用药后的反应和是否有过敏反应。

2.抗生素治疗　甲硝唑、青霉素对破伤风梭菌最为有效，两者可同时合用。

3.控制与解除痉挛　破伤风患者若能有效控制痉挛发作，可明显减少并发症而获治愈。可以地西泮静脉注射或苯巴比妥钠肌内注射；也可以10%水合氯醛口服或灌肠。肌肉松弛剂解痉效果显著，抽搐严重者可静脉注射硫喷妥钠，但必须在具备气管插管及控制呼吸的条件下使用。注意监测生命体征；调整冬眠药物滴速；观察冬眠并发症。

（七）心理护理

破伤风患者突然发病及频繁抽搐，常会造成心理恐慌，从而加重抽搐，造成恶性循环。因此，护理人员应及时做好相关心理护理，缓解焦虑、恐惧等不良心理。

（八）健康教育

目前对破伤风的认识是防重于治。破伤风是可以预防的，措施包括注射破伤风类毒素主动免疫，正确处理伤口，以及在伤后采用被动免疫预防发病。预防措施主要有：

1.主动免疫　注射破伤风类毒素作为抗原，使人体产生抗体以达到免疫目的。采用类毒素基础免疫通常需要注射3次。首次在皮下注射0.5ml，间隔4～8周再注射0.5ml，第2针后6～12个月再注射0.5ml，此3次注射称为基础注射，可获得较为稳定的免疫力（表

10-19-1）。以后每隔 5～7 年皮下注射类毒素 0.5ml，作为强化注射，可保持足够的免疫力。免疫力在首次注射后 10 天内产生，30 天后能达到有效保护的抗体浓度。有基础免疫力的患者，伤后不需要注射破伤风抗毒素，只要皮下注射类毒素 0.5ml 即可获得足够免疫力。

表 10-19-1　潜在外伤高危人群的暴露前免疫程序（外伤前预防）

	第 1 剂次	第 2 剂次	第 3 剂次	第 4 剂次
推荐接种间隔	接种第 0 天	与第 1 剂次间隔 4～8 周	与第 2 剂次间隔 6～12 个月	与第 3 剂次间隔 5～10 年后
最小接种间隔	—	4 周	6 个月	5 年
最后一次接种后的保护时间	—	3 年	5 年	10 年

2. 被动免疫　该方法适用于未接受或未完成全程主动免疫注射，而伤口污染、清创不当及严重的开放性损伤患者。破伤风抗毒素（TAT）是最常用的被动免疫制剂，但有抗原性可致敏。常用剂量是 1500U 肌内注射，伤口污染重或受伤超过 12 小时者，剂量加倍，有效作用维持 10 天左右。注射前应做过敏试验。TAT 皮内试验过敏者可采用脱敏法注射（表 10-19-2）。

表 10-19-2　外伤后破伤风疫苗和被动免疫制剂的使用（外伤后免疫建议）

既往免疫史	最后 1 剂注射至今时间	伤口性质	含破伤风类毒素疫苗（TTCV）	被动免疫制剂
全程免疫	＜5 年	所有类型伤口	无需	无需
全程免疫	≥5 年且＜10 年	清洁伤口	无需	无需
全程免疫	≥5 年且＜10 年	不洁或污染伤口	加强 1 剂	无需
全程免疫	≥10 年	所有类型伤口	加强 1 剂	无需
非全程免疫或免疫史不详		清洁伤口	全程免疫	无需
非全程免疫或免疫史不详		不洁或污染伤口	全程免疫	需要

3. 正确处理伤口

（1）伤口暴露情况分类。①清洁伤口：位于身体细菌定植较少的区域（主要包括没有浓密体毛覆盖或非皱褶的体表），并且在伤后立即得到处理的简单伤口（如刀片割伤）。②不洁伤口：位于身体细菌定植较多的区域（如腋窝、腹股沟及会阴等），或超过 6 小时未处理的简单伤口。③污染伤口：被污物、有机泥土（沼泽或丛林的土壤）、粪便或唾液污染（如动物或人咬伤）的伤口，或者已经感染的伤口，或者含有坏死组织的伤口（如坏死或坏疽）、火器伤、冻伤、烧伤等。

（2）有助于预防破伤风的措施。①止血：可压迫出血的地方止血。②保持伤口清洁：出血停止后，用干净的自来水彻底冲洗伤口。用肥皂和毛巾清洁伤口周围的区域。如果伤口内嵌有异物，及时就医。③外用抗生素：清洁伤口后，涂一层薄薄的抗生素乳膏或软膏，可以阻止细菌生长和感染。④包扎伤口：用绷带包扎可以保持伤口清洁并防止有害细菌进入。

　　注意：勿使用偏方如用草木灰等敷在伤口上，这会加重感染的可能性。

参考文献

[1] 冯鹏，王伯丽，林芳，等 . 成人新型冠状病毒肺炎重症患者呼吸康复护理管理 [J]. 国际呼吸杂志，2021，41（02）:116-120.

[2] 王霞，孙超，胡慧秀，等 . 老年重症新型冠状病毒肺炎患者护理专家共识 [J]. 中华老年医学杂志，2020，39（03）:249-254.

[3] 顾超，陶峰，刘超，等 . 新型冠状病毒肺炎患者焦虑与抑郁状态和临床特征与转归的关系 [J]. 中华急诊医学杂志，2022，31（02）:257-259.

[4] 程明亮 . 传染病学 [M]. 北京：人民卫生出版社，2006.

[5] 罗小福，张超，沈建勇，等 . 湖州市流行性腮腺炎的流行病学特征（2004—2020 年）[J]. 国际流行病学传染病学杂志，2022，49（02）:125-128.

[6] 赵双燕，胡筱莛，常志承，等 .2015—2019 年西双版纳傣族自治州流行性腮腺炎流行特征分析 [J]. 国际生物制品学杂志，2021，44（05）:267-270.

[7] 杨绍基，任红 . 传染病学 [M]. 7 版 . 北京：人民卫生出版社 ,2008.

[8] 王联君，康顺爱，刘英，等 . 小月龄婴儿麻疹发病控制对策探讨 [J]. 中华流行病学杂志，2001，22（1）:49-50.

[9] 李兰娟，王宇明 . 感染病学 [M]. 3 版 . 北京：人民卫生出版社，2015.

[10] 刘莹，许文波，朱贞 . 中国风疹控制和消除进展 [J]. 中华医学杂志，2021，101（48）：3981-3986.

[11] 张建中，高兴华 . 皮肤性病学 [M]. 3 版 . 北京：人民卫生出版社，2015.

[12] 桂永浩，薛辛东 . 儿科学 [M]. 3 版 . 北京：人民卫生出版社，2017.

[13] 郭爱敏，周兰姝，王艳玲，等 . 成人护理学 [M]. 4 版 . 北京：人民卫生出版社，2019.

[14] 王宇明，李梦东 . 实用传染病学 [M]. 4 版 . 北京：人民卫生出版社，2023.

[15] 吴孟超，李梦东 . 实用肝病学 [M]. 北京：人民卫生出版社，2011.

[16] 李葆华，赵志新 . 传染病护理学 [M]. 北京：人民卫生出版社，2022.

[17] 张倩，耿启彬，孙军玲，等 .2005—2014 年中国疟疾死亡病例流行特征分析 [J]. 中华预防医学杂志 ,2016,50（4）：302-305.

[18] 孙军玲，赖圣杰，张子科，等 . 中国疟疾控制与消除阶段疟疾病例人群特征比较 [J]. 中华预防医学杂志 ,2016,50（4）：296-301.

[19] 冯星梅，贾向敏，阮妍妍，等 . 恙虫病实验室诊断方法研究进展 [J]. 中华检验医学杂志，2020,43（12）：1248-1251.

[20] 刘金梁，徐峰 . 恙虫病性肺炎 1 例 [J/CD]. 中国临床案例成果数据库 ,2022,04（1）：E02073-E02073.

[21] 高玺玉，汤巧雨，刘凤凤，等 .2004—2020 年中国伤寒 / 副伤寒流行病学特征分析 [J]. 中华流行病学杂志 ,2023,44（5）:743-750.

[22] 韩玲，张云飞，滕中秋，等 .1950—2021 年中国斑疹伤寒流行特征分析 [J]. 中华流行病学杂志 ,2023,44（3）:430-437.

[23] 张金秀 . 牛羊布鲁氏菌病防控中存在的问题及对策 [J]. 中国畜禽种业 ,2022,18（10）:148-150.

[24] 李晓光，魏洁 .652 例临床诊断细菌性痢疾患者的流行病学特点 [J]. 中华医学杂志 ,2009,89(5):325-327.

[25] 张钟，程婷婷 . 南京市 2005—2012 年细菌性痢疾流行特征分析 [J]. 中华疾病控制杂志 ,2014,18

（11）:1047–1050.

[26] 陈孝平 , 汪建平 , 赵继宗 . 外科学 [M]. 9 版 , 北京 : 人民卫生出版社，2018.

[27] 黄亚辉 , 张晓凡 , 毛宇径 , 等 . 成人重症破伤风死亡病例 12 例分析 [J]. 郑州大学学报（医学版）,2023,58（1）:145–148.

第十一章 妇产科疾病护理常规

第一节 流产护理常规

一、护理评估

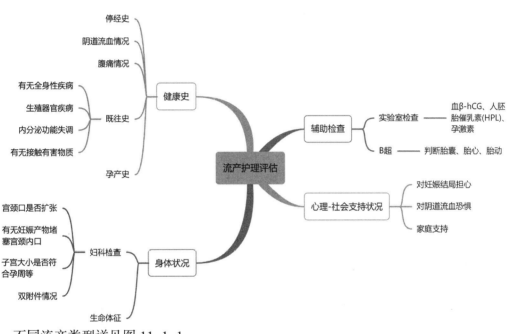

不同流产类型详见图11-1-1。

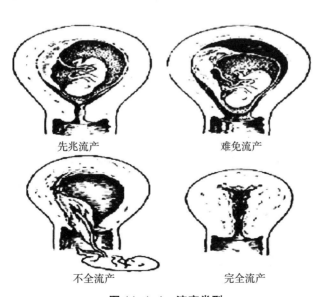

先兆流产

难免流产

不全流产

完全流产

图11-1-1 流产类型

不同类型流产的特点见表 11-1-1。

表 11-1-1　不同类型流产的特点

类型	病史			妇科检查	
	出血量	下腹痛	组织排出	宫颈口	子宫大小与妊娠周数
先兆流产	少	无或轻	无	闭合	相符
难免流产	由中等到多	加剧	无	扩张	相符或略小
不全流产	由少到多	减轻	部分排出	扩张或有组织堵塞	小于
完全流产	由少到无	无	全部排出	闭合	正常或略大

二、治疗要点

（一）先兆流产

1. 休息，禁性生活。

2. 治疗后若 B 超提示无异常可继续妊娠，若发现胚胎发育不良应终止妊娠。

（二）难免流产

一旦确诊，尽早使胚胎及胎盘组织完全排出。

（三）不全流产

1. 一旦确诊，可行刮宫术或钳刮术，清除宫腔内残留组织。

2. 宫腔残留物直径 ≤ 2.5cm，选用药物流产疗效明显。

3. 阴道流血较少，宫腔残留物直径 < 2.0cm，可采用期待疗法观察 7 ～ 14 天。

（四）完全流产

流产症状消失，超声检查证实宫腔内无残留妊娠物，若无感染征象，无需特殊处理。

（五）稽留流产

1. 处理前，检查血常规、凝血功能，并做好输血准备。

2. 早期稽留流产（子宫 < 妊娠 12 周），可选择期待疗法、药物治疗、刮宫术，手术需要避免子宫穿孔。

3. 中期稽留流产（子宫 ≥ 妊娠 12 周），可选择药物引产、手术引产。

（六）复发性流产

1. 染色体异常夫妇，应于妊娠前进行遗传咨询，确定是否可以妊娠。

2. 黏膜下肌瘤应在宫腔镜下行摘除术，影响妊娠的肌壁间肌瘤可考虑行剔除术。

3. 纵隔子宫、宫腔粘连应在宫腔镜下行纵隔切除、粘连松解术。

4. 宫颈机能不全应在妊娠 12 ～ 14 周行预防性宫颈环扎术，术后定期随诊，妊娠达 37 周或以后拆除环扎的缝线。

5. 抗磷脂抗体阳性患者可在确定妊娠以后使用低分子肝素皮下注射，或加小剂量阿司匹林口服。

6. 黄体功能不全者，应肌内注射黄体酮 20 ～ 40mg/d，也可考虑口服黄体酮，或使用黄体酮阴道制剂，用药至妊娠 12 周时可停药。

7. 甲状腺功能减退者应在孕前及整个孕期补充甲状腺素。

8. 原因不明的复发性流产妇女，尤其是怀疑同种免疫性流产者，可行淋巴细胞主动免疫或静脉免疫球蛋白治疗，但尚无定论。

（七）流产合并感染

控制感染的同时尽快清除宫内残留物。

护理关键点

不同类型个体化护理、心理护理

三、护理措施

（一）先兆流产

1. 需要卧床休息，禁止性生活、灌肠等，以减少各种刺激。遵医嘱给予适量镇静药、孕激素等。

2. 评估孕妇的病情变化，如是否腹痛加重、阴道流血量增多等。

3. 由于孕妇的情绪状态也会影响其保胎效果，所以，要稳定孕妇情绪，增强保胎信心。护士需要向患者及家属讲明以上保胎措施的必要性，以取得其理解和配合。

（二）难免流产（清宫术护理常规）

1. 术前除完善相关术前准备，需要进行子宫颈预处理，充分扩张子宫颈口，利于减少创伤及并发症。

2. 清宫术后严密观察患者腹痛、阴道流血情况，告知患者术后轻度腹痛及少量阴道流血不必紧张，如果出现较严重的腹痛和大量阴道流血应及时报告医师以便采取相应措施。

3. 应特别关注患者的失落、自责和痛苦的心理，鼓励患者保持乐观情绪及健康心态，促进身体康复。

4. 术后注意休息，加强营养，禁止盆浴；保持会阴部清洁；遵医嘱正确使用抗生素，预防感染。

5. 告知患者来院复查时间，遇到异常情况及不适，随时来院就诊以便及时处理，促进术后康复。

6. 嘱患者术后1个月内禁止性生活，并根据患者的生育需求选择高效和长效的避孕措施。术后半年以上方可再次怀孕，以免难免流产清宫术对子宫内膜的损伤未恢复引起习惯性流产或子宫粘连。

7. 嘱患者孕前优生咨询，以良好的心态面对下次妊娠；建议患者进行相关的检查，尽可能明确难免流产的病因，以便下次妊娠。

（三）不全流产

1. 除清宫术常规护理外，阴道大量流血伴休克者，应同时输血输液，并给予抗生素预防感染。

2. 药物治疗护理：观察阴道流血、腹痛及其他药物相关不良反应，如喉头水肿、过敏性休克、剧烈腹痛、阴道流血增多。

3. 期待治疗患者嘱 2 周内复诊，充分告知有大出血、继发感染、保胎失败的可能，密切随访，不适随诊。

（四）完全流产

阴道流血逐渐停止，腹痛随之消失，无感染征象，无需特殊处理。

（五）稽留流产

1. 多数患者对稽留流产认识不足，认为还有保胎价值，拒不接受治疗。应开展个体化健康教育，普及妇女卫生保健知识。

2. 关心、体贴患者，尤其是难以受孕及习惯性流产患者，做好心理护理。主动向患者讲解手术步骤、注意事项等，让患者了解用药目的及治疗的安全性，增强其对治疗的信心，主动配合治疗及护理。

3. 早期稽留流产（子宫＜妊娠 12 周）：①期待时间为 7～14 天，每周进行超声检查 1 次。观察超过 14 天妊娠物未排出需要选择其他治疗方式。期待治疗期间，加强卫生保健，防止感染，监测体温、血常规，观察有无阴道流血，观察分泌物性状、气味、颜色等。②药物治疗患者（表 11-1-2）可能出现阴道流血、下腹痉挛性疼痛，伴恶心、呕吐等不适，并有药物过敏甚至严重过敏。在药物治疗前，需要告知药物治疗的有效性、治疗经过和可能发生的副反应，介绍观察时间、流血时间及留院观察时间等。需要签署知情同意，排除米非司酮、前列腺素类药物等过敏史，需要住院服用米索前列醇类药物并留院观察。③同清宫术护理常规。

表 11-1-2　早期稽留流产药物治疗

药物类型	用药方法
单用前列腺素类似物	米索前列醇：600μg，阴道用药；或 400 μg，舌下含服 卡前列甲酯：1mg，阴道用药 如果无妊娠物排出，可以间隔 3～6 小时内重复用药 1 次；用药方法：口服，舌下含服米索前列醇 400μg；阴道用药，米索前列醇 400μg，或卡前列甲酯栓 1mg
加用米非司酮	口服米非司酮 200mg，24～48 小时后开始使用前列腺素类似物，用法见上

4. 中期稽留流产（子宫≥妊娠 12 周）：① 药物引产过程从数小时至数日不等，观察阴道流血、子宫收缩情况等症状。若下腹痉挛性疼痛，排除子宫破裂等并发症后，可口服非甾体抗炎药；若恶心呕吐明显，可服用止吐剂。妊娠超过 16 周的药物引产需要与患者充分沟通，并签署知情同意书，如果药物引产后 48 小时仍然无妊娠物排出，建议重新评估后手术引产。不必常规预防性使用抗生素。② 手术引产一般选用钳刮术，密切观察宫缩和出血情况，出血较多时给予缩宫素或米索前列醇等药物。警惕出现羊水栓塞等情况。

（六）复发性流产

1. 对初次就诊的患者应仔细采集病史及家族史，有助于初步评估患者可能的流产原因和预后。

2. 如为复发性流产，则应记录每次流产孕周、有无诱因及特殊伴随症状、胎儿有无畸形及是否进行过流产物染色体核型分析、每次流产的治疗经过和用药情况。

3. 流产次数、年龄、文化程度是复发性流产患者心理状况的影响因素，患者心理健康水平较低，抑郁、焦虑程度较重，要有针对性地进行心理干预，消除心理负担，获取良好妊娠结局。

4. 再次怀孕前后，应尽量避免烟、酒及干重体力活等不良因素。

5. 证实子宫颈闭锁不全，最好在怀孕 14 ～ 15 周施行子宫颈缝合术。

6. 怀孕早期应避免性生活。性生活的机械性刺激和精液中的前列腺素，可引起子宫频繁收缩引起流产。

7. 有异常情况，应立即去医院妇产科检查，根据具体情况，考虑保胎问题。

（七）流产合并感染

1. 药敏结果得出前，选择广谱抗生素覆盖可能的病原体，如淋病奈瑟菌、沙眼衣原体、支原体、厌氧菌和需氧菌等。淋病奈瑟菌感染首选头孢菌素类药物治疗，沙眼衣原体及支原体感染首选大环内酯类或四环素类药物。

2. 有效抗生素治疗的同时，检查宫腔内有无残留组织物，如果感染合并宫腔内组织残留，应在控制感染的同时行清宫术。

第二节　子宫内膜异位症护理常规

一、护理评估

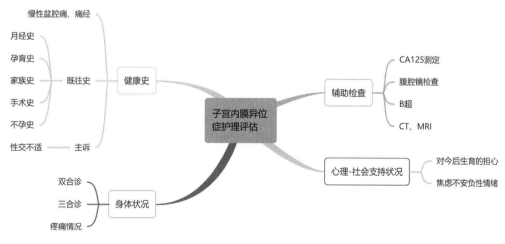

二、治疗要点

1. 长期管理，分年龄阶段处理，综合治疗。

2. 基于临床诊断尽早开始经验性药物治疗。

3. 规范手术时机，注意保护卵巢功能和生育力。

4. 保守性手术后进行药物长期管理，综合治疗，预防复发。

5. 定期复查，对有恶变高危因素的患者应警惕恶变。

6. 子宫内膜异位症治疗思路见图 11-2-1。

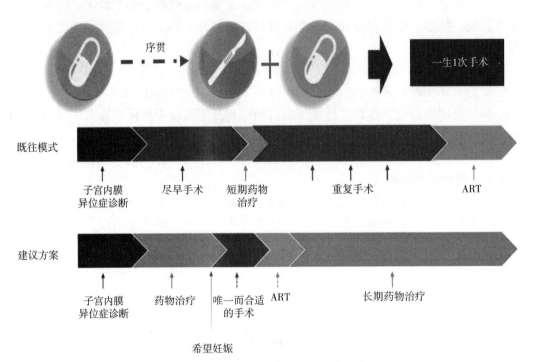

图 11-2-1 子宫内膜异位症治疗思路

注：ART，辅助生殖技术

护理关键点

用药指导、手术护理、随访指导

三、护理措施

（一）用药护理

药物序贯手术加药物维持治疗是子宫内膜异位症患者治疗的新模式；子宫内膜异位症属于慢性疾病，需要长期管理，在最合适的时机介入手术治疗，争取每例子宫内膜异位症患者在其一生中只承受 1 次手术。

疼痛程度较重者可遵医嘱口服镇痛药镇痛，也可应用热敷腹部、按摩及穴位疗法等缓解疼痛；子宫后倾者可改变体位，采用俯卧位。

1. **非甾体抗炎药** ①用法：推荐与孕激素或复方口服避孕药联用，根据需要应用，间隔不少于 6 小时。② 副作用：主要为胃肠道反应，偶有肝肾功能异常。长期应用要警惕胃溃疡的可能。

2. **孕激素类** ①用法：地诺孕素（2mg/d，口服）、甲羟孕酮、注射用长效甲羟孕酮、左炔诺孕酮宫内缓释系统、地屈孕酮 [10 ～ 20mg，每月 21 天（第 5 ～ 25 天）] 和孕三烯酮（2.5mg，2 ～ 3 次 / 周，共 6 个月）等。②副作用：主要是突破性出血、乳房胀痛、体重增加、消化道症状及肝功能异常。

3. 复方口服短效避孕药　①用法：连续或周期用药。②副作用：较少，偶有消化道症状或肝功能异常。40 岁以上或有高危因素（如糖尿病、高血压、血栓史及吸烟）的患者，要警惕血栓的风险。

4. 促性腺激素释放激素激动剂（GnRH-a）　①用法：依不同的制剂有皮下注射或肌内注射，每 28 天 1 次，共用 3 ～ 6 个月或更长时间。②副作用：主要是低雌激素血症引起的围绝经期症状，如潮热、阴道干燥、性欲下降、失眠及抑郁等。长期应用则有骨质丢失的可能。

5. 中药　可有效缓解痛经症状。中药封包热敷腹部：将药袋置于蒸锅或微波炉中加热至 50℃ 左右。敷药初，先轻提药袋，使其间断接触皮肤，温度适宜时将药袋热敷患处。每日 1 ～ 2 次，每次 10 ～ 20 分钟，可重复加热使用，用后晾干。

（二）手术护理

1. 一般护理　①全面评估：重点了解患者的月经史、孕育史、家族史及手术史。特别注意疼痛或痛经的发生发展与月经、剖宫产、人流术、输卵管通液术等的关系。通过全面评估，了解患者的病因、病情程度、治疗经过及效果，同时注意评估患者对疾病的认知程度。②提供心理支持：理解并尊重患者，耐心解答患者提出的问题，缓解其压力，告知患者和家属子宫内膜异位症是良性病变，手术或药物治疗都不会影响健康，并且对缓解痛经、治疗不孕等有明显作用，让患者消除顾虑，积极配合治疗。

2. 术后护理　①一般术后 24 小时内，可以按医嘱给予镇痛药物以缓解患者的不适，并向其说明术后出现肩痛及上肢不适等症状是因腹腔残留气体所致，术后会逐渐缓解直至消失，促使其安心休息。②注意观察伤口情况，鼓励患者及时下床活动，以尽快排出腹腔气体。一般手术后第一天可进流质饮食，术后第二天肠蠕动恢复后可进半流质饮食，并逐渐向普食过渡。③行子宫全切术者，术后 3 个月内禁止性生活、盆浴；行单纯卵巢或附件切除术者，术后 1 个月内禁止性生活、盆浴，复查时应避开月经期。

（三）随访指导

1. 耐心说明定期随访的意义，使患者明确随访的具体时间和内容，以取得主动配合。

2. 指导患者了解目前用药目的、剂量、具体方法及所用药物可能出现的不良反应与应对方法。遵医嘱按时、按量合理用药；服药期间需要定期检查肝功能，若发现异常应及时停药。

3. 卵巢子宫内膜异位囊肿保守性手术后复发率高，应给予药物治疗并长期管理。有生育计划的患者，且术中病灶切除彻底，建议患者积极试孕，术后 6 ～ 12 个月是妊娠的最佳时期。有痛经者，试孕期间可口服地屈孕酮。疑有黄体功能不足者可在月经后半期使用黄体酮或地屈孕酮补充治疗。

4. 年龄 > 35 岁的不孕症患者，存在男方精液异常或配子运输障碍等其他辅助生殖治疗适应证，卵巢疑似子宫内膜异位囊肿，建议直接行体外受精–胚胎移植。

第三节　子宫肌瘤护理常规

一、护理评估

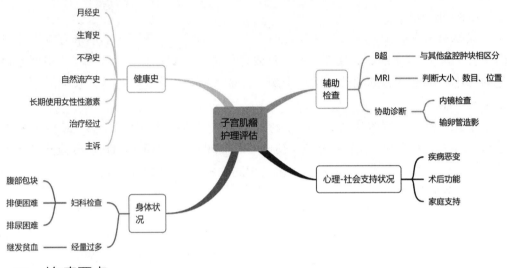

二、治疗要点

（一）非手术治疗
随访观察。

（二）药物治疗
1. 促性腺激素释放激素激动剂。
2. 其他药物：雄激素、米非司酮。

（三）手术治疗
1. 肌瘤切除术　肌瘤经腹剔除、黏膜下肌瘤和突向宫腔的肌壁间肌瘤宫腔镜下切除及突入阴道的黏膜下肌瘤阴道内摘除。
2. 子宫切除术　全子宫切除和次全子宫切除。

（四）其他治疗
1. 子宫动脉栓塞术　通过缩小肌瘤体积，或破坏子宫内膜达到缓解子宫肌瘤症状的目的。
2. 高能聚焦超声　通过物理能量使肌瘤组织坏死逐渐吸收或瘢痕化，但存在肌瘤残留、复发，并需要除外恶性病变。
3. 子宫内膜切除术　经宫腔镜切除子宫内膜以减少月经量或造成闭经。

护理关键点

随访观察、用药护理、围术期护理、其他治疗护理

三、护理措施

（一）随访观察

无症状肌瘤一般不需要治疗，特别是围绝经期妇女，绝经后多萎缩和症状消失。每3～6个月随访一次，随访内容包括B超、检查报告归档及汇总。

（二）用药护理

1. GnRH-a　使肌瘤缩小后有利于妊娠及手术；控制症状、纠正贫血；提前过渡绝经期避免手术。缓解症状并抑制肌瘤生长使其萎缩，用药6个月以上可产生绝经综合征、骨质疏松等副作用。

2. 其他药物　①米非司酮：每日10mg或12.5mg口服，作为术前用药或提前绝经。不宜长期使用，可增加子宫内膜增生风险。②丙酸睾酮：每月治疗总量不超过300mg，对抗雌激素，促使子宫内膜萎缩，直接作用于平滑肌，使其收缩减少出血。

（三）围术期护理

1. 术前护理　①充分的术前准备及评估：通过相关辅助检查判定症状的轻重，是否存在贫血，子宫及肌瘤情况。②术前常规检查：包括血、尿常规，凝血时间，肝肾功能，血型及电解质等检查。③阴道准备：检查阴道分泌物，排除阴道炎症情况，必要时用药。术前阴道消毒2～3天，经阴道手术和宫腔镜手术时更需要进行充分的阴道准备。④肌瘤预处理：合并贫血时应先行纠正贫血，适量补充铁剂，进食含铁丰富的食物，必要时输血准备。⑤子宫颈预处理（针对宫腔镜手术）：肌瘤未脱出子宫颈管者，手术日清晨阴道后穹隆放置卡前列甲酯或米索前列醇软化子宫颈，充分扩张子宫颈便于手术。⑥子宫颈肌瘤或阔韧带肌瘤压迫输尿管出现肾积水者，术前可放置双J管。⑦子宫全切术：术前应行宫颈细胞学检查，排除子宫颈鳞状上皮内病变或子宫颈癌。发生于围绝经期的子宫肌瘤要注意排除合并子宫内膜癌。

2. 术后常规护理

（1）术口观察：观察切口有无渗血、渗液，发现异常及时联系医师。开腹手术患者腹带包扎腹部，必要时用1～2kg沙袋压迫腹部伤口6～8小时，可以减轻切口疼痛，防止出血。

（2）引流管观察，是否在位通畅。采取患侧卧位，以利于引流液的排出。注意观察引流液的颜色、量、性状等，准确记录24小时引流量。

（3）术后体温若超过38℃，可能与子宫创面处渗血，形成血肿和肌层创伤后释放炎症因子有关。可选用物理降温，如饮水，温水擦浴，乙醇擦浴，药物降温如口服退热药、抗生素。

（4）营养及饮食护理：鼓励患者多进高维生素、高蛋白等营养丰富饮食，以满足术后机体康复的需要。

（5）休息与活动：术后选择适宜的镇痛方式，让患者安静休息，保证足够的睡眠。同时鼓励其下床活动，促进血液循环，防止术后并发症。

（6）肌瘤切除术护理：使用促进子宫收缩药物。①缩宫素：可兴奋子宫，增强子宫收缩性，加快收缩频率，主张小剂量、低浓度静脉滴注。缩宫素作用时间为20～30分钟，

24小时总量不超过60U。②米索前列醇：可引起子宫收缩，促进血窦闭合。口服吸收缓慢，药效稳定，持续时间长；直肠给药迅速进入血液循环，增强子宫收缩，持续2～3小时。除收缩作用外，还可使胃肠道平滑肌收缩，增加肠道蠕动，但需要注意药物不良反应，轻度恶心、呕吐、眩晕、乏力、下腹痛，个别有潮红、发热、手掌瘙痒，甚至过敏性休克。

（7）子宫全切手术护理：术后需要确保阴道残端充分愈合，术后盆底结构改变可导致盆底障碍性疾病，可通过手术治疗或盆底康复治疗。

（四）其他治疗护理

1. 子宫动脉栓塞术　①局部伤口加压包扎，观察患肢足背动脉搏动及皮温是否正常，术后给予抗感染药物3天。②栓塞后综合征，如下腹痛、发热、恶心、呕吐等。遵医嘱给予镇痛药物或镇静药。③下肢酸胀乏力感可持续20天左右。

2. 高能聚焦超声　术后并发症有皮肤损伤、发热、水肿、消化道症状、泌尿道症状、腹壁水肿、疼痛、阴道流血或血性分泌物（常见于黏膜下肌瘤）等，多与治疗超声的热效应和机械效应导致的无菌性炎症反应有关，通常在数周内恢复。

3. 子宫内膜切除术　①观察患者神情，有无头晕、头痛、疲倦感等过度水化综合征症状，遵医嘱及时补充电解质。②观察阴道流血情况，注意阴道流血量及颜色，按医嘱常规给予缩宫剂和止血剂治疗，术后可有少量阴道流血或血水样物。③观察有无腹痛情况，多数患者术后有下腹轻微胀痛，考虑为扩张宫颈引起牵张反射刺激子宫平滑肌反射性收缩而引起。

第四节　子宫颈癌护理常规

一、护理评估

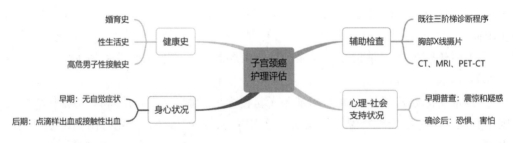

二、治疗要点

1. HPV疫苗接种。

2. 宫颈癌筛查。

3. 早期干预宫颈癌前病变。

4. 宫颈癌患者规范化治疗。

护理关键点

HPV 疫苗接种知识宣教、宫颈癌筛查、随访指导、规范化治疗后护理

三、护理措施

（一）HPV 疫苗接种知识宣教

HPV 疫苗的种类及各自特点见表 11-4-1。

表 11-4-1　我国国家药品监督管理局批准上市的 HPV 疫苗接种程序

项目	国产双价 HPV 疫苗	进口双价 HPV 吸附疫苗	进口四价 HPV 疫苗	进口九价 HPV 疫苗
全球上市时间	–	2007 年	2006 年	2014 年
中国上市时间	2019 年	2016 年	2017 年	2018 年
预防 HPV 型别	16/18	16/18	6/11/16/18	6/11/16/18/31/33/ 45/52/58
中国女性适宜接种年龄	9～45 岁	9～45 岁	9～45 岁	16～26 岁
预防 HPV 感染相关疾病（中国批准）	子宫颈癌、CIN1级、CIN2/3级、AIS、HPV16/18持续性感染	子宫颈癌、CIN1级、CIN2/3级、AIS	子宫颈癌、CIN1级、CIN2/3级、AIS	子宫颈癌、CIN1级、CIN2/3级、AIS、9 种 HPV 相关亚型感染
表达系统	大肠埃希菌	杆状病毒	酿酒酵母	酿酒酵母
免疫量	共接种 3 剂，每剂0.5ml	共接种 3 剂，每剂0.5ml	共接种 3 剂，每剂0.5ml	共接种 3 剂，每剂0.5ml
接种方法和部位	肌内注射，首选上臂三角肌	肌内注射，首选上臂三角肌	肌内注射，首选上臂三角肌	肌内注射，首选上臂三角肌
免疫程序（接种方案）	第 0、1、6 个月；9～14 岁接种 2剂	第 0、1、6 个月	第 0、2、6 个月	第 0、2、6 个月

注：HPV，人乳头状瘤病毒；CIN，子宫颈上皮内瘤变；AIS，原位腺癌；1 年内接种 3 剂为完成免疫接种；2018 年 10 月美国食品药品监督管理局批准九价 HPV 疫苗可用于 9～45 岁女性，2020 年 11 月国家药品监督管理局批准四价 HPV 疫苗应用于 9～19 岁女性。

1. 无论是否存在 HPV 感染或细胞学异常，对适龄女性推荐接种 HPV 疫苗，接种之前无须常规行细胞学及 HPV 检测。妊娠期女性不建议预防性接种 HPV 疫苗，若近期准备妊娠，建议推迟至哺乳期后再行接种。若接种后意外妊娠，应停止未完成剂次的接种；已完成接种者，无须干预，此外慎重推荐哺乳期女性接种 HPV 疫苗。高危生活方式的适龄

女性应尽早接种 HPV 疫苗，即使已知 HPV 感染 / 细胞学异常及既往接受过高级别鳞状上皮内病变治疗者也推荐接种。

2. HPV 疫苗接种注意事项。对疫苗的活性成分或任何辅料成分有超敏反应者禁止接种 HPV 疫苗，注射本品后有超敏反应症状者不应再次接种本品。对于以下人群，需要慎用 HPV 疫苗：有血小板减少症或其他可成为肌内注射禁忌证的凝血功能障碍者；急性疾病常伴有发热等全身症状接种疫苗可能会加重症状，建议在痊愈后接种；因部分女性有不同程度的经期不适，建议非经期接种。

3. HPV 疫苗接种不良反应。常见的接种部位不良反应为局部疼痛、肿胀、红斑瘙痒、硬结。接种部位不良反应多发生于接种后 15 天内，多为轻、中度，大多可自然缓解，一般无需特殊处理。全身不良反应有发热、头痛、眩晕、疲劳、肌肉痛、关节痛和胃肠道症状（恶心、呕吐、腹痛）等。眩晕或晕厥在青少年中更明显，通常症状很轻微，有自限性，无需特殊处理。

（二）宫颈癌筛查

1. 第一阶梯 ①TCT 检查：即宫颈液基薄层细胞学检查，使用专门的宫颈细胞刷取样本进行，检查包括细胞量、颈管细胞、化生细胞、炎症细胞及病原体感染。结果可见有霉菌滴虫病毒感染、不能明确意义的非典型鳞状细胞（ASC-US）、非典型鳞状细胞不排除高度鳞状上皮内病变（ASC-H）、低级别鳞状上皮内病变（LSIL/CIN1）、高级别鳞状上皮内病变（HSIL/CIN2 及 CIN3）、鳞状细胞癌、非典型腺细胞（AGC）、腺癌。②HPV 检查：即人乳头状瘤病毒检查，采用专用刷在宫颈管内旋转取样。结果可见不同分型的 HPV 的阳性及阴性结果。③注意事项：选择非月经期检查。检查前 48 小时避免冲洗阴道、性生活、阴道放药。在刷取样本时由于宫颈黏膜较脆弱，容易造成出血，有白带有血丝情况，这是正常现象，一般 2 ～ 3 天恢复正常。建议出血期间保持外阴清洁，避免性生活，减少感染可能。若出血量大，及时就诊。

2. 第二阶梯 ①阴道镜检查：在强光照射下，电子阴道镜高倍放大 10 ～ 40 倍，观察病变区及血管情况，对于宫颈癌及癌前病变的早期发现、早期诊断具有重要作用。②检查内容：包括观察宫颈表面颜色及形态；滤光镜观察血管；涂醋酸后观察颜色改变及反应时间；病变最严重区评分，常为宫颈转化区，观察病灶边界；涂碘试验。经过 TCT/HPV 检测后若发现异常，宫颈细胞学检查 LISL 及以上，ASC-US+ 高危 HPV 阳性，或 AGC 者；HPV16/18 阳性，其他高危 HPV 持续感染 1 年以上者，需要进行阴道镜检查。③注意事项：术前 72 小时禁性生活；术前 48 小时禁止阴道冲洗及用药，以免药物黏附于阴道和宫颈表面，影响检查结果；术前 24 小时禁妇科检查等阴道操作。可疑的感染者需要先取分泌物培养，对症治疗。禁忌证为生殖道急性炎症、宫颈恶性肿瘤、大量阴道流血。

3. 第三阶梯——组织病理学检查 ①阴道镜检查特殊染色指导下取活检：在阴道镜检查提示下，对可疑病变部位多点活检，分别进行组织病理学检查，可确诊宫颈癌，是宫颈癌诊断的金标准。任何肉眼可见病灶，均应做单点或多点活检。若无明显病变，可选择在子宫颈转化区 3、6、9、12 点处活检，或在碘试验不染色区或涂抹醋酸后的醋酸白上皮区取材，或在阴道镜下取材以提高确诊率。若需要了解子宫颈管的病变情况，应行子宫颈管内膜刮取术。②注意事项：棉球压迫止血，需要遵医嘱在检查后 24 小时取出棉球；检查结束后 24 小时避免重体力劳动和剧烈运动，以免宫颈创面出血；检查后 2 周内，患者应禁止性生活及盆浴；保持外阴清洁，预防局部感染。

（三）随访指导

1. CIN1　约 60% 会自然消退，若细胞学检查为 LSIL 及以下，可仅观察随访；若细胞学检查为 HSIL 应予以治疗。阴道镜检查满意者，可采用冷冻和激光治疗；阴道镜检查不满意或 ECC 阳性者，推荐子宫颈锥切术。

2. CIN2 和 CIN3　均须治疗。阴道镜检查满意的 CIN2 可用物理治疗或子宫颈锥切术；阴道镜检查不满意的 CIN2 和所有 CIN3 通常采用子宫颈锥切术，包括子宫颈环形电切除术和冷刀锥切术。经子宫颈锥切确诊，年龄较大、无生育要求、合并有其他手术指征的妇科良性疾病的 CIN 3 也可行子宫全切术。

（四）规范化治疗后护理

1. 宫颈锥切术后护理　①阴道流血的护理：严密观察并记录生命体征和阴道流血的量、性状。有阴道纱条填塞止血者应于 48 小时内取出阴道内纱布并严密观察阴道流血情况。②心理护理：患者担心癌变，希望得到及时有效的治疗；有强烈的生育意愿，害怕手术治疗会影响生育。应建立良好的护患关系，多巡视关心患者。向患者及家属详细讲解手术的必要性及操作程序，告知患者及家属该手术快捷、创伤小、恢复快、治愈率高，对宫颈功能及生育能力影响较小，消除患者心理疑虑。同时，加强与家属的沟通，强化其社会支持系统，使患者以良好的心理状态配合治疗。③手术注意事项：手术宜月经干净后 3 ～ 7 天进行，嘱患者术前 3 天内禁止性生活。对于阴道、宫颈、子宫及盆腔有急性或亚急性炎症患者控制感染后再进行手术。术后保证蛋白质、维生素摄入，多吃易消化食物及新鲜蔬菜、水果，禁食辛辣刺激性食物，保持大便通畅，避免腹压增大动作。④术后注意事项：术后 10 天左右缝线脱落也可出现少量阴道流血，如活动性出血量大，需要及时就诊，局部使用吸收性明胶海绵或纱布填塞止血。保持会阴清洁防止逆行感染，出现发热、阴道分泌物伴臭味及时就诊。⑤出院指导：禁性生活、盆浴 2 ～ 3 个月，以免损伤创面引起出血及感染；术后 3 个月门诊复查，定期随诊，行妇科检查、宫颈细胞学检查，必要时行阴道镜检查。对有生育需求的患者，术后 6 个月阴道镜评估无特殊后可备孕。

2. 宫颈癌根治术后护理　①预防感染的护理：保持导管通畅，观察并记录尿液和引流液的量、颜色、性状；严格无菌操作；鼓励患者多饮水，关注患者体温及血常规变化，高热时进行血、尿或引流液培养，遵医嘱应用抗生素。②阴道流血、流液的护理：术后 7 ～ 14 天，肠线吸收后可能出现少量暗红色阴道流血，为正常现象，若阴道流血量多于月经量或色鲜红应及时处理。③尿潴留的护理：宫颈癌根治术后留置导尿管时间较长，一般 10 ～ 14 天，拔管后可能发生尿潴留，指导患者早期进行盆底功能锻炼，进行排尿中断训练。有条件的情况下可采用生物电反馈治疗仪预防宫颈癌术后尿潴留，促进膀胱功能恢复。拔管时机宜选择患者有尿意时拔除，拔管后嘱患者立即排尿，并测残余尿量，若残余尿超过 100ml 则需要继续留置尿管。④预防下肢深静脉血栓的护理：术前进行下肢深静脉血栓高危因素评估，术后尽早进行深呼吸运动，不仅有利于肺扩张，减少肺不张的发生，还可以促进血液回流和循环，防止深静脉血栓的发生。指导早期有意识做下肢的主动或被动运动，指导患者踝泵运动，鼓励早期下床活动。指导患者多饮水，改善血液黏稠状态，低盐、低脂、高蛋白粗纤维易消化食物，保持大便通畅。监测血 D- 二聚体的变化，有异常者及时报告医师予以处理。⑤淋巴水肿的护理：如出现淋巴水肿，可用硫酸镁湿敷或芒硝外敷腹股沟，严重者可在无菌原则下行淋巴水肿穿刺。⑥心理护理：给予情感支持，鼓励患者表达内心感受，评估患者对疾病及有关诊治过程的认知程度，鼓励患者及家属讨论有关疾病及治疗方案，耐心解答其疑问，增强治病信心。⑦出院指导：保持切口局部清洁干燥，如出现流液、流脓等症状及时就医。避免劳累和过度活动，术后半年内避免重体力劳动，保证充分休息。禁止性生活 3 个月，根据复查情况决定恢复性生活的时间。如需要放化疗者，避免随意延迟治疗时间。治疗结束后应严密随访，出院后 1 个月行首次随访；治疗后 2 年内每 3 个月复查 1 次；3 ～ 5 年内，每半年复查 1 次；第 6 年开始，每年复查 1 次。随访内容包括盆腔检查、阴道涂片细胞学检查和高危型 HPV 检测胸片、血常规及子宫颈鳞状细胞癌抗原等。

第五节 卵巢肿瘤护理常规

一、护理评估

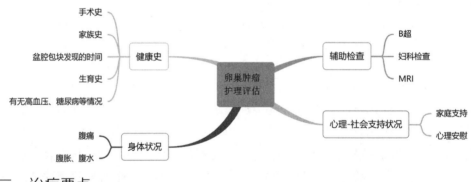

二、治疗要点

（一）期待治疗

1. 绝经前无症状卵巢囊肿多为功能性囊肿，无须治疗可自行消退或无明显变化。

2. 直径＜ 10cm 者可观察，经观察后囊肿不消失或继续增大，排除生理性囊肿后可酌情手术。

3. 直径≥ 10cm 的卵巢囊肿推荐手术治疗。

4. 无症状绝经后卵巢囊肿经过综合评估恶性可能性较低者（RMI ＜ 200），特别是不存在乳腺癌、卵巢癌家族史者，可选择随访观察。

5. 直径＜ 5cm 的单侧单房囊肿，尤其是不合并实性或乳头状成分者。

6. 恶性风险＜ 1%，半数以上可在 3 个月内自行消失，联合血清 CA125 及超声检查定期随访，推荐随访间隔为 8 ～ 12 周，并根据临床表现及体征做出灵活调整。

（二）手术治疗

1. 卵巢良性囊肿　绝经前有症状的卵巢良性囊肿，推荐卵巢囊肿剥除术；绝经后患者建议行单侧附件切除术及对侧输卵管切除术或双侧附件切除术。

2. 卵巢癌　初次治疗原则是手术为主，辅以化疗、放疗等综合治疗。

护理关键点

随访观察、手术护理、化疗护理、放疗护理

三、护理措施

（一）随访观察

1. 良性卵巢囊肿 B 超随访检查时间为每年 1 次，共 5 年。

2. "不确定性"卵巢囊肿复查时间间隔，建议不超过 12 周。

（二）手术护理

1. 术后护理：术后待患者意识恢复清醒后即可取其半卧位并指导患者进行床上活动，有助于加快肠胃蠕动并促进血液循环，能够使术后相关并发症明显减少。

2. 妥善固定引流管，避免出现引流管受压或者曲折等现象，保持引流液通畅，密切观察尿液颜色、性状、尿量，及时发现异常，避免出现逆行感染现象。

3. 术后待患者麻醉清醒后可少量饮水，术后第一天可进流质饮食。待肛门排气且无腹痛或者腹胀现象后即可指导患者进食，初期以流食为主，待体质得到改善后可逐步进半流食及普食。确保饮食营养丰富，避免进食辛辣、高热量或者高胆固醇食物，以免对患者肠胃造成刺激或者加重肠胃负担。

4. 采取相关并发症预防措施，保持患者呼吸道通畅，密切观察呼吸频率，提供低流量吸氧。

5. 若出现阴道流血、尿血等现象需要立即向临床医师报告。叮嘱患者经常变换体位，适度活动躯干、上肢等，有助于防止发生肩痛等不良反应。

（三）化疗护理

1. 一般护理　加强患者营养，宜进食高蛋白、高营养、高维生素、清淡易消化食物。保持充足的睡眠，适当运动，增强自身抵抗力。

2. 心理护理　主动与患者交流，及时了解患者心理状况，对患者提出的各种疑问给予明确、有效的答复，多给予患者关心、理解和支持，使患者主动参与治疗过程和康复活动。关心、体贴、同情患者，鼓励患者与家人之间多交流、多沟通。同时向患者及家属介绍化疗的知识（如化疗方案、化疗前后的注意事项、化疗药物的使用方法）和不良反应的预防及护理，消除患者的恐惧心理。观察患者腹痛、腹胀情况。定期测量腹围及体重，每天记录出入量。

3. 协助诊疗，缓解不适　协助医师完成各种诊断。在放腹水过程中，严密观察、记录患者的生命体征变化、腹水性质及出现的不良反应，每次放腹水量不宜过多（一次不超过 3000ml），以免腹压骤降，发生虚脱。放腹水速度宜缓慢，发生不良反应及时报告医师。

4. 腹腔灌注化疗药物的护理　化疗期间严密观察有无过敏反应、厌食、恶心、呕吐、腹泻、便秘、脱发、肝肾功能损伤及白细胞计数降低引起的感染等情况。

5. 监测生命体征　每天测量体温、脉搏、呼吸。如体温超过 37.5℃，则按发热患者护理常规测量体温。每周测量体重 1 次，以了解患者全身情况及计算化疗药物的剂量。

6. 预防并发症，观察不良反应　化疗前后和化疗过程中，应注意口腔卫生，每天用软毛牙刷刷牙，饭后漱口，防止口腔并发症的发生。观察卵巢癌患者病情变化及化疗可能出现的不良反应，如过敏、出血、发热、皮疹等，及时报告医师并做出处理。

7. 恶心、呕吐的护理　恶心、呕吐严重的患者，化疗前按医嘱使用止吐药物，注意休息，并尽可能减少活动。饮食上宜给予清淡、易消化的食物，少量多餐，鼓励进食。避免吃气味太浓、油腻等食物。对已有呕吐的患者要灵活掌握进食时间。当有恶心感时，嘱患者多做深呼吸，分散注意力，如看电视、与人聊天等，同时保持室内空气新鲜无异味。患者发生呕吐时应给予辅助，呕吐后立即漱口，取舒适体位。注意观察患者呕吐物的颜色、性状和量，并要做好护理记录。

8. PICC 及输液港的维护

（1）PICC 具有操作简单、穿刺部位多、耐高渗、易护理，保留时间长（7 天至 1 年）及组织相容性好等特点。凡需要长期静脉治疗，输入刺激性或毒性较大的药物、高渗性或黏稠液体，反复输血或血制品使用输液泵或压力输液均可置管，能大大减少反复静脉穿刺给患者带来的痛苦，保证了高刺激药物和化疗药物的顺利输入，也减轻了患者和家属的焦虑情绪，为患者带来了福音，改善了患者的生活质量。

（2）置管后的宣教包括以下几方面：①穿衣，改良术侧衣袖，并剪 20cm 的弹力袜做固定保护套。先穿置管侧，后脱置管侧衣袖。②洗澡，可用 PICC 专用保护套或用保鲜膜在导管上缠绕 3 层以上，上下边缘用胶布固定。天气凉爽时，可于换药前一晚洗澡；天气炎热时，在家保持适宜的室温，避免出汗过多；③活动，可做家务（一般家务），如扫地、洗碗、炒菜等；可淋浴；可做置管手臂锻炼，经常做握拳运动，促进静脉回流，预防血栓。方法：每次尽量用力握拳持续 10 秒，间歇 10 秒，连续握 20 次为 1 组，每天做 3 组。禁撑床、禁负重、禁游泳、禁甩臂。

（3）日常观察：贴膜有无卷边松脱；皮肤有无瘙痒、红肿热痛；穿刺点有无渗血、分泌物；导管有无回血、外脱、打折、破裂；置管侧手臂有无肿胀。

（4）日常维护：携带 PICC 的患者治疗间隙期每 7 天由专业护理人员对 PICC 导管进行冲洗、换贴膜、换肝素帽等维护，注意不要遗忘；输液时注意观察滴速，发现在没有人改变滴速的情况下明显减慢，或发现导管体外部分出现漏液现象，要及时通知护士查明原因，进行妥善处理；患者若出院后不在本院进行维护，在维护前请护士务必阅读《三向瓣膜式 PICC 导管维护指南》和《护理手册》。维护后要求护士及时记录维护表单并签字，下次维护时携带。

9. 留置静脉输液港后注意事项

（1）使用输液港进行输液时，注意勿过度活动，以免导致针头脱出，引起药物外漏。

（2）穿刺侧肢体勿过度活动，提重物，以免拉开伤口。有两处伤口缝线，建议视情况 3～4 天到正规医院换药一次。一般 10～14 天拆线，建议待局部伤口愈合后方可淋浴。

（3）保持局部敷料干燥、清洁，保持周围皮肤干燥、清洁，学会用镜子等辅助工具观察局部情况，如局部出现红、肿、热、痛，或穿刺侧肢体出现肿胀、酸痛，身体发热，体温＞ 38.5℃等情况应及时与护士、医师联系。

（4）不可用重力撞击静脉输液港的部位，穿刺侧肢体避免剧烈活动，如游泳、打高尔夫球、打网球等。

（5）用药间歇期每隔 4 周到正规医院进行静脉输液港维护一次；禁止使用 10ml 以下的注射器，严禁高压注射造影剂，防止导管破裂；应使用专用的无损伤针头（蝶形针），保护穿刺膜。

（6）出院时，应通知护士把针头拔出。如需要带针头出院，应保持敷贴完整，针头只能保留 7 天，敷贴松脱、潮湿应随时更换。

（四）放疗护理

1. **防止感染**　卵巢癌术后腹腔放疗时，患者体质比较弱，易受到其他细菌或病毒的感染，所以应做好消毒阻隔，尽量削减多人探视的次数。

2. **协助患者调理心境**　放疗时患者会出现发热、腹水等表现，给患者带来很大痛苦，使患者心理压力大，再加上疾病的特点，很容易让患者发作焦虑、郁闷的心境。因而，家人应鼓舞患者，重塑医治的决心，积极配合医师医治。

3. **保持呼吸通畅**　卵巢癌放疗时因为高剂量射线照射，易发生呼吸道感染，此刻应做到每日定时开窗通风，保持室内空气新鲜，并定期为患者翻身拍背，以促使痰液排出。

4. **防止消化道感染**　常会呈现厌恶、呕吐等不良反应表现，剧烈呕吐直接影响患者进食和正常的消化活动，此刻应给予患者高蛋白、高维生素、易消化的食物，防止进食高胆固醇食物，忌生冷硬、辛辣等刺激性食物。

5. **防止高热**　放疗可使患者呈现高热状况，此刻可用温水擦浴，擦至腋窝、腹股沟等血管丰厚处，停留时间应稍长，以助散热。

第六节　异位妊娠护理常规

一、护理评估

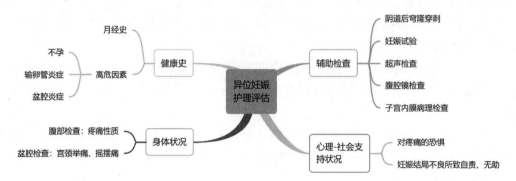

二、治疗要点

（一）随访观察

无腹痛或合并轻微腹痛的病情稳定患者；超声未提示有明显的腹腔内出血，输卵管妊娠肿块平均直径不超过 30mm 且没有心管搏动，血清 hCG 水平 < 1000 ～ 2000U/L 患者知情同意。血清 hCG 水平呈下降趋势是期待成功的预测指标。

（二）药物治疗

甲氨蝶呤是治疗输卵管妊娠最常用的药物。

（三）手术治疗

保守性手术，根治性手术。

护理关键点

随访指导、用药护理、手术护理

三、护理措施

（一）随访指导

随访血清 hCG 时间间隔为 2 ～ 7 天。如果随访期间患者出现明显腹痛，血清 hCG 持续上升或血清 hCG 水平大于 2000U/L，报告医师需要行下一步治疗。期待治疗成功率与血清 hCG 水平成反比，初始血清 hCG 水平越高其成功率越低。

（二）用药护理

1. 中药治疗　中医认为异位妊娠的发生是由于少腹宿有淤滞，使气血运行受阻，冲任不畅，导致胎孕位置异常。而胚胎在胞宫以外孕育，养胎气血不能聚于胞宫而蓄于少腹，成为少腹血淤之实证，因而治疗应以消症化淤为主。宫外孕汤组方科学，可以活血化淤，扩张血管，增加血流量，促进新陈代谢，有助于淤血、包块的吸收，提高血浆纤维蛋白溶血酶活性及血浆胶原酶活性，促进单核细胞吞噬功能，促进腹腔淋巴管对血浆蛋白的吸收，使包块周围机化的淤血块及胚胎组织变软，吸收消散。

2. 化疗　甲氨蝶呤是一种抗代谢药物，能抑制二氢叶酸还原酶，干扰二氢叶酸还原为四氢叶酸，使 DNA 合成受阻，它对代谢旺盛的细胞非常敏感，是抑制快速增长细胞如滋养细胞的理想药物。①药物治疗指标：生命体征平稳；低血清 hCG 水平（理想者低于 1500U/L，最高可至 5000U/L）；输卵管妊娠未破裂无明显腹腔内出血；输卵管肿块直径小于 35 ～ 40mm；未见心管搏动；具备随访条件。②用药方法：肌内注射。③尽量避免的操作：补充叶酸，非甾体抗炎药，乙醇，日照，性交。④护理观察要点：hCG ＜ 2000U/L；第 4、7、14 天下降明显，症状缓解为显效；B 超示妊娠囊直径 ≤ 4cm；胎心搏动；阴道流血与腹腔内出血量不成正比，出血增多、腹痛加剧、肛门坠胀。⑤化疗药物观察：骨髓抑制、白细胞计数下降、轻微肝功能异常、药物性脱发、皮疹。⑥住院健康教育：尽量卧床，避免腹压增大；摄取足够营养，富含铁蛋白。⑦出院健康教育：防止输卵管损伤和感染；保持良好卫生习惯，下次妊娠及时就医。所有患者随访血清 hCG 至非孕状态。根据病情，随访血清 hCG 时间间隔为 2 ～ 7 天。如果随访期间患者出现明显腹痛，血清 hCG 持续上升或血清 hCG 水平大于 2000U/L，则需要行进一步治疗。甲氨蝶呤单次给药后体内维持 8 个月，治疗成功后避孕 3 ～ 6 个月。

（三）手术护理

1. 手术方式　①保守性手术：保留输卵管。②根治性手术：切除输卵管。

2. 术后护理　①生命体征观察：患者手术完毕返回病房后严密观察生命体征，做好交接班，按术后常规护理，注意观察患者面色、精神状况，以便尽早发现有无失血性休克。②饮食护理：禁食奶、糖、豆制品类，防止术后肠胀气。无恶心呕吐者术后 6 小时给予流质饮食，少量多餐，逐步过渡到普食。③保持各管道畅通：术后保证静脉输液通畅和保留尿管排尿通畅，导尿管于术后 24 小时拔除，无患者发生尿路感染。④切口的护理：及时观察切口有无渗血，每日更换敷料，保持切口的清洁、干燥，防止感染。⑤鼓励和协助患者术后 24 小时进行必要的日常活动，根据恢复情况做适度活动。⑥腹胀及肩背酸胀不适：术后给予低流量吸氧。协助患者多翻身，鼓励患者早期下床活动，一般术后 2 ～ 3 天可完全缓解。⑦腹腔内出血：注意观察腹痛及呕吐情况，1 ～ 3 周内禁止重体力劳动。

第七节　妊娠滋养细胞疾病护理常规

一、护理评估

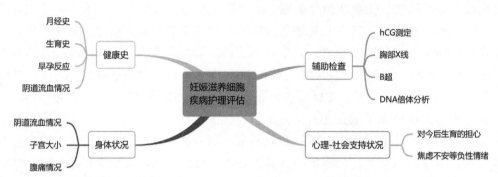

滋养细胞肿瘤解剖学分期见表 11-7-1。FIGO/WHO 预后评分见表 11-7-2。

表 11-7-1　滋养细胞肿瘤解剖学分期（FIGO，2000 年）

Ⅰ期	病变局限于子宫
Ⅱ期	病变扩散，但仍局限于生殖器（附件、阴道、阔韧带）
Ⅲ期	病变转移至肺，有或无生殖系统病变
Ⅳ期	所有其他转移

表 11-7-2　FIGO/WHO 预后评分系统

评分	0	1	2	4
年龄（岁）	< 40	$\geqslant 40$	–	–
前次妊娠	葡萄胎	流产	足月产	–
距前次妊娠时间（月）	< 4	$4 \sim < 7$	$7 \sim 12$	> 12
治疗前血 hCG（U/L）	$\leqslant 10^3$	$> 10^3 \sim 10^4$	$> 10^4 \sim 10^5$	$> 10^5$
最大肿瘤大小（包括子宫）	–	$3 \sim < 5cm$	$\geqslant 5cm$	–
转移部位	肺	脾、肾	胃肠道	肝、脑
转移病灶数目	–	$1 \sim 4$	$5 \sim 8$	> 8
先前失败化疗	–	–	单药	两种或以上

二、治疗要点

（一）一经发现，立即清宫

一般选用吸刮术，其具有手术时间短、出血少、不易发生子宫穿孔等优点。

（二）化疗为主

低危患者选择单一药物化疗，高危患者选择联合化疗。

（三）手术治疗及放疗为辅

用于化疗的辅助治疗。对控制大出血等并发症、切除耐药病灶、减少肿瘤负荷和缩短化疗疗程等方面有作用，在一些特定的情况下应用。

护理关键点

清宫手术护理、化疗护理、转移灶的护理

三、护理措施

（一）清宫手术护理

1. 严密观察病情　观察和评估腹痛及阴道流血情况，流血过多时，密切观察血压、脉搏、呼吸等生命体征。观察每次阴道排出物，一旦发现有水泡状组织要送病理检查，并保留会阴垫，以评估出血量及流出物的性质。

2. 做好术前准备及术中护理　清宫前首先完成全身检查，注意有无休克，甲状腺功能及贫血表现，遵医嘱对症处理，稳定病情。术前嘱患者排空膀胱，配血，建立有效的静脉通路，准备好缩宫素、抢救药品及物品，以防大出血造成的休克。术中严密观察血压、脉搏、呼吸，有无休克征象，注意观察有无羊水栓塞的表现如呼吸困难、咳嗽等。

3. 避孕指导　葡萄胎患者随访期间应可靠避孕。出于葡萄胎后滋养细胞肿瘤极少发生在 hCG 自然下降至正常以后，故葡萄胎后 6 个月若 hCG 已降至阴性可以妊娠。避孕方法可选用避孕套或口服避孕药，一般不选用宫内节育器，以免发生子宫穿孔或混淆子宫出血的原因。若再次妊娠，应在早孕期间做 B 超和 hCG 测定，以明确是否正常妊娠，产后也需要随访 hCG 至正常。

4. 随访指导　葡萄胎排出后，部分患者仍有恶变的可能，故应定期随访。随访内容：血清 hCG 定量测定，第一次测定应在清宫后 24 小时内，以后每周 1 次，直至连续 3 次阴性，以后每月 1 次，共 6 个月，然后再每 2 个月 1 次，共 6 个月，自第 1 次阴性后共计 1 年；随访期间若出现血清 hCG 异常或有临床症状或体征时行妇科检查，必要时行 B 超、胸部 X 线或 CT 检查；应注意月经是否规则，有无阴道流血，有无咳嗽、咯血及其他转移灶症状。

（二）化疗护理

1. 做好化疗药物毒副反应的自我监测，定期监测血常规，每 3 天 1 次，若白细胞计数 $< 3.0 \times 10^9$/L 或血小板计数 $< 60 \times 10^9$/L 则每日 1 次，如白细胞计数 $< 2.0 \times 10^9$/L 或血小板计数 $< 30 \times 10^9$/L 应及时就医。每周监测肝肾功能，出现异常及时就诊，并采取有效的应对措施。

2. 遵医嘱按时进行每个疗程的化疗，不可随意延迟化疗时间，按时评估疗效。根据预后评分将患者评定为低危（通常包括 $\leqslant 6$ 分的 Ⅰ～Ⅲ期）或高危（通常包括 $\geqslant 7$ 分的

Ⅰ～Ⅲ期和Ⅳ期），再结合骨功能、肝肾功能及全身情况等评估，实施分层治疗。

3. 化疗毒副反应的护理　①骨髓抑制的护理：按医嘱定期测定白细胞计数，如低于 3.0×10^9/L 应与医师联系考虑停药。白细胞或中性粒细胞计数处于Ⅰ度骨髓抑制一般不予以处理，复测血常规；Ⅱ度和Ⅲ度骨髓抑制需要进行治疗，遵医嘱皮下注射粒细胞集落刺激因子；Ⅳ度骨髓抑制除给予升白细胞治疗，还需要使用抗生素预防感染，同时给予保护性隔离，尽量谢绝探视。血小板计数 $< 50 \times 10^9$/L，可引起皮肤或黏膜出血，应减少活动，增加卧床休息时间；血小板计数 $< 20 \times 10^9$/L 有自发性出血可能，必须绝对卧床休息，遵医嘱输入血小板浓缩液。②口腔黏膜炎的护理：应保持口腔清洁，进食清淡、易消化饮食，不宜吃损伤口腔黏膜的坚果类和油炸类食品；如发现口腔黏膜充血疼痛，可局部喷洒西瓜霜等粉剂；如有黏膜溃疡，则做溃疡面分泌物培养，根据药敏试验结果选用抗生素和维生素 B_{12} 液混合涂于溃疡面促进愈合；使用软毛牙刷刷牙或用清洁水漱口，进食前后用消毒溶液漱口；给予温凉的流食或软食，避免刺激性食物；若因口腔溃疡疼痛难以进食时，可在进食前 15 分钟给予丁卡因溶液涂敷溃疡面；进食后漱口并用锡类散或冰硼散等局部涂抹。③恶心、呕吐的护理：在化疗前 30 分钟，静脉推注昂丹司琼等 5- 羟色胺受体拮抗剂及地塞米松预防恶心、呕吐；患者呕吐严重时应补充液体，以防电解质紊乱；饮食应选择适合患者口味的食物，鼓励进食清淡、易消化饮食，少吃甜食和油腻食物，少量多餐；护士还可采用指压按摩、音乐疗法、渐进性肌肉放松训练、催眠疗法等心理行为干预技术帮助患者缓解恶心呕吐症状。④泌尿系统毒性反应的护理：顺铂对肾脏损害严重，需要在给药前后给予水化，嘱患者用药期间多饮水，使尿量维持在每日 2000～3000ml 以上；使用大剂量甲氨蝶呤者需要充分水化，减轻肾毒性。⑤肝功能损害的护理：用药前检查肝功能，异常者慎用化疗药物；出现肝功能损害者，及时给予保肝药物；饮食应以清淡易消化为主，避免油腻，适当增加蛋白质和维生素的摄入。

4. 随访指导　第 1 次在出院后 3 个月，然后每 6 个月 1 次至 3 年，此后每年 1 次直至 5 年，以后可每 2 年 1 次。随访内容包括血清 β-hCG 监测，定期或必要时做妇科检查、盆腔 B 超、胸部 X 线或 CT 等，注意月经是否规则，有无阴道流血，有无咳嗽、咯血及其他转移灶症状。

5. 避孕指导　随访期间应严格避孕。避孕方法首选避孕套，一般化疗停止 1 年后方可妊娠。

（三）转移灶的护理

1. 肺转移　可无症状，仅通过 X 线胸片或肺 CT 作出诊断，关注患者有无胸痛、咳嗽及呼吸困难。常急性发作，也可呈慢性持续状态。在极少数情况下，因肺动脉滋养细胞瘤栓形成造成急性肺梗死，出现肺动脉高压、急性肺功能衰竭及右心衰竭，有肺转移患者持续监测氧饱和度。

2. 阴道转移　系宫旁静脉逆行性转移所致。转移灶常位于阴道前壁及穹隆，呈紫蓝色结节，破溃时引起不规则阴道流血，甚至难以控制的大出血。避免不必要的阴道检查，如必须检查动作应轻柔。

3. 肝转移　为不良预后因素之一。病灶小时无相关症状。询问患者是否有上腹部或肝区疼痛；观察患者皮肤是否出现黄疸等；若病灶穿破肝包膜可出现腹腔内出血，导致死亡。

4. 脑转移 预后凶险，为主要的致死原因。转移初期多无症状。脑转移的形成可分为 3 个时期，首先为瘤栓期，表现为一过性脑缺血症状如猝然跌倒、暂时性失语失明等，继而发展为脑瘤期，出现头痛、喷射样呕吐、偏瘫、抽搐直至昏迷，最后进入脑疝期，因脑瘤增大及周围组织出血、水肿，造成颅内压升高，脑疝形成，压迫生命中枢最终死亡。

第八节　异常子宫出血护理常规

一、护理评估

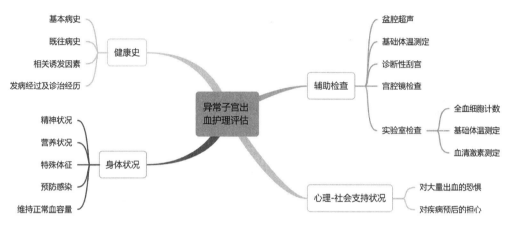

二、治疗要点

（一）无排卵性异常子宫出血

1. 治疗原则是出血期止血并纠正贫血，血止后，调整周期，预防子宫内膜增生和异常子宫出血复发，有生育要求者促排卵治疗。青春期少女以止血、调整月经周期为主；生育期妇女以止血、调整月经周期和促排卵为主；绝经过渡期妇女则以止血、调整月经周期、减少经量、防止子宫内膜癌变为主。常用性激素药物止血和调整月经周期。出血期可辅以促进凝血和抗纤溶药物，促进止血。

2. 必要时手术治疗。

（二）排卵性异常子宫出血

1. 促进卵泡发育：使用低剂量雌激素。

2. 促进月经中期黄体生成素排卵高峰形成。

3. 黄体功能刺激疗法。

4. 黄体功能补充疗法。

5. 口服避孕药。

（三）子宫内膜局部异常所致异常子宫出血

1. 非手术治疗：可观察随诊。

2. 宫腔镜息肉摘除术：体积较大有症状的息肉推荐宫腔镜下息肉摘除或刮宫，但盲目刮宫容易遗漏。对于无生育要求、多次复发者，建议行子宫内膜切除术。

3. 根治性手术：对 40 岁以上恶变风险大者可考虑子宫切除术。

护理关键点

一般护理指导、无排卵性异常子宫出血护理、排卵性异常子宫出血

三、护理措施

（一）一般护理指导

1. 养成良好的饮食习惯，建立合理的饮食结构。鼓励进食高蛋白、高维生素、含铁丰富、易消化食物，改善全身状况，提高机体抵抗力。含铁丰富的食物有猪肝、豆角、蛋黄、胡萝卜等。

2. 维持正常血容量：嘱患者保留出血期间使用的会阴垫及内裤，准确测量出血量；出血较多者，应尽量卧床休息，保暖、给氧，避免过度疲劳和剧烈运动；贫血严重者，迅速建立静脉通路，做好止血、配血及输血准备。

3. 认真观察患者生命体征及体温（图 11-8-1）。

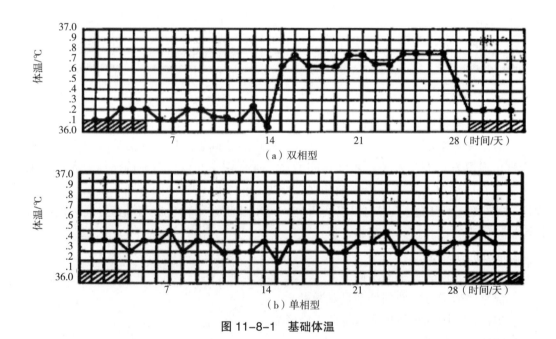

图 11-8-1　基础体温

4. 预防感染：严密观察与感染有关的征象，如体温、子宫体压痛等；做好会阴护理，保持局部清洁；必要时遵医嘱正确使用抗生素治疗。加强身体锻炼，注意饮食卫生和经期卫生。

5. 加强心理护理：主动与患者交谈，耐心倾听患者的诉说，建立良好的护患关系；主动介绍疾病相关知识，缓解患者焦虑情绪；鼓励家属多关心体贴患者，指导患者学会

自我调节，保持良好的情绪；对于有生育需求的患者，应做好治疗后的生育指导；保持愉快心情，保持身心健康。

6. 对于服用性激素的患者，应指导其按时按量正确服用，保持药物在血液中的稳定水平，不得随意停服或漏服；药物减量必须按照医嘱规定在血止后才能开始，每3天减量一次，每次减量不得超过原剂量的1/3，直至维持量；服用性激素药物治疗期间，若出现不规则阴道流血应及时就诊。

（二）无排卵性异常子宫出血护理

1. **性激素止血用药护理**　①孕激素：也称为"子宫内膜脱落法"或"药物刮宫"，停药后短期即有撤退性出血，适用于血红蛋白＞80g/L、生命体征稳定的患者。常用药物如地屈孕酮、17α-羟孕酮衍生物（甲羟孕酮、甲地孕酮）、左炔诺孕酮和19-去甲基酮衍生物（炔诺酮）等。②雌激素：也称为"子宫内膜修复法"，适用于出血时间长、量多致血红蛋白＜80g/L的青春期患者。所有雌激素疗法在血红蛋白增加至90g/L以上后均必须加用孕激素撤退。常用药物如戊酸雌二醇、结合雌激素（片剂、针剂）、苯甲酸雌二醇（针剂）等。③复方短效口服避孕药：适用于长期而严重的无排卵出血。常用药物目前使用第3代短效口服避孕药如去氧孕烯-炔雌醇片、孕二烯酮-炔雌醇片或复方醋酸环丙孕酮片。严重持续无规律出血建议连续使用复方短效口服避孕药3个月等待贫血纠正。④孕激素内膜萎缩法：高效合成孕激素可使内膜萎缩，达到止血目的。此法不适用于青春期患者。常用药物有炔诺酮、左炔诺孕酮。⑤刮宫术：可迅速止血，并具有诊断价值，适用于大量出血且药物治疗无效需要立即止血，或需要子宫内膜组织学检查的患者。对于病程长的生育期患者和绝经过渡期的患者应首先考虑刮宫术。对无性生活史的青少年，除非需要排除子宫内膜癌，否则不行刮宫术。⑥辅助药物：一般止血药，如氨甲环酸、酚磺乙胺、维生素K等；丙酸睾酮具有对抗雌激素的作用，减少盆腔充血和增加子宫张力，可以减少子宫出血量，起协助止血作用；矫正凝血功能，出血严重时可补充凝血因子，如纤维蛋白原、血小板、新鲜冻干血浆或新鲜血；矫正贫血，对中、重度贫血患者在上述治疗的同时给予铁剂和叶酸治疗，必要时输血。

2. **调整月经周期**　①孕激素：适用于体内有一定雌激素水平的各年龄段的患者。可于撤退性出血第15天起口服地屈孕酮10～20mg/d，用药10天或微粒化孕酮200～300mg/d，用药10天或甲羟孕酮4～12mg/d，每天分2～3次口服，连用10～14天。酌情应用3～6个周期。②口服避孕药：适用于有避孕需求的患者。一般在止血用药撤退性出血第5天起，周期性使用口服避孕药3个周期，病情反复者酌情延至6个周期。生育期有长期避孕需求无避孕药禁忌证者可长期应用。③雌、孕激素序贯疗法：即人工周期。模拟自然月经周期中卵巢的内分泌变化，序贯应用雌、孕激素，使子宫内膜发生相应变化，引起周期性脱落，适用于青春期及生育年龄内源性雌激素水平较低者。从撤退性出血第5天开始，口服戊酸雌二醇或结合雌激素片，每晚1次，连服21天，服雌激素第11～16天起加用孕激素，如地屈孕酮，连用10～14天，连续3个周期为1个疗程。若正常月经仍未建立，应重复上述序贯疗法。④宫内孕激素释放系统：可在宫腔内局部释放左炔诺孕酮，抑制内膜生长，减少经量80％～90％，甚至出现闭经，适用于无生育要求的育龄期患者。

3. **促排卵**　通过雌、孕激素对中枢的反馈调节作用，部分患者可恢复自发排卵。青春期一般不提倡使用促排卵药物；有生育要求的无排卵不孕患者，可针对病因采取促排卵。

4. **手术治疗**　可迅速止血，并具有诊断价值，可了解内膜病理，除外恶性病变。对于绝经过渡期及病程长的育龄期患者，应首先考虑使用刮宫术；对未婚无性生活史青少年除非要除外内膜病变，不轻易做刮宫术，仅适于大量出血且药物治疗无效需要立即止血或检查子宫内膜组织学者。对于 B 超提示宫腔内异常者可在宫腔镜下刮宫，以提高诊断率。

（三）排卵性异常子宫出血护理

1. **黄体功能不足的护理**　①月经第 5 天起，每日口服妊马雌酮或戊酸雌二醇，连续 5～7 天，或口服氯米芬，促进卵泡发育和诱发排卵，促使正常黄体形成。②肌内注射绒毛膜促性腺激素，可促进黄体形成，并提高孕酮的分泌，延长黄体期。③选用天然黄体酮制剂，补充黄体分泌孕酮的不足。④有避孕需求的患者一般使用口服避孕药 3 个周期，病情反复者酌情延至 6 个周期。

2. **子宫内膜不规则脱落的护理**　可口服甲羟孕酮、天然微粒化孕酮，或肌内注射黄体酮等孕激素，使黄体及时萎缩，内膜按时完整脱落，也可肌内注射绒毛膜促性腺激素。对于无生育要求者，可口服避孕药调整周期。

3. **子宫内膜局部异常所致异常子宫出血的护理**　可采用左炔诺孕酮宫内缓释系统、氨甲环酸抗纤溶治疗或非甾体抗炎药、短效口服避孕药、孕激素子宫内膜萎缩治疗等。对于无生育要求者，可考虑子宫内膜切除术。

第九节　盆底功能障碍性疾病护理常规

一、护理评估

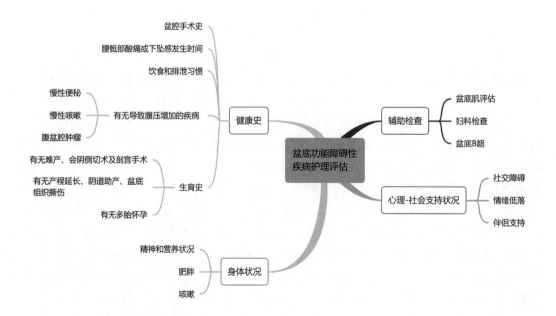

二、治疗要点

（一）随访观察

不作任何处理随访观察 2 年，定期监测疾病进展情况，尤其是排尿、排便功能障碍，特别注意泌尿系统梗阻问题。

（二）非手术治疗（一线治疗方法首先推荐）

1. 生活方式干预　对于所有诊断为盆腔器官脱垂（POP）的患者，均应积极进行行为指导，包括减重、戒烟、减少使盆底压力增加的活动、治疗便秘和咳嗽等。

2. 子宫托　应用子宫托经济有效，可以同时配合盆底肌训练（PFMT）。

3. 盆底肌训练　方法简单，方便易行，必要时可辅助电刺激、生物反馈或磁刺激等方法。

（三）手术治疗

1. 封闭手术　将阴道管腔部分或全部关闭从而使脱垂的器官回放至阴道内，属于非生理性恢复，但具有创伤小、手术时间短、恢复时间快等优点。

2. 重建手术　手术的目的是恢复阴道的解剖位置。

护理关键点

随访指导，盆底肌肉锻炼、子宫托的护理、血栓预防

三、护理措施

（一）随访指导

无自觉症状的轻度（POP-Q Ⅰ～Ⅱ度，尤其是脱垂最低点位于处女膜之上）POP患者，可以随访观察。对于可以耐受症状且不愿意接受治疗的患者，特别是 POP-Q Ⅲ～Ⅳ度的患者，必须定期随访监测疾病进展情况，尤其是排尿、排便功能障碍，特别应注意泌尿系统梗阻问题。

（二）非手术治疗护理

1. 生活方式干预　①体重指数（BMI）超过 $30kg/m^2$ 的女性，减肥可以帮助缓解尿失禁、膀胱过度活动症、盆腔器官脱垂。②指导均衡饮食和适当的液体摄入以改善粪便稠度，保持健康排便习惯，这有助于缓解症状。③减少咖啡因的摄入量，调整液体摄入量（如果太低则增加，如果太高则减少）。④对于正在进行盆底肌训练并希望进行运动的女性，可以练习瑜伽，可能有助于缓解症状，但没有证据表明运动（如散步或游泳）会改善或恶化症状。

2. 盆底肌训练　又称为 Kegel 运动。方法为做缩紧肛门的动作，每次收紧不少于 3 秒，然后放松。对于症状性盆腔器官脱垂的女性，如果在紧张时超出处女膜不超过 1cm，则考虑进行至少 4 个月的盆底肌训练；患有压力性尿失禁或混合性尿失禁的女性（包括孕妇）提供至少 3 个月的盆底肌训练计划；对于大便失禁和盆腔器官脱垂并存的女性，考虑进行至少 4 个月的盆底肌训练。为患者制订个性化指导方案，并在中期及结束分别进行效

果评价。

3. 子宫托的护理　①子宫托的适应证：患者不愿意手术治疗或者全身状况不能耐受手术治疗；妊娠期及未完成生育者；POP术后复发或者症状缓解不满意者；POP术前试验性治疗。②子宫托的禁忌证：急性盆腔炎症性疾病、阴道炎；严重的阴道溃疡和阴道异物；对子宫托材料过敏；不能确保随访的患者。脱垂程度和是否有性生活不是子宫托使用的禁忌。③子宫托放置方法：放置前让患者排尽大小便，洗净双手，蹲下并两腿分开，一手持托柄，使托盘呈倾斜位进入阴道口，将托柄边向内推边向阴道顶端旋转，直至托盘达子宫颈，然后屏气，使子宫下降，同时用手指将托柄向上推，使托盘牢牢地吸附在宫颈上。放妥后，将托柄弯度朝前，对正耻骨弓后面即可。取子宫托时，手指捏住子宫托柄，上、下、左、右轻轻摇动，等负压消失后向后外方牵拉，子宫托即可自阴道滑出。④子宫托放置注意事项：放置前阴道应有一定水平的雌激素作用。绝经后妇女可选用阴道雌激素霜剂，一般在应用子宫托前4～6周开始使用，并在放托的过程中长期使用。子宫托应每天早上放入阴道，睡前取出消毒后备用，避免放置过久压迫生殖道而致糜烂、溃疡，甚至坏死造成生殖道瘘。保持阴道清洁，月经期和妊娠期停止使用。上托以后，分别于第1、3、6个月到医院检查一次，以后每3～6个月到医院检查一次。⑤子宫托应用副反应有阴道分泌物增多、阴道出血或轻度溃疡，多数症状轻微可以忍受。放置子宫托后可出现新发压力性尿失禁或原有尿失禁症状加重。子宫托嵌顿、膀胱阴道瘘或直肠阴道瘘等少见的严重并发症多与不合理使用有关。因此，强调在使用子宫托时一定要严密定期随访，规律取戴。为了预防并发症的发生，对于绝经后阴道黏膜萎缩的患者，建议配合局部雌激素治疗。

4. 心理护理　盆底功能障碍性疾病患者由于长期受疾病折磨，往往有烦躁情绪，应亲切地对待患者，对患者的疾苦表示理解；根据患者的心理问题做好心理疏导。讲解盆腔脏器脱垂的知识和预后；做好家属的工作，让家属理解患者，协助患者早日康复。

（三）手术护理

1. 手术护理常规

（1）术前准备：包括以下内容。①阴道准备：手术前应用雌激素，老年妇女因缺乏雌激素而使阴道壁萎缩、黏膜变薄，上皮细胞内糖原含量减少，阴道内pH上升容易使病菌入侵而导致感染。给予小剂量雌激素可增加阴道黏膜的抗感染能力，提高手术的安全性。②肠道准备：患者年龄较大合并多种基础疾病，在全身麻醉下，肌肉松弛，肛门括约肌也随之松弛，若肠道准备不充分，排泄物极易排出而污染手术视野。术前1天给予口服肠道抗菌药物，进流质饮食。术前晚及术晨行清洁灌肠，直至排泄物为清水样。

（2）术后护理：包括以下内容。①导尿管护理：做好导尿管的护理是控制泌尿系统感染的关键。阴道封闭术后患者常规留置导尿管1周；盆底修补手术根据部位的不同来决定留置尿管的时间。阴道前壁修补术或全盆底的修补术后，一般常规留置尿管3天；阴道后壁修补术留置尿管48小时。取尿管后嘱患者多饮水，不要憋尿，排尿困难者要控制饮水量，以免膀胱过度充盈，并积极采取措施诱导排尿，无效时行导尿，留置尿管定时开放，以锻炼膀胱功能。注意妥善固定尿管，尿袋应低于耻骨联合水平，防止尿管扭曲、受压。留置尿管期间指导患者多饮水以冲洗尿道。拔除尿管后嘱患者多饮水，及时下床解小便以促进膀胱功能恢复，必要时行膀胱 B 超测残余尿，超过 100ml 报告医师是否需要再次留置尿管。②注意观察阴道残端出血情况：患者术后常规在阴道内放置纱布以防残端出血。患者多反映下腹憋胀感，确定膀胱无尿后，应向患者讲明情况，嘱患者变换体位，保持舒适的卧位，尽量避免盲目重插尿管，以免损伤尿道，增加感染机会。一般在术后48小时内取出纱布。术后每30分钟观察一次阴道敷料的情况以确定阴道的出血量，并详细交接班。勤更换会阴垫保持会阴清洁、干燥，每次便后注意会阴部保洁。③预防术后肺部感染：鼓励患者在床上活动、翻身，尽量深呼吸、自行咳痰，护理人员定时进行空掌叩背，每次 15 分钟，促进痰液排出，必要时行雾化吸入。④手术多采用全身麻醉，返回病房，患者下肢知觉恢复后，护士指导患者主动屈伸足趾；卧床期间每 1～2 小时更换 1 次体位；5 天内以平卧位为宜，禁止半卧位，以降低阴道张力，可以下床活动后，要避免长时间站立。⑤饮食护理：一般术后4～6 小时开始进流食，肛门排气后给予低脂、高蛋白、多维生素饮食，多进食一些富含粗纤维的清淡食物，有助于胃肠蠕动和排便，多饮水，保持大便通畅。⑥疼痛的护理：对疼痛明显、原因清楚的术后疼痛应及时给予镇痛药物，预防术后腹胀及尿潴留。⑦会阴护理：每日给予会阴护理 2 次，并观察阴道有无渗血、渗液等，保持臀部及耻骨上侧区域创口小敷料干燥。排便后及时清洁外阴及肛门周围的皮肤，预防术后感染。⑧下肢深静脉血栓的预防：术后易发生下肢深静脉血栓，可采取术后气压治疗。尽量避免下肢输液、抽血。积极治疗原发病，尽量缩短手术时间。合理应用止血药物及抗凝药物等，如低分子肝素钠皮下注射。术后合理充分补充液体，降低血液黏稠度，可以预防下肢深静脉血栓的发生。嘱患者术后 24 小时下床。

2. **出院指导**　①注意休息，预防感冒，积极治疗急、慢性咳嗽。②绝经后阴道黏膜萎缩者术后开始局部使用雌激素制剂，使阴道黏膜增厚；经阴道置入网片手术后长期局部使用雌激素制剂。③每日做收缩肛提肌的运动，以锻炼盆底肌的张力；禁做增加腹压的运动，如长期站立或下蹲，在搬重物或做下蹲动作时，双腿应尽可能并拢，禁止憋尿，保持膀胱的空虚状态，减少充盈的膀胱对周围刚刚修复的筋膜的压力。④进食低脂、高蛋白、富含粗纤维的清淡食物，保持大便通畅。保持会阴部清洁、干燥，勤换内裤，术后 3 个月内避免增加腹压及负重。⑤禁性生活 3 个月，或者确认阴道黏膜修复完好为止。术后建议规律随访终生，及时发现复发和处理手术并发症。

3. **术后并发症的护理**　网片相关并发症主要为网片的侵蚀、暴露、挛缩等。未合并感染，可以局部涂抹雌激素，必要时手术去除暴露的网片并无张力缝合。如果网片慢性感染或者形成脓肿，应尽可能完全去除网片。对于与网片相关的性交痛，可行网片部分或全部去除，或者切断挛缩的网片臂。如果置入网片手术中意外损伤，术后性交痛，可以使用局部雌激素和阴道扩张器等。

第十节 卵巢过度刺激综合征护理常规

一、护理评估

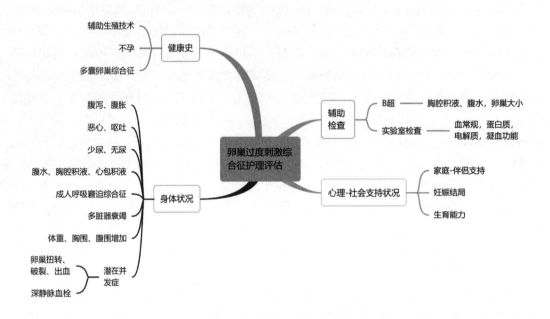

卵巢过度刺激综合征（ovarian hyperstimulation syndrome，OHSS）病情分级见表 11–10–1。

表 11–10–1 OHSS 常用病情程度分级

病情程度	分级临床表现
轻度	1 级为腹胀和腹部不适 2 级为 1 级加恶心、呕吐、腹泻，卵巢直径不超 5cm
中度	3 级为 2 级加腹水，卵巢直径增大至 5 ～ 12cm
重度	4 级为 3 级加胸腔积液、呼吸困难等临床证据 5 级为 4 级加血液浓缩、血液黏滞度增加、凝血功能异常及肾血流灌注减少

二、治疗要点

重在预防，早期识别，减轻症状，预防并发症。

（一）预防为主

1. 控制性促排卵。

2. 药物治疗。

3. 卵母细胞体外成熟技术。

4. 全胚冷冻。

5. 滑行疗法。

（二）轻度症状：观察为主

1. 注意休息，高蛋白饮食。

2. 严密观察体重、腹围，记录出入量。

3. 避免剧烈活动，以防止增大的卵巢发生扭转和囊内出血。

4. 指导患者自我监护。

（三）中度症状：适当干预

1. 停用任何促性腺激素。

2. 卧床休息，避免刺激。

3. 严密观察体重、腹围，记 24 小时出入量，监测各器官功能状态、血液、电解质。

（四）重度症状：积极治疗

1. 纠正低血容量（应用白蛋白、低分子右旋糖酐）。

2. 腹压增加，胸腔积液、腹水明显可穿刺引流，注意预防卵巢破裂 / 蒂扭转。

3. 必要时终止妊娠（治疗性人工流产）。

4. 预防血栓。

5. 急腹症处理，出现卵巢破裂、内出血严重时手术治疗。

护理关键点

预防知识宣教，轻度 OHSS 的护理，中、重度 OHSS 的护理，并发症的护理

三、护理措施

（一）预防知识宣教

1. 控制性促排卵：①减少促性腺激素的用量。②从取卵当日给予促性腺激素释放激素拮抗剂（GnRH-ant），减少雌二醇产生。③适当降低 hCG 剂量。④使用 hCG 替代药物扳机。

2. 药物应用：①使用小剂量阿司匹林，口服，50 ～ 100mg/d。用药指导：饭后服用，并注意口腔卫生，以减少牙龈出血的风险。常见副作用有胃肠道反应，如胃部不适、恶心、呕吐和腹泻；皮肤反应，如过敏反应、皮疹和荨麻疹；出血风险，可能会导致鼻腔、牙龈和胃肠道出血。定期进行随访以便及时调整用药。②二甲双胍通过影响雄激素水平来减少卵泡发育的数目，进而减少雌激素生成。③在开始注射 hCG 当天起，每天口服麦角卡林片 0.5mg，连续服用 8 天。④取卵后 1 ～ 3 天，对高危患者静脉滴注 10% 葡萄糖酸钙 10ml+ 生理盐水 200ml。⑤来曲唑与促性腺激素释放激素拮抗剂联合应用，取卵后第一天开始口服来曲唑片每次 5mg，每天 1 次，连用 5 天，同时皮下注射醋酸加尼瑞克注射液，每次 0.25mg，每天 1 次，连用 3 天。

3. 卵母细胞体外成熟技术：取得未成熟的卵母细胞置入培养基中培养。

4. 全胚冷冻：是给予新鲜周期全胚冷冻，3 个月经周期后进行复苏后冷冻胚胎移植。

5. 滑行疗法。

（二）轻度 OHSS 的护理

1. 注意休息，避免剧烈活动，以防止增大的卵巢发生扭转和囊内出血。

2. 多饮水，少量多次饮食。

3. 每日测体重、记录出入量。测腹围需要注意定时、定体位、定部位。

4. 动态监测心肺功能、红细胞压积、电解质、凝血功能、肝肾功能。密切观察，如尿量减少、消化道症状（恶心、呕吐、腹痛、腹胀）加重需要立即就诊。

（三）中、重度 OHSS 的护理

1. 每日记录液体出入量、腹围、体重，测量生命体征；每日复查血常规、C 反应蛋白、水和电解质平衡、肝肾功能、凝血功能，必要时行血气分析；B 超了解卵巢大小及胸腔积液、腹水变化，并注意排除肿大的卵巢发生扭转。

2. 支持治疗：能进食者予高蛋白饮食，补充多种维生素，摄入足够的液体、能量，注意保持水电解质的平衡。需要行黄体支持的患者禁用 hCG，应采用其他的黄体支持方法如肌内注射黄体酮或阴道塞黄体栓。

3. 扩容治疗：当红细胞压积＞ 0.45 提示重度 OHSS 时，遵医嘱补液，以保持胶体渗透压，补液顺序先晶体后胶体。如患者出现血液浓缩、高血压、低钠血症时禁用利尿药。

4. 抗凝治疗：重度 OHSS 患者血液处于高凝状态，应鼓励患者适当活动，按摩双下肢，必要时应用低分子肝素钠皮下注射，预防血栓形成。

5. 穿刺引流胸腔积液、腹水或心包积液：OHSS 患者经上述系统治疗后仍有大量胸腔积液、腹水，并引起严重不适或疼痛，特别是发生张力性腹水，压迫肾脏使肾静脉血回流受阻，使得肾功能受损，以及升高膈肌导致肺功能受损（呼吸困难、低氧分压）。此外，张力性腹水与同时发生的胸腔积液一同导致心排血量降低而影响心功能。可经腹部或阴道 B 超引导下穿刺引流胸腔积液、腹水，既可以迅速缓解症状，又可保护呼吸、循环及肾功能。①穿刺、引流：穿刺引流胸腔积液、腹水，操作需要在补液、利尿、B 超定位下进行。注意心率、血压，如情况稳定首次放胸腔积液不超过 1000ml，腹水不超过 3000ml。反复穿刺放液时应注意防止感染。②胸腔闭式引流的观察要点：穿刺部位位于腋中线和腋后线第 6 ～ 8 肋间。选取半卧位有利于呼吸和引流。指导患者进行有效呼吸及深呼吸。留取床上活动足够长度，低于引流口，定时挤压，避免受压、折叠。观察和记录引流液的颜色、量、性状。48 ～ 72 小时引流量明显减少或 24 小时引流量＜ 50ml，肺部听诊无异常可拔出引流管。

（四）并发症的护理

1. 肾功能障碍　血容量严重不足加之张力性腹水可致肾灌流下降，引起肾前功能障碍，重者导致无尿、高血钾和尿毒症。补充电解质，纠正低血容量，预防低血容量性休克：建立静脉通路，合理安排输液顺序，准确记录尿量。

2. 循环衰竭　大量的体液外渗可导致有效循环血容量不足，严重胸腔积液、腹水加重循环负担，如并发心包积液可引发循环衰竭。应在补充胶体和晶体溶液，纠正低血容量，降低血管渗透性，维持血管内有效渗透压的同时，穿刺引流胸腔积液、腹水，降低胸、腹压，以改善循环状况，恢复心功能。

3. 肝功能障碍　高雌激素水平和血管渗透性增加，以及体外受精－胚胎移植后常规给予孕激素进行黄体支持，可导致肝细胞功能下降和胆汁淤积。因此，对重度 OHSS 患者应注意监测肝功能，一旦发现肝功能障碍，注意护肝治疗，以防止进一步发展为肝衰竭。治疗中应注意妊娠可能，注意药物对胎儿的影响，身体状况不良时应注意预防感染。

4. 急性呼吸窘迫综合征　重度 OHSS 患者毛细血管漏出物增多及前列腺素增加，可致肺水肿和肺不张，严重者肺间质纤维化，引起呼吸功能障碍。此时应行动脉血气的监测、穿刺引流胸腔积液、保持气道通畅、辅助通气、持续吸氧，以及给予糖皮质激素减少毛细血管的渗出物，减轻肺水肿，改善呼吸功能，注意同时应用广谱抗生素预防感染。

5. 血栓形成　OHSS 患者低血容量、血液浓缩，以及过高的激素水平对血管内皮细胞的损伤造成血液高凝状态，动、静脉均有血栓形成可能。血液高凝状态时可注射低分子肝素钠，预防血栓形成。一旦诊断血栓形成，应及时进行溶栓治疗，同时注意防止血栓脱落引起重要脏器栓塞。

6. 卵巢或附件扭转的处理　OHSS 患者卵巢不规则增大，加之大量腹水致局部空间增大，使得增大的卵巢或附件活动范围增大，体位改变易引起卵巢或附件扭转。若卵巢或附件扭转时间较长，引起血栓形成或坏死时，需要行手术治疗。

（五）健康教育

进食高蛋白、高维生素、易消化的食物，少食多餐。不可用力按压腹部，避免增加腹压的动作，不可大幅度改变体位，注意腹痛的部位及伴随症状。适度下床活动，注意四肢有无酸胀疼痛感。勤换衣物，保持个人清洁卫生。

第十一节　盆腔炎性疾病护理常规

一、护理评估

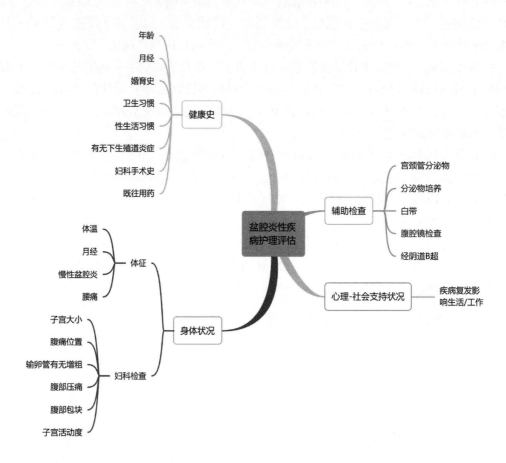

二、治疗要点

（一）药物治疗

1. 联合广谱、经验性抗菌、抗感染用药为主（表 11-11-1）。

2. 中药灌肠。

3. 手术治疗。

4. 脓肿切开引流。

表 11-11-1 不同指南中盆腔炎性疾病抗菌药物治疗方案总结

给药途径	2015 年美国 CDC 指南	2021 年美国 CDC 指南	2019 年中国共识
静脉	推荐方案： （1）头孢替坦 2g，q12h/ 头孢西丁 2g，q6h+ 多西环素 100mg，q12h，po/iv （2）克林霉素 900mg，q8h+ 庆大霉素负荷剂量 2mg/kg，po/iv，随后维持剂量 1.5mg/kg，q8h/ 庆大霉素 3 ～ 5mg/kg，qd	推荐方案： （1）头孢曲松 1g，q12h+ 多西环素 100mg，q12h，po/iv+ 甲硝唑 500mg，q12h，po/iv （2）头孢替坦 2g，q12h+ 多西环素 100mg，q12h，po/iv （3）头孢西丁 2g，q6h+ 多西环素 100mg，q12h，po/iv	推荐方案： （1）头孢替坦 2g，q12h/ 头孢西丁 2g，q6h/ 头孢曲松 1g，qd，可加甲硝唑 500mg，q12h，iv，可加多西 / 米诺环素 100mg，q12h，po/ 阿奇霉素 500mg，qd，iv，1 ～ 2 天，随后 250mg，qd，po，5 ～ 7 天 （2）氧氟沙星 400mg，q12h/ 左氧氟沙星 500mg，qd+ 甲硝唑 500mg，q12h，iv （3）方案（1）中的头孢菌素换成氨苄西林舒巴坦 3g，q6h/ 阿莫西林克拉维酸钾 1.2g，q6 ～ 8h/ 哌拉西林他唑巴坦 4.5g，q8h （4）克林霉素 900mg，q8h+ 庆大霉素负荷剂量 2mg/kg，po/iv，随后维持剂量 1.5mg/kg，q8h
	替代方案： 氨苄西林 / 舒巴坦 3g，q6h+ 多西环素 100mg，q12h，po/iv	替代方案： （1）氨苄西林 / 舒巴坦 3g，q6h+ 多西环素 100mg，q12h，po/iv （2）克林霉素 900mg，q8h+ 庆大霉素负荷剂量 2mg/kg，po/iv，随后维持剂量 1.5mg/kg，q8h/ 庆大霉素 3 ～ 5mg/kg，qd	
肌内注射 / 口服	推荐方案： （1）头孢曲松 250mg，单次，im+ 多西环素 100mg，bid，po （2）头孢西丁 2g，单次，im+ 丙磺舒 1g，单次，po+ 多西环素 100mg，bid，po （3）其他口服的三代头孢 + 多西环素 100mg，bid，po；可加甲硝唑 500mg，bid，po	推荐方案： （1）头孢曲松 500mg，单次，im+ 多西环素 100mg，bid，po+ 甲硝唑 500mg，bid，po （2）头孢西丁 2g，单次，im+ 丙磺舒 1g，单次，po+ 多西环素 100mg，bid，po+ 甲硝唑 500mg，bid，po （3）其他口服的三代头孢 + 多西环素 100mg，bid，po+ 甲硝唑 500mg，bid，po	推荐方案： （1）头孢曲松 250mg，单次，im/ 头孢西丁 2g，单次，im，随后改二 / 三代头孢口服 14 天；可加甲硝唑 400mg，q12h，po；可加多西 / 米诺环素 0.1g，q12h，po/ 阿奇霉素 500mg，qd，po，1 ～ 2 天，随后 250mg，qd，po，5 ～ 7 天 （2）氧氟沙星 400mg，q12h，po/ 左氧氟沙星 500mg，qd，po+ 甲硝唑 500mg，q12h，po （3）莫西沙星 400mg，qd，po

续表

给药途径	2015 年美国 CDC 指南	2021 年美国 CDC 指南	2019 年中国共识
	替代方案： （1）阿奇霉素 500mg，qd，iv，1～2 天，随后 250mg，qd，po，12～14 天 + 甲硝唑 500mg，bid，po （2）头孢曲松 250mg，单次，im+ 阿奇霉素 1g，qw/q2w，po+ 甲硝唑 500mg，bid，po （3）左氧氟沙星 500mg，qd，po/ 氧氟沙星 400mg，qd，po/ 莫西沙星 400mg，qd，po+ 甲硝唑 500mg，bid，po	替代方案： 头孢菌素过敏可考虑： （1）左氧氟沙星 500mg，qd，po/ 莫西沙星 400mg，qd，po+ 甲硝唑 500mg，bid，po （2）阿奇霉素 500mg，qd，iv，1～2 天，随后 250mg，qd，po+ 甲硝唑 500mg，bid，po，12～14 天	
备注	输卵管卵巢脓肿者加克林霉素 / 甲硝唑，三代头孢治疗方案需要加用甲硝唑	输卵管卵巢脓肿者加克林霉素 / 甲硝唑、头孢曲松剂量加大。所有肌内注射 / 口服方案均加用甲硝唑	未区分推荐方案及替代方案。淋病奈瑟菌感染患者首选头孢类方案，克林霉素 + 庆大霉素方案需要注意耳、肾毒性及严重神经系统症状等

护理关键点

用药护理、对症护理、健康教育

三、护理措施

（一）用药护理

1. 遵医嘱及用药指南合理用药，询问患者过敏史。

2. 中医认为盆腔炎主要病因是由于湿热气滞，邪气结于胞宫，湿蕴日久而化热，使得冲任失调，气血不畅，导致疾病缠绵难愈。中药保留灌肠是传统中医外治法，将药液效果直接传递至病灶中降低毛细血管通透性，促进血液循环，抑制炎症因子分泌，直接作用于盆腔。用煎煮好的药液灌肠，肛管插入肛门 15～20cm，3 分钟内灌完，每次 100ml，每天 2 次，药液保留 2 小时。7 天为 1 个疗程，共治疗 2 个疗程。

（二）对症护理

1. 急性期注意卧床休息，给予半卧位，有利于脓液积聚于子宫直肠陷凹，使炎症局限。

2. 给予高热量、高蛋白、高维生素饮食，并遵医嘱纠正电解质紊乱和酸碱失衡。

3. 高热时采用物理降温；若有腹胀，应遵医嘱行胃肠减压。

4. 减少不必要的盆腔检查，避免炎症扩散。增强体质，增加营养。

5. 耐心倾听患者的诉说，鼓励患者表达不适，如腹痛、腹胀，尽可能满足患者的需求，解除患者思想顾虑。使患者了解及时、足量抗生素治疗的重要性在于清除病原体，改善症状及体征，减少后遗症，使其建立信心，积极配合治疗。

（三）健康教育

1. 建立健康档案。为首次入院接受治疗的慢性盆腔炎患者建立电子档案，将患者的基本信息、疾病情况、病程、年龄、婚育情况、治疗效果、出院前指标等信息记录在内，并将患者家庭信息记录下来，进行定期的复检及跟踪观察。做好经期、孕期及产褥期的卫生宣教，指导性生活卫生，减少性传播疾病，经期禁止性交。

2. 心理护理。慢性盆腔炎具有反复发作的特点，在生活中给患者的性生活、心理状态等造成严重影响，导致患者出现焦虑、烦躁及抑郁等不良情绪及心理压力。护理人员应为患者实施心理状态评分，根据实际心理状态评估结果实施针对性精神转移、视觉转移及听觉转移的疏导及护理。与患者建立积极主动的沟通，耐心解答患者对于疾病及治疗的疑问，帮助其建立信心；叮嘱患者家属特别是患者丈夫给予患者鼓励、陪伴及支持。

3. 若有盆腔炎性疾病者，需要及时接受正规治疗，防止发生盆腔炎性疾病后遗症。如药物治疗失效，需要进行手术者，严格遵循无菌操作规程，为患者提供高质量的围术期护理。如因盆腔炎性疾病导致不孕，可选择辅助生殖技术达到受孕目的。

第十二节　产后出血护理常规

一、护理评估

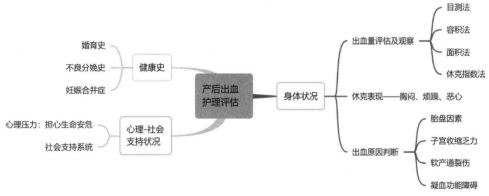

产后出血的原因及对应的高危因素见表 11-12-1。

表 11-12-1　产后出血的原因及对应的高危因素

原因或病因	对应的高危因素
子宫收缩乏力	
全身因素	产妇体质虚弱、合并慢性全身性疾病或精神紧张等
药物因素	过多使用麻醉药、镇静药或宫缩抑制剂等
产程因素	急产、产程延长或滞产、试产失败等
产科并发症	子痫前期等
羊膜腔内感染	胎膜破裂时间长、发热等
子宫过度膨胀	羊水过多、多胎妊娠、巨大儿等
子宫肌壁损伤	多产、剖宫产史、子宫肌瘤剔除术后等
子宫发育异常	双子宫、双角子宫、残角子宫等
产道损伤	
子宫颈、阴道或会阴裂伤	急产、手术产、软产道弹性差、水肿或瘢痕形成等
剖宫产子宫切口延伸或裂伤	胎位不正、胎头位置过低等
子宫破裂	子宫手术史
子宫体内翻	多产、子宫底部胎盘、第三产程处理不当
胎盘因素	
胎盘异常	多次人工流产或分娩史、子宫手术史、前置胎盘
胎盘、胎膜残留	胎盘早剥、胎盘植入、多产，既往有胎盘粘连史
凝血功能障碍	
血液系统疾病	遗传性凝血功能疾病、血小板减少症
肝脏疾病	重症肝炎、妊娠期急性脂肪肝
产科 DIC	羊水栓塞、Ⅱ～Ⅲ度胎盘早剥、死胎滞留时间长、重度子痫前期及休克晚期

二、治疗要点

1. 针对出血原因，迅速止血。

2. 补充血容量，纠正失血性休克。

3. 防止感染。

护理关键点

早期识别、预防产后出血，失血性休克的护理，防治感染

三、护理措施

（一）早期识别产后出血

胎儿娩出后阴道流血及出现失血性休克、严重贫血等相应症状，是产后出血的主要

临床表现。

1. 阴道流血 胎儿娩出后立即发生阴道流血，色鲜红，应考虑软产道裂伤。胎儿娩出后数分钟出现阴道流血，色暗红，应考虑胎盘因素。胎盘娩出后阴道流血较多，应考虑子宫收缩乏力或胎盘、胎膜残留。胎儿娩出后阴道持续流血，且血液不凝，应考虑凝血功能障碍。失血表现明显，伴阴道疼痛而阴道流血不多，应考虑隐匿性软产道损伤，如阴道血肿。剖宫产时主要表现为胎儿胎盘娩出后胎盘剥离面的广泛出血，宫腔不断被血充满或切口裂伤处持续出血。

2. 低血压症状 患者头晕、面色苍白、出血、烦躁、皮肤湿冷、脉搏细数、脉压缩小时，产妇已处于休克早期。

（二）预防产后出血

1. 妊娠期 加强孕前保健；高危妊娠者应提前入院。

2. 分娩期 ①观察产程，防止第一产程延长。②预防性使用缩宫素。③第三产程正确处理胎盘娩出。

3. 产后 ①产后观察生命体征、子宫收缩、阴道流血及会阴伤口情况。②督促及时排空膀胱。③早期哺乳。④高危产妇，充分做好输血和急救的准备。

（三）失血性休克的护理

找出病因，止血，补充血容量，纠正失血性休克，防治感染。产后出血防治流程见图 11-12-1。

1. 产后 2 小时出血量超过 400ml 或出现任何低血容量休克的表现，立即启动产后出血抢救流程，团队合作，多科室协作抢救。

2. 提供安静的环境，保持平卧位，下肢略抬高，注意保暖。

3. 建立双静脉通路，补充血容量，及时交叉配血，动态监测实验室检查。

4. 呼吸管理，给氧。

5. 严密观察意识状况、血压、脉搏、呼吸和氧饱和度，观察皮肤、黏膜、嘴唇、甲床颜色和四肢温度。使用休克指数法评估出血量（表 11-12-2），监测生命体征估计失血量（表 11-12-3）。留置尿管记录每小时尿量。

6. 观察子宫收缩情况，有无压痛，阴道流血的量、性状、颜色。

7. 宫腔填塞术后护理：密切观察出血量、子宫底高度、生命体征变化等，动态监测血红蛋白、凝血功能状况，避免宫腔积血。水囊或纱条放置 24～48 小时后取出，注意预防感染。

8. 用药护理包括以下几方面。①缩宫素：10U 肌内注射或 10～20U 加入 500ml 氯化钠液中静脉滴注，24 小时总量应控制在 60U 内。②卡贝缩宫素：单剂量静脉注射对子宫的活性作用可持续约 1 小时，预防刚分娩后的产后出血。③卡前列素氨丁三醇：250μg 深部肌内注射或子宫肌层注射，总量不超 2000μg。哮喘、心脏病和青光眼患者禁用，高血压患者慎用；副反应常见的有暂时性的呕吐、腹泻等。④米索前列醇：200～600μg 口服或舌下含服。高血压，心脏病，肝、肾疾病及肾上腺皮质功能不全者慎用，青光眼、哮喘及过敏体质者禁用。⑤氨甲环酸：止血药物，具有抗纤维蛋白溶解的作用，每次 1g 静脉滴注或静脉注射，每日用量为 0.75～2.0g。⑥其他：卡前列甲酯栓（可直肠或阴道给药，偶有一过性胃肠道反应或面部潮红但会很快消失）、麦角新碱等。

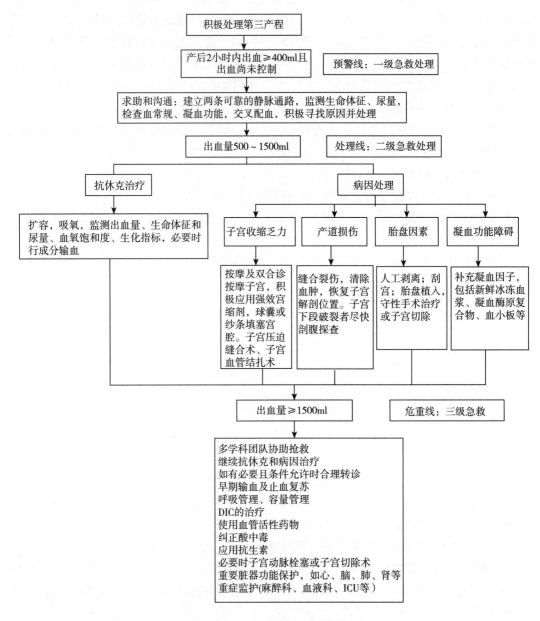

图 11-12-1　产后出血防治流程

表 11-12-2　休克指数法评估出血量

休克指数	估计出血量（ml）	占总血量的百分比（%）
＜ 0.9	＜ 500	＜ 20
1.0	1000	20
1.5	1500	30
2.0	≥ 2500	≥ 50

表 11-12-3　生命体征与出血量的关系

失血量 （ml）	脉搏 （次/分）	呼吸 （次/分）	收缩压	脉压	毛细血管 再充盈速度	尿量 （ml/h）	中枢神经 系统症状
＜1000	正常	14～20	正常	正常	正常	＞30	正常
1000～2000	＞100	20～30	稍下降	偏低	延长	20～30	不安
2000～3000	＞120	30～40	下降	低	延长	＜20	烦躁
＞3000	＞140	＞40	显著下降	低	缺少	0	嗜睡或昏迷

（四）防治感染

1. 会阴冲洗，更换产褥垫，保持会阴清洁，遵医嘱给予抗生素。

2. 保证休息，鼓励患者进食营养丰富易消化饮食，多食富含铁、蛋白质、维生素的食物。

3. 心理护理：应主动给予产妇关爱和关心，增加安全感。鼓励家属关心体贴患者，保持好情绪。

第十三节　妊娠期高血压疾病护理常规

一、护理评估

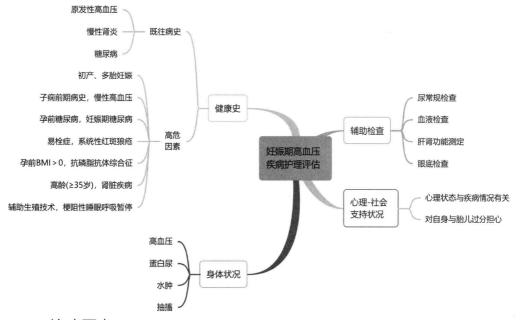

二、治疗要点

妊娠期高血压疾病的基本处理原则是镇静、解痉、降压、利尿，适时终止妊娠以达到预防子痫发生，降低孕产妇及围生儿病率、死亡率及严重后遗症的目的。

（一）轻症妊娠期高血压

加强孕期检查，密切观察病情变化，注意休息、适当活动。

（二）子痫前期

解痉、降压、镇静、合理扩容及利尿，适时终止妊娠。

（三）子痫患者

控制抽搐，纠正缺氧和酸中毒，在控制血压、抽搐的基础上终止妊娠。

护理关键点

高血压的诊断和处理、尿蛋白的处理、母胎的动态评估、妊娠期护理、分娩期护理、产褥期护理、子痫前期护理、子痫患者的护理、用药护理

三、护理措施

（一）高血压的诊断和处理

1. 评估 要求孕产妇每次产前检查均首先测量血压。①一过性妊娠期高血压：在检查时发现血压升高，重复测量血压渐渐趋向正常。约 20% 的一过性高血压可发展为妊娠期高血压，另有约 20% 会发展为子痫前期。②白昼高血压：诊室血压升高（≥ 140/90mmHg），而家庭血压正常（< 130/80mmHg），此类人群妊娠期高血压的患病率为16%。③隐匿性高血压：诊室血压正常（< 140/90mmHg），而 24 小时动态血压监测或家庭自测血压升高（≥ 130/80mmHg）。④重度高血压和高血压急症：血压≥ 160/110mmHg为重度高血压；如急性发作，持续 > 15 分钟为持续性重度高血压，也称为高血压急症。⑤慢性高血压（包括原发性和继发性）：孕前存在的高血压或孕 20 周前出现的高血压。对于上述高血压孕妇或者可疑高血压孕妇，要进行动态血压监测，包括家庭自我血压监测和 24 小时动态血压监测。重度高血压和高血压急症患者需要积极处理，甚至急诊收住院。要注意的是家庭血压监测的标准不同于诊室血压。24 小时动态血压的标准：白昼高血压定义为白天平均血压≥ 135/85mmHg；夜间平均血压≥ 120/70mmHg；全天平均血压≥ 130/80mmHg 均为异常血压。

2. 降压处理 妊娠期高血压疾病的治疗中降压最为重要，维持稳定的目标血压可以减少脏器功能损害，并有利于胎儿生长。目标血压控制在（130 ~ 139）/（80 ~ 89）mmHg。血压不宜低于130/80mmHg，以保证子宫胎盘血流灌注。要高度重视重度高血压和高血压急症的积极处理。高血压急症的门诊患者建议边口服降压药边收住院，如果口服降压药效果不佳，住院后应及时应用静脉降压，而口服降压药建议用快速起效的硝苯地平片剂，不用硝苯地平控释片等缓释制剂。对于血压介于（140 ~ 160）/（90 ~ 110）mmHg 的轻度血压升高的患者，建议使用口服降压药，首选拉贝洛尔或者硝苯地平片（短效或者控释片均可）；如果血压仍然控制不佳，可以两种药物联合使用。

（二）蛋白尿的处理

1. 子痫前期患者要重视优质蛋白饮食，如蛋类、乳类、鱼类、瘦肉类，无肾功能损

害者应供给高蛋白质，每日 1.5 ～ 2.0g/kg；血浆尿素氮增高者，应服用低蛋白质饮食，为每日 0.8 ～ 1.0g/kg。宜多吃新鲜蔬菜和水果等，补充维生素、矿物质，要少吃植物蛋白质，因其含有大量嘌呤碱，会加重肾脏中间代谢的负担。治疗上维持目标血压，保证肾组织灌注，增加抗凝治疗，维持肾血流通畅，可佐以中药护肾治疗。

2. 谨慎使用白蛋白，静脉使用白蛋白指征：发生严重低蛋白血症，同时出现Ⅳ度水肿、腹水、胸腔积液、肺水肿或心包积液，伴有胸闷、气急等主诉症状，或伴有严重胎儿生长受限。静脉使用白蛋白的方法：小剂量（≤ 10g/ 次）、间断使用为佳（1 ～ 2 次 / 周）；白蛋白配合利尿药应用可以提高降压、消肿的疗效；心功能不全者，要谨慎使用，输入白蛋白后迅速利尿，以防心脏负荷增加。子痫前期患者尿蛋白进行性增加，合并严重的低蛋白血症，往往提示疾病发展至严重状态，积极治疗的同时需要考虑终止妊娠。

（三）母胎的动态评估

1. 孕妇的主诉　主诉包括头痛、眼花、视物模糊；胸闷、不能平卧、咳嗽；食欲差、上腹部不适或疼痛及其他消化系统症状；头晕、乏力、齿龈出血；体质量增加明显、下肢和（或）外阴明显水肿、腹胀；尿少、尿色深；胎动情况。由此来初步评判患者的重要脏器功能，便于开展对应的辅助检查。

2. 胎儿的动态监测　胎动、胎心和胎儿生长趋势等。超声监测胎儿生长发育、羊水量，此外还应监测孕早 – 中期的子宫动脉血流、孕晚期的脐动脉血流和胎儿大脑中动脉血流阻力等。根据病情和孕周考虑胎儿电子监护的时间和频率。早发型子痫前期患者，如果胎儿珍贵，即使不足 28 周，同样可以进行胎儿电子监护，以便及时发现胎儿宫内窘迫。

3. 管理方法　妊娠期高血压和非重度子痫前期者，可以门诊随访，但要缩短产前检查间隔时间。重度子痫前期者，建议住院评估和治疗。胎儿生长受限或存在胎儿生长受限趋势和（或）羊水减少者，增加胎心监护和产科超声的频次。检测内容和频率可以根据病情决定，重度子痫前期，通常每周 2 次进行母亲脏器功能评估，每周 1 次进行胎儿生长评估。

（四）妊娠期护理

1. 产前检查　加强母儿监测措施，增加高危门诊次数，同时让孕妇及家属了解病情，出现持续头痛、上腹疼痛、眼花、恶心呕吐或面部和手背水肿等症状时应立即就诊。

2. 休息　适当减轻工作，保证充足睡眠。

3. 适度运动　为了降低妊娠期高血压或子痫前期的发病率，孕妇必须保持每周至少 140 分钟的中等强度运动，如快走、水中有氧运动，中等强度的固定自行车、阻力训练，以及园艺等家务活。

4. 左侧卧位　可减轻右旋的子宫对腹主动脉和下腔静脉的压迫，使静脉回流增加，改善子宫胎盘血液循环。

5. 饮食指导　选择高蛋白、多维生素、低盐低脂的食物，保证足够的铁和钙剂；除非全身水肿，一般不严格限盐，但应避免摄取过多的盐腌食品。

6. 病情观察　①评估蛋白、水肿情况。②根据医嘱测血压、脉搏、呼吸、体温，发现异常及时和医师联系，尽快处理。③注意患者的主诉，如出现头晕、头痛、眼花、恶心等自觉症状，应提高警惕，防止子痫发生。④定期检测胎心，了解胎儿宫内情况，如有异常及时报告。

（五）分娩期护理

1. 第一产程　严密观察产程进展，注意患者的自觉症状、血压、脉搏、尿量、胎心及子宫收缩情况，按医嘱给药，保持患者安静。

2. 第二产程　尽量缩短产程，必要时配合手术助产。

3. 第三产程　协助胎盘及胎膜及时娩出，预防产后出血。严禁使用麦角新碱，继续监测生命体征和自觉症状，病情稳定后送回病房继续观察。

（六）产褥期护理

1. 继续监测血压，产后 48 小时 q4h 测量血压。

2. 重症患者产后继续用硫酸镁治疗 1 ～ 2 天，因产后 24 小时至 5 天内仍有可能发生子痫，不能放松治疗及护理。

3. 一方面，使用大量硫酸镁的孕妇产后易发生子宫收缩乏力，另一方面，妊娠期高血压疾病患者血容量减少，即使少量出血，也使其病情严重，故应密切观察子宫复旧及生命体征，严防产后出血的发生。

（七）子痫前期护理

保持病情稳定，预防子痫的发作。

1. 病室管理：暗化病室，备有床栏，医护活动尽量相对集中，避免噪声刺激。

2. 准备下列用物：①呼叫器，并置于患者随手可及处。②急救车、吸引器、氧气、开口器、急救药物等以备随时使用。

3. 严格按医嘱完成治疗和护理。

（八）子痫患者的护理

1. 发生子痫时，协助患者取头低侧卧位，以防黏液吸入呼吸道或舌后坠阻塞呼吸道。立即面罩给氧，必要时用吸引器吸出喉部黏液或呕吐物，以免窒息发生。

2. 拉起床档，防止患者从床上跌落受伤。

3. 开放静脉：采血做血生化、血常规、定血型等，给硫酸镁解痉治疗。

4. 在患者昏迷或未完全清醒时，禁止给予一切饮食和口服药，防止误入呼吸道而致吸入性肺炎。

5. 严密监测血压、脉搏、呼吸及子宫张力，定时测量体温，密切观察尿量，留置导管，同时记录出入量。遵医嘱给药，根据生命体征调节各种药物的滴速，并做好终止妊娠的准备。

（九）用药护理

1. 解痉药物　首选硫酸镁。其治疗浓度和中毒浓度相近，故在进行硫酸镁治疗时应严密观察其毒性作用。硫酸镁静脉给药时严格控制滴速，以保证药物浓度并注意勿使药物外漏。滴注速度以 1g/h 为宜，最快不要超过 2g/h，每日总量 15 ～ 20g，< 25g。毒性作用：首先表现为膝腱反射消失，进而发展为全身肌张力下降和呼吸抑制，严重时心跳突然停止。所以每次用药前和用药期间，均应检查以下指标：①膝腱反射必须存在。②呼吸每分钟不少于 16 次。③尿量每小时不少于 25ml。④注射时必须备好有解毒作用的10% 葡萄糖酸钙。

2. 镇静、止抽搐药物　①地西泮：10mg 肌内注射或静脉注射（宜慢）。②冬眠合剂：冬眠 1 号（哌替啶 100mg+ 氯丙嗪 50mg+ 异丙嗪 50mg）肌内注射。使用冬眠合剂时易引起直立性低血压，孕产妇应卧床休息，不能单独下床活动，以免发生意外。③降压药物：硝苯地平 10mg 口服，应严格控制给药的时间、剂量和方法。④利尿药：呋塞米 20mg 肌内注射或静脉注射，用药后观察尿量和有无低钾的表现。

第十四节　妊娠期糖尿病护理常规

一、护理评估

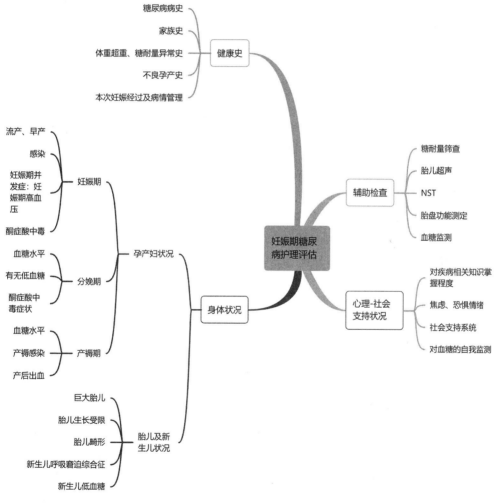

二、治疗要点

（一）妊娠期糖尿病的诊断标准

妊娠 24 ～ 28 周及 28 周后首次就诊时行 2 小时 75g OGTT 检查符合以下任何 1 项或 1 项以上标准，诊断为妊娠期糖尿病（gestational diabetes mellitus，GDM）：①空腹静脉血糖（FPG）5.1～6.9mmol/L；②服糖后1小时≥10.0mmol/L；③服糖后2小时8.5～11.0mmol/L。

（二）糖尿病孕妇血糖管理

1. GDM的干预策略　包括饮食控制、适宜运动，必要时采取药物治疗。药物首选胰岛素。

2. GDM孕妇目标血糖　空腹3.3～5.3mmol/L，餐后1小时≤7.8mmol/L，餐后2小时4.4～6.7mmol/L。

（三）孕期母儿监护

1. 母亲　对血糖控制稳定的孕妇，建议每周至少测量1次全天血糖，包括空腹血糖及三餐后2小时血糖共4次；采用胰岛素治疗调整剂量期间的孕妇，建议每日测量血糖7次，包括三餐前30分钟、三餐后2小时和夜间血糖。

2. 胎儿　GDM孕妇妊娠晚期密切监测胎动；糖尿病孕妇32周前每2周产检1次；32周后每周产检1次。

（四）分娩时机

1. 不需要胰岛素治疗而血糖控制达标的GDM孕妇若无母儿并发症在严密监测下可等待至预产期，到预产期仍未临产者，可引产终止妊娠。

2. 需要胰岛素治疗的GDM孕妇若血糖控制良好且无母儿并发症，严密监测下妊娠39周后可终止妊娠；血糖控制不满意或出现母儿并发症，应及时收入院观察，根据病情决定终止妊娠时机。

（五）分娩方式

糖尿病不是剖宫产的指征。决定阴道分娩者，产程中密切监测孕妇血糖、宫缩、胎心变化，避免产程过长。妊娠期血糖控制不佳，胎儿偏大（尤其估计胎儿体重≥4250g者）或者既往有死胎死产史者，应适当放宽剖宫产手术指征。

（六）分娩期处理

1. 糖尿病孕妇分娩期间应1小时监测1次血糖，确保血糖维持在4～7mmol/L。

2. 对分娩期间血糖不能维持在4～7mmol/L的糖尿病孕妇，可静脉输注葡萄糖和胰岛素。

3. 若糖尿病孕妇分娩时使用全身麻醉，应从全身麻醉开始，30分钟监测血糖1次，直至胎儿娩出，产妇完全清醒。

护理关键点

病情观察、营养治疗、运动干预

三、护理措施

（一）病情观察

1. 非孕期　所有计划妊娠的糖尿病、糖耐量受损或空腹血糖受损、肥胖的妇女，应进行妊娠前咨询。有 GDM 史产后 1 年以上计划妊娠者，最好在计划前行 OGTT，或至少在妊娠早期行 OGTT。已存在糖尿病严重并发症者，应先避孕，病情控制后再计划怀孕。

2. 妊娠期

（1）药物治疗：糖尿病孕妇首先选择胰岛素，根据糖尿病孕妇血糖水平，提供个体化的胰岛素治疗方案。胰岛素注射部位：孕妇胰岛素注射部位推荐腹部（肚脐旁开 5cm），也可以选择上臂外侧、大腿中段外侧、臀部。两次注射间距应大于 2cm，避免在有瘢痕或硬结的部位注射；对于不依从或拒绝使用胰岛素的糖尿病孕妇，建议选择口服二甲双胍。

（2）血糖监测：所有糖尿病孕妇应进行自我血糖监测，并指导正确的监测方法。①对新诊断的 GDM 孕妇和血糖控制不理想、采用胰岛素治疗调整剂量的孕妇，根据医嘱每日测量血糖 7 次，包括三餐前 30 分钟、三餐后 2 小时和夜间血糖。对血糖控制稳定的孕妇，每周至少测量 1 次全天血糖，包括空腹血糖及三餐后 2 小时血糖共 4 次。对使用胰岛素治疗的孕妇，应根据血糖测量结果及时调整胰岛素用量。妊娠期糖尿病孕妇目标血糖：空腹血糖 3.3 ～ 5.3mmol/L，餐后 1 小时血糖 ≤ 7.8mmol/L，餐后 2 小时血糖 4.4 ～ 6.7mmol/L。夜间血糖不低于 3.3mmol/L，妊娠期 HbA1c 宜 < 5.5%。②应指导妊娠期糖尿病孕妇识别并处理低血糖症状，出现低血糖时应立刻进食，推荐摄入 15g 单一碳水化合物。

（3）母儿监护：早孕反应给血糖控制带来困难，应密切监测血糖变化，及时调整胰岛素用量以防发生低血糖。孕前患糖尿病者需要每周检查 1 次直至妊娠第 10 周，以后每 2 周检查 1 次，妊娠 32 周以后应每周产前检查 1 次。每 1 ～ 2 个月测定肾功能及糖化血红蛋白含量，同时进行眼底检查，注意孕妇血压、水肿、尿蛋白等情况，并监测胎儿宫内状况及胎盘功能，必要时及早住院。

3. 分娩期　①临产后仍采用糖尿病饮食，产程中一般应停用皮下注射胰岛素，孕前患糖尿病者静脉滴注 0.9% 氯化钠注射液加胰岛素，根据产程中测得的血糖值调整静脉输液速度。②产程中监测孕妇血糖水平，查看有无低血糖及酮症酸中毒症状；评估静脉输液的速度；监测产程进展、子宫收缩、胎心率、母体生命体征等有无异常。③糖尿病患者决定引产或经阴道分娩者，分娩过程中要密切观察胎儿情况，当产程达 12 小时应结束分娩，除非确定在其后 4 小时内能经阴道分娩。因为产程超过 16 小时，孕妇的糖尿病就难于控制，有发生酮症酸中毒的可能。④有并发症或血糖管理不佳的糖尿病孕妇选择在具备糖尿病、产科、新生儿科专业人员的医院分娩。⑤若糖尿病孕妇分娩时使用全身麻醉，应从全身麻醉开始每 30 分钟监测血糖，直至胎儿娩出，产妇完全清醒。糖尿病孕妇在分娩过程中补充足够的热量以满足其高能量需求。糖尿病孕妇分娩期间应每小时监测血糖，确保血糖维持在 4 ～ 7mmol/L。对分娩期间血糖不能维持在 4 ～ 7mmol/L 的糖尿病孕妇，可静脉输注葡萄糖和胰岛素。

4. 产褥期　①预防产褥感染，除保持腹部和会阴部切口清洁外，还应注意皮肤清洁。②胰岛素治疗的 GDM 产妇产后降血糖药物根据血糖监测情况酌情减量或停止使用；妊娠期不需要胰岛素治疗的 GDM 产妇可恢复正常饮食，但避免高糖及高脂饮食。③ GDM 产妇产后 24 小时监测早餐前（空腹血糖）和餐后 2 小时血糖，若空腹血糖达 7mmol/L，或连续两次餐后 2 小时血糖 ≥ 11mmol/L，可转诊至糖尿病专科门诊。若血糖在正常范围内，产后

24 小时后可停止血糖监测。④鼓励和支持糖尿病产妇尽可能母乳喂养，至少坚持 6 个月。

5. 新生儿的护理 ①无论体重大小均按高危儿处理，注意保温和吸氧等。②新生儿出生时及时检测血糖，定时滴服葡萄糖防止低血糖，注意预防低血钙、高胆红素及新生儿呼吸窘迫综合征发生。③新生儿应于出生后 1～2 小时、4 小时、之后每隔 4 小时，在喂养前，监测新生儿血糖，直到连续 3 次血糖＞ 2.6mmol/L。若新生儿血糖＜ 2.6mmol/L，建议增加哺乳；若新生儿血糖 1 小时内连续 2 次＜ 2.6mmol/L，可转诊至新生儿科；若新生儿任意 1 次血糖≤ 2.0mmol/L，可立即转诊到新生儿科。如发生低血糖，常不是易激惹状态，而呈安静和昏睡状，还可能出现其他症状，如呼吸暂停、呼吸急促、呼吸窘迫、休克、发绀和抽搐等。④新生儿出生后应仔细检查，看有无畸形，如先天性心脏病、消化道畸形等，以便及时进行手术或内科治疗。⑤在母婴情况稳定下，建议糖尿病孕妇产后应尽快哺乳（产后 30 分钟内），频繁哺乳（每 2～3 小时哺乳 1 次）。对糖尿病产妇娩出的新生儿，应密切评估是否存在低血糖临床指征。若存在低血糖临床指征，应监测血糖水平，对低血糖婴儿尽快静脉注射葡萄糖。若糖尿病产妇娩出的新生儿出现低血糖临床指征且新生儿经口喂养无效时，建议使用管饲或静脉输注葡萄糖等方式。

（二）营养治疗

营养治疗是治疗妊娠期糖尿病最重要的方法。

1. 营养治疗的原则 控制总能量，建立合理的饮食结构；均衡营养，合理控制碳水化合物、蛋白质和脂肪的比例；少量多餐，强调睡前加餐；高纤维饮食；饮食清淡，低脂、少油、少盐，禁止精制糖的摄入；合理控制孕妇及胎儿体重的增长。目的是使糖尿病孕妇的血糖控制在正常范围，保证孕妇和胎儿的合理营养摄入，减少母儿并发症的发生。多数 GDM 患者经合理饮食控制和适当运动治疗，均能控制血糖在满意范围。每日摄入总能量应根据不同妊娠前体重和妊娠期的体重增长速度而定（表 11-14-1）。

表 11-14-1 基于妊娠前体重指数推荐的孕妇每日能量摄入量及妊娠期体重增长标准

妊娠前体重指数（ kg/m² ）	能量系数 [kcal/(kg·d)]	平均能量（ kcal/d ）	妊娠期体重增长值（ kg ）	妊娠中晚期每周体重增长值	
				均数	范围
＜ 18.5	35～40	2000～2300	12.5～18.0	0.51	0.44～0.58
18.5～24.9	30～35	1800～2100	11.5～16.0	0.42	0.35～0.50
≥ 25.0	25～30	1500～1800	7.0～11.5	0.28	0.23～0.33

注：1kcal ≈ 4.186kJ

2. 热量控制 妊娠早期应保证不低于 1500kcal/d，妊娠晚期应保证不低于 1800kcal/d。主要原则包括：根据孕妇孕前 BMI、理想体重、妊娠不同时期的需求等推荐每日摄入总量；对于肥胖的孕妇，建议每天减少摄入 30% 能量，但不低于 1600～1800kcal；碳水化合物摄入量占总能量的 35%～45%，能量按 3 次主餐、外加 2～3 次点心及晚加餐分配，以低血糖指数食物代替高血糖指数食物；蛋白质摄入量占总能量的 15%～20%，以摄入优质蛋白为宜；脂肪摄入量占总能量的 25%～30%，适当增加富含单不饱和脂肪酸的饮食；妊娠期间有计划地增加富含矿物质和维生素的食物。

（三）运动干预

运动干预应充分体现个体化及安全性的特点，结合孕妇自身身体条件，科学把握运动的时间和强度。避免在空腹或胰岛素剂量过大的情况下运动，避免做剧烈运动。运动方式以有氧运动最好，如瑜伽、散步、太极拳、孕妇操等，强度以孕妇能够耐受为原则。国际妇产科联盟建议每日进食 30 分钟后运动，每次 30～40 分钟的连续有氧运动，并在饭后健步走或手臂抬举 10 分钟，运动后休息 30 分钟，同时计数胎动，注意有无宫缩，并监测血糖。建议孕妇保持适宜的运动频率（每周 3～4 次），以低至中等强度的有氧运动或抗阻力运动为主，避免连续 2 天不运动，同时避免孕妇久坐（＞90 分钟）。不宜下床活动的孕妇，可选择床上活动，如上肢运动。在运动治疗期间，若孕妇血糖 3.3mmol/L 或 13.9mmol/L，或常出现低血糖症状，或出现宫缩、阴道流血、不正常的气促、头晕眼花、严重头痛、胸痛等，需要停止运动治疗。

第十五节　正常产褥期妇女护理常规

一、护理评估

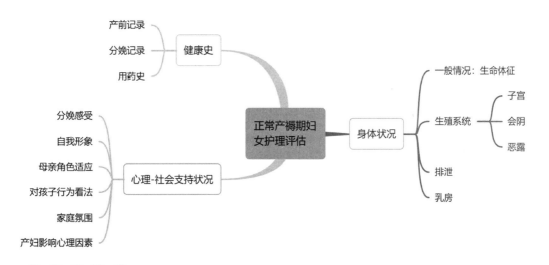

护理关键点

产后 2 小时的护理、产后 6～8 小时的护理、产后第 1 天的护理、产后第 2～3 天的护理、出院前的护理、产后心理保健

二、护理措施

（一）产后 2 小时的护理

1. 子宫收缩　产后 2 小时内极易发生严重并发症，如产后出血、子痫、产后心力衰竭等，

故应在产房内严密观察产妇的生命体征、子宫收缩情况及阴道流血量，并注意宫底高度及膀胱是否充盈等，若发生子宫收缩乏力，应按摩子宫并同时使用子宫收缩剂。

2. 产后出血的观察　若阴道流血量虽不多，但子宫收缩不良、宫底上升者，提示宫腔内有积血可能，应挤压宫底排出积血，并持续给予子宫收缩剂。若产妇自觉肛门坠胀，提示有阴道后壁血肿的可能，应进行肛查或阴道–肛门联合检查确诊后及时给予处理。

3. 新生儿早接触、早吸吮　在分娩30分钟内进行早接触及早吸吮尤为重要，可促进产妇子宫收缩，防止产后出血；促进产妇乳汁分泌；增进母子感情，增强新生儿安全感。

（二）产后6～8小时的护理

1. 一般护理　①床头交接母婴：产妇从临产室回病房后，产房、病房的护士床头交接班，并观察产妇的宫缩、阴道流血、会阴伤口、膀胱充盈、情绪及新生儿的一般情况。②饮食指导：剖宫产产妇禁食6小时，阴道分娩产妇进食指导与分娩前相同，原则是清淡易消化的饮食，指导产妇少食多餐。③排泄：重视产后排尿，在产后4～6小时要鼓励产妇饮水并及时排尿，否则膀胱充盈，不利于子宫收缩。发生排尿困难常由于分娩造成膀胱三角区压迫、黏膜充血水肿、膀胱肌张力减弱、会阴伤口疼痛等致膀胱括约肌痉挛。如不能自行排尿，可用暗示、热水、听流水声、针灸等方法，必要时导尿。

2. 子宫收缩及产后出血的观察　①按摩子宫，观察子宫收缩的情况，若子宫收缩不佳，阴道流血多，需要立即通知医师并做相应处理。加强健康教育，指导产妇自检，理解子宫的正常变化规律，子宫收缩变得圆而硬，产后子宫底一般在脐下一横指。产后第一天因子宫颈外口开至坐骨棘水平，使子宫底上升平脐，以后每日下降1～2cm，产后10天降入骨盆腔内，此时腹部检查于耻骨联合上方摸不到子宫底。②剖宫产产妇需要观察手术切口有无渗血情况，如有渗血，应及时通知医师。阴道分娩产妇需要仔细观察会阴伤口有无渗血、血肿、水肿等，嘱产妇向会阴切口对侧侧卧，会阴每天还需要用消毒溶液冲洗，每天1～2次。水肿者用75%乙醇或50%硫酸镁湿热敷；血肿者小的可用湿敷或远红外灯照射，血肿大的需要配合医师切开处理。如切口疼痛剧烈或有肛门坠胀感应及时报告医师，排除阴道壁及会阴切口血肿。③心理护理：关注产妇心理变化，若出现异常，及时进行疏导；鼓励家人陪伴，避免产妇情绪大幅度波动。

3. 母乳喂养指导　①实施24小时母婴同室，正确母乳喂养指导。②鼓励产妇坚持纯母乳喂养6个月，并提倡母乳喂养2年以上。

（三）产后第1天的护理

1. 子宫收缩及产后出血的观察　加强产后24小时内的阴道流血量、子宫收缩、膀胱充盈情况的密切监测和记录。责任护士巡视病房时注意观察产妇子宫收缩的情况，剖宫产产妇观察手术切口有无渗血，阴道分娩产妇观察会阴伤口有无渗血、水肿、血肿，发现异常，及时通知医师并做相应处理。

2. 恶露的观察　观察恶露的量、颜色及气味。若子宫复旧不全、恶露增多、色红且持续时间延长时，应行B超、血常规、血hCG等检查，排除异常情况，并及早给予子宫收缩剂，同时建议产妇食疗中注意避免用活血、逐淤等中成药。若合并感染、恶露有腐臭味且有子宫压痛、血常规高者应给予抗生素控制感染，并根据细菌培养和药敏试验结果调整抗生素。

3. 产后生命体征监测 产后体温一般不超过38℃。产后3～4天因乳房血管、淋巴管极度充盈也可发热，体温高达37.8～39℃，称为泌乳热，一般持续4～16小时，体温即下降。产后因子宫胎盘循环停止，以及卧床休息等原因，故脉搏一般略慢，为60～76次/分。由于产后腹压降低，膈肌下降，故产后呼吸深而慢，为14～16次/分。

4. 饮食指导 剖宫产产妇若未通气，指导产妇进清淡易消化的半流质饮食；若已通气可循序渐进地过渡到正常饮食。阴道分娩产妇饮食与分娩前相同，指导产妇少食多餐，切勿暴饮暴食。

5. 活动指导 产后应尽早适当活动。活动应循序渐进，逐渐适应，注意劳逸结合。

6. 排泄 指导产妇及时排尿，切勿憋尿，因充盈的膀胱可影响子宫收缩，易造成产后出血。

7. 新生儿黄疸的护理 责任护士需要关注新生儿黄疸情况，遵医嘱每日监测3次黄疸情况，发现异常及时通知医师处理。

8. 新生儿沐浴的护理 新生儿出生满24小时后可进行新生儿沐浴。沐浴时注意观察新生儿的面色、皮肤、反应情况，沐浴结束及时擦干保暖，并行脐带护理。

9. 产后宫缩痛的护理 一般初产妇的子宫收缩呈现连续紧张性，因此较少出现产后痛的情况。而经产妇、多胎分娩、胎儿过大或羊水过多的产妇，其子宫收缩是属于阵挛性的，所以产后会经历较强烈的子宫收缩疼痛感。如果产后痛造成产妇不适感加剧，应教产妇进行呼吸和放松，以减轻产后痛，必要时遵医嘱给予镇痛药。

10. 母乳喂养指导 提倡母乳喂养，由产妇亲自喂哺，有利于子宫复旧和产后恢复；指导产妇母乳喂养的注意事项。

（四）产后第2～3天的护理

1. 子宫复旧评估 产后1周内，应在每天同一时间手测宫底高度，以了解子宫复旧情况。测量前应嘱产妇排空膀胱，取仰卧位，两腿屈曲放松。先按摩子宫使其收缩后，再测耻骨联合上缘至宫底的高度，可用皮尺测量（以厘米表示），也可以体表标志表示，如脐下几横指、耻骨联合上几横指等。

2. 恶露观察 观察恶露的量、颜色及气味，发现异常及时通知医师并做相应处理（表11-15-1）。

表 11-15-1 正常恶露的特点

类型	出现时间与持续时间	颜色	成分
血性恶露	产后3～4天内	红色	大量红细胞、坏死蜕膜组织及少量胎膜
浆液性恶露	产后3～4天出现，持续10天	淡红色	较多坏死蜕膜组织，宫腔渗出液，宫颈黏液，少量的红细胞，白细胞和细菌
白色恶露	产后14天左右出现，持续3周	白色	大量白细胞、坏死蜕膜组织、表皮细胞及细菌

3. 乳房肿胀分度 Ⅰ度：轻度肿胀，触之如嘴唇；Ⅱ度：中度肿胀，触之如鼻尖；Ⅲ度：重度肿胀，触之如额头。责任护士巡视病房时，检查产妇乳房肿胀情况，并给予

相应指导。

4. 饮食及活动指导　指导产妇少食多餐，进食高蛋白、高维生素、易消化饮食。鼓励产妇根据自身耐受情况进行活动。

5. 会阴护理　分娩后，外阴及阴道可能有伤口，宫颈尚未闭合，子宫腔内胎盘剥离后有较大创面，且恶露在阴道和会阴部存留，为细菌生长提供了有利环境，所以产后会阴部易感染，并上行至宫内感染或引起泌尿系统的感染。因此，必须做好外阴的清洁卫生，预防感染，促进愈合，增加产妇舒适感。每日常规冲洗或擦洗外阴。每次冲洗或擦洗前应先排净小便，掌握由上至下、由内向外，会阴伤口单独擦洗的原则。产妇能自理或会阴无伤口者，护士应指导产妇进行外阴部的自我护理，平时应尽量保持外阴部清洁、干燥。每次冲洗外阴时要观察恶露量、性状及伤口愈合情况，水肿严重者局部可用红外线照射，亦可使用硫酸镁湿敷，每日2次，每次20分钟，可消肿消毒，促进伤口愈合。若伤口疼痛剧烈或有肛门坠胀感应通知医师检查，排除外阴及阴道壁血肿。如有侧切伤口，应嘱产妇多向健侧卧位，勤换会阴垫，以免恶露浸泡会阴伤口。一般于产后3～5天拆线；若伤口感染，应提前拆线。

（五）出院前的护理

1. 休养环境　①产妇和新生儿应母婴同室。休养环境应安静、舒适、整洁，经常通风，保持空气清新，温度和湿度适宜。②产妇的穿着应随气候及居住环境温度、湿度的变化进行调整、要减少探访人员，以免污染空气和影响产妇休息。③按照相关规定做好传染性疾病的防护。

2. 个人卫生　产后1周内，孕期潴留的水分通过皮肤排泄，产妇表现为出汗多，尤其以夜间睡眠和初醒时更明显，习称"褥汗"，不属病态，应加强个人卫生。①产妇注意保持皮肤清洁、舒适，勤擦身，宜淋浴，勤换内衣，产后6周内避免盆浴。②保持外阴和伤口清洁，每天2次用温开水清洗外阴，勤换卫生巾及内裤。③保持口腔清洁，早晚刷牙，餐后漱口，预防口腔疾病。

3. 休息与活动　①产妇应调整生活节律，保证充足的睡眠和休息。②产后应尽早适当活动，活动应循序渐进，逐渐适应，注意劳逸结合。

4. 恶露　正常情况下，恶露有血腥味但无臭味，持续4～6周，总量约500ml。血性恶露约持续3天，以后转为浆液性恶露，约2周后变为白色恶露，再持续2～3周后干净。

5. 生命体征　产后1周内应注意体温变化，每天至少测量1次，同时监测脉搏、呼吸、血压的变化。对高血压、心血管系统疾病产妇应遵医嘱增加监测次数，发现异常情况及时处理。

6. 饮食及营养　①产后第一个月，产妇一方面要愈合生产过程中产道的损伤，另一方面要准备分泌乳汁，还要补足孕期可能出现的营养储备亏空，对各种营养素的需求水平极高。此时需要补充蛋白质，泌乳和恢复骨骼矿物质密度所需的钙，愈合伤口和分泌乳汁所需的各种B族维生素，以及弥补失血和重建肝脏铁储备所需的铁元素。食物总能量不需要很高，重在提高微量元素的供应。②乳母的营养状况是乳汁分泌的物质基础，直接关系到乳汁分泌的质和量。需要合理安排膳食以保证充足的营养供给。每天除三餐外可加餐2～3次，以利于机体对营养的吸收。饮食应以清淡、高蛋白质饮食为宜，并注意补充水分。烹调方法应多用炖、煮、煨、炒等，少用油煎、油炸。

7. 产后性生活　产妇的生殖器官恢复需要 6 ～ 8 周的时间，42 天健康检查无异常可恢复性生活，注意性卫生，预防生殖道感染，提供个体化指导。如果产妇有侧切伤口疼痛、产褥感染、产后出血或产后抑郁等，要推迟性生活的时间。

（六）产后心理保健

1. 健康教育与保健指导　利用孕妇学校、孕期产前检查、产后住院期间、产后访视、产后 42 天及产后 3 ～ 6 个月健康检查等机会对孕产妇及其家人进行有关心理保健的健康教育和保健指导。主要内容包括孕产期心理保健的意义、孕产妇的心理变化特点、常见的心理问题及影响因素、抑郁焦虑等症状识别、常用心理保健方法及家庭成员的支持。

2. 识别高危孕妇与测评　在产后住院期间、产后访视、产后 42 天及产后 3 ～ 6 个月健康检查时，都要询问产妇目前是否有紧张、焦虑、抑郁等不良情绪，筛查和识别高危产妇。高危产妇包括有精神病史或家族史、不良孕产史、孕期合并症/并发症、新生儿患病住院母婴分离、睡眠障碍、婚姻关系不和谐或配偶有家庭暴力或不良行为（吸毒、酗酒等）、产后缺乏家人支持和照顾等情况的产妇。对有情绪不良的产妇或高危产妇，建议选用相应的心理健康状况测评量表进行测评。常用的心理自评量表包括爱丁堡产后抑郁量表（EPDS）、患者健康问卷（PHQ-9）、广泛性焦虑量表（GAD-7）等。产后 42天检查时常规应用心理健康自评量表进行筛查，建议产后 1 年内至少筛查 1 次。

3. 心理咨询与保健指导　①基本原则：运用人际交流和咨询技巧，具备认真倾听、尊重他人、理解他人的感受和经历的同理心。尽可能解答咨询者的疑虑和问题，提供与孕产妇和婴儿健康相关的可操作和实用的指导建议。对筛查异常者做好随访工作。②轻度焦虑抑郁：当产妇 EPDS 评分为 9 ～ 12 分或 PHQ-9 和 GAD-7 评分为 5 ～ 9 分时，妇产科或妇幼保健医护人员可根据引起产妇紧张焦虑和抑郁的具体问题进行心理咨询和指导，提高其认知能力和水平，并指导产妇学习自我心态调整的方法，如转移情绪、释放烦恼、与亲朋好友交流，以及放松训练如瑜伽、冥想等。③产后抑郁：对于 EPDS 评分≥ 13 分或 PHQ-9 和 GAD-7 评分≥ 10 分的产妇，妇产科医护人员要及时将其转诊至精神心理专科医师。首选心理干预，服用抗抑郁药物治疗对妇女是有益的，接受专科治疗和连续的随访保健，最好能持续 1 年。

参考文献

[1] 自然流产诊治中国专家共识编写组．自然流产诊治中国专家共识（2020 年版）[J]．中国实用妇科与产科杂志，2020，36（11）:1082-1090.

[2] 中华医学会计划生育学分会．不全流产保守治疗专家共识 [J]．中华生殖与避孕杂志，2019，39（5）:345-348.

[3] 郑峥，顾向应，刘欣燕，等．早期妊娠稽留流产治疗专家共识 [J]．中国实用妇科与产科杂志，2020，36（1）:70-73.

[4] 郑峥，顾向应，刘欣燕，等．中期妊娠稽留流产规范化诊治的中国专家共识 [J]．中国实用妇科与产科杂志，2021，37（9）:928-932.

[5] 中国医师协会妇产科医师分会，中华医学会妇产科学分会子宫内膜异位症协作组．子宫内膜异位症诊

治指南（第三版）[J]. 中华妇产科杂志,2021,56（12）:812-824.

[6] 倪喆鑫,程雯,孙帅,等.子宫内膜异位症指南中医药应用情况分析[J]. 中国妇幼保健,2020,35（5）:972-975.

[7] 子宫肌瘤的诊治中国专家共识专家组.子宫肌瘤的诊治中国专家共识[J]. 中华妇产科杂志,2017,52（12）:793-800.

[8] 郎景和,陈春林,向阳,等.子宫肌瘤及子宫腺肌病子宫动脉栓塞术治疗专家共识[J]. 中华妇产科杂志,2018, 53（5）:289-293.

[9] 中华人民共和国国家卫生和计划生育委员会.宫颈癌及癌前病变规范化诊疗指南（试行）[J]. 中国医学前沿杂志（电子版）,2013（8）:40-49.

[10] 国家癌症中心,国家肿瘤质控中心宫颈癌质控专家委员会.中国宫颈癌规范诊疗质量控制指标（2022版）[J]. 中华肿瘤杂志,2022,44（7）:615-622.

[11] 彭巧华,吕卫国.2022年第1版《NCCN子宫颈癌临床实践指南》解读[J]. 实用肿瘤杂志,2022,37（3）:205-214.

[12] 马晓欣,向阳,狄文,等.卵巢囊肿诊治中国专家共识(2022年版)[J].中国实用妇科与产科杂志,2022,38（8）:814-819.

[13] 袁航,张师前,赵霞,等.女性附件扭转治疗的中国专家共识（2020年版）[J].实用妇产科杂志,2020,36（11）:822-826.

[14] 中医妇科临床诊疗指南.异位妊娠: T/CACM 1233-2019[S].2019.

[15] 陆琦,王玉东.2018年美国妇产科医师学会《输卵管妊娠》指南解读[J].中国实用妇科与产科杂志,2018,34（3）:270-274.

[16] 王玉东.2016年英国皇家妇产科医师学会及早期妊娠学会《异位妊娠的诊断和管理》指南解读[J].中国实用妇科与产科杂志,2017,33（9）:916-919.

[17] 王丽娟,王东雁,林海雪,等.《2023NCCN妊娠滋养细胞肿瘤临床实践指南（第1版）》解读[J].中国实用妇科与产科杂志,2023,39（1）:68-74.

[18] 华晓萍,吕卫国.美国国家综合癌症网络妊娠滋养细胞肿瘤临床实践指南（2023年第1版）解读[J].实用妇产科杂志,2023,39（4）:264-267.

[19] 王丽娟,林海雪,林仲秋.《2020年RCOG妊娠滋养细胞疾病管理指南》解读[J].中国实用妇科与产科杂志,2021,37（2）:198-204.

[20] 中华医学会妇产科学分会妇科内分泌学组.异常子宫出血诊断与治疗指南（2022更新版）[J].中华妇产科杂志,2022,57（7）:481-490.

[21] 中华医学会妇产科学分会妇科内分泌学组.排卵障碍性异常子宫出血诊治指南[J].中华妇产科杂志,2018,53（12）:801-807.

[22] 中华医学会妇产科学分会妇科内分泌学组.异常子宫出血诊断与治疗指南[J].中华妇产科杂志,2014,49（11）:801-806.

[23] 中华医学会妇产科学分会妇科盆底学组.盆腔器官脱垂的中国诊治指南（2020年版）[J].中华妇产科杂志,2020,55（5）:300-306.

[24] Overview Pelvic floor dysfunction: prevention and non-surgical management Guidance NICE.

[25] 牛志宏.2016年美国生殖医学协会《中重度卵巢过度刺激综合征的预防和治疗的临床指南》解读[J].诊断学理论与实践,2017,16（3）:260-263.

[26] 刘艳佳,熊莉娟,衡艳林,等.中重度卵巢过度刺激综合征胸腹水护理的研究进展[J].现代临床护理,2017,16（12）:54-57.

[27] 李婷,刘朝晖.中美盆腔炎性疾病的诊治规范对比解读[J].中国医药导报,2023,20（3）:88-92.

[28] 苏颖,方家.基于子午流注理论择时中药保留灌肠在慢性盆腔炎患者护理中的应用效果[J].护理实践与研究,2022,19（23）:3563-3566.

[29] 李健鑫, 陈真, 漆洪波. 加拿大妇产科医师学会《产后出血和失血性休克（2022）》指南解读 [J]. 中国实用妇科与产科杂志,2023,39（6）:633-638.

[30] 曹皓宁, 刘兴会, 吴琳.2022 年 FIGO 产后出血指南解读 [J]. 实用妇产科杂志,2023,39（3）:188-191.

[31] 陈红, 陈真, 漆洪波.2022 年国际妇产科联盟《产后出血管理指南》解读 [J]. 中国实用妇科与产科杂志,2022,38（11）:1116-1119.

[32] 方玲玲, 高君红. 集束化护理对妊娠期高血压护理满意度、心理状态及生活质量的影响分析 [J]. 中国医药指南,2023,21（10）:130-132, 136.

[33] 蔡明瑾, 侯朝铭, 高静, 等. 妊娠高血压患者住院期间患病体验与需求的 Meta 整合 [J]. 中国护理管理,2023,23（3）:424-430.

[34] 王立芳, 李恒艳, 张玲. 专科护理联合循证护理干预在妊娠高血压患者中的应用 [J]. 齐鲁护理杂志,2023,29（5）:93-96.

[35] 罗晓蕾, 王涛.2019 年 ACOG 妊娠期高血压疾病妇产科医师临床管理指南要点解读 [J]. 实用妇产科杂志,2019,35（4）:259-262.

[36] 杨甜, 姚强.2022 年加拿大妇产医师协会第 426 号临床指南：妊娠期高血压疾病的诊断、预测、预防和管理要点解读 [J], 中国计划生育和妇产科, 2023,15（6）:3-5.

[37] 王旭, 王芳, 王瑶, 等. 个性化护理对妊娠期糖尿病患者血糖及妊娠结局影响的 Meta 分析 [J]. 当代护士（中旬刊）,2023,30（4）:34-40.

[38] 方园, 周英凤, 李丽, 等. 妊娠期糖尿病非药物管理决策支持系统的构建及应用 [J]. 中华护理杂志,2023,58（9）:1043-1049.

[39] 陈春琼. 妊娠期糖尿病产前护理对患者并发症情况的影响 [J]. 中国医药指南, 2023,21（14）:122-124.

[40] 谢幸, 孔北华, 段涛. 妇产科学 [M]. 9 版. 北京：人民卫生出版社, 2019.

[41] 中国妇幼保健协会助产士分会. 正常分娩指南 [J]. 中华围产医学杂志, 2020, 23（6）：371-375.

第十二章　小儿常见疾病护理常规

第一节　高热惊厥护理常规

一、护理评估

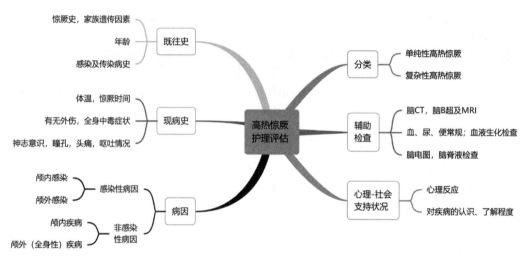

二、治疗要点

（一）控制惊厥发作

高热惊厥起病急骤，属危重症。止惊必须争分夺秒，以避免脑细胞受损，影响智力发育，因此及时、准确、有效地使用止惊药，控制惊厥发作，是止惊的关键。

（二）治疗惊厥病因

引起高热惊厥的病因分为感染性和非感染性病因，针对惊厥的不同病因采取相应治疗措施。

（三）预防惊厥复发

1. 单纯性高热惊厥　可采用短程服药法，平时预防发热，一旦发热尽快降温以防惊厥发生。

2. 复杂性高热惊厥　如惊厥持续时间过长、复发过频等，应长期规律性服用抗癫痫药物。

护理关键点

发热的护理、惊厥发作的护理、控制惊厥发作、健康教育

三、护理措施

（一）发热的护理

1.卧床休息，保持室内安静、温度适中、通风良好。衣被不可过厚，以免影响机体散热。

2.保持皮肤清洁，及时更换被汗液浸湿的衣被。

3.加强口腔护理。

4.根据患儿的舒适感受选择物理降温或遵医嘱给予药物降温方式，若有高热惊厥病史者则应及早给予处置。退热处置30分钟至1小时后复测体温，并随时注意有无新的症状或体征出现，以防惊厥发生或体温骤降。

5.有呕吐或进食困难的患儿可适当增加静脉补液。

（二）惊厥发作的护理

1.气道管理 惊厥发作时将患儿平卧，头偏向一侧（呕吐者可侧卧），解开衣领及时清除呼吸道分泌物及呕吐物。必要时给予氧气吸入。若惊厥停止后自主呼吸未恢复，应实施人工呼吸。备好吸引器、气管插管等急救用物。

2.预防受伤 就地抢救，专人守护，防止受伤。移开周围可能伤害患儿的物品，不可移动患儿或强力按压及约束肢体，不可将物品塞入患儿口中或强力撬开紧闭的牙关，惊厥发作未超过5分钟可任其自行停止。注意观察生命体征、意识行为、瞳孔、面色、惊厥发作类型及持续时间等。指导患儿及家长避免诱发惊厥的因素，如闪烁的灯光、睡眠不足、活动过度等。

3.心理护理 患儿惊厥发作时允许家长陪伴。指导患儿家长惊厥发作的急救处理（如体位、安全、保持气道通畅等）。讲解惊厥的病因、治疗、预后等知识。评估患儿家长焦虑及恐惧的程度，指导其减轻焦虑、获取支持和资源的方法。

（三）控制惊厥发作的治疗措施

1.药物治疗。①苯二氮䓬类：控制惊厥的首选药，常用地西泮及咪达唑仑。地西泮0.3～0.5mg/kg缓慢静脉注射，推注速度1～2mg/min。必要时5～10分钟后可重复应用。过量可致呼吸抑制、血压降低。②苯巴比妥钠：本药肌内注射吸收较慢，不适用于急救。负荷剂量为10mg/kg，静脉注射，速度<25mg/min。维持剂量为3～5mg/（kg·d），分两次使用。该药常用于新生儿惊厥的初始治疗。③10%水合氯醛：每次0.5ml/kg（50mg/kg），稀释至3%灌肠。

2.对症治疗：高热者予降温，维持内环境稳定。

3.病因治疗：针对惊厥的不同病因采取相应治疗措施。

4.观察惊厥类型、持续时间和发作频率及惊厥伴随症状，如发热、高血压、瞳孔扩大、剧烈头痛、意识状态等，有无黄疸、皮疹、脱水等表现。

5.抽搐时间过长，频繁发作，应警惕有无脑水肿、颅内压增高的表现。

（四）其他护理

1.疑有脑水肿时遵医嘱给予地塞米松每次0.3～0.5mg/kg，或甘露醇0.5～5ml/kg，静脉快速滴注或静脉推注，积极寻找病因，进行针对性处理。

2.大小便失禁的患儿及时更换清洁的衣服，保持皮肤清洁，预防皮肤感染。

（五）健康教育

1. **疾病知识指导**　患儿入院后，医护人员应协助医师评估患儿病情，并及时进行症状缓解相关治疗。患儿家长大多对小儿高热惊厥的了解较少，所以患儿发病后其会存在茫然无措、过度焦虑等情绪，针对这种情况，医护人员应向家长说明疾病相关知识，包括可能发病原因、症状表现、治疗方法及可能达到的效果等内容，以使其情绪稳定，良好地配合医务人员开展后续治疗与护理工作。

2. **饮食指导**　高热惊厥患儿发病期间，大多存在着电解质紊乱的情况，且儿童本身身体发育对饮食等存在要求，所以治疗与康复期间应做好饮食管理，使家长了解更多饮食方面的知识。如应为患儿提供清淡且容易消化的食物，保证热量供应充足，可选择蛋白质含量高的食物，如牛奶、蛋清等。应保证患儿饮水量，避免其因为高热而出现脱水的情况。根据患儿年龄及身体需求，可适当提供新鲜果汁。

3. **身体护理及用药指导**　患儿受其年龄影响，对家长依赖程度更高，治疗过程中身体护理、药物指导等均需要医护人员与家长配合完成。所以为保证身体护理、药物应用的质量，医护人员应指导患儿家长正确掌握身体护理方法，告知其用药方式、可能出现的不良反应及应对措施，如密切观察患儿体温变化情况等。

4. **出院指导**　由于小儿高热惊厥存在反复发作的特点，所以出院后应做好预防工作。医护人员应指导患儿家长定期监测患儿情况，告知其判断可能发生惊厥的方法及紧急抢救方法，指导患儿家长准备好相关药品、物品，包括压舌板、体温计、退热药等。

第二节　小儿矮小症护理常规

一、护理评估

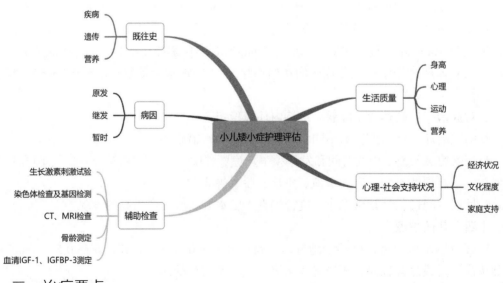

二、治疗要点

生长激素替代治疗：

1. **治疗剂量**　每周使用剂量为 0.5 ～ 0.7U/kg，每晚睡前 1 小时皮下注射 0.1U/kg。因人的生长激素呈脉冲式分泌，在夜间熟睡 1 小时后达到高峰，其分泌量占到一天总量的 50% 以上。

2. **注射部位**　可选择在上臂、大腿前侧和腹壁脐周等部位注射，每周更换一个注射部位，以防止长期注射一个部位引起皮下脂肪萎缩。

3. **生长激素储存**　生长激素应储存于 4℃ 的冰箱中，从冰箱取出后需要储存于有冰块的隔热袋中。使用时应轻拿、轻放，严禁剧烈晃动。

护理关键点

生长激素刺激试验、用药护理、饮食护理、生活护理

三、护理措施

（一）生长激素刺激试验

1. **试验流程**　见图 12-2-1。

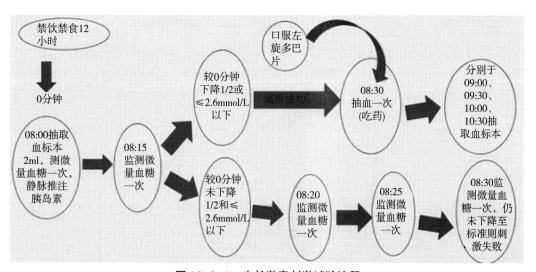

图 12-2-1　生长激素刺激试验流程

2. **注意事项**　①试验前晚 20:00 以后禁饮禁食。②试验全过程禁饮禁食。③试验过程中可选择直型静脉留置针进行采血，可避免多次穿刺，从而减轻患儿疼痛。④试验必须认真记录时间、微量血糖值。⑤认真记录抽血标本时间，标本及时送检。⑥患儿出现低血糖反应或恶心呕吐，及时通知医师并监测血糖及生命体征。⑦观察患儿在试验过程中的反应。

（二）用药护理

1. 药品放在 2 ～ 4℃ 冰箱储存，不能贴在冰箱内壁和放在冰箱门上。注射前 15 ～ 20 分钟将药品从冰箱取出静置，注射用水不用放冰箱。

2. 向家长讲解药物使用的规格、注射的剂量及每天需要抽取的药液。

3. 注射部位选择：脐部为首选。注射部位以肚脐为圆心外侧 3～5cm，此处吸收快，吸收速度恒定，不易受温度、运动影响，注射方便。

4. 注意注射部位区域应轮换，尽量避免短时间内在同一注射区注射，以避免短期内反复注射而引起的皮下组织变性。

5. 用药观察：用药后建立随访记录，观察询问是否有过敏反应，出现异常及时处理，保证用药安全，用药期间定期复查。

（三）饮食护理

采用充足、均衡的营养供给。应督促患儿每天保持良好的饮食，摄入足够的蛋白质、碳水化合物及维生素，每天应保证喝 250～500ml 牛奶、吃 1～2 枚鸡蛋，食适量的各种肉类、谷类及水果蔬菜，避免或尽量少摄入碳酸饮料及含糖量高的、油炸的食品。

（四）生活护理

1. 合理膳食，不暴饮暴食，食物应多样。不要过多食用高碳水化合物的食物，多补充蛋白质，如鸡蛋、牛奶、豆制品等，可以提高个人的免疫功能。

2. 适量运动。适宜的运动项目有跳跃、跑步、摸高、打球、跳绳、单杠、引体向上、游泳等，增强个人的身体素质。

3. 注意对患儿避免谈及矮小的一些话题，因为其更需要支持和关爱。让患儿保持积极乐观的心态，心情愉快是身高增长的催化剂。

4. 按时复诊对治疗成功至关重要。治疗过程中每 3 个月左右测量身高、体重。用药期间定期复诊，每 3 个月复查肝功能、甲状腺功能、骨龄、血糖等指标，及时调整治疗方案。

第三节　小儿腹泻护理常规

一、护理评估

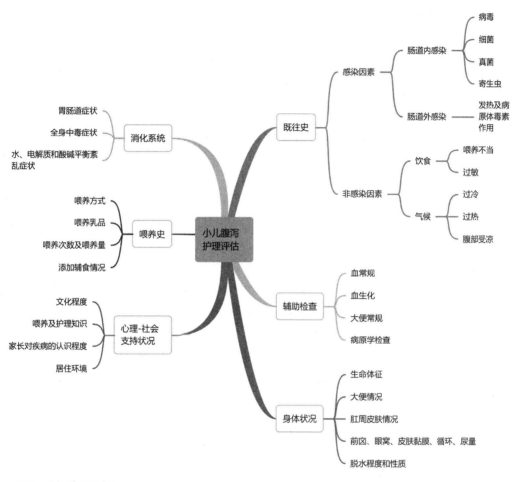

二、治疗要点

（一）一般治疗

1. 严密监测生命体征。

2. 调整饮食，预防和纠正脱水。

3. 合理用药，控制感染。

4. 纠正水、电解质及酸碱平衡紊乱。

（二）不同时期的腹泻治疗侧重点

1. 急性腹泻　维持水、电解质平衡。

2. 迁延性和慢性腹泻　肠道菌群失调及饮食治疗。

护理关键点

饮食护理、用药护理、皮肤护理、生活指导

三、护理措施

（一）饮食护理

1. 母乳喂养患儿继续哺乳，减少哺乳次数，缩短每次哺乳时间，暂停换乳期食物添加。

2. 人工喂养患儿可喂米汤、脱脂奶等，腹泻次数减少后给予流质或者半流质饮食，如粥、面条，少量多餐。

3. 呕吐严重者，可暂时禁食 4～6 小时（不禁水），好转后继续进食，由少到多，由稀到稠。

（二）用药护理

1. 合理使用抗生素：避免抗生素滥用造成肠道菌群失调。病毒性肠炎一般不用抗生素。

2. 微生态疗法：恢复肠道正常菌群，重建肠道天然屏障保护作用。常用药物有双歧杆菌、乳酸菌等。

3. 肠黏膜保护剂：服用后在肠黏膜上形成一层均匀的保护膜，可以吸附病原体及毒素，常用蒙脱石散。

4. 根据脱水性质（表 12-3-1）和程度（表 12-3-2），使用口服补液或者静脉补液纠正脱水及水、电解质和酸碱平衡紊乱。

表 12-3-1　不同性质脱水鉴别要点

鉴别点	等渗性脱水	低渗性脱水	高渗性脱水
主要原因	呕吐、腹泻	营养不良伴慢性腹泻	腹泻时补含钠液过多
水、电解质丢失比例	成比例丢失	电解质丢失多于水	水丢失多于电解质
血钠	130～150mmol/L	< 130mmol/L	> 150mmol/L
渗透压	280～310mOsm/L	< 280mOsm/L	> 310mOsm/L
主要丧失液区	细胞外液	细胞外液	细胞内液
临床表现	一般脱水征	脱水征伴循环衰竭	口渴、烦躁、高热

表 12-3-2　等渗性脱水临床表现及分度

项目	轻度	中度	重度
失水占体重比例	3% ～ 5%	5% ～ 10%	＞ 10%
精神状态	稍差或略烦躁	萎靡或烦躁不安	淡漠或昏迷
皮肤	稍干燥、弹性稍差	干燥、苍白、弹性差	干燥、花纹、弹性极差
黏膜	稍干燥	干燥	极干燥或干裂
前囟和眼窝	稍凹陷	凹陷	明显凹陷
眼泪	有	少	无
口渴	轻	明显	烦渴
尿量	稍少	明显减少	极少或无尿
四肢	温	稍凉	厥冷
周围循环衰竭	无	不明显	明显

（三）皮肤护理

便后用清水清洗臀部，保持会阴及肛周皮肤清洁、干燥，预防臀红。婴儿可选择柔软透气的尿布，注意及时更换。

（四）生活指导

1. 指导家长做好家庭护理，介绍预防患儿脱水的方法，指导口服补液盐的服用方法及注意事项。

2. 保持臀部皮肤清洁，以免粪便刺激皮肤造成臀红及破溃。

3. 嘱咐家长切忌给患儿服用抗感染药物，以免肠道菌群失调而引起肠炎迁延不愈。

4. 应用微生态制剂时，应与抗生素间隔 2 小时以上。

5. 使用肠黏膜保护剂时，应在两次喂奶或餐中间间服用。

第四节　小儿急性喉炎护理常规

一、护理评估

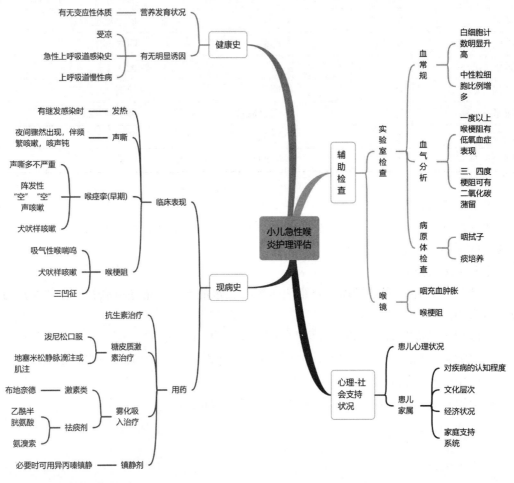

二、治疗要点

（一）一般治疗

1. 保持呼吸道通畅，防止缺氧加重。可根据患儿情况给予吸氧。

2. 糖皮质激素：有抗炎和抑制变态反应等作用，能及时减轻喉头水肿，缓解喉梗阻。

3. 控制感染：包括抗病毒药物和抗菌药物。

4. 对症治疗：烦躁不安者要及时镇静，痰多者可用祛痰剂，不宜使用氯丙嗪和吗啡。

5. 气管插管：经上述处理仍有严重缺氧征象或有三度以上喉梗阻者可行气管插管，呼吸机辅助通气治疗，必要时行气管切开。

（二）特殊治疗

1. 一度喉梗阻　①抗生素 + 激素（0.3mg/kg）。②雾化吸入 bid　生理盐水 30ml+ 地塞米松（3～5mg）+ 伊诺舒（7.5mg）。③抗病毒药：利巴韦林 10～15mg/kg，分 2 次。

2. 二度喉梗阻　①半卧位。②持续低流量吸氧。③地塞米松 0.3mg/kg，iv，st，后地塞米松 0.5 ～ 1.0mg/kg 及抗生素维持。④氧驱动雾化吸入 bid（氧气 6L/min）：生理盐水 30ml+ 地塞米松 3 ～ 5mg+ 糜蛋白酶 4000U+ 氧气；或，普米克令舒（布地奈德）0.1ml+ 生理盐水 10ml+ 氧气；或，布地奈德 0.5mg+ 肾上腺素 0.3mg+ 生理盐水 30ml+ 氧气。⑤抗生素 + 抗病毒。⑥必要时，非那根镇静（0.5 ～ 1.0mg/kg）。

3. 三度喉梗阻　①坐位。②面罩吸氧。③准备麻醉插管。④地塞米松 0.5mg/kg，iv，st，后地塞米松 0.5 ～ 1.0mg/kg 维持。⑤氧驱动雾化吸入 bid ～ qid：布地奈德混悬液 0.5mg+ 生理盐水 10ml+ 氧气；或，肾上腺素 1mg+ 地塞米松 0.5mg/kg+ 生理盐水 10ml+ 氧气。⑥抗生素 + 抗病毒。⑦必要时，非那根镇静（0.5 ～ 1.0mg/kg）。⑧药物治疗 30 分钟左右不缓解可气管内插管。

4. 四度喉梗阻　①平卧。②面罩吸氧。③及早气管内插管，突发四度喉梗阻不能及时插管可先行环甲膜穿刺。④未做③前可地塞米松 1mg/kg，iv，st。⑤雾化吸入：肾上腺素 1mg+ 地塞米松 0.5mg+ 生理盐水 10ml+ 氧驱动。⑥插管后妥善固定导管，防脱管。⑦稳定后可转至 ICU。

护理关键点

病情监测、吸氧、开通静脉通路、治疗护理、并发症的预防与处理、饮食护理、日常护理

三、护理措施

（一）病情监测

患儿入院后，立即启动多功能监护仪，严密监测患儿生命体征与病情变化，包括患儿意识、表情、心电、呼吸、心率、血氧饱和度等。呼吸要作为观察重点，严密监测患儿呼吸困难症状及程度，可观察鼻翼翕动、三凹征、咳嗽是否减轻、声音嘶哑是否改变、皮肤黏膜是否有发绀或皮疹、咽部黏膜是否有充血或疱疹及支气管与肺部是否被累及等。床旁要备好气切用品。

（二）吸氧

立即给予面罩吸氧，氧浓度 40% ～ 50%。严重阻塞性呼吸困难患儿氧浓度设置为 30%。如突然吸入高浓度时，会因血氧饱和度急速升高，使二氧化碳浓度突然下降，无法有效刺激呼吸中枢，会造成呼吸抑制，并加重缺氧，故对这类患儿需要设置较低浓度氧，给予持续低流量吸氧护理。

（三）开通静脉通路

立即开通静脉通路，采用小儿静脉留置针，由经验丰富的护理人员操作，争取一次性穿刺成功，避免患儿因穿刺哭闹加重呼吸困难症状。

（四）治疗护理

患儿入院后，需要立刻给予对症治疗：

1. 解除喉阻塞症状　可采用肾上腺皮质激素类药物进行治疗护理，如泼尼松、地塞米松等。根据患儿呼吸困难程度合理调整剂量，用药期间注意严密监测患儿电解质平衡与脉搏情况。

2. 雾化吸入护理　雾化吸入的作用在于促进痰液排出。遵医嘱配药给予超声雾化吸入，吸入过程中，护理人员要严密监测患儿，及时协助患儿排出痰液。

3. 抗病毒治疗　遵医嘱给予抗病毒类药物，指导患儿及家属严格按时、按量用药，以控制炎性反应，并减轻水肿。

（五）并发症的预防与处理

患儿在治疗中可能会出现各种并发症，护理人员要注意严密监测患儿具体情况，及时给予预防性护理。

1. 发热　患儿出现发热时，要做好降温护理，以物理降温为主。严密监测患儿热型和伴随症状，采取必要的对症治疗与护理措施。

2. 惊厥　患儿在高热下可能还会出现惊厥症状，要及时处理，避免出现窒息与受伤。患儿取平卧状态，头向一侧偏，松开衣服领口，彻底清洁患儿鼻咽部分泌物与呕吐物等杂物，确保呼吸道通畅。必要时，可给予抗惊厥药物，如地西泮。给药时，要注意患儿呼吸与血压变化。

3. 局部感染　患儿若有气切，要注意预防感染，每日清理气管内套管 2～3 次，每周更换 1 次外套管，每日更换气管导管纱布。所有导管都要按照清洗、煮沸、消毒的步骤处理后再行使用。

（六）饮食护理

以清淡类、易消化食物为主，可给予营养充分、温热类流质或半流质食物，禁食冰冷、辛辣刺激性食物。患儿无法正常进食时，可给予肠外营养补给，待呼吸平稳后再进食。

（七）日常护理

患儿入院后，护理人员要及时开展心理护理，提高患儿及家属依从性与重视度；保持适宜的病室环境，温度 18～22 ℃，相对湿度 60%～70%，保持室内温暖、相对湿润的环境；每日注意清洁通风。嘱陪护人员让患儿充分休息，减少哭闹，避免加重呼吸困难。

第五节　小儿急性阑尾炎护理常规

一、护理评估

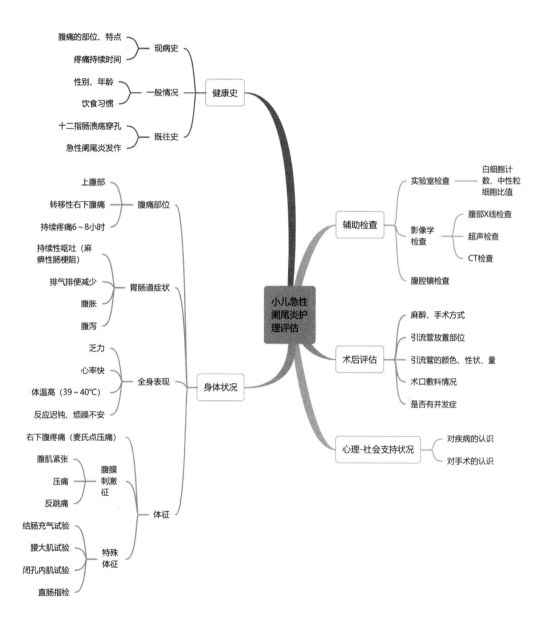

二、治疗要点

（一）术前治疗

1. 严密监测生命体征，疼痛及感染中毒症状，禁服泻药及灌肠。

2. 禁食，液体治疗，保持静脉通路有效，纠正脱水和电解质紊乱，保证营养支持。

3. 使用抗菌药物：确诊阑尾炎后应尽快给予抗菌药物，并在做手术切口前至少

30～60分钟给药，首选广谱抗生素＋抗厌氧菌药物。

（二）手术治疗

1.腹腔镜阑尾切除术［采用3孔（3切口）或单切口技术］。

2.开腹阑尾切除术。

（三）手术后治疗

1.准确使用抗菌药物，监测生命体征及手术切口情况，保持静脉通路有效。

2.充分控制疼痛。

3.引流管的宣教及观察。

4.指导患儿术后饮食、体位及下床活动情况。

护理关键点

病情监测、管路护理、饮食护理、疼痛的护理、体位与活动护理、并发症的护理

三、护理措施

（一）病情监测

1.严密监测生命体征，遵医嘱及时应用有效抗生素，术后低热给予物理降温。

2.观察术口愈合情况，保持术口敷料的清洁、干燥，如有污染及时协助医师换药，做好基础护理。

3.观察腹部是否出现腹膜刺激征如腹肌紧张、压痛、反跳痛，是否有腹部膨隆、移动性浊音。

4.脓肿形成者可配合医师行脓肿穿刺抽液。

（二）管路护理

1.妥善固定，定时挤压引流管，保持引流管引流通畅，防止脱落和扭曲受压。准确测量引流管的外露长度，做好标识，每班严格交接班。准确记录腹腔引流液等各种引流液的性状、颜色及量，观察有无活动性出血，及时通知医师。留置尿管的患儿，做好尿道口护理；留置胃管的患儿做好口腔护理。做好非计划拔管量表评估。

2.做好宣教，告知家属及患儿引流管留置的目的、重要性，取得患儿及家属的配合。

3.患儿烦躁明显者，在取得家属同意下必要时使用约束带，严密观察约束部位皮肤情况。

4.引流袋定时更换，注意无菌原则。

（三）饮食护理

1.术后应禁止饮食，予以静脉液体以维持水与电解质平衡及热量的供给。有呕吐患儿，头偏向一侧，防误吸。观察患儿术后排气排便及腹部体征并及时记录。待患儿肛门排气之后试饮水，若无腹胀、呕吐等不适，给予流质饮食，如粥，藕粉等，逐步过渡到普通饮食。

2. 少食多餐，饮食保持清淡。避免进食大豆、牛奶等易产气食物。

3. 保持大便通畅，避免腹内压增高。

（四）疼痛的护理

1. 术前观察患儿右下腹压痛〔麦氏点（图 12-5-1）固定压痛）〕情况，严密观察是否有腹膜刺激征如腹肌紧张、压痛、反跳痛，有则提示有阑尾穿孔的可能，及时告知医师。协助患者取舒适体位，如半坐卧位、侧卧位等缓解疼痛。明确诊断或已决定手术者疼痛剧烈时，遵医嘱给予镇痛或镇静、解痉药。

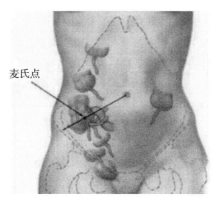

麦氏点

图 12-5-1　麦氏点示意图

2. 术后责任护士利用疼痛评估量表监测患儿疼痛情况，遵医嘱给予镇痛药物。

3. 遵医嘱给予持续低流量 1 ～ 2L/min 鼻导管给氧，缓解疼痛。

4. 提供患儿喜欢的玩具、儿歌或者视频，分散其注意力。

5. 常用疼痛评分量表包括以下几种：

（1）新生儿疼痛评估量表（NIPS）：见表 12-5-1。

表 12-5-1　新生儿疼痛评估量表

项目	0分	1分	2分
面部表情	放松	面部扭曲	—
哭闹	无	呻吟	大哭
呼吸改变	平静、规律	呼吸方式改变	—
上肢	放松	屈曲或伸展	—
下肢	放松	屈曲或伸展	—
意识觉醒状况	平静入睡或觉醒	烦躁不安	—

（2）FLACC 评估量表：适用于 1 ～ 4 岁（表 12-5-2）。

表 12-5-2　FLACC 评估量表

评分	0分	1分	2分
面部表情	无特定表情或笑容	偶尔面部扭曲或皱眉	持续下巴颤抖，紧咬下颌，紧皱眉头
腿部活动	正常体位或放松体位	不适，无法休息，肌肉或神经紧张，肢体间断弯曲/伸展	踢或拉直腿，高张力，扩大肢体弯曲/伸展，发抖
体位	安静平躺，正常体位，可顺利移动	急促不安，来回移动，紧张	卷曲或痉挛，来回摆动，头部左右摆动，揉搓身体某部位
哭闹	不哭不闹	呻吟或啜泣，偶尔哭泣，叹息	不断哭泣，尖叫或抽泣，呻吟
可安慰度	平静的满足的，放松，不需要安慰	可通过偶尔身体接触消除疑虑、分散注意力	安慰有困难

0分：无痛；

1～3分：轻度疼痛；

4～6分：中度疼痛；

7～10分：重度疼痛。

（3）面部表情疼痛评估法：适用于 4～14 岁（图 12-5-2）。

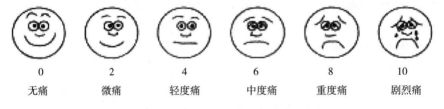

图 12-5-2　面部表情疼痛估评法

（4）视觉模拟评分法（VAS）：适用于＞10 岁（图 12-5-3）。

面孔视觉模拟量表（facial visual analogue scale，F-VAS）
请您用 "×" 或垂直的 "I"，在下面的横线上标出您的疼痛感受

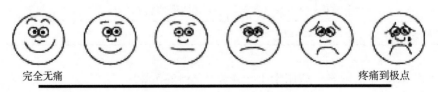

图 12-5-3　视觉模拟评分法

（5）数字分级评分法（NRS）：见图 12-5-4。

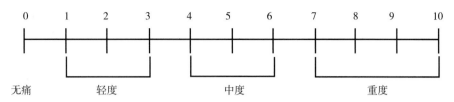

图 12-5-4 数定分级评分法（0～10 版）

0 分：无痛；

1～3 分：轻度疼痛；

4～6 分：中度疼痛；

7～10 分：重度疼痛。

（五）体位与活动护理

1. 全身麻醉尚未清醒的患儿予去枕平卧位，头偏向一侧，及时清理口鼻部分泌物，保持呼吸道通畅，术后 6～8 小时患儿清醒后予半卧位。

2. 患儿术后第 1 天协助床旁站立、移步并逐渐增加，鼓励患儿早期下床活动，促进肠功能恢复。

3. 每天坚持活动，促进肠功能恢复，避免肠粘连等并发症，但需要警惕下床时跌倒等。

4. 患儿下床活动时予妥善固定引流管，保持管道通畅，防管道滑脱。

5. 术后 1 个月内勿进行剧烈活动，特别是增加腹内压的活动，如下蹲、屏气、提重物等，防止形成切口疝。

6. 做好防压疮及跌倒、坠床的安全护理措施。

（六）并发症的护理

1. 术后出血　多因阑尾系膜的结扎线松脱，引起系膜血管出血。主要表现为腹痛、腹胀、失血性休克等；一旦发生，应立即遵医嘱输血、补液，并做好紧急手术止血的准备。

2. 切口感染　是阑尾切除术后最常见的并发症，多见于化脓性或穿孔性阑尾炎。主要表现为术后 3 天左右体温升高，切口局部胀痛或跳痛、红肿、压痛，形成脓肿时局部可出现波动感。应遵医嘱予以抗生素；若出现感染，协助医师试抽出伤口脓液，或在波动处拆除缝线敞开引流，排出脓液，定期换药，保持敷料清洁、干燥。

3. 粘连性肠梗阻　多与局部炎性渗出、手术损伤、切口异物和术后长期卧床等因素有关。术后应鼓励患者早期下床活动。不完全性肠梗阻者，行胃肠减压；完全性肠梗阻者，应协助医师进行术前准备。

4. 阑尾残株炎　阑尾切除时若残端保留过长超过 1cm，术后残株易复发炎症，症状表现同阑尾炎，X 线钡剂检查可明确诊断。

5. 肠瘘 / 粪瘘　较少见，多因残端结扎线脱落，盲肠原有结核、癌肿等病变，术中因盲肠组织水肿脆弱而损伤等所致。临床表现与阑尾周围脓肿类似，术后数天内可见肠内容物经切口或瘘口溢出。阑尾炎所致的粪瘘一般位置较低，对机体影响较小，通过保持引流通畅、创面清洁、加强营养支持等非手术治疗后，多可自行闭合。

第六节　儿童肾病综合征护理常规

一、护理评估

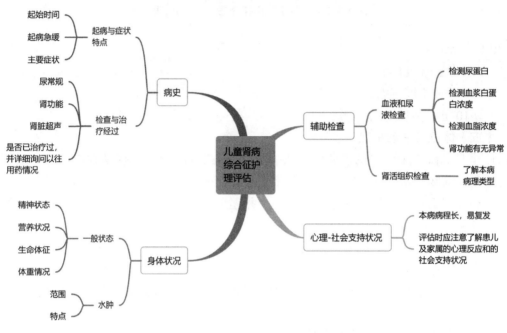

二、治疗要点

（一）一般治疗

休息、合理饮食、预防感染等方法。

（二）对症治疗

1. 利尿消肿：对糖皮质激素耐药或未使用糖皮质激素而水肿较重伴尿少者可配合使用利尿剂，但需要密切观察出入水量、体重变化及电解质紊乱。

2. 减少尿蛋白：应用血管紧张素转化酶抑制剂或血管紧张素Ⅱ受体拮抗剂。

3. 降脂治疗。

（三）抑制免疫与炎症反应

1. 糖皮质激素　肾病综合征常用的首选药物。初治病例诊断确定后应尽早使用泼尼松治疗，常用治疗方案有短程疗法（全疗程 8 周）、中程疗法（全疗程 6 个月）和长程疗法（全疗程 9 个月）。

激素治疗为儿童新发肾病综合征的首选治疗。方案：①初始治疗：口服泼尼松或泼尼松龙 60mg/（m² · d）或 2mg/（kg · d）（最大剂量 60mg）持续 4 ～ 6 周，然后隔天予 40mg/m² 或 1.5mg/kg 4 ～ 6 周。小于 4 岁者易频繁复发或激素依赖，可延长初始治疗至 16 ～ 24 周，但对激素反应良好者（7 天内缓解），标准的 8 ～ 12 周疗程也可考虑。②复发治疗：口服泼尼松或泼尼松龙 60mg/（m² · d）或 2mg/（kg · d）（最大剂量 60mg）直到完全缓解后 3 天，然后隔天予 40mg/m² 或 1.5mg/kg 至少 4 周。频繁复发及激素依赖者如果没有明显毒副作用，可继续使用激素方案。③预防复发：频繁复发及激素依赖的患儿若在隔天服用或未使用糖皮质激素期间合并感染，可给予 0.5mg/kg 的激素 5～7 天减少复发。

2. 免疫抑制剂　适用于激素部分敏感、耐药、依赖及复发的病例，在小剂量糖皮质激素隔天使用的同时可选用环磷酰胺、环孢素等免疫抑制剂。

（四）抗凝治疗

应用肝素钠、尿激酶、双嘧达莫等可防治血栓。

（五）其他

如免疫调节剂、中医药治疗等。

护理关键点

适当休息、营养护理、预防感染、用药护理、心理护理

三、护理措施

（一）适当休息

一般不需要严格限制活动。无高度水肿、低血容量及感染的患儿不需要卧床休息，严重水肿、高血压及低血容量患儿需要卧床休息以减轻心脏和肾的负担。卧床时应在床上经常变换体位，以防血管栓塞等并发症。病情缓解后可逐渐增加活动量，但不要过度劳累，以免病情加重。学龄儿童肾病活动期应休学。

（二）营养护理

一般患儿不需要特别限制饮食，但因消化道黏膜水肿使消化能力减弱，应注意减轻消化道负担，给易消化的饮食，如优质的蛋白（乳类、蛋、鱼、家禽等）、少量脂肪、足量碳水化合物及高维生素饮食；激素治疗过程中食欲增加者应适当控制食量。

1. 热量　总热量依年龄不同而不同。其中碳水化合物占 40%～60%，一般为多糖和纤维，可增加富含可溶性纤维的食物如燕麦、米糠及豆类等。

2. 脂肪　为减轻高脂血症应少食动物性脂肪，以植物性脂肪为宜。脂肪一般 2～4g/（kg·d），植物油占 50%。

3. 蛋白质　大量蛋白尿期间蛋白质摄入量不宜过多。高蛋白质膳食虽然可使体内合成蛋白质增加，但其分解及尿中排出也增加，可能使肾小球硬化。患儿蛋白质供给以 1.5～2.0g/（kg·d）为宜，三餐中蛋白质的分配宜重点放在晚餐。尿蛋白消失后长期用糖皮质激素治疗期间应多补充蛋白质，因糖皮质激素可使机体蛋白质分解代谢增强，易出现负氮平衡。

4. 水和盐　一般不必限制水，但水肿时应限制钠的摄入，一般为 1～2g/d，严重水肿时则应＜1g/d，待水肿明显好转应逐渐恢复正常食盐摄入量。

5. 维生素 D 和钙　足量激素治疗期间每天给予维生素 D 400U 及钙 800～1200mg。

（三）预防感染

1. 患儿由于免疫力低下，易继发感染，而感染常使病情加重或复发，严重感染甚至可危及患儿生命。应向患儿及家长解释预防感染的重要性，尽量避免到人多的公共场所。

2. 做好保护性隔离：肾病患儿与感染性疾病患儿分室收治，病房每日进行空气消毒，减少探视人数。

3. 加强皮肤护理：由于高度水肿导致皮肤张力增加，皮下血循环不良，加之营养不良及使用激素等，皮肤容易受损及继发感染，应注意保持皮肤清洁、干燥，及时更换内衣；保持床铺清洁、整齐，被褥松软，经常翻身；水肿严重时，臀部和四肢受压部位垫软垫或用气垫床；可用棉垫或吊带托起水肿的阴囊，皮肤破损可涂碘伏预防感染。

4. 做好会阴部清洁，每日用高锰酸钾坐浴，以预防尿路感染。

5. 严重水肿者应尽量避免肌内注射，以防药液外渗，导致局部潮湿、糜烂或感染。

6. 注意监测体温、血常规等，及时发现感染灶。发生感染者给予抗生素治疗。

（四）用药护理

1. 应用利尿药时注意观察尿量，定期查血钾、血钠，尿量过多时应及时与医师联系，因大量利尿可加重血容量不足，有出现低血容量性休克或静脉血栓形成的危险。

2. 激素治疗期间观察每日尿量、尿蛋白变化及血浆蛋白恢复等情况，观察激素的副作用，如库欣综合征、高血压、消化道溃疡、骨质疏松等。遵医嘱及时补充维生素 D 及钙，以免发生手足搐搦症。

3. 使用免疫抑制剂（如环磷酰胺）治疗时注意有无白细胞计数下降、脱发、胃肠道反应及出血性膀胱炎等。用药期间多饮水和定期查血常规。

4. 抗凝和溶栓疗法能改善肾病的临床症状，改变患儿对激素的效应，减少血栓形成。在使用此类药物过程中应监测凝血时间及凝血酶原时间，预防出血。

（五）心理护理

1. 因患儿年龄小，对陌生环境易产生恐惧、焦虑心理，出现烦躁和哭闹情况。护理人员应在患儿入院时全面了解其年龄、病情、检验结果、性格等，并据此对患儿进行针对性的心理护理。护理人员应不断提高自身理论知识和护理技能，以专业的知识、熟练的技能赢得患儿及其家长的信任，提高患儿对治疗的依从性。

2. 全面了解患儿家长的教育程度、生活背景等，采用其能接受的方式讲解疾病相关知识。

3. 让患儿及其家长了解感染是本病最常见的合并症及复发的诱因，使家长和患儿积极预防感染，尽可能减少复发，缩短病程，提高治疗效果。

第七节 新生儿呼吸窘迫综合征护理常规

一、护理评估

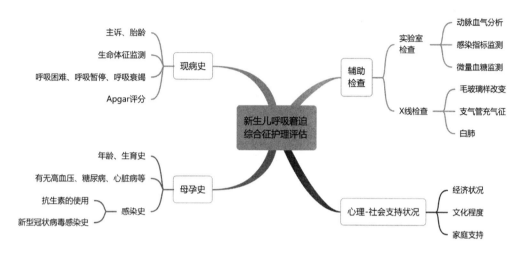

二、治疗要点

（一）一般治疗

1. 严密监测生命体征，遵医嘱给予抗感染治疗。

2. 保持足够的通气，保证氧合。

3. 保持呼吸道通畅，正确吸痰。

4. 保证足够的液体量，维持血糖。

5. 加强体位管理，防止压疮。

（二）肺表面活性物质的应用

1. 肺表面活性物质（pulmonary surfactant，PS）的成分、产生与作用 见表 12-7-1。

表 12-7-1 PS 的成分、产生与作用

组成成分	名称	产生时间	作用
脂类 85%～90%	1. 磷脂酰胆碱,即卵磷脂(PC) 2. 鞘磷脂（SM） 3. 磷脂酰甘油（PG）	1. 孕 18～20 周开始产生，孕 35～36 周迅速增加 2. 含量较恒定，孕 28～30 周小高峰	1. 表面活性作用 2.L/S 为判断肺成熟度指标
蛋白质 5%～10%	表面活性物质蛋白: SP-A、B、C、D		利于 PS 分布，增加表面活性作用

2. PS 常用药 Survanta（牛肺）、Curosurf（猪肺）、Exosurf（人工合成）。

3. PS 作用 降低肺泡表面张力，防止肺泡萎陷，保持肺顺应性，稳定肺泡内压力，防止液体向肺泡渗出。

护理关键点

气道护理、用氧护理、体位护理、营养护理、肺表面活性物质（PS）给药护理

三、护理措施

（一）气道护理

1. 保持呼吸道通畅　及时清除呼吸道分泌物，以防堵塞气道。吸入氧气应加温湿化。对于痰液较多，吸痰时 SpO_2、心率、血压容易波动时尽可能采用密闭式吸痰法，采用测量法预先确定吸痰管插入的深度。

2. 持续气道正压通气（CPAP）的护理　放置鼻塞时，先清除呼吸道及口腔分泌物，清洁鼻腔，鼻部采用人工皮保护鼻部皮肤和鼻中隔。在 CPAP 治疗期间，经常检查呼吸机管路连接是否紧密、有无漏气。取下鼻塞时，检查鼻部有无压迫引起的皮肤坏死或鼻中隔破损等。

3. 气管插管的护理　妥善固定气管插管以免脱管，每班记录置管深度，检查接口有无松脱漏气、管道有无扭转受压。每次吸痰操作前后注意导管位置固定是否正确，听诊肺部呼吸音是否对称，记录吸痰时间及痰量、性状和颜色。

4. 加强气道吸引操作管理　见表 12-7-2。

表 12-7-2　吸痰指征

推荐项目	推荐意见	证据等级
吸引指征	不宜定时吸痰，应实施按需吸痰	B1
吸引禁忌证	新生儿气道内吸引无绝对禁忌证	D2
气道内吸引管型号选择	新生儿吸引导管直径不应超过人工气道内径的 1/2～2/3	C2
吸引前预充氧	预充氧不常规应用于吸引流程	D2
	若在吸引时出现氧饱和度下降，则立刻或在下次吸引前 30～60 秒及吸引后 1 分钟在基础吸入氧浓度上增加 10%	B1
负压吸引压力	建议负压为 80～100mmHg	D2
负压吸引深度	建议采用浅吸法，插入深度为气管导管长度加外接长度	B1
吸引时间	尽可能在最短的时间内完成吸引过程	A1
	整个吸引时间限制在 10～15 秒内，实施负压的时间不超过 5 秒	C2
重复吸引次数	最好 1～2 次完成吸引，避免超过 3 次以上的重复吸引	D2
封闭式吸引	推荐新生儿使用封闭式吸引系统	B2
	推荐高吸氧浓度、高呼气末正压的患儿使用封闭式吸引系统	B2
	当患儿存在呼吸道传染病时，建议使用封闭式吸引系统	D2

续表

推荐项目	推荐意见	证据等级
0.9% 氯化钠溶液灌洗	不建议 0.9% 氯化钠溶液灌洗在气道内吸引时常规进行	C2
	仅在气道分泌物黏稠而常规治疗措施效果不佳时才注入（0.1ml/kg，最大剂量 0.5ml），以促进排痰	D2
促进排痰相关措施	不推荐乙酰半胱氨酸、盐酸氨溴索、糜蛋白酶气道内灌洗协助排痰	D2
	不推荐吸引前常规进行胸部物理治疗，仅在痰液多、黏稠或者出现肺不张时考虑使用，并在治疗期间稳定头部	D2
疼痛管理	建议使用"鸟巢姿势"减少早产儿气道内吸引操作时的疼痛	A1
吸引后监护	新生儿执行气道内吸引操作后，应严密监测患儿生命体征、分泌物的性状、机械通气参数	D1
无菌操作	在整个吸引过程中，应使用无菌技术	B1
纤维支气管镜深部吸引	纤维支气管镜不宜常规应用于新生儿气道分泌物的清除，可用于常规吸痰效果不佳或有明显肺不张且高度怀疑是分泌物阻塞引起的患儿	D2

注："证据等级"中 A、B、C、D 分别表示高、中、低、极低质量证据，1、2 分别表示强推荐和弱推荐。

（二）用氧护理

对氧气用量进行管理，根据血氧饱和度或动脉血气分析，调整氧气用量，尤其早产儿，避免过度用氧导致早产儿视网膜病变。

（三）体位护理

给予患儿侧卧位或者仰卧位，肩颈下垫小毛巾（抬高约 2cm），仰卧位时使头部处于鼻吸气位置，避免颈部过度拉伸或过度屈曲（图 12-7-1）。2～3 小时更换一次体位，防止压疮的发生。

（四）营养护理

1. 静脉营养液输注管理　液体渗透压高、输注时间长、有血管活性药物者，置入 PICC，并且加强巡视，防止液体渗出引起皮肤坏死；使用输液泵，匀速输注液体；严格记录出入量，控制血糖。

2. 喂养管理　遵医嘱正确喂养，经口喂养者，防止呛咳及呕吐引起窒息；鼻饲喂养者，控制时间（20～30 分钟），确保胃管固定在位。

（五）肺表面活性物质（PS）给药护理

1. PS 给药前的护理　①药物准备：从冰箱内取出 PS 后置于控温的水浴中逐渐温化至 37℃，急用时也可置手心捂热 3～5 分钟，并用注射器抽取药液。②患儿的准备：保暖，置患儿于复温台；镇静，按医嘱在给药前用镇静者使患儿安静，减少或避免滴药时患儿烦躁引起药液反流或喷出，导致低氧血症发生；呼吸道准备，给患儿肩颈下垫好折叠的小毛巾，打开气道，常规吸尽口鼻咽部分泌物；正确气管插管和固定导管，根据患儿胎龄、体重选择合适内径的气管导管。

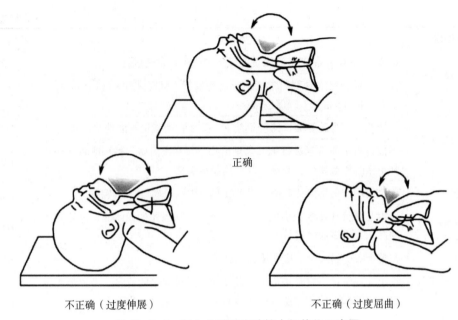

正确

不正确（过度伸展）　　　　　　　　　　　　不正确（过度屈曲）

图 12-7-1　新生儿呼吸窘迫综合征体位示意图

　　2. PS 给药中的护理　仰卧位正压给药法：置患儿仰卧位，用 5ml 注射器抽取药液后接 5 号头皮针，用碘伏消毒气管导管口段外侧壁后刺入，边匀速缓慢滴入，边气囊加压给氧，给药时间 15 ～ 30 分钟。药物滴完后迅速拔出针头，用胶布贴好气管导管的穿刺处，以防漏气。

　　3. PS 给药后的护理　①保暖：用药后患儿应注意保暖。②体位护理：给药后 6 小时取去枕仰卧位，并将头部抬高 30°，6 小时后改变体位，有利于肺循环和降低肺泡表面张力，并减少压疮。③观察病情变化：除密切监测生命体征和血氧饱和度变化外，对于使用机械通气患儿，还应观察有无自主呼吸、有无人机对抗，进行呼吸机管道的护理。④气道管理：注药后 6 小时取仰卧位，勿翻身、拍背、吸痰，除有明显的呼吸道阻塞症状，吸痰时间可推迟到 12 ～ 24 小时后，吸痰时吸痰管插入深度不超过气管插管终端，严格控制吸痰时间，避免刺激患儿出现咳嗽反射。

第八节　新生儿窒息护理常规

一、护理评估

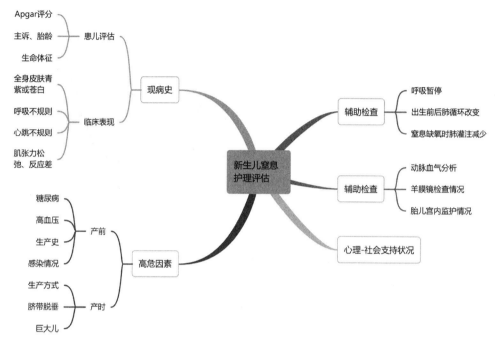

二、治疗要点

（一）一般治疗

1. 保持呼吸道通畅，及时复苏。

2. 严密监测生命体征，保暖，抗感染治疗。

3. 监测循环功能。

4. 监测神经系统表现。

5. 静脉补液维持血糖及内环境稳定，监测血糖情况。

（二）特殊治疗

1. 及时复苏　按 ABCDE 复苏方案及时复苏。A（airway）：清理呼吸道；B（breathing）：建立呼吸；C（circulation）：维持正常循环；D（drug）：药物治疗；E（evaluation and environment）：评价和环境（保温）。ABC 三步最为重要，A 是根本，B 是关键。

2. 复苏后处理　重度窒息所致神经系统损伤者，及时给予亚低温治疗。

护理关键点

复苏、复苏后监护、体温管理、亚低温治疗、早期康复干预、家庭支持

三、护理措施

（一）复苏（A → B → C → D 程序）

由产科及新生儿科医师、护士共同合作进行。

1. A，清理呼吸道（15 ～ 20 秒内完成）　摆好体位，肩部垫高 2 ～ 2.5cm，避免过度仰伸和屈曲；立即吸净口、咽、鼻分泌物，吸引时间不超过 10 秒，先吸口腔，再吸鼻腔（见图 12-8-1）。

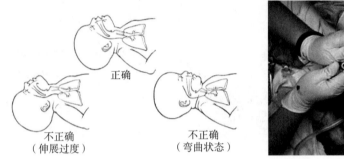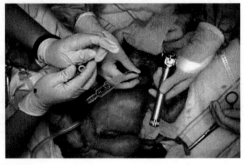

正确

不正确
（伸展过度）

不正确
（弯曲状态）

图 12-8-1　通畅气道

2. B，建立呼吸　①触觉刺激：拍打足底和摩擦婴儿背部来促使呼吸出现，若刺激后出现呼吸或心率＞ 100 次 / 分，肤色红润、手足青紫者可予观察。②正压通气：触觉刺激如无自主呼吸建立或心率＜ 100 次 / 分，应立即用复苏器加压给氧，通气频率 40 ～ 60 次 / 分，吸呼比 1 ：2（见图 12-8-2）。③ 30 秒后再评估，如心率＞ 100 次 / 分，出现自主呼吸可予观察；如无规律呼吸，或心率＜ 100 次 / 分，进行气管插管正压通气。

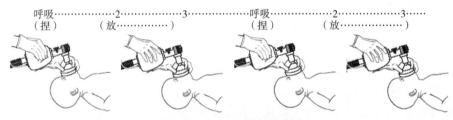

呼吸 ……………… 2 ……………… 3 ………………　呼吸 ……………… 2 ……………… 3 ………………
（捏）　　（放 ……………… ）　　　　（捏）　　　　（放 ……………… ）

图 12-8-2　正压通气操作图

3. C，维持正常循环　气管插管正压通气 30 秒后，心率＜ 60 次 / 分，应同时进行胸外心脏按压。按压频率 90 次 / 分（按压与正压通气比 3 ：1），按压深度为前后胸直径 1/3 左右（4 ～ 5cm），按压放松过程中，手指不离开胸壁，45 ～ 60 秒后评估心率恢复情况。按压部位：胸骨体下 1/3，深度为前后胸直径 1/3 左右（4 ～ 5cm）（图 12-8-3）。

双拇指法：操作者双拇指并排并重叠于患儿胸骨体下 1/3 处，其他手指围绕胸廓托在背后（图 12-8-4A）。

中示指法：操作者一手的中示指按压胸骨体下 1/3 处，另一手或硬垫支撑患儿背部（图 12-8-4B）。

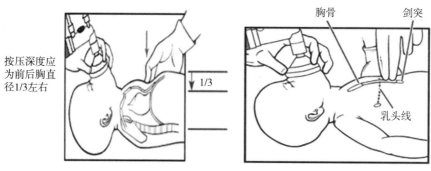

图 12-8-3 恢复循环操作示意图

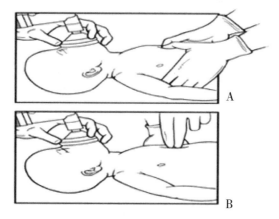

图 12-8-4 A. 双拇指法；B. 中示指法

4. D，药物治疗 ①建立有效的静脉通路。②保证药物的应用：胸外心脏按压 30 秒不能恢复正常循环时，遵医嘱给予 1：10 000 肾上腺素 0.1～0.3ml/kg，静脉或气管内注入；如心率仍＜100 次 / 分，可根据病情酌情用纠酸、扩容剂，有休克症状者可给予多巴胺或多巴酚丁胺；对其母在婴儿出生前 6 小时内曾用过麻醉药者，可用纳洛酮静脉或气管内注入。

（二）复苏后监护

1. 复苏后监护患儿生命体征、尿量、肤色和窒息所致的神经系统症状。

2. 遵医嘱正确补液维持血糖，注意酸碱失衡、电解质紊乱。

3. 严格记录出入量，评估出入量平衡。

（三）体温管理

1. 保温 产房温度至少 26℃，采用方法如袋鼠式保暖、预热包被、辐射台等，维持核心温度 36.5～37.5℃。

2. 避免高温 脑缺氧缺血后高体温与脑损伤有关，需要复苏的新生儿以达到体温正常为目的，避免医源性体温过高。

（四）亚低温治疗

1. 降温 亚低温治疗时采用循环水冷却法进行头部降温或全身亚低温。头部低温 1～2 小时使鼻部温度达到并维持在 33.5～34℃（目标温度），可接受温度 33～34℃，同时直肠温度维持在 34～34.5℃。全身亚低温使直肠温度 1～2 小时达到并维持在

33.5～34℃（目标温度），可接受温度 33～34℃。

2. 维持　达到亚低温治疗的目标温度后转为维持治疗 72 小时，连续监测体温波动情况。

3. 复温　亚低温治疗结束后，必须给予复温。复温宜缓慢，时间＞5 小时，保证体温上升速度不高于 0.5℃/h，避免快速复温引起低血压，因此复温过程中仍须进行肛温监测。体温恢复正常后，须每 4 小时测体温一次。

4. 监测　在进行亚低温治疗过程中，给予持续的动态心电监护、肛温监测、血氧饱和度监测及血压监测，同时观察患儿的面色、反应、末梢循环情况，注意心率的变化，如心率过缓或心律失常，及时与医师联系是否停止亚低温治疗。

（五）早期康复干预

对疑有功能障碍患儿，将肢体固定于功能位。早期给予患儿动作训练和感知刺激，促进脑功能恢复，必要时家庭参与患儿康复干预，出院后定期随访。

（六）家庭支持

耐心细致解答患儿病情，告诉家长患儿目前的情况和可能的预后，帮助家长树立信心，促进父母角色的转变。

第九节　婴儿痉挛症护理常规

一、护理评估

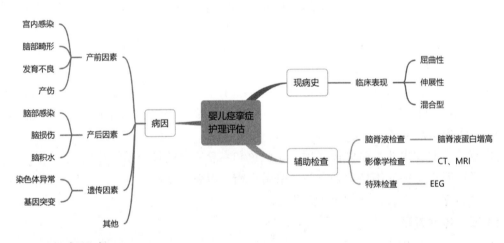

二、治疗要点

药物治疗、手术治疗、生酮饮食治疗等治疗方式为主，其中药物治疗最为常见。

（一）药物治疗

1. 促肾上腺皮质激素（ACTH）、糖皮质激素　是该病治疗的首选药物（除结节性硬化症外），可以有效缓解痉挛发作，通常静脉输注，患儿普遍需要接受大剂量冲击治疗。一般疗程 14～28 天，停药应逐渐减量至停止。不良反应：主要包括高血压、心律不齐、骨质疏松、血钾紊乱、睡眠周期紊乱、可逆性脑萎缩等。

2. 氨己烯酸　适用人群：①结节性硬化性症导致婴儿痉挛症的患儿；② ACTH 治疗

无效的婴儿痉挛症患儿。不良反应：氨己烯酸可能会造成不可逆转的视野缺损，停用后仍可继续产生影响。

3. 维生素 B_6 适用人群：吡哆醇依赖症或吡哆醇反应性癫痫患儿的首选。不良反应：较轻，主要为胃肠道反应。

4. 托吡酯 适用人群：对 ACTH 或氨己烯酸治疗效果不明显的患儿。不良反应：食欲减退、睡眠障碍、无汗等。

5. 苯二氮䓬类 如氯硝西泮。主要用途：可抑制癫痫的放电作用。小剂量开始，逐步加量，可以口服或静脉滴注。

（二）手术治疗

1. 切除性手术 病灶较为明确或病灶位于大脑非功能区的患儿，行大脑病灶切除术、大脑半球离断术等。

2. 姑息性手术 无明确病灶或放电较为广泛的患儿，行胼胝体切开术或迷走神经刺激术和脑深部电刺激术等神经调控方式。

（三）生酮饮食治疗

生酮饮食是一种模拟禁食状态的脂肪高比例、碳水化合物低比例、蛋白质及其他营养素足够的配方饮食。具体机制目前仍未明确，可能是由于生酮饮食增加了脂肪摄入，脂肪代谢后会产生较多酮体，这些酮体可以通过血脑屏障，帮助减少癫痫发作。

护理关键点

紧急护理、一般护理、饮食护理、用药护理、健康教育

三、护理措施

（一）紧急护理

1. 不可将物品塞入患儿口中或强力撬开紧闭的牙关。

2. 床边应放置防护床挡，并放置棉垫，防止患儿坠床摔伤。

3. 不要大喊大叫，也不要拍打患儿，可在周围环境安全的情况下，等待患儿发作结束。

（二）一般护理

1. 保证充足睡眠，避免过度兴奋。

2. 适量运动，但注意避免进行刺激性运动，如游泳、跑步、激烈打闹等。

3. 保持室内安静，空气新鲜，温湿度适宜，尽量减少刺激，避免惊吓。

4. 病情观察：观察患儿发作时表现、连续发作次数、间歇时间、持续时间，及时告知医师。

（三）饮食护理

1. 遵医嘱选择符合患儿需要的生酮饮食方式。选择高脂高维生素、清淡易消化、营养丰富的食物。

2. 6 个月内婴儿给予母乳喂养或牛奶喂养，以后可逐渐添加辅食。要注意合理饮食，

切不可太饱，以免成为诱发癫痫发作的因素。

（四）用药护理

1. ACTH 治疗者应严格控制输液速度，使用微量泵输注，输注期间使用心电监护仪严密观察生命体征。应每 2 小时测一次血压并记录，发现高血压应及时处理，防止高血压脑病。

2. 在 ACTH 治疗期间注意观察消化系统症状，有无呕吐、进食减少等症状。加强餐具管理和饮食护理，有效控制溃疡发生，保证医疗护理安全。

3. ACTH 可抑制抗体的产生、抗原抗体反应引起的激肽释放及其后的免疫反应，应严格遵循无菌操作，定时开窗通风及消毒，限制探视，防止交叉感染。

4. 需要定时定量规律服药，不可随意增减药量及频繁换药，坚持复诊。

（五）健康教育

婴儿痉挛症是一种慢性疾病，病程长，发作时间常不可预测。该病的后果是不良的，病死率占 13%，而 90% 以上智力低下。23% ~ 60% 的婴儿痉挛症可发展为 Lennox-Gastaut 综合征。痉挛停止后，可遗留神经损伤症状和体征，如严重的智力、运动发育迟滞，语言障碍，部分失明，斜视，肢体瘫痪，或有其他类型癫痫发作。因家长对疾病知识的缺乏，以及不正规、间断的治疗，使家长对治疗丧失信心导致治疗困难，故治疗期间医护人员应用通俗易懂的语言，耐心向家长讲解疾病的发生、发展、预后。用药前，告之其副反应及各种预防、治疗措施，告之早期诊断、早期治疗、正规治疗、坚持治疗的必要性，认清疾病，及时予以控制，是非常重要的。解除家长的顾虑，取得合作，顺利完成疗程。

第十节　小儿血液肿瘤护理常规

一、护理评估

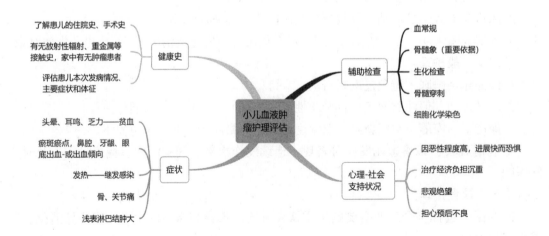

二、治疗要点

（一）一般治疗

1. 患儿日常需要注意休息，做好保暖。

2. 出门做好防护，以防感染其他病原体，从而加重病情。

3. 严密监测生命体征，保暖，遵医嘱给予抗感染治疗。

（二）化疗

化疗药物主要是细胞毒药物，这些药物对于肿瘤细胞具有明显的杀伤作用。化疗是血液肿瘤疾病的主要临床治疗方法。血液肿瘤是一类主要起源于淋巴造血系统的恶性肿瘤，其肿瘤细胞多积聚在人体的淋巴结、脾、肝及外周血液循环等造血器官中，而化疗药物则能够通过人体的静脉通路进入体内，因此化疗药物与肿瘤细胞接触的时间也会相对较长，对血液肿瘤细胞所产生的杀伤性作用自然也会更加显著。

（三）放疗

通过射线可以杀死肿瘤细胞，主要适用于非霍奇金淋巴瘤的治疗。

（四）细胞免疫治疗

通过细胞免疫治疗可以杀伤肿瘤细胞。

护理关键点

应用化疗药物的护理、中心静脉导管的护理、保护性隔离、饮食护理、出血的护理、健康教育

三、护理措施

（一）应用化疗药物的护理

1. 正确给药 熟悉各种化疗药物的药理作用和特性，了解化疗方案及给药途径，正确给药。①化疗药物多为静脉给药，且有较强的刺激性；药液渗漏可致局部疼痛、红肿，甚至坏死。注射前应确认静脉通畅，输注过程中应密切观察，发现渗漏立即停止输液，并做局部处理。②某些药物（如门冬酰胺酶）可致过敏反应，用药前应询问用药史和过敏史，用药过程中要观察有无过敏反应。③光照可使部分药物（如依托泊苷、替尼泊苷）分解，静脉滴注时应避光。④鞘内注射时，浓度不宜过大，药量不宜过多，缓慢推入，术后应平卧 4～6 小时。

2. 观察及处理药物毒性作用 ①绝大多数化疗药物均可致骨髓抑制，应监测血常规，及时防治感染；观察有无出血倾向和贫血表现。②恶心、呕吐严重者，用药前半小时给予止吐药。③加强口腔护理，有溃疡者，宜选择清淡、易消化的流质或半流质饮食；疼痛明显者，进食前可给局部麻醉药或敷以溃疡膜、溃疡糊剂。④环磷酰胺可致出血性膀胱炎，应保证液体摄入。⑤可能致脱发者应先告知年长儿及家长，可备假发、帽子或围巾。⑥糖皮质激素应用可出现满月脸及情绪改变等，应告知家长及年长儿停药后会消失。应多关心患儿，勿嘲笑或讥讽患儿。

3. 操作中护士要注意自我防护及环境保护　①化疗药物最好在中央药房集中配制，无中央药房者应在生物安全柜下配制，减少污染。②操作者应戴手套、口罩、面罩或护目镜。③避免药液/药粉喷洒。④一旦溅在皮肤、黏膜上马上冲洗干净。⑤所有用物应专门处置。

4. 保护患儿血管　有计划地应用血管，采用先进的静脉给药技术如静脉留置针、外周中心静脉导管（PICC）、输液港（PORT）等减少穿刺次数，减少对血管的损伤。保证静脉通路通畅，防止药物渗漏，一旦渗漏及时处理。

（二）中心静脉导管的护理

1. 每班评估导管，观察穿刺点周围皮肤情况，有红肿、皮疹、瘙痒等异常情况及时给予处理。

2. 按时更换敷料，导管置入后 24 小时内更换一次；之后透明敷料 7 天更换一次；纱布敷料 48 小时更换一次；敷料一旦潮湿、卷边应立即更换；肝素帽每周更换一次。

3. 冲管必须使用 10ml 以上注射器，以脉冲式进行冲管。

（三）保护性隔离

化疗期间，严格执行无陪护制度，对患者进行限制探视，避免交叉感染。有条件者入住单间病房，当周围血白细胞计数 < 3.0×10^9/L，中性粒细胞 < 1.0×10^9/L 时住层流床，对患者实行保护性隔离。无条件入住层流床者，使用动态空气消毒器，其采用循环风高强度紫外线杀菌原理可彻底杀灭空气中的细菌、病毒，能有效地清除污染源且消毒后无异味，可在有人的情况下对室内空气进行连续消毒，效果较好。室内每日紫外线消毒 2 次，每次 30 分钟。同时，严格执行消毒隔离制度，每日用含氯消毒液擦拭床、床旁桌、椅等物体表面及地面。

（四）饮食护理

注意患儿个人卫生，教会家长及年长儿正确的洗手方法；晨起、睡前和进餐前后用氯己定（洗必泰）、生理盐水等漱口；保持口腔卫生，指导患儿用软毛刷刷牙，忌用牙签剔牙，忌食粗、硬、辛辣食物，以免损伤口腔黏膜；牙龈渗血时可用冷水含漱或用肾上腺素棉球、吸收性明胶海绵片局部贴敷并及时清除口腔内血块，以免口腔内异味而影响患者的食欲及引发感染。

（五）出血的护理

1. 皮肤出血的护理　有出血倾向者尽量减少注射，必须注射时，尽量缩短止血带结扎时间，进针应准确、快速，拔针后局部应延长按压时间，并观察有无渗血、血肿发生；保持床铺平整、衣物柔软，避免皮肤摩擦、划伤、挤压；保持皮肤清洁，定期洗澡，防止用力揉搓，避免使用刺激性强的肥皂。

2. 鼻出血的护理　保持室内湿度在 50%～60%，用生理盐水滴鼻液滴鼻 3～4 次/天，以防鼻黏膜干燥，避免用力擤鼻和抠鼻。鼻腔少量出血时，可用棉球填塞压迫止血或局部冷敷；严重出血或后鼻腔出血时，应用凡士林油纱行鼻腔填塞术，术后定时滴入无菌液状石蜡，术后 48～72 小时取出，不得自行拔出，以防再出血发生。鼻腔填塞期间，应加强口腔护理，同时注意鼻周皮肤颜色、血液循环情况，预防感染的发生。

（六）健康教育

1. 讲解白血病的有关知识，化疗药物的作用和毒副作用。教会家长如何预防感染和观察感染及出血征象，出现异常如发热、心率呼吸加快、鼻出血或其他出血征象，及时就诊。让家长及年长儿明确坚持定期化疗的重要性。化疗间歇期可酌情参加学校学习，以利其生长发育。鼓励患儿参与体格锻炼，增强抗病能力。定期随访，监测治疗方案执行情况。重视患儿的心理状况，正确引导，使患儿在治疗疾病的同时，心理社会及智力也得以正常发展。

2. 热情帮助、关心患儿，让年长儿和家长认识本病及了解国内外的治疗进展，让他们树立战胜疾病的信心。

3. 各项诊疗、护理操作前，应告知家长及年长儿其意义、操作过程、如何配合及可能出现的不适，以减轻或消除其恐惧心理。阐述化疗是白血病治疗的重要手段，让家长了解所用的化疗方案、药物剂量、副作用及可能出现的不良反应。明确定期化验（血常规，骨髓象，肝、肾功能，脑脊液）的必要性及患儿所处的治疗阶段。详细记录每次治疗情况，使治疗方案具有连续性。

4. 为新老患儿家长提供相互交流的机会，如定期召开家长座谈会或病友联谊会，让患儿、家长相互交流成功护理经验和教训、如何采取积极的应对措施以渡过难关等，从而提高自护和应对能力，增强治愈的信心。

5. 出院后中心静脉导管按时维护。告知留置外周中心静脉导管（PICC）的重要性及日常护理注意事项，派发日常维护手册，做好携带 PICC 出院指导。

6. 定期门诊随访。

参考文献

[1] 崔焱，张玉侠. 儿科护理学 [M]. 7 版. 北京：人民卫生出版社，2021.

[2] 蔡威，张潍平，魏光辉. 小儿外科学 [M]. 6 版. 北京：人民卫生出版社，2020.

[3] 绍肖梅，叶鸿瑁，丘小汕. 实用新生儿学 [M]. 5 版. 北京：人民卫生出版社，2019.

[4] 张玉侠. 实用新生儿护理学 [M]. 北京：人民卫生出版社，2015.

[5] 汤静燕，李志光. 儿童肿瘤诊断治疗学 [M]. 北京：人民军医出版社，2011.

[6] 万丽，赵晴，陈军，等. 疼痛评估量表应用的中国专家共识（2020 版）[J]. 中华疼痛学杂志，2020, 16（03）：177-187.

[7] 中国医师协会新生儿科医师分会编辑专业委员会，中国医师协会新生儿科医师分会呼吸专业委员会. 2020 新生儿机械通气时气道内吸引操作指南 [J]. 中国当代儿科杂志,2020,22（6）:533-542.

[8] 中华医学会儿科学分会新生儿学组，中华儿科杂志编辑委员会. 亚低温治疗新生儿缺氧缺血性脑病专家共识（2022）[J]. 中华儿科杂志,2022,60（10）:983-989.

[9] 黎林，胡越. 婴儿痉挛的治疗进展 [J]. 儿科药学杂志,2022,28（11）:54-59.

[10] 王华，冉蓊希. 婴儿痉挛症的外科治疗进展 [J]. 中华实用儿科临床杂志,2023,38（2）:111-115.

[11] 国家卫生计生委医政医管局. 三级儿童医院评审标准（2011 版）［EB/OL］（2011-09-29）［2017-10-14］.http//www.nhfpc.gov.cn/yzygj/s3586q/201110/fc1104ad584a4974a34c71cf69d13.

第十三章 化疗护理常规

第一节 化学治疗一般护理常规

一、护理评估

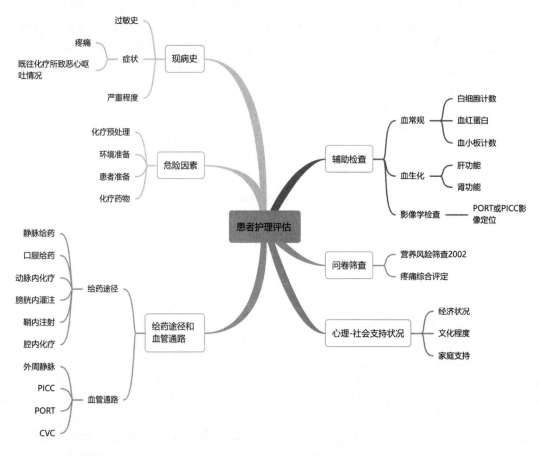

二、治疗要点

（一）一般治疗

1. 严密监测生命体征。

2. 预防和治疗化疗相关毒副反应。

（二）化疗间歇期的治疗

定期复查血常规，根据血常规情况予以相应的指导和处理。

护理关键点

生活护理、饮食护理、用药毒副反应的预防和护理

三、护理措施

（一）生活护理

1. 适量运动，增强体质；控制体重，避免过重或过轻；保持良好的生活习惯。

2. 戒烟限酒。

3. 心理平衡，保持积极乐观的心态，鼓励回归家庭和社会。

（二）饮食护理

1. 营养评估有利于及时发现和预防营养不良。适当的营养治疗可改善癌症患者的营养状况，使患者的免疫能力、抗癌能力增强，提高患者对化疗的耐受能力，减轻其不良反应，改善其体力状况，提高生活质量。

2. 饮食应清淡、易消化。忌食油腻、难消化和刺激性的食物。烹饪方法以煮、炖、蒸为佳。应富含蛋白质，肉、蛋、奶、豆制品和各种坚果均可提供优质蛋白质。

3. 为防止或减轻骨髓抑制引起的红细胞计数、白细胞计数、血小板计数下降，应食用猪肉、牛肉、羊肉、禽肉、鱼类及红枣、花生等食物。为纠正化疗患者的缺铁性贫血，可选用一些含铁质丰富的食物，如牛肉、羊肉、猪肉、鸡肉、鸭肉、动物肝肾、瘦肉、蛋黄。为提高机体的细胞免疫功能，可食用香菇、蘑菇、猴头菇、木耳等。

4. 化疗时，在一天中最不易恶心的时间多进食（多在清晨），避免空腹。进餐时间应避开化疗药物作用的高峰时间，以化疗开始前 2 小时以上为宜。餐后勿立即躺下，以免食物反流引起恶心。化疗前更换宽松的衣服，摘掉义齿或牙齿固定器。

5. 保持环境没有异味、宽敞、通风良好，避免让人不愉快的气味。可选择患者喜欢的气味，比如放置柠檬、橘皮等具有清新气味的水果缓解恶心感。保持光线柔和明亮，可以根据个人喜好播放喜欢的音乐或装饰绿色植物、鲜花及其他装饰品帮助缓解不良情绪。进食时保持良好通风，减少食物气味的刺激。

（三）用药毒副反应的预防和护理

1. 化疗前预处理　化疗前应预防性给予止吐药。通常止吐药包括 5- 羟色胺 -3（5-HT3）受体拮抗剂、地塞米松和神经激肽（NK-1）受体拮抗剂。如阿瑞匹坦，服用方法：化疗第一天在化疗用药前 1 小时口服 125mg，第二天和第三天早上 8 点各口服 80mg。

2. 抗过敏药物　如静脉滴注紫杉醇前 12 小时、6 小时口服地塞米松 20mg；静脉滴注多西他赛前一天、用药当天、用药后一天口服地塞米松 7.5mg bid，减轻水钠潴留和过敏反应。

3. 局部毒性反应　①不同药物对组织的损伤程度不同。发疱性药物有阿霉素、表柔比星、长春新碱、多西他赛、紫杉醇、顺铂（＞ 0.5mg/ml）等，刺激性药物有顺铂（＜ 0.5mg/ml）、足叶乙苷、多柔比星脂质体、伊立替康、米托蒽醌、奥沙利铂等，无明显刺激性药物有环磷酰胺、甲氨蝶呤、博来霉素、吉西他滨、利妥昔单抗、曲妥珠单抗等。②外渗的预防：合理选择静脉通路，合理确定给药顺序，合理选择穿刺部位。③发疱药的解

毒及治疗见表 13-1-1。④外渗处理：立即停止静脉给药，保留外周静脉留置针或输液针头以尽量回抽所有液体，回抽完毕再拔除，记录外渗的情况（外渗的部位、面积，外渗药物的量，皮肤的颜色、温度，疼痛的性质等），必要时对外渗区域拍照并记录日期。局部封闭：2% 利多卡因 2ml+ 地塞米松 5mg+ 生理盐水至 20ml，以外渗穿刺点处为中心做扇形封闭。冷敷、热敷：根据药物性质选择冷敷或热敷的方法，还可以使用硫酸镁湿敷，24 小时以后可局部涂抹药膏及外敷中药。

表 13-1-1　发疱性药物外渗处理

外渗药物	解毒剂	紧急处理	使用指导
氮芥	硫代硫酸钠	应用硫代硫酸钠注射后冰敷 6～12 小时	取 4ml 1/6mol/L 的硫代硫酸钠与 6ml 灭菌用水混匀后皮下注射，每毫克外渗药液使用 2ml 解毒剂
植物碱	透明质酸酶	外渗后第一个 24～48 小时内，每天至少热敷 4 次，每次 15～30 分钟，抬高患肢	通过留置针注射每毫升含 150U 透明质酸酶的溶液 1～6ml，若已拔出留置针可顺时针皮下注射，每毫克外渗药液使用 1ml 解毒剂
蒽环类药物	二甲亚砜	用冰袋冷敷	用棉签或纱布在 2 倍于外渗面积的皮肤表面涂抹 50%～100% 的二甲亚砜 1～2ml，不覆盖敷料，自然风干。4～8 小时重复一次，持续 7～14 天
	右丙亚胺		于远离外渗点（如对侧肢体）的静脉输入，第一天以每平方米体表面积 1000mg 的药量在 6 小时内输入，第二天药量为每平方米体表面积 1000mg，第三天药量为每平方米体表面积 500mg。不能同时应用二甲亚砜，在输入前 15 分钟及输入过程中不得冷敷

4. 心脏毒性　常见药物有阿霉素、表柔比星、吡柔比星、柔红霉素、米托蒽醌、紫杉醇、多西紫杉醇、氟尿嘧啶等。严密观察病情变化，重视患者的主诉，监测心率及节律的变化，必要时心电监测。告知患者心脏毒性是药物可能的不良反应之一。慢性心脏毒性通常是和剂量相关的，且可能不可逆。告知患者可能出现的症状和体征，以便及时报告医师。

5. 泌尿系统毒性　表现为出血性膀胱炎和肾毒性。易导致出血性膀胱炎的药物主要有环磷酰胺、异环磷酰胺、喜树碱。易导致肾脏毒性的主要药物有顺铂、吉西他滨、大剂量甲氨蝶呤等。预防及处理：化疗前必须进行肾功能检查；使用药物时遵医嘱准时给予尿量保护剂或碱化尿液；观察尿液的性状和量；化疗前和化疗期间嘱患者多饮水，不能饮水或饮水不足时给予静脉水化，使尿液维持在 2000～3000ml。

6. 肺毒性　常见药物有博来霉素、甲氨蝶呤、吉西他滨等。预防及处理：密切观察患者有无呼吸道症状，及早发现并处理；积极对症处理，低浓度吸氧、激素等有延缓或减轻肺纤维化的作用。告知患者化疗间歇期出现相关症状及时告知医师。

7. 神经系统毒性　常见药物有铂类、长春新碱、紫杉醇类、阿糖胞苷、甲氨蝶呤等。

周围神经受损可表现为皮肤对轻微接触和针刺感觉减退或消失，刺痛、麻木、感觉异常等，也可表现为对称性运动减弱；自主神经受损如便秘、尿潴留、尿失禁、直立性低血压等。告知患者可能出现的症状，强调患者居家安全问题，避免灼伤、烫伤、扎伤等。

8. 皮肤毒性及脱发　易导致手足皮肤反应的药物有氟尿嘧啶、卡培他滨、脂质体多柔比星、环磷酰胺等；易导致脱发的药物有阿霉素、博来霉素、环磷酰胺、甲氨蝶呤等。手足皮肤反应的护理：穿戴宽松的鞋袜和手套；避免反复搓揉手脚；避免暴露于过热或压力高的环境中；避免阳光直射；局部使用保湿乳；不可用手抓挠或用过热的水清洗。脱发的护理：不使用含洗涤剂、薄荷醇、水杨酸、乙醇及浓香料的洗发水；避免烫发和卷发；保护头皮免受冷或阳光刺激；戴帽子、围巾、假发等；做好心理护理。

9. 其他　未在此阐述，部分参考相应章节内容。

四、职业防护

（一）化疗药物职业危害途径

经呼吸道、经皮肤或黏膜、经消化道。

（二）职业安全措施

1. 化疗防护原则：一是医院工作人员尽量减少与化疗药物不必要的接触；二是尽量减少化疗药物对环境的污染。

2. 药物配制应在医院静脉输液中心进行。

3. 给药时护士应戴口罩和双层手套，采用密闭式静脉输液，用软包装输液袋和自动排气输液管。静脉输液时用生理盐水排管，更换输液时将输液袋口朝上，防止拔针时药液外漏。

4. 化疗结束后的化疗泵仍然会渗漏化疗药物，丢弃前要装入密闭袋。化疗废弃物使用密封袋包裹后再丢弃，垃圾桶加盖。

5. 发生化疗药物溢出时，严格按照溢出处理原则进行处理。

第二节　化疗所致骨髓抑制护理常规

一、护理评估

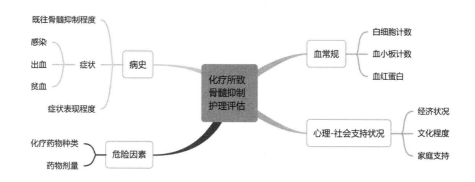

二、治疗要点

（一）对症支持治疗

1. 升白细胞治疗。

2. 升血小板治疗。

3. 输血。

（二）预防出血和感染

1. 根据情况输血或血小板，使用升血小板和白细胞的药物。

2. 白细胞计数 $\leqslant 1.0 \times 10^9/L$，或绝对中性粒细胞计数 $\leqslant 0.5 \times 10^9/L$ 时进行保护性隔离。

3. 当血小板计数低于 $10 \times 10^9/L$ 时嘱患者绝对卧床休息。

护理关键点

白细胞计数减少的护理、血小板计数减少的护理、血红蛋白减少的护理

三、护理措施

（一）白细胞计数减少的护理

1. 告知患者饭后使用复方氯己定或碳酸氢钠交替漱口。

2. 多饮水，保持每日尿量在 2000 ～ 3000ml，注意观察患者尿液颜色的变化。

3. 告知患者注意个人卫生，经常开窗通风，保持室内的空气新鲜；注意保暖，适量增加活动；避免去公共场所，如果必须外出最好戴口罩。

4. 白细胞计数 $\leqslant 1.0 \times 10^9/L$，或绝对中性粒细胞计数 $\leqslant 0.5 \times 10^9/L$ 时进行保护性隔离，住隔离病房，使用层流床，每日消毒病房，限制来访人员。

5. 遵医嘱正确使用升白细胞的药物。

（二）血小板计数减少的护理

1. 应遵医嘱正确使用升血小板的药物。

2. 当血小板计数减少至 $50 \times 10^9/L$ 时有出血的可能，应密切观察患者有无出血，如牙龈、鼻腔出血，皮肤淤斑、血尿、便血等。嘱患者进软食，勿掏鼻挖耳，用软毛牙刷刷牙。护理操作时动作稳、准、轻，静脉穿刺时止血带不宜扎得过紧、时间不宜过长；能口服的药物尽量不要注射，如必须注射，需要延长按压时间直至出血停止。嘱患者减少活动，避免磕碰，避免增加腹压的动作，保持大便通畅，咳嗽时使用镇咳药物，同时避免服用含阿司匹林的药物。

3. 当血小板计数低于 $10 \times 10^9/L$ 时，极易发生脑、内脏及呼吸道出血，应嘱患者绝对卧床休息，密切观察病情变化。

4. 遵医嘱输注血小板。

（三）血红蛋白减少的护理

1. 注意观察患者有无疲乏、气促、呼吸困难、眩晕的症状，嘱患者注意休息，给予持续低流量氧气吸入。

2.鼓励患者多进食绿色蔬菜、动物内脏等含铁及叶酸丰富的食物，多食红枣、花生等利于生血的食品。

3.指导患者口服铁剂。①饭后或者餐中服用铁剂，从小剂量开始。②铁剂避免与牛奶、茶、咖啡、抗酸药（如碳酸钙、硫酸镁等）及 H_2 受体拮抗剂同服，以免影响铁的吸收，可与维生素 C、乳酸、稀盐酸等酸性药物和食物同服。③口服铁剂时必须用吸管，避免染黑牙齿。④告知患者服用铁剂期间大便会变黑，消除其顾虑。

4.当血红蛋白低于 70g/L 时遵医嘱进行抽血交叉配血，输注相应的血制品。

第三节　化疗所致腹泻护理常规

一、护理评估

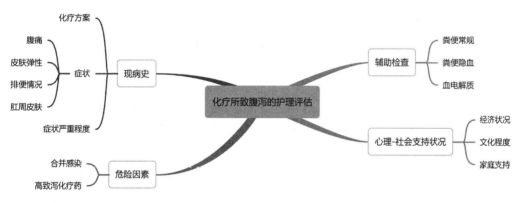

二、治疗要点

（一）支持和对症治疗

1.纠正水、电解质和酸碱平衡失调，补充营养物质，必要时给予全胃肠外营养支持治疗。

2.使用止泻药：蒙脱石散、洛哌丁胺。

3.使用肠道微生态制剂。

（二）病因治疗

1.腹泻每天超过 5 次或出现血性腹泻时停止化疗。

2.使用止泻药，减低胃肠蠕动。

3.抗感染治疗。

4.补充营养，维持水、电解质平衡。

护理关键点

病情观察、饮食护理、用药护理、肛周皮肤的护理

三、护理措施

（一）病情观察

1. 严重腹泻会导致脱水，电解质失衡，甚至威胁生命，应密切观察腹泻情况，电解质紊乱和脱水的情况。

2. 腹泻毒性的分级及化疗药胃肠道毒副反应分级见表 13-3-1 和表 13-3-2。

表 13-3-1　NCI 关于腹泻毒性的分级

分级	1	2	3	4	5
腹泻	大便次数增加 < 4 次 / 天	大便次数增加 4 ~ 6 次 / 天，排出物量中度增加，不影响日常生活	大便次数增加 ≥ 7 次 / 天，便失禁，需要 24 小时静脉补液，需要住院治疗，排出物量重度增加，影响日常生活	危及生命（如血流动力学衰竭）	死亡

表 13-3-2　CTCAE4.0 版不良事件的严重程度分级（胃肠道毒副反应）

分级	1	2	3	4	5
腹泻	与基线相比，大便次数增加每天 < 4 次；造瘘口排出物轻度增加	与基线相比，大便次数增加每天 4 ~ 6 次；造瘘口排出物中度增加	与基线相比，大便次数增加每天 ≥ 7 次；大便失禁；需要住院治疗；与基线相比，造瘘口排出物重度增加；影响日常生活	危及生命；需要紧急治疗	死亡
口腔黏膜炎	无症状，仅临床检查和诊断发现，无需治疗	有症状，胃肠道功能改变，需要药物治疗	进食或胃功能重度改变，需要全肠外营养或住院治疗	危及生命，需要紧急治疗	死亡
恶心	食欲降低，不伴进食习惯改变	经口摄食减少不伴明显的体重下降，脱水或营养不良	经口摄入能量和水分不足；需要管饲、全肠外营养或者住院	手术治疗	–
呕吐	24 小时内 1 ~ 2 次发作（间隔 5 分钟）	24 小时内 3 ~ 5 次发作（间隔 5 分钟）	24 小时内发作 ≥ 6 次（间隔 5 分钟）需要管饲、全肠外营养或住院治疗	危及生命；需要紧急治疗	死亡

（二）饮食护理

1. 腹泻轻者指导患者选择进高蛋白、高热能、低纤维素食物；如存在低血钾时应进高钾食物；避免饮酒，摄入辛辣、过热和过凉等食物；少食多餐，每天至少进 3000ml 液体，维持水及电解质平衡。

2. 严重腹泻时，应该首先禁食，待病情缓解后逐渐过渡到流质饮食，半流质饮食，直至普通饮食。禁食期间给予静脉高营养。

（三）用药护理

1. 使用止泻药，减低胃肠蠕动，如给予洛哌丁胺、颠茄酊等。

2. 洛哌丁胺的抗腹泻活性在于阻断胃肠道中的阿片受体，阻止乙酰胆碱和前列腺素的释放，从而减弱了小肠和大肠分泌与蠕动功能，能使传导时间延长，延长肠内容物的滞留时间，大便体积减小而黏度增加。洛哌丁胺的标准给药方案：起始量4mg，以后每2小时给药2mg，至腹泻停止后12小时，总时间限度不超过48小时。

（四）肛周皮肤的护理

1. 保持肛周皮肤清洁、干燥和舒适。

2. 每次排便后用温水及软性皂清洗肛门，并用软纸吸干。

3. 局部涂擦防水制剂。

4. 指导患者穿松软的棉质衣服，尽可能减少对骶尾部皮肤的摩擦。

5. 可用高锰酸钾液坐浴。

6. 对于大便失禁的患者可用造口袋连接，如肛周皮肤有溃疡可用护肤粉局部喷涂。

第四节　化疗所致恶心呕吐护理常规

一、护理评估

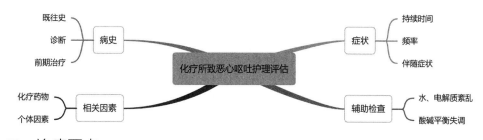

二、治疗要点

（一）药物治疗

1. 预期性恶心呕吐重在预防，积极控制每一周期化疗相关的恶心呕吐。

2. 化疗引起的急性、延迟性恶心呕吐，预防用药根据使用化疗药物致吐级别的高低存在差异。预防用药涵盖患者整个化疗方案，从化疗给药前24小时到化疗后3天（高风险致吐方案）或2天（中风险致吐方案）。

3. 在预防止吐基础上仍然出现的暴发性呕吐给予解救性止吐方案。

4. 如果呕吐患者口服给药难以实现，可以直肠或静脉给药。

（二）非药物治疗

1. 营养支持　鼓励进食、肠内营养、肠外营养。

2. 行为放松疗法　呼吸放松、音乐疗法、冥想。

3. 中医治疗　针灸等。

护理关键点

治疗环境、病情观察、饮食护理、用药护理、健康教育

三、护理措施

（一）治疗环境

1. 营造愉悦的环境，可在病房内播放轻音乐，鼓励患者阅读、看电视或从事感兴趣的活动等，转移其注意力，有助于稳定情绪。

2. 多人间病床之间应以隔帘遮挡，以免互相影响。呕吐后用温水漱口，保持口腔清洁。尽量避免污物、气味等不良刺激以防产生不良的条件反射。尽量避免在嗅觉和视觉上让患者感到不适的东西。

（二）病情观察

观察恶心呕吐相关并发症。严重呕吐可导致患者热量和蛋白质摄入不足，电解质失衡、营养失调。应注意血压、脉搏及体重变化，记录每日液体出入量，准确留取血样，严密监测患者的症状、体征，监测血电解质变化情况，以便及时调整补液的速度和量。对于可能发生呕吐的患者，应嘱其头偏一侧或坐起，以免呕吐时发生吸入性肺炎。

（三）饮食护理

1. 正确的评估是进行营养支持和干预的依据。询问以往的饮食结构和饮食习惯，合理运用评估工具评估患者的营养状态，筛查营养不良风险人群，制订合理的营养支持计划。合理搭配饮食，适当清淡、易消化、高热量、高蛋白、富含维生素的食物，尽量保证患者的营养摄入。

2. 为预防呕吐，餐前可以吃一些饼干及烤面包等柔软干燥的食物；为防止食物反流引起恶心，在饭后不要过于频繁翻身；勿进食辛辣油腻性食物；戒烟戒酒；少量多餐，食欲缺乏者可在餐前适量散步。

3. 对于不存在进食障碍且营养状况良好的患者，应消除其进食顾虑，鼓励其主动进食。协助患者保持口腔卫生，促进食欲。最好勿在化疗前进食，应少量多餐。应了解患者的个人饮食喜好，注意色、香味合理搭配，在把握总体饮食原则的基础上，缓解胃肠道反应，增进食欲。

4. 对于恶心呕吐明显无法进食及存在营养不良的患者，可考虑采取肠内营养和肠外营养支持。

（四）用药护理

1. 掌握适宜的用药时间。护士应了解各类化疗药物、NCCN 推荐的用药指南、常用药物的药理特性及给药方法，掌握适宜的用药时间，以保证按时准确给药，有效预防和控制症状。

2. 观察止吐药物不良反应。便秘是 5-HT 受体拮抗剂最常见的不良反应，可指导患者调整饮食、适当活动，必要时遵医嘱服用缓泻剂；头痛也是 5-HT-3 受体拮抗剂副作用之一，指导患者可用热敷、按摩等方法缓解，必要时遵医嘱用镇痛药。锥体外系症状主要见于长期或大剂量应用甲氧氯普胺（胃复安），特别是年轻人，主要表现为帕金森综合征，可出现肌震颤、头向后倾、斜颈、阵发性双眼向上注视、共济失调等症状。注射给药可

引起直立性低血压。

（五）健康教育

1. 时机 护士应熟悉化疗相关恶心呕吐的治疗原则及护理要点，将健康教育覆盖患者治疗全过程，包括入院时、住院期间、出院前及出院后随访，针对化疗期间特别要注意于化疗前、化疗过程中给予科学、合理的宣教。

2. 内容 因人而异，可涵盖饮食指导、运动指导、放松疗法等多方面，根据患者及家属的信息需求、文化水平等因素提供具体的、有针对性和实用性的教育，以达到最佳教育效果。

3. 注意事项 实施教育前应与患者充分交流，使用患者能了解的语言、文字，采用宣教手册、宣传栏介绍、视频等多种资料予以少量多次的方式，一对一指导或集体教育的形式相结合，保证时间充足，允许患者现场重复、回忆，巩固知识，并鼓励患者家属参与到健康教育中来。

4. 分级指导 护士根据患者所使用药物的致吐风险分级（表 13-4-1）及 CTCAE4.0 版不良事件的严重程度分级恶心呕吐分级（表 13-4-2）予以相应的指导。

表 13-4-1 常用抗肿瘤药物致吐风险分级

致吐等级	静脉化疗药物	口服化疗药物
高度致吐风险（呕吐发生率＞90%）	顺铂、氮芥、链脲霉素、环磷酰胺≥1500mg/㎡、卡莫司汀、达卡巴嗪、放线菌素	六甲蜜胺、丙卡巴肼
中度致吐风险（呕吐发生率30%～90%）	卡铂、环磷酰胺＜1500mg/㎡、柔红霉素、阿霉素、盐酸表柔比星、伊达比星、奥沙利铂、阿糖胞苷＞1g/㎡、异环磷酰胺、伊立替康	环磷酰胺、替莫唑胺、长春瑞滨、伊马替尼
低度致吐风险（呕吐发生率10%～30%）	米托蒽醌、紫杉醇、多西他赛、丝裂霉素、拓扑替康、吉西他滨、依托泊苷、培美曲塞、甲氨蝶呤、阿糖胞苷＜1000mg/㎡、氟尿嘧啶、硼替佐米、西妥昔单抗、曲妥珠单抗	卡培他滨、替加氟、氟达拉滨、依托泊苷、舒尼替尼、依维莫司、拉帕替尼、来那度胺、沙利度胺
轻微致吐风险（呕吐发生率＜10%）	长春瑞滨、贝伐单抗、利妥昔单抗、博来霉素、长春碱、长春新碱、白消安、氟达拉滨、克拉曲滨	苯丁酸氮芥、羟基脲、美法仑、硫鸟嘌呤、甲氨蝶呤、吉非替尼、埃罗替尼

表 13-4-2 恶心呕吐分级

分级	恶心	呕吐
1	食欲降低，不伴进食习惯改变	24 小时内发生 1～2 次（至少间隔 5 分钟）
2	经口进食减少，但无明显体重下降，无脱水或营养不良	24 小时内发生 3～5 次（至少间隔 5 分钟）
3	经口摄入能量或水分不足，需要鼻饲、静脉营养或住院治疗	24 小时内发生≥6 次（至少间隔 5 分钟），鼻饲、静脉营养或住院
4	–	危及生命，需要紧急处理
5	–	死亡

第五节　高钙血症护理常规

一、护理评估

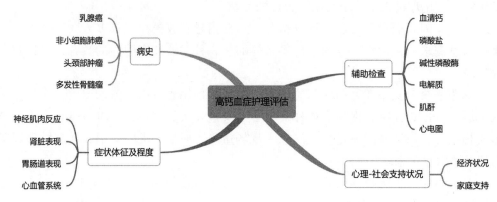

二、治疗要点

（一）一线治疗

1. 水化、利尿：轻度高钙血症可以用生理盐水静脉水化并适当利尿纠正，如抗肿瘤治疗有效，血钙将会逐渐下降。多数高钙血症患者会出现严重脱水，需要输注足量生理盐水，一般 31 天，能恢复血容量，增加肾小球滤过率，并抑制近端肾小管对钙的重吸收。呋塞米可进一步阻断肾对钙的重吸收。水化期间应注意水、电解质平衡。

2. 减少钙的吸收：停止使用抑制肾脏钙分泌的药物，如噻嗪类利尿药；停止使用降低肾灌注的药物，如血管紧张素转化酶抑制剂；停止补充维生素 A、维生素 D 和其他视黄醛衍生物，如多种维生素制剂。

3. 抑制骨吸收：双膦酸盐目前是治疗肿瘤性高钙血症的标准药物，同时还能控制骨转移引起的骨痛。第三代的帕米膦酸二钠及第四代的伊班膦酸和唑来膦酸不良反应少，是治疗高钙血症的最常用药物。用药后20%的患者发生注射部位刺激、发热和流感样症状，无需处理可自动消退。用药期间应监测血钙、血磷，特别是肾功能。

4. 透析。

（二）二线治疗

1. 降钙素。

2. 糖皮质激素。

3. 光辉霉素。

护理关键点

病情观察、用药护理、安全防护、饮食护理、终末护理

三、护理措施

（一）病情观察

1. 观察患者的体重，有无水肿、多尿及烦渴，准确记录 24 小时出入量。观察胃肠道症状，有无厌食、恶心呕吐、消化性溃疡，特别评估是否合并便秘，甚至肠梗阻。观察患者的神经肌肉反应，有无乏力、嗜睡、失眠、肌力减退、反应迟钝、癫痫发作、幻觉、意识不清，甚至昏迷。

2. 伴有骨痛的患者严格进行疼痛等级评估，做好疼痛护理。

3. 水化利尿治疗应关注心肺功能情况，尤其是年老体弱患者，避免补液过多或输注速度过快导致左心衰竭和肺水肿。

4. 遵医嘱正确留取血标本，监测血钙、电解质、磷酸盐、尿素氮和肌酐等。

（二）用药护理

1. 水化利尿治疗可以快速补充血容量，改善肾血流，增加尿量，促进钙排泄。护士应遵医嘱快速补液。对于年老体弱或心肾功能不全患者应注意调整补液速度，以免诱发心力衰竭、肺水肿。水化过程中注意监测电解质变化，慎防血容量过多及电解质紊乱。

2. 观察患者尿量，正确利尿，保持尿量在 100ml/h 以上，有助于阻止肾对钙的重吸收作用。应用利尿药后应加强安全防护，避免患者频繁排尿发生跌倒。

3. 使用双膦酸盐时，护士应掌握正确的输注时间和途径，关注患者水化情况，每日尿量不少于 2000ml。输注过程中监测血清钙、磷、镁等指标，如出现血钙降低、低血压，应慎防低钙抽搐。用药后需要注意观察患者有无头晕、肌肉酸痛、发热等流感样症状及胃肠道反应，体温未超过 38.5℃，给予物理降温，嘱患者卧床休息、保暖、多饮水；体温超过 38.5℃，遵医嘱应用退热药。

（三）安全防护

1. 高钙血症患者常出现乏力、心律失常、意识不清甚至昏迷，应卧床休息。如出现意识不清、躁动，应设置床挡，专人陪护，必要时经过家属知情同意可使用肢体保护性约束，但需要避免约束对患者造成伤害。

2. 预防病理性骨折方面，为患者翻身时尽量取得其配合，动作轻柔；截瘫患者应用硬板床，避免拍背，翻身时采用轴线翻身法，避免加重疼痛甚至发生骨折。骨转移者应视具体部位佩戴颈托、腰托等或拄拐杖。

3. 协助患者更换卧位，预防压疮及坠积性肺炎。如可能，尽量使患者做些最小程度的活动，因为完全不活动可加剧高钙血症。

（四）饮食护理

高钙血症患者应给予高营养、高维生素、易消化的低钙饮食。尤其注意指导患者不可自行补充钙剂，限制奶制品入量。

（五）终末护理

恶性肿瘤相关高钙血症的死亡风险较高，当患者处于终末期时，护理的首要目标是提高患者舒适度和控制症状。如果高钙血症不能被逆转，或者对患者干预造成的负担大于获益时，患者可以决定选择抗肿瘤治疗或选择对症处理。

第六节　上腔静脉综合征护理常规

一、护理评估

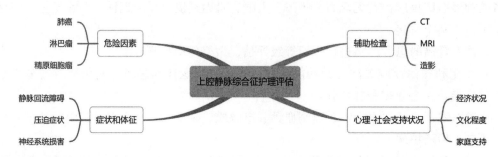

二、治疗要点

（一）一般治疗

1. 抬高头部及上肢，吸氧，限盐。

2. 限制输液量及速度。

3. 脱水治疗。

（二）解除上腔静脉压迫的治疗

1. 放疗：局部照射能较快使局部肿瘤组织坏死，解除压迫。但照射后初期肿瘤组织坏死、水肿会进一步加重压迫，加重上腔静脉压迫症状。

2. 化疗。

3. 放、化疗联合治疗。

4. 手术治疗。

5. 血管腔内治疗。

护理关键点

基础护理、呼吸困难的护理、静脉输液管理、夜间护理

三、护理措施

（一）基础护理

观察患者头颈部肿胀、皮肤发绀、呼吸困难、咳嗽、咳痰及各种治疗不良反应。由于患者右肱动脉压力增高，右上肢血压随之增高，因此不宜采用右上肢测量血压，必要时测量双上肢血压对照。严格记录 24 小时出入量，尤其是应用利尿药的患者，每日准确测量空腹体重及上臂围、颈围，颜面部以双眼睑睁开的程度为准。

（二）呼吸困难的护理

1. 上腔静脉综合征患者可出现呼吸困难，夜间尤甚，宜采取半坐卧位，即白天抬高床头 45°，晚间抬高床头 30°，以利于头颈部血液回流，使膈肌下移，增大肺通气量，

保持呼吸通畅。

2. 观察呼吸频率、深度，发绀情况，氧饱和度值及血气分析指标，给予患者持续低流量吸氧。

3. 如果患者喘憋症状改善可应用平喘药物。如伴有咳嗽、痰液黏稠不易咳出，给予雾化吸入及化痰治疗，必要时可吸痰，防止发生窒息。观察痰液量及性状，必要时留取痰液标本做细菌培养，遵医嘱行抗感染治疗。

（三）静脉输液管理

1. 应严格限制总输液量及输注速度，避免加重颅内压增高及脑水肿症状。

2. 上腔静脉综合征患者常选用下肢浅静脉或股静脉置管输液，以免加重压迫和静脉回流障碍的症状。常选择的穿刺部位有足背静脉和大隐静脉的起始段。由于下肢静脉瓣较多，血流缓慢，输液时应将下肢抬高 20° ～ 30° 以加快血液回流，预防静脉炎及血栓。

3. 上腔静脉综合征并伴有双下肢静脉血栓的情况下则需要考虑选用左上肢静脉输液。

（四）夜间护理

由于夜间大脑皮质对呼吸中枢的调节功能下降、迷走神经兴奋、咳嗽咳痰反射减弱，易造成呼吸道分泌物排出困难、体内缺氧及二氧化碳潴留，进一步加重病情。因此，夜间应重点查看患者的呼吸、血氧饱和度、意识等情况。应用利尿药导致尿频的患者，指导其变换体位，避免跌倒发生。咳嗽剧烈时由于心输出量减少，造成脑供血不足，易发生晕厥，注意防范。

第七节　口腔黏膜炎护理常规

一、护理评估

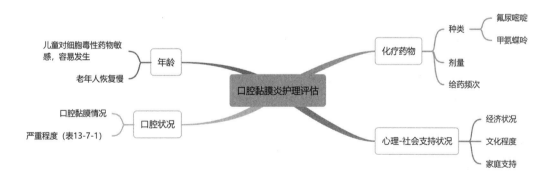

表 13-7-1　CTCAE4.0 版不良事件的严重程度分级之口腔黏膜炎分级

分级	描述
1	无症状或轻微症状，不需要干预
2	中度疼痛，不影响经口进食，但提示需要改变饮食结构
3	中度疼痛，影响经口进食

分级	描述
4	威胁生命，需要紧急干预处理
5	死亡

二、治疗要点

（一）口腔护理

刷牙、漱口及口腔冲洗。

（二）冷疗

预防氟尿嘧啶引起的口腔黏膜炎，禁用于个人无法耐受和使用奥沙利铂的患者。

（三）药物治疗

修复黏膜，预防感染，减轻疼痛。

护理关键点

生活护理、口腔护理、识别和发现高危人群、并发症的护理

三、护理措施

（一）生活护理

1. 出现疼痛，避免进刺激性食物和饮料。

2. 疼痛严重影响进食和口腔清洁时，可于餐前或口腔护理前应用含有麻醉药物成分的漱口液漱口或局部涂抹凝胶、溃疡散等。

3. 如引发进食困难可调整饮食形态和时间，可请营养师会诊考虑添加营养补充剂以促进溃疡愈合，必要时给予肠外营养支持。

4. 头颈部放疗患者多发口干，可多抿水、含无糖型硬质糖果、使用人工唾液等。

（二）口腔护理

1. 指导患者正确刷牙，包括选择软毛牙刷，牙刷风干保存，定期更换牙刷，全面刷洗牙齿、牙周及牙间隙。

2. 指导患者勤漱口，可使用清水、生理盐水或苏打水，或生理盐水和苏打水的混合物；发生口腔黏膜损伤高危者，可用软毛泡沫刷沾漱口液全面刷洗口腔，每日至少 4 次，如果发生溃疡可每 2 小时 1 次。

3. 减少对口腔黏膜的刺激。化疗前清洗口腔，不要用甘油或乙醇类物质清洗口腔；多喝水，避免口唇和口腔内黏膜干燥，如果出现口腔黏膜炎，避免进食刺激性食物和饮料，如过冷、过热、过酸、过辣等；化疗期间少戴义齿，保持义齿清洁，每日刷洗数次。

（三）识别和发现高危人群

1. 识别高危人群，如接受头颈部放疗、应用氟尿嘧啶和甲氨蝶呤等抗代谢类细胞毒性药物化疗、接受干细胞移植、血液肿瘤、中性粒细胞减少、肾衰竭、营养状况差、佩

戴义齿、吸烟、饮酒等患者，以及儿童和老年人，积极采取正确的预防措施，包括口腔清洁、化疗前治疗口腔基础疾病、加强营养等，并在治疗期间对高危人群进行重点监测。

2. 治疗期间连续评估口腔黏膜情况，如有异常及早发现。可指导患者照镜子自查，或有不适及时通知医护人员。头颈部放疗引起的黏膜炎通常发生在放疗后 1 ～ 2 周，持续 2 周左右缓解，其严重程度和持续时间与放疗剂量、频率有关。化疗药物引起的黏膜炎通常化疗后短时间内可出现，其严重程度和持续时间与给药类型、给药方式及剂量有关，也与化疗药物引起的骨髓抑制的程度有关。

（四）并发症的护理

细菌感染通常表现为隆起的黄色或黄白色病变，周围有红晕包围，溃疡伴疼痛，或伴发热；病毒感染通常表现为口唇部疼痛、烧灼感、发痒的水疱，水疱破裂后可见硬壳、溃疡、疼痛明显；真菌感染通常口腔黏膜可见奶酪样、白色、片状假膜，易刮掉，露出创面，有的可见出血。不同病原菌感染其治疗方法不同。护士应熟悉不同病原菌感染的症状和体征，协助医师积极查找病原菌，熟悉治疗原则，做好抗感染治疗相关护理。

第八节　癌症相关淋巴水肿护理常规

一、护理评估

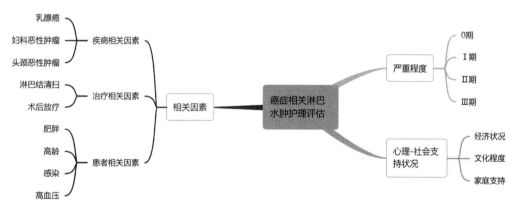

二、治疗要点

（一）非手术治疗

综合消肿治疗（CDT），主要治疗内容包括以下几方面：①平均 60 分钟的人工淋巴引流（MLD）；②多层、低弹绷带加压包扎；③锻炼；④患肢皮肤护理；⑤弹力袖套。在具体操作上，CDT 分为两个阶段：第一阶段，主要由专业治疗师来实施 CDT；第二阶段，则是持续终身的自我管理，主要包括在患肢所进行 MLD、佩戴弹力袖套、绷带加压包扎、锻炼及皮肤护理。

（二）手术治疗

包括切除手术和重建手术，效果不理想。

护理关键点

预防及早期识别、患者宣教及自我管理

三、护理措施

（一）预防及早期识别

1. 关注高危人群，预防淋巴水肿

（1）淋巴水肿的高危人群主要包括做过腋窝淋巴结清扫的乳腺癌患者、清扫过盆腔淋巴结妇科恶性肿瘤患者、头颈癌患者、黑色素瘤患者及泌尿生殖系统恶性肿瘤患者。

（2）淋巴水肿一旦出现，即不可治愈，重在预防。预防措施主要包括：①保持患侧肢体及患侧区域的清洁、干燥，预防感染；②禁止在患侧肢体进行抽血、静脉注射等有创医疗操作；③禁止患侧肢体受压，穿宽松衣服，禁止在患肢测量血压；④禁止患侧肢体负重（小于5kg）；⑤禁止暴露患侧肢体于高温环境中；⑥控制体重，避免出现超重或肥胖等。

2. 连续监测，早期识别 治疗结束后，做好基线记录，连续监测，早期识别淋巴水肿，及时干预，最大限度控制其进一步恶化。淋巴水肿的早期症状包括：①上肢或下肢肿胀，其中也可能包括手指或足趾；②上肢或下肢出现沉重感；③出现皮肤紧束感；④出现上肢或下肢关节移动困难；⑤皮肤增厚，伴或不伴皮肤的改变，如出现水疱或疣；⑥穿衣服、鞋，戴手镯、手表或戒指时，感到紧束；⑦下肢或足趾感到瘙痒；⑧下肢有烧灼感；⑨睡眠困难；⑩脱发等。

（二）患者宣教及自我管理

1. 淋巴水肿的治疗耗资、耗时、耗力，并不能完全治愈淋巴水肿，只可控制其进展，因此，提高患者的治疗依从性和患者的自我管理能力非常重要。预防方面宣教的主要内容同前。

2. 淋巴水肿出现之后的宣教主要内容包括：①严格遵医嘱治疗，不可擅自更改治疗频次及强度，以获得最好的治疗效果；②保持患侧肢体的清洁、干燥，有效控制感染；③征求专业医师意见，进行适度锻炼；④若条件允许，可抬高患侧肢体，以促进淋巴回流，减轻肢体肿胀。

第九节　口服化疗药物安全管理护理常规

一、护理评估

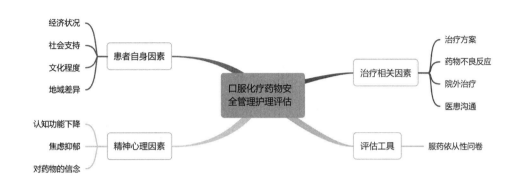

经济状况　社会支持　文化程度　地域差异　——　患者自身因素

认知功能下降　焦虑抑郁　对药物的信念　——　精神心理因素

口服化疗药物安全管理护理评估

治疗相关因素　——　治疗方案　药物不良反应　院外治疗　医患沟通

评估工具　——　服药依从性问卷

护理关键点

用药安全性指导、不良反应的健康宣教、服药依从性监测

二、护理措施

（一）用药安全性指导

1. 居家口服给药化疗由患者和照顾者承担了口服给药，护士应教会患者和照顾者实施对药名、剂量、给药时间和方式的核对。

2. 口服化疗药不同于一般口服药，特别是细胞毒性口服药，同样需要遵循化疗药物的特殊给药原则。循证卫生保健中心（JBI）推荐的实践证据：①在给予口服细胞毒性药物之前应查患者的血常规及做其他相关的检查。处理细胞毒性药物的药盒或药物的人员（如护士、患者、照顾者）应配戴一次性手套，尽可能避免皮肤直接接触细胞毒性口服药物。②彻底清洗待干双手，戴手套。③口服化疗药物应存放在药杯中并标注"勿直接接触"。④用于存放或获取口服化疗药物的药杯或勺子应贴上专门的标签，使用后应放置在专门的容器中回收。⑤药片不能捣碎，胶囊状的药物不能打开也不能和其他药物混合。

（二）不良反应的健康宣教

所有的肿瘤治疗方法都会带来不同严重程度的不良反应，严重的会延误疾病的治疗。接受静脉化疗的患者有更多的机会和医护人员接触并能及时治疗因药物所带来的不良反应，而居家接受口服化疗药物的患者可能会感觉孤立无援，甚至为了避免一些不良反应的出现而自行减少服药频次。护士应做好相应的健康宣教。表 13-9-1 列举了口服化疗药物可能导致的不良反应及患者健康教育要点。

表 13-9-1　常见化疗药物不良反应及重点宣教内容

不良反应	口服化疗药	患者健康宣教要点
异常值： 　低血钾 　低钙血症 　低磷酸盐血症 　高血糖	达沙替尼 伊马替尼 伏立诺他	定期检查血常规 观察症状 适当补充电解质 必要时做心电图检查
致畸	来那度胺 沙利度胺	开始治疗前应进行妊娠检查 治疗过程中女性应避免妊娠 确保告知患者服用药物时导致畸胎的风险 来那度胺不可咀嚼、压碎、掰开口服，需要整个吞服胶囊
骨髓抑制	达沙替尼 伊马替尼 来那度胺 沙利度胺 洛莫司汀 甲氨蝶呤 替莫唑胺 环磷酰胺	定期检查血常规 粒细胞减少的预防措施 预防出血的措施 必要时输血以纠正贫血
皮肤反应： 　皮疹 　手足综合征	卡培他滨 厄洛替尼 吉非替尼 伊马替尼 阿法替尼 舒尼替尼 索拉非尼	使用保湿霜及其他预防措施 必要时使用抗生素软膏或口服激素药物 定期皮肤检查，必要时就医治疗 严重时需要中断治疗或减少剂量
腹泻	卡培他滨 达沙替尼 厄洛替尼 吉非替尼 伊马替尼 索拉非尼 舒尼替尼	使用洛哌丁胺、苯乙哌啶、阿托品等 增加液体补充 清淡饮食 必要时静脉输液 保持会阴肛周清洁
高血压	索拉非尼 舒尼替尼	治疗开始后前 6 周每周测量血压 教会患者在家如何自己测量血压，必要时口服降压药如噻嗪类利尿药、血管紧张素转化酶抑制剂、β 受体阻滞剂、钙通道阻滞剂
恶心呕吐	卡培他滨 达沙替尼 吉非替尼 伊马替尼 索拉非尼 舒尼替尼	治疗前 30 分钟给予止吐剂 增加液体补充 监测患者体重 指导患者在进食后服药

续表

不良反应	口服化疗药	患者健康宣教要点
血栓	厄洛替尼 来那度胺 沙利度胺	适当增加活动 增加液体补充 抬腿运动 必要时口服低剂量的阿司匹林和华法林 密切监测

（三）服药依从性监测

1. 坚持随访。

2. 使用服药日志。

3. 给患者建议：使用分隔给药盒，手机闹钟提示，家人朋友帮忙一起提醒，将药物放在可视范围等。

第十节　化疗住院患者跌倒管理护理常规

一、护理评估

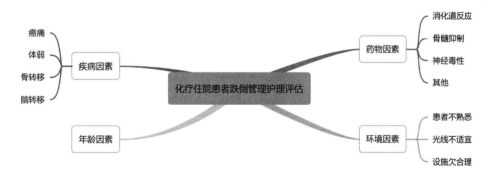

护理关键点

充分认识风险、预防措施

二、护理措施

（一）充分认识风险

化疗患者跌倒风险较其他患者风险增加。化疗药物的毒副反应，如恶心呕吐导致的水、电解质紊乱，骨髓抑制引起的乏力、头晕，水化引起的尿频、尿急，神经毒性引起的肢体感觉异常等，均会增加化疗患者发生跌倒的风险。此外，部分化疗患者伴有入睡困难，合并高血压、糖尿病等内科疾病，需要应用镇静、降压、降糖药等，这些药物也会引起头晕、直立性低血压等不良反应，更进一步增加了化疗患者发生跌倒的危险性。

（二）预防措施

1. 建立化疗患者跌倒安全管理制度。①建立预防化疗患者跌倒安全指引，提高护士安全管理防范意识；②建立完善的化疗患者跌倒上报机制，便于管理者分析得出化疗住院患者跌倒的特异性因素，并制定针对性的措施；③合理配置各班次护士人力资源；④医院多部门共同管理、协作，保证环境设施安全。

2. 积极控制化疗患者伴随症状。①动态评估化疗患者恶心、呕吐、疲乏、头晕、感知觉障碍等伴随症状，并评估这些症状的严重程度，及时与医师进行沟通，给予相应药物治疗。给予患者饮食、营养、活动等综合性护理干预，缓解患者化疗相关症状。②加强患者心理干预，通过给予患者心理疏导、放松训练、音乐疗法等认知行为干预，帮助患者消除焦虑、抑郁情绪，间接缓解化疗相关症状。③对于患者既往出现的化疗不良反应提前给予预期性干预，减轻症状的严重程度，降低跌倒风险。

3. 提高护士对化疗住院患者跌倒的风险管理能力。①加强预防化疗患者跌倒专业知识培训，护士能够准确评估，及时识别化疗患者高危跌倒风险，并能够在跌倒发生后给予应急处理，减少或预防跌倒的发生。②对化疗患者实施系统化管理，化疗前对患者的年龄、病情、跌倒史及既往化疗反应等进行综合评估，化疗期间评估患者体征变化、饮食情况、不良反应及心理状态，对于高风险患者加强巡视和跌倒健康教育，保证环境安全，每班交接，重点管理。

4. 加强预防跌倒健康宣教。

第十一节　化疗药物外渗管理护理常规

一、护理评估

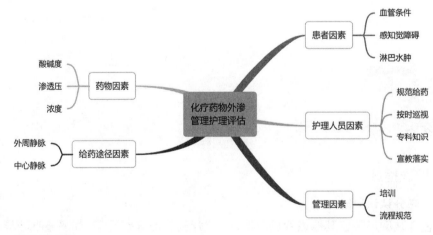

二、分级标准

化疗药物外渗临床表现与分级标准见表 13-11-1。

表 13-11-1　化疗药物外渗临床表现与分级标准

级别	临床表现
0	没有症状
1	皮肤发白，水肿范围最大直径小于 2.5cm，皮肤发凉，伴有或不伴有疼痛
2	皮肤发白，水肿范围最大直径 2.5～15cm，皮肤发凉，伴有或不伴有疼痛
3	皮肤发白，水肿范围最大直径大于 15cm，皮肤发凉，轻到中等程度疼痛，可有麻木感
4	皮肤发白，半透明状，皮肤紧绷，有渗出，皮肤变色，有淤斑、肿胀，水肿范围最小直径大于 15cm，呈可凹性水肿，循环障碍，轻到中等程度疼痛，可为任何容量的血液制品、发疱性药物或刺激性液体渗出

护理关键点

评估、预防、发生外渗的处理

三、护理措施

（一）评估

1. **药物因素**　化疗药物对血管和组织的刺激程度不同，与药物酸碱度、渗透压、浓度及药物本身的毒性作用有关，是致化疗药物外渗损伤的最主要因素。其中发疱类药物刺激性最强，如阿霉素、表柔比星、柔红霉素、长春新碱、紫杉醇等，外渗后可引起局部组织坏死。

2. **给药途径因素**　经外周静脉发生外渗与套管型号大小、材质选择、穿刺位置、导管固定等因素相关。经中心静脉导管发生外渗与导管位置、导管移位、导管完整性受损等因素相关。

3. **患者因素**　外周血管条件差的患者，如血管弹性差、管径细及反复化疗致血管硬化者更易发生药物外渗。患者年龄、肥胖，是否存在淋巴水肿、感知觉障碍，患者化疗药物外渗相关教育掌握情况等，亦都是外渗发生的危险因素。

4. **护理人员因素**　与护士正确执行化疗给药规范、化疗期间是否按时巡视、化疗药物相关知识掌握、患者健康教育落实等有关。

5. **管理因素**　与护士人员配置、护士化疗专业培训、化疗给药流程是否规范等因素有关。

（二）预防

1. **选择合适的血管通路**　根据患者血管通路条件，药物性质、输注速度及持续时间等多方面因素，选择最佳的血管通路。中心静脉通路的应用能有效地降低化疗药物外渗的风险，因此对于长期化疗患者、输注刺激性或发疱性药物者，建议优先选择中心静脉导管。

2. **正确给药**　正确掌握化疗药物的输注浓度、速度和方法；输注不同药物之间使用相容溶液冲管；应用外周静脉输注化疗药物时增加巡视次数，观察穿刺部位有无外渗；经中心静脉输注化疗药物外渗非常罕见，一旦发生，外渗溶液可能会积于纵隔、胸膜或胸颈部的皮下组织，最常见的症状是急性胸痛。应学会识别中心静脉外渗表现，及时启动应急预案。

3. 强化患者健康教育　应向高危人群重点讲解化疗药物性质、不良反应及药物外渗可能的临床表现，提高患者及家属认知；告知患者及家属若输注过程中一旦出现输液速度明显减慢或输注部位疼痛、肿胀等异常感觉，应立即通知护士，及早发现外渗征兆，减少化疗药物外渗的发生。

（三）发生外渗的处理

1. 立即停止静脉给药。

2. 保留外周静脉留置针或输液针头以尽量回抽所有液体，回抽完毕再拔除。

3. 记录外渗的情况：外渗的部位、面积，外渗药物的量，皮肤的颜色、温度，疼痛的性质等，必要时对外渗区域拍照并记录日期。

4. 局部封闭：2% 利多卡因 2ml+ 地塞米松 5mg+ 生理盐水至 20ml 以外渗穿刺点处为中心做扇形封闭。

5. 冷敷、热敷：根据药物性质选择冷敷或热敷的方法，还可以使用硫酸镁湿敷，24 小时以后可局部涂抹药膏及外敷中药。

参考文献

[1] 徐波，陆宇晗 . 肿瘤专科护理 [M]. 北京：人民卫生出版社，2018.

[2] 吴蓓雯 . 肿瘤专科护理 [M]. 北京：人民卫生出版社，2012.

[3] 赫捷 . 中国临床肿瘤协会（CSCO）常见恶性肿瘤诊疗指南 2020[M]. 北京：人民卫生出版社，2021.

[4] 徐波 . 化学治疗所致恶心呕吐的护理指导 [M]. 北京：人民卫生出版社，2015.

[5] 张玉 . 化疗所致恶心呕吐的药物防治指南 [J]. 中国医院药学杂志 ,2022,42（5）:457–473.

[6] 刘向征，张诗杰，李简 . 恶性肿瘤合并上腔静脉综合症的治疗进展 [J]. 中国肺癌杂志 ,2016,19（11）:784–788.

[7] 杨思雨，陆箴琦 . 肿瘤患者口服化疗药服药依从性的研究进展 [J]. 上海护理 ,2016,16（5）:59–64.

第十四章 常用急危重症患者护理技术常规

第一节 使用呼吸机患者（气管切开）的气道护理

一、护理评估

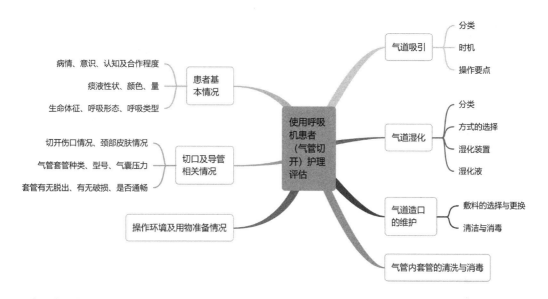

护理关键点

体位要求、气管切开术后切口护理、气管套管护理、气道湿化护理、吸痰护理、并发症的护理、健康教育

二、护理措施

（一）体位要求

无禁忌抬高床头 30° ~ 45° 取坐位或半坐位，颈下略垫高保持颈部伸展位，保持呼吸道通畅，防止套管移位、闭塞或脱出而造成的窒息。

（二）气管切开术后切口护理

用Ⅲ型碘伏对切口周围皮肤进行消毒，每日 2 次，在气管切口处放置一无菌纱布套管垫来预防感染，纱布块被分泌物污染或浸湿时应及时更换。现临床也采用新型抗感染气管垫，能更有效地预防切口感染。

（三）气管套管护理

1. 选用一次性掺硅基乙烯气管套管，固定以有两横指活动范围为宜。

2. 气囊压一般为 25 ～ 30cmH_2O。当不能测气囊压时注入空气 3 ～ 5ml，以手触之如鼻尖硬度。

（四）气道湿化护理

1. 湿热交换器（人工鼻）加温加湿　一般适用于使用气管切开导管给氧患者。此法不仅可以起到湿化气道的作用，同时还能起到过滤气体保持呼气末气道正压的作用。

2. 雾化加湿法　给予患者 6 ～ 8 小时一次的雾化吸入治疗，可以加入乙酰半胱氨酸、地塞米松、布地奈德等药物加灭菌注射水进行雾化治疗，可稀释痰液及减少痰液分泌。

3. 热蒸汽加温加湿法　湿化罐接灭菌注射用水持续使用，灭菌水每 24 小时更换。

（五）吸痰护理

1. 吸痰管的选择　选用 16 ～ 18 号一次性硅胶管，吸痰管的外径与气管套管内径比应 < 0.5。痰培养阳性的患者选用密闭式吸痰管。

2. 吸痰时机　在患者有大量痰液潴留上呼吸道，如患者呼吸音减弱、呼吸困难、有痰鸣音或呼吸哮鸣音、氧分压或氧饱和度突然降低、使用呼吸机出现高压报警时吸痰，这样可以减少肺部感染机会。

3. 吸痰方法　一般吸引负压不超过 –200mmHg，并避免深部大负压吸引。边吸边旋转退出，每次吸痰时间不超过 15 秒，两次吸痰间隔时间不超过 3 ～ 5 分钟效果最好。吸痰前后给予纯氧 2 分钟。

（六）并发症的护理

1. 误吸　在注入营养液前应先清理口鼻分泌物，并给予必要吸痰，同时确认胃管是否在胃内，把胃内滞留物抽空，抬高床头，半卧位，再缓慢注入营养液，可防止胃内容物反流。

2. 导管脱出　定期检查气管套管固定松紧是否适宜，过紧压迫颈部血管，过松套管易脱出，以能放入两指为宜。

（七）健康教育

1. 患者本身疾病的病因、发展及预后。

2. 气管切开术的必要性。

3. 呼吸机使用的注意事项。

4. 使用呼吸机患者日常的饮食、活动与保健等。

第二节　使用镇痛镇静药物患者的护理

一、护理评估

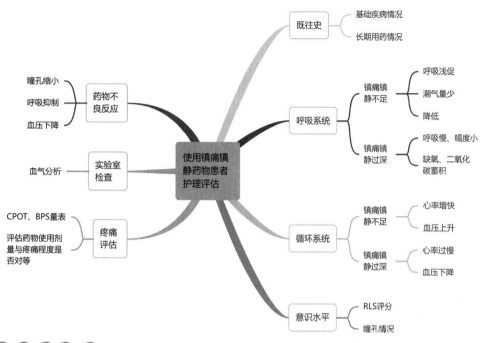

护理关键点

每日唤醒、保护性约束、呼吸监测、循环监测、加强基础护理、心理护理

二、护理措施

（一）每日唤醒

1. 度过急性期后，实施每日唤醒计划。

2. 每日定时中断镇静药物使用 1 小时，宜在白天进行。

3. 如果患者能自发觉醒，再进行脱机试验。

4. 如果患者出现以下症状则表明觉醒试验失败：R ＞ 35 次 / 分，持续 5 分钟或以上；急性心律失常，心率＞ 100 次 / 分或＜ 60 次 / 分；出汗，呼吸困难，无规律的躁动。

5. 唤醒失败，恢复患者原先镇静药用量的 1/2 并通知医师。

（二）保护性约束

1. 选择合适的约束方法，合理使用约束工具（约束带、约束手套等）。

2. 约束时使肢体处于功能位，约束带下垫衬垫，松紧以能伸进一手指为宜。

3. 每 2 小时评估记录病情及肢体血液循环，检查约束带的松紧，观察局部皮肤的颜色和血液循环情况（图 14-2-1）。

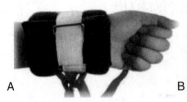
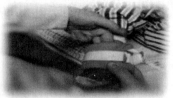
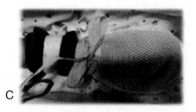

图 14-2-1 保护性约束示意图

（三）呼吸监测

1. 应密切观察患者的呼吸频率、血氧饱和度，动脉血气。

2. 呼吸抑制可表现为呼吸频率减慢，幅度小，缺氧，二氧化碳蓄积。

3. 发现患者呼吸异常应及时通知医师，并暂停使用镇静镇痛药物。

（四）循环监测

1. 严密监测患者血压、心率、心律。

2. 发现异常及时通知医师，调整药物使用剂量。

（五）加强基础护理

1. 注意检查耳郭、枕部、骶尾部等骨突出部位的皮肤，防止压力性损伤的发生。

2. 在病情允许的情况下，每 2 小时给患者翻身。

3. 加强口腔护理和人工气道的护理。

4. 按要求进行尿道口护理，按时更换尿管和集尿袋。

（六）心理护理

1. 对于清醒患者及其家属，加强沟通、交流，听取患者诉求。

2. 昏迷患者加强与家属的沟通交流。

第三节 留置肠内营养管患者的护理

一、护理评估

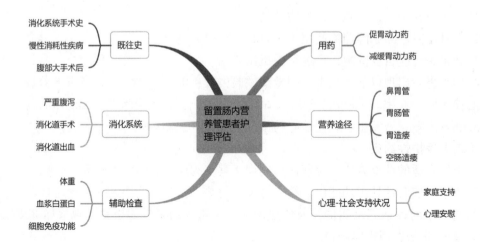

护理关键点

营养管的维护、营养液的准备、胃肠耐受性的检查、并发症的预防及处理

二、护理措施

（一）营养管的维护

1. 妥善固定营养管，鼻肠管应该列入特殊管道给予加固，防止脱出。

2. 每班检查及记录置管刻度，必要时及时加固。

3. 对于长期经胃管鼻饲患者，应每月更换胃管，每次换管时更换鼻孔。

4. 喂养营养液前后及时用温开水冲洗管路。

（二）营养液的准备

1. 肠内营养液温度控制在 37 ～ 40℃；温度太低刺激胃肠道易引起腹泻；温度太高易引起营养液凝结成块，导致管路堵塞。

2. 营养液开启后放置冰箱，24 小时内有效。

3. 营养液要在无菌环境下配制，放置于 4℃以下的冰箱内保存，调制容器、输注工具保持清洁无菌。

4. 以 5% 肠内营养液为起始速度，每天将输注浓度在原基础上增加 5%，以首次喂养量为 10 ～ 15g，输注速度 20 ～ 30ml/h 为宜。

（三）胃肠耐受性的检查

1. 加强观察，倾听患者主诉，注意有无腹泻、腹胀、恶心、呕吐等胃肠道不耐受症状。若患者出现上述不适，查明原因。

2. 输注环节的调控：注意三度，即浓度、速度和温度。①浓度：由低到高，温开水→营养液。②速度：由慢到快，首日肠内营养输注 20 ～ 50ml/h，次日 80 ～ 100ml/h，12 ～ 24 小时内输注完毕；有条件情况下可用输注泵控制输注速度；根据患者对营养液的耐受、血糖值、营养液性质等确定速度。③温度：37 ～ 40℃（春、秋、冬季时应用加温器）。

3. 防止营养液污染：配制营养液时遵循无菌操作，现配现用，每次仅配 1 天量。

4. 每天更换输注管或专用泵管。

5. 支持治疗：伴有低蛋白血症者，遵医嘱给予白蛋白或血浆等，以减轻肠黏膜组织水肿导致的腹泻；对于胃肠动力差者，使用一些促胃动力的药物。

（四）并发症的预防及处理

1. 反流、误吸与肺部感染　①肠内营养前后半小时尽量避免做胸部物理治疗、吸痰及翻身等操作。②肠内营养液定时灌注者前后半小时内保持床头抬高 30° ～ 45°，连续输注者若无禁忌证尽量保持床头抬高大于 30°。③管饲前确认管道位置正确，每班认真记录置管刻度。④肠内营养连续输注者常规每 4 小时监测胃潴留，检查胃潴留的量及颜色，当胃潴留＞ 200ml 时告知医师，遵医嘱暂停管饲。对于胃潴留的患者可应用胃动力药如莫沙必利等促进胃的排空及胃蠕动。⑤证实有反流的患者应选择其他的营养途径，肠内喂养较胃内喂养方式可以显著降低误吸、肺部感染、反流呕吐、胃潴留的发生率。在进

行肠内营养时，肠内喂养由于鼻肠管置入位置较深，已到达小肠内，肠内营养液可以直接在小肠内吸收，因此较胃内喂养的胃潴留和腹胀发生率低。另外，鼻肠管的末端已经过幽门，幽门与屈氏韧带括约肌的收缩力高于贲门－食管括约肌，进而可以有效地减少发生反流、误吸的概率。

2. 胃肠道并发症　①腹泻：多因营养液温度过低、输注速度过快、细菌污染膳食、乳糖酶或脂肪酶缺乏、长期使用抗生素等引起。处理：量由少到多，速度由慢到快；严格无菌操作；推荐使用含纤维素的肠内营养制剂；对于乳糖不耐受患者，使用无乳糖配方；发生腹泻时，及早查明原因，及早治疗，加强皮肤护理。②腹胀、便秘和腹痛：患者在开始肠道喂养时，注意减慢速度，降低浓度，并配合促胃动力药的应用，定时听诊肠鸣音，观察腹胀变化，必要时行胃肠减压。③倾倒综合征：放置空肠营养管的患者或胃切除术后患者可出现此并发症。多发生在餐后 10 ～ 30 分钟内，因胃容积减少及失去对胃排空的控制，大量高渗溶液快速进入小肠所致。可表现为胃肠道和心血管两大系统症状。此时应减慢输注速度，适当稀释营养液以降低渗透压，选择低碳水化合物、高蛋白营养液，可使症状缓解。

3. 机械性并发症　肠内营养管堵塞，预防措施：①管饲前后均应用 20ml 温开水冲洗导管，防止堵塞。②持续营养泵维持的肠内营养，需要 4 ～ 6 小时温开水冲管一次。③管饲给药前应先碾碎，完全溶解后注入。

4. 代谢性并发症　注意观察血糖、电解质、肝功能等指标，由于营养液不均匀或配方不当引起。应根据医嘱监测血糖，必要时使用胰岛素控制血糖或者更改营养液配方。

第四节　中心静脉置管患者的护理

一、护理评估

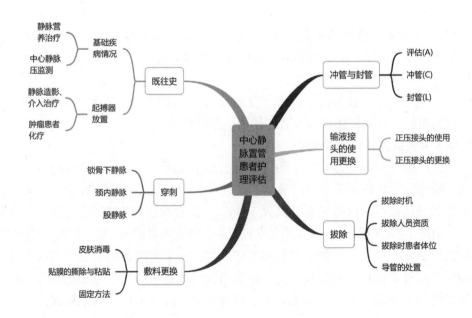

护理关键点

　　滴数观察，液体外渗的观察，局部、敷料及输液管的更换，导管留置期并发症的护理，冲管和封管，拔管

二、护理措施

（一）滴数观察

滴数可达 80 滴 / 分以上。

1. 如滴数很慢，应检查导管固定是否妥善，有无打折或移动。

2. 如经导管不能顺利抽得回血，可能导管自静脉内脱出，或导管内有血凝块，应考虑在对侧重置导管。

3. 如应用输液泵，应每天至少 1 次分离输液泵，监测滴数是否正常。

（二）液体外渗的观察

1. 是否有导管老化、折断或自静脉内脱出。

2. 穿刺点周围是否有外渗、出血、肿胀。

（三）局部、敷料及输液管的更换

1. 无菌操作　保持穿刺点无菌，消毒待干后，以穿刺点为中心覆盖透明敷料，无张力固定。

2. 固定　牢固，但不宜过紧，可用 S 形固定法，以免引起脱落或不适。

3. 检查　每次输液前后检查穿刺点部位有无红、肿、热、痛及炎性分泌物。

4. 敷料　①穿刺当天 24 小时内应更换 1 次，如有渗血、渗液随时更换（图 14-4-1）；透明敷贴每 5 ～ 7 天更换 1 次；纱布敷料每 2 天更换 1 次；如果透明敷料下放置纱布敷料，需要每 2 天更换 1 次。②更换敷料时，常规消毒，动作轻柔，去除敷料应一只手固定导管柄，另一只手顺导管穿刺方向撕去敷料。③观察固定导管的缝线是否松动、脱落。④记录穿刺时间、更换敷料时间。⑤输液器每天更换，输液附加装置每 72 小时更换，并抽有无回血。⑥输入浓度较高的液体（如全肠外营养、人血白蛋白等）前后应用 0.9% 氯化钠溶液冲管。⑦导管接头用无菌包布覆盖，应每天更换，翻身时避免拖、拉导管。

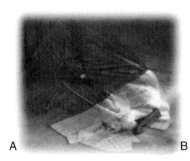
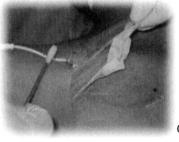
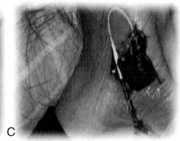

A　　　　　　　　　　　B　　　　　　　　　　　C

图 14-4-1　敷料的固定与更换

（四）导管留置期并发症的护理

1. 静脉血栓形成　①防止导管扭曲、受压。②输血前后用 0.9% 氯化钠溶液充分冲洗。③用稀释肝素液封管。④疑有管道堵塞时不能强行冲洗，只能拔除，以防血块堵塞。

2. 空气栓塞　①每天检查输液管道连接是否牢固，避免液体滴空。②拔除导管时，空气偶可经皮肤进入静脉，故拔管后应至少按压皮肤 20 分钟，后严密包扎 24 小时。③若空气进入，取头高足低左侧卧位，给予高流量氧气吸入，通知医师。④严密监测病情变化，给予对症处理。

3. 感染　①应立即停止液体输入。②确诊后应及时拔除导管，并做细菌培养。

（五）冲管和封管

1. 冲管　①一般选择 10ml 注射器或 10ml 管径的预充式导管冲洗器。②采用脉冲式冲管，即"推—停—推"方法冲洗导管。

2. 封管　采取正压封管方法，防止导管内血液反流。①肝素封管（SASH）：生理盐水→给药→生理盐水→稀肝素。②生理盐水封管（SAS）：生理盐水→给药→生理盐水。

（六）拔管

1. 拔管时先消毒局部皮肤、拆除固定翼缝线，用无菌敷料按压插管口拔除导管，局部地方按压 20 分钟，后观察局部有无出血现象。

2. 拔时患者采取卧位，禁取坐位拔管，以防静脉内压力低而产生气栓。

3. 拔管后当天不能沐浴，股静脉拔管后应卧床 4 小时。

第五节　留置尿管患者的护理

一、护理评估

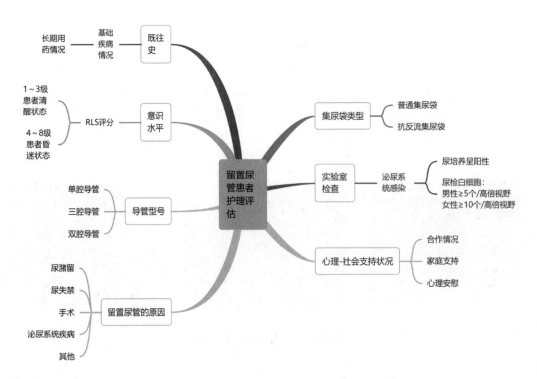

护理关键点

严格执行无菌操作、保持引流通畅、定时训练膀胱功能、评估留置导尿管的必要性

二、护理措施

（一）严格执行无菌操作

1. 留置尿管时，严格执行无菌操作，保持最大的无菌屏障，选择适宜的导尿管，充分消毒尿道口，一次导尿成功，同时导尿时动作要轻柔，以免损伤尿道黏膜。

2. 保持尿道口的清洁、干燥：对留置导尿管的患者，不需要常规使用消毒剂，只需要每天洗澡或使用清水或生理盐水清洁尿道口周围区域和导尿管表面，保持局部的清洁卫生。

3. 及时更换尿管及尿袋：普通集尿袋每周更换 2 次，精密引流袋每周更换 1 次；普通导尿管每 2 周更换一次，硅胶尿管每 4 周更换一次。

4. 集尿袋应该低于膀胱位置，尿液不超过集尿袋 3/4。清空集尿袋中尿液时，要遵循无菌操作原则，避免集尿袋的出口触碰收集容器。

5. 尽量保持引流系统的密闭性。

6. 留取尿培养时，先消毒导尿管出口或者采样口，再用无菌注射器吸取尿液，而普通尿液分析则可以使用集尿袋内的尿液。

7. 留置尿管患者，每周应该做 1 次尿常规检查。

（二）保持引流通畅

1. 引流管要牢固在床沿上，妥善固定，防止导尿管受压、扭曲、折叠、堵塞。

2. 出现尿管引流不通畅时，应该及时调整尿管的位置，酌情处理，使尿管保持通畅。

3. 按时翻身，如尿液出现浑浊、沉淀或者结晶，应该立即告知医师，遵医嘱及时进行膀胱冲洗。

4. 准确记录每小时的尿量，并观察和记录尿液的颜色和性状。

（三）定时训练膀胱功能

长期留置导尿管患者，采取间歇式夹闭尿管的方法。夹闭尿管，每 3～4 小时开放 1 次（或患者想排尿时）。

（四）评估留置导尿管的必要性

每日评估留置导尿管的必要性，及时拔除不必要的导尿管。

第六节　使用血管活性药物患者的护理

一、护理评估

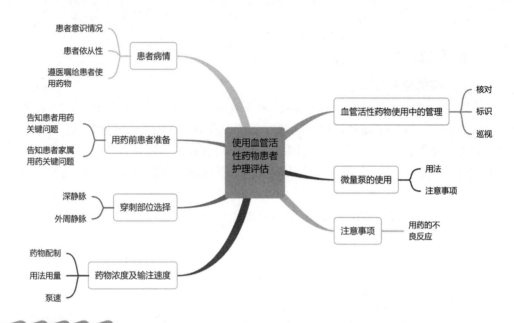

护理关键点

　　病情评估、穿刺部位的选择、血压的监测、药物外渗的护理、护理人员的培训、药物配制、微量泵的护理

二、护理措施

（一）病情评估

1. 评估患者的基础疾病情况。

2. 评估和记录患者的生命体征，特别是患者的心率及血压，有条件的情况评估患者的心排血量，为血管活性药物的选择提供参考。

3. 根据患者的病情和医嘱选择适合的血管活性药物进行配制。

（二）穿刺部位的选择

1. 短时间应用血管活性药物时，选择粗直、弹性好、充盈、不易滑动、易固定的外周静脉，如贵要静脉、颈外静脉、腋静脉、上臂静脉等。

2. 若长期、大剂量、高浓度地应用血管活性药物，最好采用深静脉置管。

（三）血压的监测

1. 采取有创动脉测压，不受人工加压、袖带宽度及松紧度影响，准确可靠，实时显示血压。还可根据动脉波形变化来判断分析心肌的收缩能力。患者在应用血管活性药物时可及早发现动脉压的突然变化，以便随时调整血管活性药物的用量。

2. 有创动脉加压袋的压力控制在 300mmHg，传感器需要与患者心脏处于同一水平线。

3. 根据血压目标值适当调整血管活性药物的输注速度。

（四）药物外渗的护理

1. 血管活性药物处理外渗主要是预防为主，治疗为辅。需要于床头悬挂"防外渗"标识，加强巡视。

2. 注意观察患者穿刺部位及附近皮肤的颜色、温度、是否肿胀，轻、中度应立即停止输液，回抽局部残留的药液，抬高患部，更换穿刺部位。

3. 药液渗出部位用 50% 硫酸镁湿敷，或喜疗妥外擦，每天 2 ～ 3 次。

4. 局部水疱形成或出现组织坏死者，局部消毒后抽吸水疱液，定期消毒预防感染。

（五）护理人员的培训

1. 加强血管活性药物相关知识的培训，包括药物种类、配制方法、配伍禁忌、不良反应、使用血管活性药物的注意事项、出现不良反应的处理等，定期组织培训及进行考核。

2. 做好"三查八对"，严格落实巡视制度，密切观察，尽可能地避免药物不良事件的发生。

（六）药物配置

1. 血管活性药物微泵用药的剂量通常在 0.01 ～ 1μg/（kg·min），一般用 50ml 注射器稀释至 50ml。

2. 药物剂量（mg）= 患者体重（kg）× 3（mg/kg）。3 为系数，计算出的血管活性药物一般均稀释至 50ml，稀释液（ml）=50（ml）- 药物剂量（ml），微泵速度 1ml/h 即为 1μg/（kg·min）。

3. 由于硝酸甘油、肾上腺素等药物使用的剂量较小，因而常将系数 3 缩小为 1/10 或 1/100，即药物剂量（mg）= 患者体重（kg）×0.3（mg/kg）（或 0.03），配成溶液总量 50ml，微泵速度 1ml/h 为 0.1μg/（kg·min）［或 0.01μg/（kg·min）］。

4. 常用的去甲肾上腺素特殊配置：小剂量，2mg + 0.9% 氯化钠 49ml；大剂量，患者体重（kg）×0.3+0.9% 氯化钠至 50ml。

（七）微量泵的护理

1. 微量泵在临床应用时避免随便移动，因注射泵位置突然升高或降低可导致短时间内药液进入体内过多或回吸入注射器，而造成血压、心率的改变。

2. 输液泵和微量泵尽量在同一静脉通路泵入液体，可有效地预防回血的发生。

3. 小剂量常规单泵法，大剂量血管活性药物的更换使用双泵法。

第七节 高热患者的护理

一、护理评估

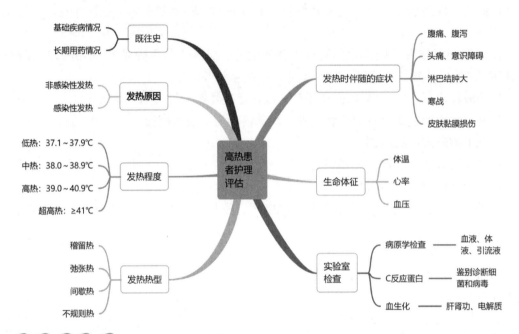

护理关键点

严密监测体温、降温护理、基础护理、健康教育

二、护理措施

（一）严密监测体温

1.一般为每 4 小时测量体温 1 次。

2.如果有过高体温或者正在进行降温措施时，则应当根据需要每半小时或者更短时间测量体温 1 次。如果临床上有神志不清患者，则应当观察瞳孔大小和对光反应。待体温恢复正常后，改为每 4 小时测量体温 1 次。注意发热类型、程度及经过，记录液体出入量。

（二）降温护理

1.物理降温 体温在 38.5℃ 左右可以采取冰袋（图 14-7-1）或者温水浴进行降温；体温在 39℃ 左右可以进行头部冷敷；体温如果在 39.5℃ 以上则可以采用乙醇擦浴或者温水擦浴的方法进行降温处理，也可以采用冷盐水灌肠降温的方法。

2.针刺降温 可以取患者的大椎、合谷、曲池、十宣、足三里等穴位，不留针，2～4 小时进行 1 次。

3.药物降温 对于高热患者临床上进行了物理降温以后，如果体温仍不下降，则可给予退热药降温。服药30分钟后则应测量患者体温并做好记录。出汗多时应及时更换衣服，防止受凉。遵医嘱正确应用抗生素，保证按时、足量、现配现用。

4. 冬眠降温　人工冬眠可以降低患者神经系统对外界各种刺激的反应，解除小动脉痉挛，改善神经末梢的循环，降低体温，减少氧的消耗量，从而提高患者全身各个脏器和组织对于氧的耐受性，适用于严重感染引起的高热、惊厥。

5. 亚低温治疗　在常规降温模式基础上联合使用亚低温治疗仪（图14-7-2）治疗能够有效提高脑出血术后中枢性高热患者的治疗效果，缓解术后高热现象，改善血压变化值，降低治疗期间的不良反应发生率。

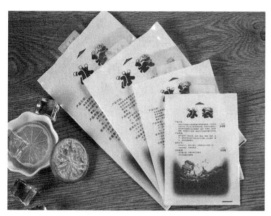
图 14-7-1　冰袋

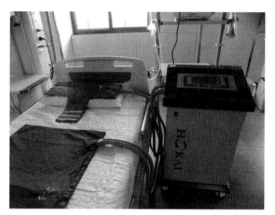
图 14-7-2　亚低温治疗仪

（三）基础护理

1. 皮肤护理　①保持皮肤清洁、卫生，保持衣服干燥、平整，防止受凉。②年老体弱者及昏迷患者，加强翻身，防止压疮的发生。③持续高热昏迷患者，应严密观察骶尾、肩胛骨、枕后等受压处皮肤情况，防止水疱发生。④有谵妄、意识障碍时应加床栏或给予适当约束，注意安全。

2. 口腔护理　①鼓励与协助患者排痰，为昏迷患者及时吸痰。痰液黏稠不易排出者给予定时雾化吸入，每日 2～3 次。②气管切开或插管患者，定时吸痰，严格执行无菌操作。③根据患者口腔情况选择相应溶液做口腔护理，每 4～6 小时 1 次。

3. 心理护理　①发热期间患者会出现紧张、恐惧等心理，护士应对发热各种临床表现做出合理的解释，以缓解患者的紧张心理。②经常巡视患者，及时解答患者的问题，尽量满足患者的合理需求。③为提供患者合适的休息环境，保持室内温、湿度适宜，环境安静，空气新鲜，定时开窗通风。

4. 饮食护理　①高热患者应给予易消化的高热量、高维生素、高蛋白、低脂肪饮食。②不能经口进食时，采用静脉输液或鼻饲，以补充营养物质、水分和电解质。做好鼻饲管道的护理。患者翻身、拍背、吸痰等操作完毕后，抬高床头 30°～40° 后再进行管饲，以防误吸。③高热患者每天饮水量以 2500～3000ml 为宜。

（四）健康教育

1. 指导患者卧床休息，保持室内温度适宜，定时开窗通风。

2. 对于清醒患者及其家属指导选择易消化、高热量、高蛋白的饮食，多饮水，进食前后漱口，保持口腔清洁。

3. 穿着宽松、棉质、透气的衣服，以利排汗。如汗湿了衣物应及时更换，保持皮肤清洁。

4. 告知患者及其家属发热的常用处理方法，如冰枕、冰敷、冰垫、温水或乙醇擦浴、药物降温。

5. 告知患者及其家属忌自行滥用退热药和消炎药。

6. 高热惊厥为儿科常见急症，患儿发作时多为家属陪伴在身边，能够第一时间做出正确的急救处理非常关键。采用阶段性健康指导能够帮助高热惊厥患儿家属更好地掌握疾病知识，改善心理状态，并且能够促进患儿体温恢复正常，降低高热惊厥复发率。

第八节　长期卧床患者的皮肤护理

一、护理评估

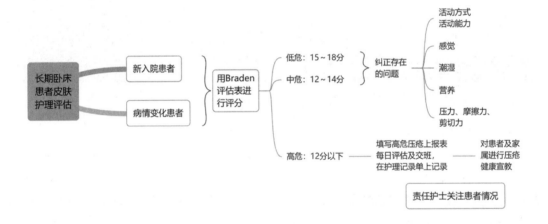

护理关键点

减轻皮肤受压、皮肤保护、加强营养支持、心理护理

二、护理措施

（一）减轻皮肤受压

1. 按时翻身和变换体位：根据患者病情、皮肤情况、床垫材质等调整体位变换的频率和减压部位。患者病情允许时，使用普通床垫应至少每 2 小时变换 1 次体位。

2. 掌握正确翻身的技巧：操作过程中避免拖、拉、推、拽等动作。

3. 妥善安置体位：可把软枕等减压工具沿小腿垫起，确保足跟不与床面直接接触。

4. 除病情或治疗需要外，避免患者长时间处于床头抬高超过 30° 体位；侧卧位时保持背部与水平床面成 30° ～ 40° 。

5. 安置体位时应避免皮肤受医疗器械、管道、线圈等长时间接触压迫，可用泡沫敷料或者棉垫等透气性材料隔开。

6. 使用防压用具，如气垫床、泡沫敷料、肘部及足跟保护器等。

（二）皮肤保护

1. 正确评估患者目前皮肤情况。对于新入院的卧床患者，应及时评估整体皮肤情况；若患者病情发生变化或使用石膏、呼吸机面罩等医疗器械，应密切关注皮肤或黏膜受压情况，尤其是骨隆突部位皮肤、与医疗器械接触部位及周围的皮肤或黏膜。

2. 保持皮肤清洁、干燥。对于大小便失禁、出汗较多、引流液污染等不良刺激，应及时清洁皮肤，去除刺激因素。在易受浸渍或过于干燥的皮肤部位使用皮肤保护产品。注意不可用力擦洗骨隆突处皮肤。

3. 皮肤保护可以降低压力性损伤的发生率。在受压部位使用薄膜敷料、水胶体类敷料、泡沫敷料均可减小卧床患者皮肤承受的剪切力，从而预防压力性损伤。

4. 对于昏迷或者有感觉障碍的患者避免长时间使用冷、热疗法，以免冻伤或烫伤皮肤。

5. 交接班时认真交接皮肤情况，每次变换体位时及时检查是否存在压力性损伤迹象，及时采取干预措施并认真记录。

（三）加强营养支持

1. 使用营养筛查风险表评估，选择合适的营养供给方式。

2. 确保患者营养供给方式正确，提供足够的能量、蛋白质和维生素。

3. 不能经口进食者，首选肠内营养方式；不能肠内营养供给的患者，选择肠外营养。

4. 使用肠内营养的过程中，控制好速度、温度和浓度，床头抬高 30°，按时回抽胃液，根据胃液潴留情况调整进食速度。

5. 定期监测患者体重变化和营养状况。

（四）心理护理

1. 对于长期卧床的患者，及时给予疏导，加强交流沟通，给予安慰和鼓励。

2. 对于使用机械通气卧床患者，可以用写字板等方式及时了解他们的内心需求，及时给予满足和疏导。

3. 由于 ICU 为封闭病房，护士应帮助家属及时转达对患者的安慰、关心和鼓励，帮助患者建立积极战胜疾病的信心，同时可以告知家属一些患者目前的基本情况，缓解家属的焦虑和担忧。

第九节　连续性肾脏替代治疗患者的护理

一、护理评估

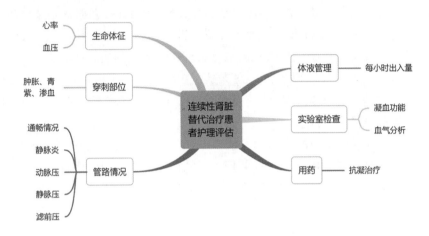

护理关键点

股静脉（颈静脉）导管的护理（冲、封管）、液体管理、操作步骤

二、护理措施

（一）股静脉（颈静脉）导管的护理（冲、封管）

1. 导管维护　①严格无菌操作。②检查导管位置、固定情况及通畅性，注意穿刺部位是否渗血，查看缝线是否脱落。③用 20ml 注射器 6 秒内抽吸血液能充满注射器，确保血流通畅、有效固定。④治疗后血管通路日常维护：有血凝块≤ 2 次，则每日维护 1 次；3 次均有血凝块，则通知医师并每日维护 2 次。

2. 封管　动、静脉导管端分别用脉冲式法注入无菌生理盐水 10 ～ 20ml，再分别注入相当于导管腔容量的肝素液进行正压封管。

3. 保持管路通畅　正确处理导管引血不畅、管路滤器内凝血、空气栓塞、管路破裂、滤器破膜、导管脱落和停电等应急措施。

（二）液体管理

准确记录每小时出入液量，每 4 小时小结分析并反馈 1 次，及时调整治疗方案，治疗中定期监测患者内环境状况。

（三）操作步骤

1. 自检、管路安装、预充（肝素配制）　以贝朗机器，模式连续静脉 – 静脉血液滤过（CVVH）为例。

（1）自检：①确认机器上没有安装任何东西。②打开电源，进入"SELF TEST"自检。③开机自检：a. "ROM TEST"（程序自检）；b. "DISPLAY TEST"（显示自检）；c.

"EMPTY LOAD CELL TEST"（秤空载自检）。④自检完成后，进入"治疗选择"界面，选"CVVH"确认，进入"准备"工作状态。⑤硬件自检：包括电源继电器、空气检测器参考值、空气检测器计数器、静脉回路红色血液探测器、漏血检测器、5个压力传感器零点自检——硬件自检完成。

（2）管路安装：①秤上：预充液、废液袋、置换液袋；②滤器：静脉端朝上；③动脉管路（红），连接至冲管液、PA、血泵、PBE、滤器；④静脉管路（蓝），连接至血滤器、PV、静脉空气检测器、静脉夹、冲洗液收集袋；⑤置换液管路（绿），连接至置换液袋、置换液空气检测器、置换液泵、PD1、加热器；⑥静脉管路（后稀释）、动脉管路（前稀释）；⑦超滤管路（黄），连接至血滤器（靠近静脉端）、漏血检测器、PD2、超滤泵、超滤液收集袋；⑧打开所有管路夹子（图14-9-1）。

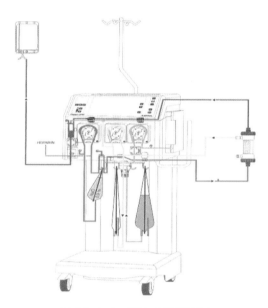

图 14-9-1　管路安装示意图

（3）预充液配制：①预充液：0.9%氯化钠2000ml+肝素钠注射液1/4支（或根据患者的凝血情况进行调整）。②开始预充，同时进行动态自检：秤和动脉压→置换液空气检测器→置换液泵→加热器→超滤泵→漏血检测器→管路密封和静脉压→液面调节，自检结束，仪器自动冲洗管路。冲洗完成，进入治疗。③连接患者。

2.抗凝　①普通肝素：出血患者慎用。②枸橼酸钠：抗凝效果稳定持久，但易引起低钙血症。③低分子肝素。④无抗凝剂。

3.置换液配制

（1）种类：①自行配制的液体；②成品的置换液。

（2）配制要求：无菌、无致热源、内毒素＜0.03U/ml。

第十节　血浆置换患者的护理

一、护理评估

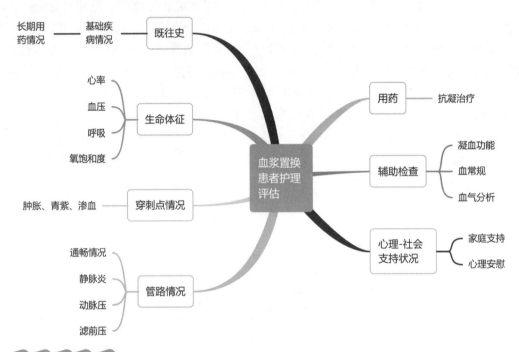

护理关键点

　　股静脉（颈静脉）导管的护理（冲、封管），操作，抗凝，液体管理，置换液配置

二、护理措施

（一）股静脉（颈静脉）导管的护理（冲、封管）

1. 导管维护

（1）用 20ml 注射器 6 秒内抽吸血液能充满注射器，确保血流通畅、有效固定。

（2）治疗后血管通路日常维护：有血凝块≤2次，则每日维护1次；3次均有血凝块，则通知医师并每日维护2次。

2. 封管　动、静脉导管端分别用脉冲式法注入无菌生理盐水 10～20ml，再分别注入相当于导管腔容量的肝素液进行正压封管。

3. 保持管路通畅　正确处理导管引血不畅、管路滤器内凝血、空气栓塞、管路破裂、滤器破膜、导管脱落和停电等应急措施。

（二）液体管理

准确记录每小时出入液量，4小时小结分析并反馈1次，及时调整治疗方案，治疗中定期监测患者内环境状况。

（三）操作

1. 自检、管路安装、预充（肝素配置）　以贝朗机器，模式连续静脉-静脉血液滤过（CVVH）为例。

（1）自检：① 确认机器上没有安装任何东西。② 打开电源，进入"SELF TEST"自检。③ 开机自检：a. "ROM TEST"（程序自检）；b. "DISPLAY TEST"（显示自检）；c. "EMPTY LOAD CELL TEST"（秤空载自检）。④ 自检完成后，进入"治疗选择"界面，选"CVVH"确认，进入"准备"工作状态。⑤ 硬件自检：包括电源继电器、空气检测器参考值、空气检测器计数器、静脉回路红色血液探测器、漏血检测器、5个压力传感器零点自检——硬件自检完成。

（2）管路安装：① 秤上：预充液、废液袋、置换液袋；② 血浆分离器：静脉端朝上；③ 动脉管路（红），连接至冲管液、PA、血泵、PBE、滤器；④ 静脉管路（蓝），连接至血滤器、PV、静脉空气检测器、静脉夹、冲洗液收集袋；⑤ 置换液管路（绿），连接至置换液袋、置换液空气检测器、置换液泵、PD1、加热器；⑥ 静脉管路（后稀释）、动脉管路（前稀释）；⑦ 超滤管路（黄），连接至血滤器（靠近静脉端）、漏血检测器、PD2、超滤泵、超滤液收集袋；⑧打开所有管路夹子（图14-9-1）。

（3）预充液配置：① 预充液：0.9% 氯化钠 2000ml+ 肝素钠注射液 1/4 支（或根据患者的凝血情况进行调整）。② 开始预充，同时进行动态自检：秤和动脉压→置换液空气检测器→置换液泵→加热器→超滤泵→漏血检测器→管路密封和静脉压→液面调节，自检结束，仪器自动冲洗管路。冲洗完成，进入治疗。③连接患者。

2. 血浆置换剂量　单次单重置换剂量以患者血浆容量的 1 ～ 1.5 倍为宜，不建议超过 2 倍。患者的血浆容量可以按照下述公式进行计算和估计：

（1）根据患者的性别、血细胞比容和体重可用以下公式计算：

$$血浆容量（ml）=（1-血细胞比容）×［b+（c×体重）］$$

其中：体重的单位为 kg。b：男性为 1530，女性为 864。c：男性为 41，女性为 47.2。

（2）血浆容量的估计可根据下述公式来计算：

$$血浆容量（ml）=0.065 × 体重（kg）×（1-血细胞比容）$$

3. 血流速度设置　①血浆置换治疗开始时，先全血自循环 5 ～ 10 分钟，观察正常后再进入血浆分离程序。②全血液速度宜慢，观察 2 ～ 5 分钟，无反应后再以正常速度运行。通常血浆分离器的血流速度为 80 ～ 150ml/min。

4. 抗凝　①普通肝素：出血患者慎用；②枸橼酸钠：抗凝效果稳定持久，但易引起低钙血症；③ 低分子肝素；④无抗凝剂。

5. 置换液配制

（1）种类：① 血浆制品：新鲜冰冻血浆、新鲜血浆、纯化的血浆蛋白；② 血浆代用品：4% ～ 5% 人血白蛋白；③ 晶体液：林格液、生理盐水、葡萄糖生理盐水；④ 其他：低分子右旋糖酐、凝胶和羟乙基淀粉等合成的胶体代替物。

（2）配制要求：无菌、无致热源、内毒素 < 0.03U/ml。

第十一节 双重血浆分子吸附系统患者的护理

一、护理评估

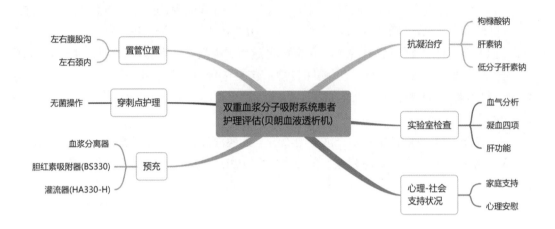

护理关键点

    穿刺点护理，自检、管路安装及预充（肝素配制），预充液配置，胆红素吸附器预充（BS330），灌流器预充（HA330—Ⅱ），胆红素吸附器（BS330）和灌流器（HA330—Ⅱ）串联预充，治疗剂量，治疗时间，抗凝管理，股静脉（颈静脉）导管的护理（冲、封管）

二、护理措施

（一）穿刺点护理

股静脉（颈静脉）置管的护理。①严格无菌操作。②碘伏消毒穿刺部位，顺时针由内向外用Ⅲ型碘伏环形消毒，消毒面积不得小于10cm²，再用75%乙醇由内向外环形消毒脱碘。③检查导管位置、固定情况及通畅性，注意穿刺部位是否渗血，查看缝线是否脱落。④治疗前铺无菌巾，消毒并更换敷料，无菌操作连接管路。

（二）自检、管路安装及预冲（肝素配置）

以贝朗机器，模式连续静脉 – 静脉血液滤过（CVVH）为例。

1. 自检　①确认机器上没有安装任何东西。②打开电源，进入"SELF TEST"自检。③开机自检：a."ROM TEST"（程序自检）；b."DISPLAY TEST"（显示自检）；c."EMPTY LOAD CELL TEST"（秤空载自检）。④自检完成后，进入"治疗选择"界面，选"CVVH"确认，进入"准备"工作状态。⑤硬件自检：包括电源继电器、空气检测器参考值、空气检测器计数器、静脉回路红色血液探测器、漏血检测器、5个压力传感器零点自检——硬件自检完成。

2. 管路安装　① 秤上：预充液、废液袋、置换液袋。② 血浆分离器：静脉端朝上。③ 动脉管路（红），连接至冲管液、PA、血泵、PBE、滤器。④ 静脉管路（蓝），连接至血滤器、PV、静脉空气检测器、静脉夹、冲洗液收集袋。⑤ 置换液管路（绿），连接至置换液袋、置换液空气检测器、置换液泵、PD1、加热器。⑥ 静脉管路（后稀释）、动脉管路（前稀释）。⑦ 超滤管路（黄），连接至血滤器（靠近静脉端）、漏血检测器、PD2、超滤泵、超滤液收集袋；打开所有管路夹子。⑧ 双重血浆分子吸附系统（DPMAS）的管路连接：把预充好的胆红素吸附器（BS330）和灌流器（HA330-Ⅱ）连接到CRRT管路中，如图14-11-1所示：

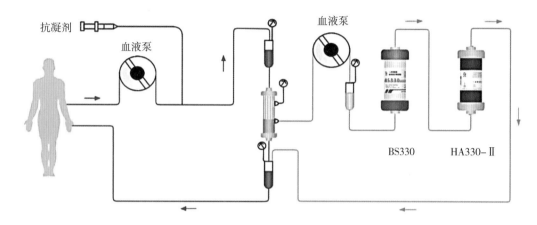

图 14-11-1　DPMAS 管路连接示意图

（三）预充液配制

1. 预充液：0.9% 氯化钠 2000ml + 肝素钠注射液 1/4 支（或根据患者的凝血情况进行调整）。

2. 开始预充，同时进行动态自检：秤和动脉压→置换液空气检测器→置换液泵→加热器→超滤泵→漏血检测器→管路密封和静脉压→液面调节，自检结束，仪器自动冲洗管路。冲洗完成，进入治疗。

3. 连接患者。

（四）胆红素吸附器预充（BS330）

1. 0.9% 氯化钠 500ml+1 支肝素钠注射液 2ml（30 分钟内预充完）。

2. 再用 0.9% 氯化钠 2000ml 冲洗（边冲洗边用小锤敲打排空气）。

（五）灌流器预充（HA330-Ⅱ）

1. 灌流器内加入 1 支肝素钠注射液 2ml（浸泡 30 分钟）。

2. 再用 0.9% 氯化钠 2000ml 冲洗（边冲洗边用小锤敲打排空气）。

（六）胆红素吸附器（BS330）和灌流器（HA330-Ⅱ）串联预充

用 0.9% 氯化钠 2000ml 冲洗（边冲洗边用小锤敲打排空气）。

（七）治疗剂量

一般单次吸附治疗的剂量为 2 ～ 3 倍血浆容量。

（八）治疗时间

治疗持续时间以 2 ～ 3 小时为宜。

（九）抗凝管理

1. 普通肝素：出血患者慎用。

2. 枸橼酸钠：抗凝效果稳定持久，但易引起低钙血症。

3. 低分子肝素。

4. 无抗凝剂。

（十）股静脉（颈静脉）导管的护理（冲、封管）

1. 导管维护　①用 20ml 注射器 6 秒内抽吸血液能充满注射器，确保血流通畅、有效固定。②治疗后血管通路日常维护：有血凝块≤ 2 次，则每日维护 1 次；3 次均有血凝块，则通知医师并每日维护 2 次。

2. 封管　动、静脉导管端分别用脉冲式法注入无菌生理盐水 10 ～ 20ml，再分别注入相当于导管腔容量的肝素液进行正压封管。

3. 保持管路通畅　正确处理导管引血不畅、管路滤器内凝血、空气栓塞、管路破裂、滤器破膜、导管脱落和停电等应急措施。

第十二节　体外膜肺氯合（ECMO）患者的护理

一、护理评估

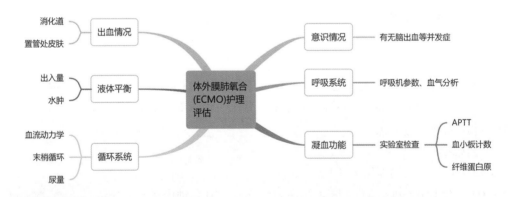

护理关键点

ECMO 置管过程的护理、ECMO 系统监测、患者的护理、患者并发症的观察及护理、ECMO 的撤离

二、护理措施

（一）ECMO 置管过程的护理

1. 用物准备　氧合器、驱动泵、变温水箱、体外循环管路、动脉插管包、静脉插管包、

肝素、无菌手套、无菌衣、穿刺。ECMO 置管尽量在无菌环境中进行。置管前遵医嘱进行适当镇静、镇痛。

2. 备皮 常用置管部位为颈部的动脉、静脉，股动、静脉。

3. 管道预充 通常使用晶体预充液，充分排除 ECMO 管路内气体。

（二）ECMO 系统监测

1. 流量监测：观察血泵转速与血流量是否匹配。ECMO 开始后应逐渐提升流量，在允许的情况下尽可能维持高流量辅助，使机体尽快改善缺氧状况。此后根据心率、血压、中心静脉压等调整最适流量，并根据血气结果调整酸碱、电解质平衡。

2. 氧合器监测：观察膜肺的颜色变化，颜色变深表示有凝血倾向，应及时更换氧合器并调整肝素剂量；注意观察氧合器前后压力，如果压力过高检查是否有血凝块，必要时更换氧合器（图 14-12-1）。

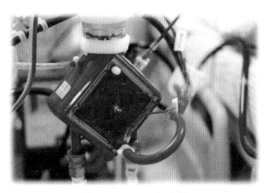

图 14-12-1 氧合器

3. 管道监测：检查管路中各处的连接是否稳固，应保持氧合器各管道接头及电源、氧管连接紧密；注意观察管道有无渗血、血栓、气泡，氧合器和管道有无异常震动。严禁在管道上加药、输液、输血，严防空气进入管路内发生空气栓塞。

4. 抗凝监测：密切监测活化凝血时间（ACT）以预防血栓形成或出血。ECMO 过程中需要全身肝素化，置管前静脉注射负荷剂量肝素 100U/kg，以后每小时给肝素 20～60U/kg，使 ACT 维持在 140～200 秒。活化部分凝血活酶时间（APTT）50～70 秒。避免肝素用量过大。

5. 严密监测患者的生命体征、中心静脉压、血气分析、血流动力学等各项指标并准确记录；观察和记录血管活性药物的使用情况并及时反馈临床呼吸循环恶化指标和各项检测阳性指标，为 ECMO 使用期间的效果评价提供可靠的信息。

（三）患者的护理

1. 基础护理

（1）ECMO 治疗期间置管侧肢体需要制动，为防止压疮发生，应使用气垫床，在不影响血流动力学的情况下 2～4 小时翻一次身。翻身前先检查导管固定情况，注意保护管路防止脱出。骨隆突处用泡沫敷料进行预防性保护。保持床单位及皮肤的清洁、干燥。

（2）ECMO 期间全身肝素化很容易导致口腔及鼻腔出血，因此每天由责任护士进行口腔护理 3 次，用生理盐水棉球湿润鼻腔，操作时动作应轻柔。

2. 体温监测　体温保持在 35 ～ 37℃。可利用氧合器的血液变温装置保持体温（图 14-12-2）。

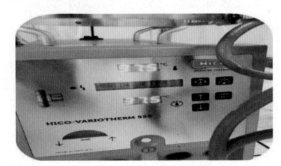

图 14-12-2　血液变温装置

3. 机械通气的监测　实施肺保护性通气策略，减少肺损伤。即小潮气量 + 适当呼气末正压，使初始潮气量 6ml/kg，呼气末正压（PEEP）5 ～ 10cmH₂O, 呼吸频率 10 ～ 12 次 / 分，限制平台压 < 30mmHg（1mmHg=0.133kPa），尽快将呼吸机吸入氧浓度降低至 40% 以下，调整体外膜肺氧合空氧混合器浓度使经皮氧饱和度保持在 88% 以上即可，但应视实际情况进行调整。遵医嘱进行动脉血气监测，并及时报告医师。

4. 心理护理　极度的呼吸困难使患者陷入无限的恐惧中，严重的病情加上各种抢救操作的刺激会使患者出现绝望的情绪。因此，护理人员面对清醒的患者要给其强大的心理支持，使其坚信医护人员会一直陪伴左右，并肩作战，帮助患者树立起坚定的信念。

（四）患者并发症的观察及护理

1. 出血　出血是早期常见的并发症。常见的出血部位为置管处、手术切口、鼻腔及口腔、消化道等，最严重的是脑出血。①定时检查易出血部位并记录；②遵医嘱减少肝素用量；③渗血处压迫止血、加压固定，在无继续渗血渗液的情况下 6 小时解除弹力绷带，有渗血、渗液时及时更换；④消化道出血患者遵医嘱使用止血药（图 14-12-3）。

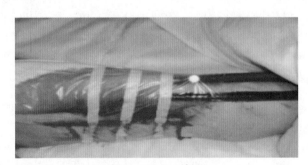

图 14-12-3　出血

2. 血栓　①用强光电筒照射整个管路看有无暗性区域，若血栓形成对 ECMO 装置的正常运行或血栓导致患者出现血管栓塞、严重溶血等不利后果时，应考虑更换 ECMO 系统。②检查并记录患者四肢动脉尤其是足背动脉搏动情况，皮肤温度及颜色、水肿情况，神志、瞳孔情况，及时发现有无肢体血栓及脑血栓形成（图 14-2-4）。

3. 感染 ①严格无菌操作，切口及时更换敷料，密切观察体温变化，定时做细菌培养。②加强气道管理，注意湿化，及时清除呼吸道分泌物，预防肺部感染。③遵医嘱使用抗生素，每日监测白细胞计数。④改善患者全身状态，合理营养支持，控制糖尿病患者的血糖水平和及时纠正酮症和酸中毒。

4. 肢体缺血 ①密切观察置管侧肢体的皮肤颜色、皮温、花斑、毛细血管充盈、腿围、脉搏、关节僵硬程度，并及时记录（图 14-12-5）；做好肢端保暖。②预防及处理：使用超声评估肢体血流情况；选择合适的插管型号及部位；预防性远端灌注管置入；移除缺血侧插管到对侧；早期处理骨筋膜室综合征；减少缩血管药物的用量。

5. 溶血 ①每小时检查患者尿液颜色，如出现肉眼血尿或茶色尿应立即通知医师。②监测血浆游离血红蛋白浓度，如有溶血应立即更换氧合器及管路（图 14-12-6）。

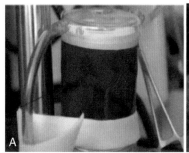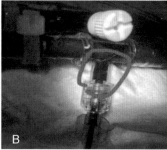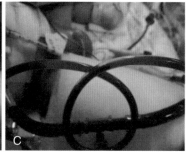

图 14-12-4 血栓检查

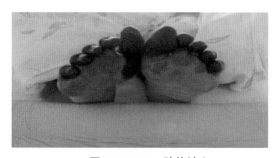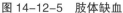

图 14-12-5 肢体缺血

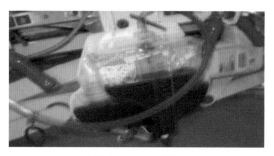

图 14-12-6 溶血

（五）ECMO 的撤离

当患者自身心脏功能基本恢复时，建议尽早撤离 ECMO 辅助。目前循环辅助患者并没有统一的 ECMO 撤机时机和指征。

患者心脏功能恢复的表现：低剂量血管活性药物即可维持循环稳定，自身脉压≥20mmHg。心脏功能有所恢复时，可尝试逐渐减低 ECMO 流量至 1.5L/min，观察患者全身情况和评估心脏功能。在可接受剂量的正性肌力药物帮助下，床旁超声心动检查提示左心室射血分数＞30%，左、右心室心肌活动协调一致，右心室功能良好，患者血流动力学平稳，中心静脉压和静脉血氧饱和度无明显变化，外周组织和器官无灌注不良表现，自身心脏能够满足全身血液循环和氧代谢，即可撤机。撤机前可在 ECMO 的动 - 静脉插管之间安装桥管路，进行撤机试验。

第十三节　术后患者的护理

一、护理评估

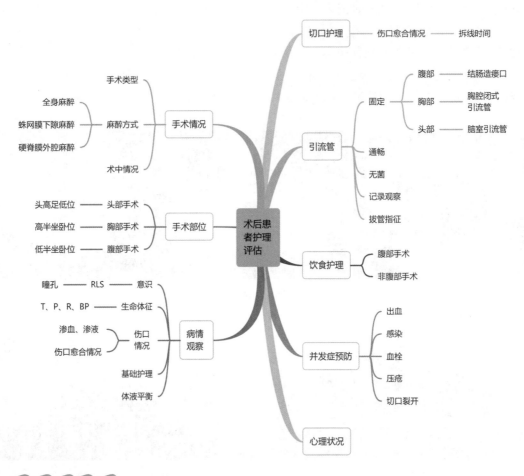

护理关键点

接收术后患者、病情观察、引流管的护理

二、护理措施

（一）接收术后患者

1. 迎接和安置术后回病室的患者　①与麻醉师和手术室护士做好床边交接。②搬动患者时动作轻稳，注意保护头部及各引流管和输液管道。③正确连接各引流装置，调节负压，检查静脉输液通畅。④注意保暖，避免放置热水袋。⑤遵医嘱予以吸氧。

2. 麻醉方式安置患者　①全身麻醉：未清醒的患者去枕平卧位，头偏向一侧。②蛛网膜下隙麻醉：去枕平卧6～8小时，防止脑脊液外渗而致头痛。③硬脊膜外腔麻醉：平卧6小时。

3. 手术部位安置体位　①颅脑手术：15°～30°头高足低位。②颈胸手术：高半坐卧位，利于呼吸和有效引流。③腹部手术：低半坐卧位，减少腹壁张力。④脊柱或臀部手术：俯卧或仰卧位。⑤休克患者：中凹卧位，下肢抬高15°～20°，头和躯干抬高20°～30°。

（二）病情观察

1. 观察意识、瞳孔：头部手术术后患者监测意识及瞳孔变化，发现双侧瞳孔大小不等、对光反射迟钝伴有生命体征不正常改变时，提示有再出血或脑疝形成，应立即报告医师。

2. 严密监测患者血压、心率、心律、呼吸、血氧饱和度、动脉血气，颅脑损伤患者要严密监测颅内压。

3. 严密观察患者伤口情况，有无渗血、渗液，及时换药，发现病情变化时立即通知医师。

4. 遵医嘱调整药物使用剂量。

5. 监测中心静脉压：正常值6～12cmH$_2$O；记录24小时出入量。

6. 注意检查耳郭、枕部、骶尾部等骨突出部位的皮肤，防止压力性损伤的发生。

7. 在病情允许的情况下，每2小时给患者翻身。

8. 加强口腔护理和人工气道护理。

9. 按要求进行尿道口护理，按时更换尿管和集尿袋。

（三）引流管的护理

对有多根引流管者，应区分各引流管的引流部位和作用，做好标记。妥善固定，保持通畅，防止受压、扭曲、变形。每天观察和记录引流液的量、色、性状，并观察引流管周围的皮肤。

1. 头部脑室引流的护理

（1）引流管的固定：①连接引流袋并妥善固定，引流管开口需要高于侧脑室平面10～15cm，以维持正常的颅内压。②引流管不可受压、成角、扭曲或折叠。管内液面随患者的呼吸波动证明管路通畅。③引流袋每天更换，更换时先夹闭引流管，防止液体逆流，预防感染。

（2）控制引流速度和量：每天引流量不超过500ml，颅内感染患者脑脊液分泌增多，引流量可适当增加，但同时应注意补液，以免水、电解质失衡。

（3）观察并记录脑脊液的颜色、量及性状：正常脑脊液无色透明，术后12天可略呈血性。引流出大量血性脑脊液提示脑室内出血，脑脊液混浊提示有感染。

（4）拔除引流管：脑室引流管放置通常不超过1周，时间过长易发生颅内感染。拔管前行脑CT检查，并试行夹闭引流管24小时。拔管时应严格遵守无菌操作原则。拔管后严密观察患者是否有颅内压增高症状。

2. 胸部胸腔闭式引流的护理

（1）妥善固定并标识。①引流积液：腋中线和腋后线之间的第6或第7肋间。②引流积气：前胸壁锁骨中线第2肋间。③脓胸：脓液积聚的最低位置。

（2）保持管道的密闭性。①水封瓶长管没入水中，并始终保持直立；水封瓶应位于胸部以下，不可倒转。②搬动患者或更换引流瓶时，双重夹闭引流管，防止空气进入。③引流管从胸腔滑脱的处理：立即用手捏闭伤口处皮肤，防止空气进入胸膜腔，消毒处理后用凡士林纱布封闭伤口。④引流瓶损坏或引流管连接处脱落的处理：立即将胸侧引流管反折捏紧或双钳夹闭，并更换引流装置。

（3）保持引流通畅。①定时挤压引流管，防止受压、扭曲和阻塞。②水封瓶长管中水柱上下波动的范围为 4～6cm。若水柱无波动，提示引流管不通畅或肺已经完全扩张。③患者取半坐卧位，鼓励患者深呼吸，以利于胸内液体和气体排出，促进肺复张；经常变换体位，有助于引流。

（4）严格无菌技术。①保持引流装置无菌，定时更换引流装置，并严格遵守无菌操作。②胸壁引流口处保持清洁、干燥，如渗液及时更换。③引流瓶应低于胸壁引流口平面 60～100cm。

（5）观察记录。观察患者的生命体征、切口情况，有无呼吸困难等。观察水柱随呼吸上下波动的情况，记录引流物的颜色、性状和量。

（6）拔管指征、方法及注意事项。①拔管指征：置管 48～72 小时后，如果引流瓶中无气体溢出且引流液颜色变浅，24 小时引流液少于 50ml，脓液小于 10ml，胸部 X 线检查肺复张良好无漏气，患者无呼吸困难或气促，可考虑拔管。②拔管方法：患者坐在床边缘或半卧位，嘱患者深吸气后屏气迅速拔管，并立即用凡士林纱布和厚敷料封闭胸壁伤口，包扎固定。③注意事项：拔管后 24 小时内观察患者有无呼吸困难、切口漏气渗液、皮下气肿等。

（四）造口与手术切口的护理

1. 腹部结肠造口的护理

（1）饮食护理：①结肠造口的患者宜进食高热量、高蛋白、富含维生素的少渣食物。②不可食用过多的膳食纤维饮食，因膳食纤维过多可引起粪便干结变硬，出现排便难，甚至出现肠梗阻。③禁食产气过多的食物，如洋葱、大蒜、豆类等产气食物；禁食辛辣刺激性食物；可多饮水。

（2）皮肤护理：保护造口周围皮肤，保持清洁、干燥，必要时涂抹氧化锌。

（3）保护腹部切口：肠蠕动恢复后，取造口侧卧位，防止流出的粪便污染腹部切口。

（4）及时更换造口袋：根据造口大小选择 3～4 个合适的造口袋备用。造口袋内充满 1/3 排泄物时，应更换造口袋（图 14-13-1）。

（5）造口狭窄的预防：造口处拆线后，每天进行造口扩张 1 次。

2. 手术切口的护理

（1）观察切口有无出血、渗血、渗液，切口及周围皮肤有无发红。

（2）观察切口愈合情况，以及时发现感染、切口裂开等异常。

（3）缝线拆除时间：①头、面、颈部手术后 4～5 天；②下腹部、会阴部为 6～7 天。③胸部、上腹部、背部、臀部为 7～9 天。④青少年可缩短拆线时间；年老体弱、营养不良、糖尿病者则宜酌情延迟拆线时间。

（五）术后并发症

1. 术后出血 及时观察切口敷料和引流液情况。

2. 发热 术后 24 小时内发热，为非感染性发热，如体温不超过 38℃，为正常现象，可不予处理。

3. 恶心、呕吐 麻醉反应所致。

4. 呼吸系统并发症 肺不张多见于上腹部手术，要鼓励患者深呼吸、咳嗽，解除气管阻塞。

5. 切口裂开 表现为腹腔内压力骤然增高后，切口处有淡红色液体溢出。处理：减张缝合。

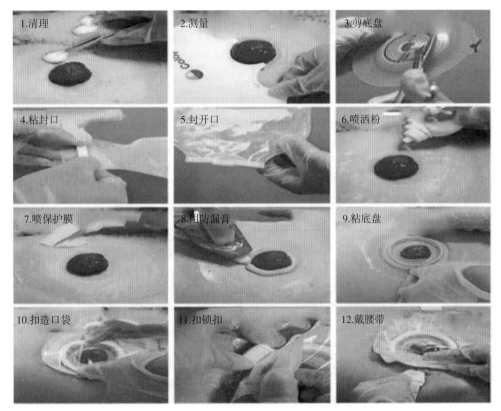

图 14-13-1 造口袋更换流程

第十四节　使用无创呼吸机患者的护理

一、护理评估

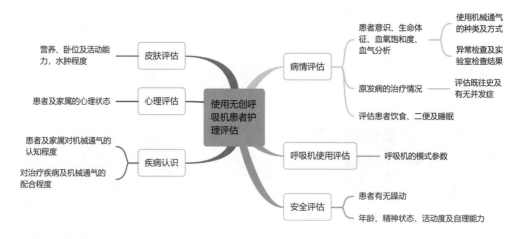

护理关键点

机械通气治疗前的准备、病情监测、气道护理、基础护理、心理护理

二、护理措施

（一）机械通气治疗前的准备

1. 仪器准备　根据患者病情需要选择呼吸机。准备消毒完好、功能完好的呼吸机连接好电源及氧气接头。

2. 沟通　向患者做好解释，使患者了解无创呼吸机治疗的重要性；向患者讲解呼吸机治疗的不适及配合方法。

（二）病情监测

1. 床旁监测　①机械通气是否与呼吸同步，呼吸频率、节律、幅度、类型及两侧呼吸运动的对称性，有无啰音。②及时发现心率、血压的变化，如有异常及时通知医师。③意识：观察意识障碍程度有无减轻，若烦躁不安，自主呼吸与呼吸机不同步，多为通气不足。④体温：每日监测4次体温，如发热及时通知医师。⑤皮肤黏膜及周围循环情况：观察皮肤的色泽、弹性、温度及完整性的变化，每2～4小时更换体位，防止压力性损伤。⑥准确记录出入量：尤其是每小时尿量的变化。⑦观察患者痰液的颜色、性状及量并及时留取标本送检。

2. 检验指标监测　遵医嘱每日监测血气分析，掌握异常实验室检查指标。

（三）气道护理

1. 加强呼吸道的湿化：湿化罐及时加入灭菌注射用水，湿化水不应超过湿化罐的2/3满，并及时倾倒冷凝水，保证通气。

2. 适当补充水分。

3. 环境：维持适宜的室内温度（18 ～ 20℃）与湿度（50% ～ 60%）。

4. 保证气道通畅：在停用呼吸机间歇加强雾化吸入，指导适量饮水，进行有效咳嗽咳痰，必要时给予机械吸痰。

5. 管路的护理：妥善固定面罩，防止面罩与呼吸机管路滑脱。使用面罩时，选择减压贴等措施防止面部皮肤压力性损伤，定期消毒面罩和更换管路。

6. 体位：保证床头抬高30°～ 45°，防止呼吸机相关性肺炎的发生。

（四）基础护理

1. 观察患者的饮食情况，每4 ～ 6 小时进行1 次口腔护理。

2. 协助大小便，每日进行温水擦浴及会阴冲洗。

3. 留置导尿的患者要保持尿管的通畅，每日评估拔管的必要性。

（五）心理护理

尊重关心患者，给予细致解释和精神安慰，增强患者的信心，防止自行拔除面罩影响通气治疗。

第十五节　使用振动排痰仪患者的护理

一、护理评估

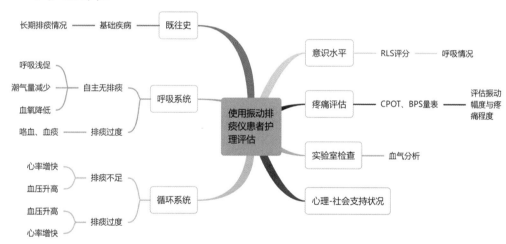

护理关键点

振动排痰、护理注意事项、病情监测、基础护理、心理护理

二、护理措施

（一）振动排痰

1. 振动排痰选择在餐前2 小时或餐后2 小时进行。

2. 患者取侧卧位，从低转速开始，根据其耐受力调整转速，以自觉舒适为宜。

3. 根据 X 线检查确定部位及范围，一只手握叩击手柄，另一只手按紧叩击头，使叩击头与皮肤接触紧密，从下向上、从外到内、由周围到中央向肺门匀速移动叩击头，遍布整个肺野，避开胃及心脏；操作时间每次为 10～15 分钟，避免患者过于疲劳。

（二）护理注意事项

1. 振动排痰后及时吸痰，可有效地促进痰液的排出，有助于呼吸道炎症的控制。

2. 治疗期间，按医嘱给予患者抗菌消炎、化痰药物治疗。如痰液过于黏稠，遵医嘱药物雾化稀释痰液后执行。

3. 健康指导：指导患者进行肺功能锻炼，有效咳嗽、咳痰及避免受凉感冒，以便增加治疗的效果。

4. 注意禁忌证：皮肤及皮下感染、肺部肿瘤、肺部出血及咯血、未局限的肺脓肿、肺部栓塞及血管畸形；肺结核、气胸、胸腔积液及胸壁疾病；出血性疾病或凝血机制异常有发生出血倾向者；心房颤动、心室颤动、心脏内附壁血栓；不能耐受振动的患者。患者出现以上病情变化及时与医师沟通，暂停振动排痰。

（三）病情监测

1. 呼吸监测　①应密切观察患者的呼吸频率、血氧饱和度、动脉血气。②呼吸抑制表现：呼吸频率减慢、幅度小，缺氧，二氧化碳蓄积。③发现患者呼吸异常暂停振动排痰，并及时通知医师。

2. 循环监测　①严密监测患者血压、心率、心律。②发现异常及时通知医师，调整排痰方式方法。

（四）基础护理

1. 注意检查耳郭、枕部、骶尾部等骨突出部位的皮肤，防止压力性损伤的发生。

2. 在病情允许的情况下，每 2 小时给患者翻身。

3. 加强口腔护理和人工气道的护理。

4. 按要求进行尿道口护理，按时更换尿管和集尿袋等。

（五）心理护理

对于清醒患者及其家属，加强沟通、交流，听取患者诉求。

第十六节　长期卧床患者下肢深静脉血栓的护理

一、护理评估

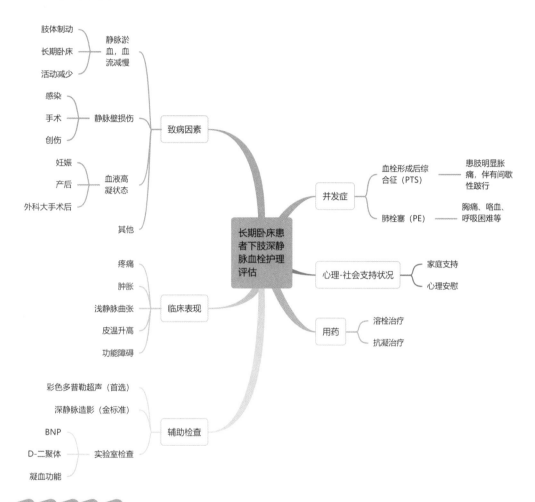

护理关键点

一般护理、抗凝治疗护理、下肢深静脉血栓的预防、健康教育

二、护理措施

（一）一般护理

1. 休息与缓解疼痛　①急性期患者 10 ～ 14 天内绝对卧床休息，床上活动时避免动作幅度过大；禁止热敷、按摩患肢，以防血栓脱落。②患肢宜高于心脏平面 20 ～ 30cm，可促进静脉回流并降低静脉压，减轻疼痛与水肿。③必要时遵医嘱给予镇痛药物。

2. 病情观察　①密切观察患肢疼痛的时间、部位、程度、动脉搏动，以及皮肤温度、色泽和感觉。②每日测量、比较并记录患肢不同平面的周径，注意固定测量部位，以便进行对比（图 14-16-1）。

下肢周径测量方法

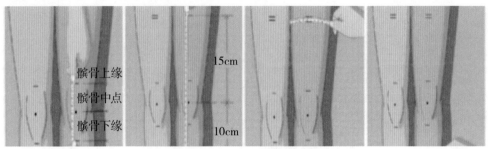

髌骨上缘
髌骨中点
髌骨下缘
15cm
10cm

图 14-16-1　下肢周径测量

①标记髌骨上缘和下缘，量取髌骨中点；②标记髌骨中点向上 15cm 和髌骨中点向下 10cm；③皮尺上缘置于髌骨中点向上 15cm 处，测量肢体周径并标记皮尺下缘；④皮尺下缘置于髌骨中点向下 10cm 处，测量肢体周径并标记皮尺上缘。

下肢周径测量注意事项

1. 首次测量需要同时测量患肢和健肢周径，以做对比观察，便于判断肢体肿胀程度；后续重点关注患肢周径，计算患肢周径差并记录；测量时需要同时记录患肢颜色、温度、足背动脉搏动，并倾听患者主诉。

2. 定皮尺、定部位、定时间监测：用油性笔画出皮尺宽度的双线标记，便于固定皮尺摆放位置，严格按照标记位置测量。

3. 告知患者平卧位并垫高患肢，有利于肿胀消退。

　　3. 饮食护理　宜给予低脂富含纤维素的饮食或营养液，以保持大便通畅，尽量避免因排便困难引起腹内压增高而影响下肢静脉回流。

　　（二）抗凝治疗护理

　　抗凝治疗原则：合理用药、足够剂量、足够疗程。

　　1. 普通肝素　需要每 4～6 小时监测 1 次活化部分凝血活酶时间（APTT）。

　　2. 低分子肝素　注射部位为脐周 10cm，脐上下 5cm，要求垂直进针；整个注射过程均须捏起皮肤；注射 10 秒，停留 10 秒，按压时间 5 分钟以上，注意评估皮肤有无青紫、皮下有无血肿。

　　3. 华法林　需要监测国际标准化比值（INR），注意出血倾向。

　　（三）下肢深静脉血栓的预防

　　1. 抬高患肢。

　　2. 避免下肢静脉穿刺。

　　3. 避免脱水。

　　4. 规范下肢止血带的应用。

　　5. 按医嘱使用抗凝治疗。

　　6. 下肢深静脉血栓的物理预防：①间歇充气压力泵；②梯度压力弹力袜；③足底静脉泵。

　　7. 功能锻炼：①清醒患者主动运动；②被动运动：踝泵运动、股四头肌等长收缩运动、直腿抬高运动。

（四）健康教育

1. 清醒患者强调疾病高危因素，指导患者食用低盐、低脂、高维生素、富含纤维素的食物。

2. 出院患者严格遵医嘱口服抗凝药物，用药期间观察大小便颜色、皮肤黏膜情况，每周重复检查 1 次血常规及出凝血时间。

3. 昏迷患者向家属宣讲康复训练的益处及意义，卧床时将下肢抬高，高于心脏 20～30cm，促进静脉回流。

第十七节　使用高流量呼吸治疗仪患者的护理

一、护理评估

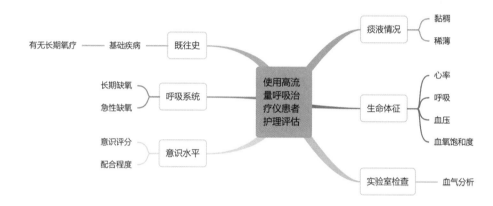

护理关键点

仪器的准备与终末处理、病情监测、健康教育

二、护理措施

（一）仪器的准备与终末处理

1. **准备**　①已消毒的高流量呼吸治疗仪（图 14-17-1）。②安装水罐，加热导管。③灭菌注射用水。④鼻导管、面罩、气管插管或切开面罩。⑤连接氧气，调节氧浓度。

2. **参数调节**　①吸入气体的温度：根据患者痰液性状及耐受情况调节。②吸气流速：从高到低。③氧浓度：根据患者动脉血气的氧分压调节。

3. **报警处理**　①鼻塞堵塞：重新佩戴鼻塞。②湿化水不足：及时添加灭菌注射用水。③漏气：a. 水罐未安装到位；b. 鼻导管与加热导管连接漏气；c. 空气过滤器未安装到位。④氧浓度过高或过低：需要检查氧源是否连接正确，测得的氧浓度是否低于或高于允许的限值。

4. **注意事项**　①开机顺序：打开主机电源→自检完成→接通氧气，调节氧流。②关机顺序：关闭氧气→关主机电源。

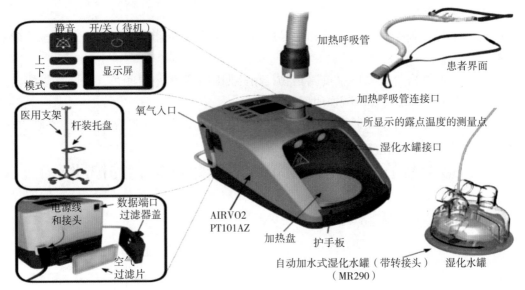

静音　开/关（待机）

上
下
模式

显示屏

医用支架
杆装托盘

电源线
和接头

数据端口
过滤器盖

空气
过滤片

氧气入口

AIRVO2
PT101AZ

加热盘　护手板

自动加水式湿化水罐（带转接头）
（MR290）

加热呼吸管

患者界面

加热呼吸管连接口

所显示的露点温度的测量点

湿化水罐接口

湿化水罐

图 14-17-1　高流量呼吸治疗仪

5. 仪器的终末处理　①治疗仪表面用消毒液擦拭消毒。②内部用治疗仪适配的消毒管路连接后消毒 55 分钟。③鼻塞、加热导管和湿化罐都是一次性物品，使用后丢入黄色医用垃圾袋中。

（二）病情监测

1. 病情观察：观察心率、呼吸、血压、SpO_2 的变化，及时通知医师。

2. 监测气道湿化情况。

3. 监测氧气温度。

4. 监测氧浓度和氧流量。

5. 监测血气分析的变化。

6. 协助排痰：深呼吸锻炼，有效咳嗽、吸痰，胸部物理治疗。

7. 加强面部皮肤护理：鼻翼、脸颊易造成压疮。

8. 加强口腔护理，预防感染。

（三）健康教育

1. 用鼻呼吸，勿张口呼吸。

2. 有效咳嗽咳痰。

3. 勿用力牵扯呼吸管路。

4. 正确佩戴鼻塞：一根线戴于脖颈处，另一根线戴于脸颊，佩戴时顺弧度佩戴。

5. 选择合适体位：卧位或床头高位，床头＞30°。

6. 饮食护理：多喝水，利于气道的湿润；少食多餐；多食蔬菜、水果及易消化食物。

参考文献

[1] 李春燕，刘秋云 . 实用呼吸内科护理及技术 [M]. 北京：科学出版社，2008.

[2] 王辰.呼吸治疗教程 [M].北京：人民卫生出版社，2010.

[3] 俞森洋.现代机械通气的监护和临床应用 [M].北京：中国协和医科大学出版社，2000.

[4] 刘大为.危重病医学 [M].北京：中国协和医科大学出版社，2000.

[5] Raja SN, Carr DB, Cohen M, et al. The revised International Association for the Study of Pain definition of pain: concepts，challenges，and compromises[J]. Pain, 2020, 161（9）:1976-1982.

[6] 亚洲急危重症协会中国腹腔重症协作组.重症患者中心静脉导管管理中国专家共识（2022版）[J].中华消化外科杂志，2022,21（3）:313-322.

[7] 孙红,陈利芬,郭彩霞,等.临床静脉导管维护操作专家共识[J].中华护理杂志,2019,54(9):1334-1342.

[8] 国家卫生健康委办公厅医政医管局.血管导管相关感染预防与控制指南（2021版）[J].中国感染控制杂志，2021,20（4）:387-388.

[9] 王文丽,朱政,彭德珍,等.长期留置导尿管患者导管相关性尿路感染预防护理的最佳证据总结 [J].护士进修杂志.2019, 34（16）：1473-1477.

[10] 中华人民共和国原卫生部，中国人民解放军总后勤部卫生部.临床护理实践指南 [M].北京：人民军医出版社，2011.

[11] 国家卫生健康委办公厅关于印发血液净化标准操作规程（2021版）的通知 [EB/OL].国卫办医函〔2021〕552号 (2021-11-09).

[12] 中国重症血液净化协作组,中国重症血液净化协作组护理学组.中国重症血液净化护理专家共识（2021年）[J].中国现代护理杂志，2021, 27（34）：4621-4632.

[13] 龙村.体外膜肺氧合循环支持专家共识 [J].中国体外循环杂志,2014,12（2）：65-67.

[14] 中国心胸血管麻醉学会，中华医学会重症医学分会.不同情况下成人体外膜肺氧合临床应用专家共识（2020）[J].中国循环杂志，2020,35（11）:1052-1063

[15] 中国医师协会体外生命支持专业委员会.成人体外膜氧合循环辅助专家共识 [J].中华重症医学电子杂志（网络版），2018，4（2）:114-122.

[16] 胡绍娟，常丽丽，孟德平，等.体外膜氧合在心脏术后心源性休克中的研究进展 [J].护理研究，2020,34（7）:1223-1225.

[17] 董珊，袁玲，陈秋菊，等.肠造口周围潮湿相关性皮肤损伤预防与管理的最佳证据总结 [J].中华护理杂志，2022, 57（2）：223-230.

[18] 贾灵芝.实用 ICU 护理手册 [M].北京：化学工业出版社，2012.

[19] 成守珍.ICU 临床护理思维与实践 [M].北京：人民卫生出版社，2012.

[20] 王欣然，杨莘，韩斌如.急危重症护理手册 [M].北京：北京科学技术出版社，2012.

[21] 成守珍.ICU 临床护理指引 [M].北京：人民军医出版社，2013.

[22] 中华护理学会关于发布《成人机械通气患者俯卧位护理》等 10 项团体标准的公告 [EB/OL].（2023-01-31）[2023-09-24].http://www.zhhlxh.org.cn/cnaWebcn/article/3736

[23] 李莉，李芳，黄玉兰.现代临床护理常规使用手册 [M].武汉：湖北科学技术出版社，2014.